全国高等院校医学实验教学规划教材

临床护理学实验指导

主　编　马卫红

编　委　（按姓氏笔画排序）

马卫红　马玉霞　马　慧　王志凡
杨秀琳　张延霞　陈旺盛　赵　晋
郭裕临　海向军　康菊珍

科学出版社

北　京

内　容　简　介

根据教学大纲的要求和国家民族事务委员会对教育工作的指导精神，结合临床护理学教学要求，编写本实验指导。本书分为内科护理篇、外科护理篇、妇产科护理篇、儿科护理篇及急救护理学篇，还有与之密切相关的基础课程健康评估篇。实验课是非常重要的临床教学课程，是必要的教学环节。本书详细描述了每个实验的目的、材料的名称和实验步骤，每一部分均涵盖临床常见的主要操作项目，方法实用、规范，具有一定的先进性和科学性。有助于学生对基本理论、基本知识和基本技能的理解和掌握。

本书适合本科、专科护理专业使用，也可作为各级医院尤其民族地区对护理人员进行技能培训、考核的教材和参考用书。

图书在版编目(CIP)数据

临床护理学实验指导 / 马卫红主编 . —北京:科学出版社,2013.6
全国高等院校医学实验教学规划教材
ISBN 978-7-03-037812-5
Ⅰ.①临…　Ⅱ.①马…　Ⅲ.①护理学-实验-高等学校-教材　Ⅳ.①R47-33
中国版本图书馆 CIP 数据核字(2013)第 126214 号

责任编辑:朱　华 / 责任校对:陈玉凤
责任印制:徐晓晨 / 封面设计:范璧合

科学出版社出版
北京东黄城根北街 16 号
邮政编码: 100717
http://www.sciencep.com
北京凌奇印刷有限责任公司印刷
科学出版社发行　各地新华书店经销
*
2013 年 6 月第　一　版　　开本:787×1092　1/16
2018 年 3 月第五次印刷　　印张:15　1/2
字数:365 000
定价: 55.00 元
(如有印装质量问题,我社负责调换)

前　言

国家民委2013年1月14日颁布《国家民委高等教育教学改革研究项目管理暂行办法》，实施国家民委高等教育教学改革研究。在综合性研究、人才培养模式改革、课程与教材建设、实践教学改革、教育教学管理改革、教学质量管理与评估等8方面具体落实实施计划。

以教学内容和课程体系为核心、培养高素质、创新型人才为目标，科学整合实验教学内容，打破既往学科框架，培养具有创新精神、动手能力强、知识面广的新型医学护理人才。按新构架建立科学体系编写适合民族地区使用，并具有培养创新基质潜力的教学实验教材，成为摆在民族大学面前的重要课题。我校为大力发展和振兴民族教育，组织一线专家教师专题研究，编写了本系列实验教材。

临床护理学是一门实践性很强的综合性应用学科，包括内科护理学、外科护理学、妇产科护理学、儿科护理学和急救护理学，基础课程包括健康评估与护理学基础。其中，健康评估与临床专科护理课程操作密切相关，是临床实施护理措施的根本和保证。根据护理本科教育的培养目标和临床护理学教学要求，使护生及护理工作者熟练掌握临床护理学基本技能，切实加强实践性教学环节，强化基本功训练，我们编写了《临床护理学实验指导》。编写本书的指导思想是为护理专业的在校学生、临床实习生以及医院规范培训年轻护士在学习和掌握临床护理技能操作时提供的帮助，同时也为护理专业老师提供课堂示教和临床教学。

本书共有六篇，每篇各实验主要包括实验目的、实验学时、操作前准备、实验步骤和思考题五个部分。对每个实验的目的要求和操作前准备较为详尽进行了归纳总结，以便操作者能够明确重点及难点；在实验步骤中将操作的流程和具体的操作方法进行了详细的说明，要求护生按照操作流程规范完成各项操作，培养护生为病人提供更安全、更有效的护理服务理念；最后的复习思考题要求护生必须进行思考和分析后，才能正确完成，考查护生的综合能力。本书以护理程序形式编写，以便学生在学习和应用时形成整体思路。

本书适合本科、专科护理专业使用，也可作为各级医院尤其民族地区医院对护理人员进行技能培训、考核的教材和参考用书。

由于编者水平所限，不足之处，在此诚请各位专家、同行们和学生提出宝贵意见，以求更加完善。

马卫红

2013年3月于兰州

目　　录

第一篇　健康评估实验指导

第二篇　内科护理学实验指导

第三篇　外科护理学实验指导

第四篇　妇产科护理学实验指导

第五篇 儿科护理学实验指导

第六篇 急救护理学实验指导

第一篇　健康评估实验指导

实验指导一　病 史 采 集

病史采集(history taking),又称问诊(inquire),是发生在医务人员与患者或有关人员的系统询问过程,从而获取病史资料。通过病史采集,医务人员可以获取患者的健康概念、身体功能状况及其他与健康、治疗和疾病相关的信息,它是临床判断和诊断性推理的基础,能够为体格检查的重点提供线索,并为医务人员与患者间建立积极的治疗性关系提供机会。

作为护患交流的第一步,病史采集至关重要,一方面,某些疾病或者疾病的早期时,患者仅仅有主观的感受,如疼痛、焦虑、乏力等症状,而体格检查、实验室检查等客观结果可能无有意义的发现,此时只有病史采集所得到的资料可以作为判断患者生理需要的依据;另一方面,患者的心理及社会需求,是无法通过体格检查、实验室检查等其他辅助诊断措施得到的,病史采集是唯一能够获取这方面资料的方法。随着生理-心理-社会医疗模式的提倡及普遍应用,病史采集显得更为重要。因此,护士需要学会护患之间的信息交流,这样不仅能够准确、全面的获得相关信息,还有助于改善护患关系。

【实验目的】

(1) 掌握病史采集的内容。

(2) 掌握病史采集的技巧及方法。

(3) 熟悉病史采集的目的及意义。

(4) 了解特殊人群(患者)病史采集的技巧。

【实验学时】

4 学时。

【实验前准备】

(1) 环境准备:室温适宜,光线充足,环境安静,具有私密性。

(2) 护士准备:衣帽整洁、态度和蔼、细致、耐心。

(3) 物品准备:病历记录本、记录笔。

【实验内容及方法】

(一) 实验步骤

(1) 向患者及患者家属做自我介绍,说明病史采集的目的及重要性,取得患者及相关人员的配合及信任,并向患者作病史内容保密的承诺。

(2) 从主诉开始,用开放性且简单易答的问题提问(如“您哪里不舒服”),然后认真倾听患者的陈述。

(3) 病史采集的过程中,护士可针对患者的陈述,采取适当的提问方式,以确认患者各种症状开始的时间、症状的发展顺序,对于需要证实或确认的患者叙述,可以直接针对问题提问,如“请问您头痛多久了”;或者用“是”或“不是”的选择性问题,如“您曾经有过类似的疼痛吗”。当患者不能确切的回答时,护士可为患者提供一些答案启发,如“您的头痛是钝痛、刺痛还是钳夹样疼痛”。

(4) 为确保资料的准确性,病史采集的过程中应该通过澄清、反问、重复等方式对信息进行核实,尤其是如果患者用了诊断性术语时,更需要询问当时的症状和检查等以核实。

(5) 病史采集即将结束时,医务人员需对获得的资料进行总结,明白患者的期望,并应该谢谢患者的合作,说明下一步对患者的要求、接下来做什么等。

(二) 问诊具体内容

1. 一般项目(general data) 包括患者姓名、性别、年龄、民族、籍贯、职业、婚姻史、医疗费用支付方式、住址、入院日期、记录日期、资料可靠程度等。资料来源非患者本人时,需标明其与患者关系。其中,年龄需要具体,不能以“成人”或“儿童”的笼统表达方式。为避免问诊初始过程有关患者的私人问题,如婚姻史的询问过于生硬,可对于内容的问诊顺序进行适当的调整,并应注意询问技巧。

2. 主诉(chief complaint) 为患者本次就医的最主要原因,即患者当前感受最主要、最痛苦、最明显的症状及其持续的时间。主诉应用一两句话加以概括,并不包含“患者”等主语,如:“咽痛、高热 2 天”,“畏寒、发热 5 天,加重伴左胸痛 1 天”。主诉的书写应当尽量简单明了,对病程长、病情复杂病例,应结合整个病史,综合归纳反映患病特征,如“20 年前发现心脏杂音,1 个月来心悸、气短。” 此外,书写主诉时应尽可能应用患者自己的话予以概述,而不用医生的诊断性用语,如“双膝关节疼痛伴活动受限 3 个月”,不要用“双膝骨性关节炎 3 个月”。但对当前无症状、诊断资料和入院目的十分明确的患者,可以应用已经明确的诊断结果,如“患慢性再生障碍性贫血 3 年,经检验复发 10 天”、“2 周前超声检查发现胆结石”。

3. 现病史(history of present illness) 以主诉为中心,描述患者自患病来健康问题发生、发展、演变和诊治的过程。包括以下几个部分:

(1) 起病情况与患病时间:起病情况主要询问患者症状是突然、急骤(如心绞痛、急性阑尾炎等)发生的还是逐渐、缓慢(如糖尿病、恶性肿瘤)出现的;患病时间是指从起病至开始就诊的时间,如果先后出现多个症状,则需要追溯到首发症状发生的时间,并按时间顺序询问整个病史,分别描述。

(2) 主要症状的特点:包括主要症状的部位、性质、发作频度、持续时间及缓解、加重的因素等。例如,心绞痛为胸骨后压榨性疼痛,持续时间为数秒钟至数分钟;十二指肠溃疡为上腹部钝痛或烧灼痛,进食后缓解,而胃溃疡同样为上腹部疼痛,但进食后疼痛不缓解甚至加重。

(3) 病因及诱因:即尽可能了解疾病发病有关的病因(如外伤、感染、饮食不规律等)及诱因(如精神应激、大量饮酒、进食油腻等),有助于明确护理诊断并对患者进行相应的健康教育。

(4) 病情发展与演变:询问主要症状的变化、有无新症状。如急性阑尾炎的患者,开始往往表现为定位不清的腹痛,之后逐渐转为固定的右下腹部疼痛;有胃溃疡病史的患者若出现原本腹痛的节律出现改变,表现为无规律的腹痛,很可能是恶变的征兆。

(5) 伴随症状:指在主要症状基础上,同时出现一系列的其他症状,是非常重要的鉴别诊断的依据。如腹痛伴黄疸,一般考虑肝胆系统疾病;如腹痛并伴有急性周围循环衰竭的表现,则考虑为腹腔脏器破裂出血,如异位妊娠(俗称“宫外孕”)破裂等。

(6) 诊断、治疗和护理经过:若患者于本次就医前接受过其他医疗机构的诊治或者自己服用了药物进行治疗,则应询问具体的诊断结果、治疗措施及疗效以供参考。需要注意的是,这些诊断结果只能是参考,不能用其代替本次诊断的结果。

(7) 一般情况:询问患者发病后的饮食、休息、精神、体力、大小便状况,对于进一步制订护理措施有非常重要的意义。

4. 既往史(past history)　包括患者以往的健康情况、曾经患过的疾病、外伤手术、预防接种、过敏等情况。此外,对于居住或生活地区的主要传染病和地方病史,应该也记录在既往史中。例如,"患者既往体健,否认"肝炎"、"结核"等传染病史,无外伤、手术史、输血史,无药物过敏史"。

5. 系统回顾(review of systems)　是为了避免在问诊过程中患者或医务人员所忽略的除现病史以外的其他各系统的疾病,而系统性的设立病史采集内容,可以帮助医务人员短时间内全面的了解患者整体健康状况,使护理人员能够为患者制订出全面的护理措施。实际问诊中,可在每个系统选择最常见的或与本次就诊可能有关的 2 ~4 个症状进行询问,如果有阳性结果,再全面深入的进行该系统的问诊。系统回顾的内容及各系统常见的症状如下:

(1) 呼吸系统:咳嗽、咳痰、呼吸困难、胸痛等。

(2) 循环系统:心悸、呼吸困难、下肢水肿、心前区疼痛等。

(3) 消化系统:腹痛、腹泻、恶心、呕吐、便血、黄疸等。

(4) 泌尿系统:尿频、尿急、血尿、颜面水肿、无尿等。

(5) 血液系统:皮肤苍白、疲乏无力、皮肤黏膜出血、低热等。

(6) 内分泌、代谢系统:多饮、多尿、怕热、怕冷、乏力、闭经、易怒等。

(7) 神经系统:头痛、语言障碍、运动障碍、感觉异常、记忆力减退等。

(8) 肌肉骨骼系统:疼痛、关节活动障碍、肌肉萎缩、关节红肿等。

6. 个人史(personal history)　包括患者的社会经历(主要询问患者是否去过疫区)、工作条件(有无毒物接触)、个人习惯与嗜好(吸烟、饮酒情况)等。例如,"患者未到过外地及疫区,无毒物接触史"或"少量饮酒,每日吸烟 20 支左右"。

7. 婚姻史(marital history)　主要包括已婚或未婚,结婚年龄、配偶健康状况及夫妻关系等。

8. 月经史(menstrual history)**和生育史**(childbearing history)　主要包括患者月经初潮的年龄、月经周期、行经天数、末次月经日期(或绝经年龄)其记录格式为

$$\text{初潮年龄}\frac{\text{每次持续时间(天)}}{\text{周期间隔(天)}}\text{末次月经时间(绝经年龄)}$$

例如:$14\,\frac{3\sim4\text{天}}{28\sim30\text{天}}$2012 年 2 月 10 日(或 48 岁)

9. 家族史(family history)　询问患者直系亲属的健康及疾病情况,特别需要询问他们是否也患有与患者同样的疾病及有无遗传疾病(如白化病、糖尿病、高血压等)。例如,"患者父亲患高血压 20 年,其母及两兄妹均体健,无其他特殊病史"。

10. 心理状况(psychological status)　是指患者的心理活动水平。例如患者在得知自己的病情后是悲观失望、消极,还是紧张、恐惧,亦或是冷静、积极配合检查治疗等。

11. 社会支持系统(social support system)　指患者感受到的来自他人(亲属、朋友、同

事）的关心和支持，良好的社会支持系统对患者的积极配合检查、治疗至关重要。

（三）功能性健康型态模式

对于护理工作者来说，在获得了患者的一般资料、主诉和现病史后，也可根据更符合护理工作特点的Gordon的功能性健康型态模式来全面获得患者生理-心理-社会支持方面全面的资料，该模式采集内容如下。

1. 健康观念与健康管理型态 主要包括患者自觉目前健康的状况，促进健康方式，有无不良嗜好；慢性病的管理情况等。

2. 营养与代谢型态 患者食欲、量，是否有饮食限制、咀嚼吞咽困难及体重变化等。

3. 排泄型态 询问患者排泄的次数、量、颜色、性状，是否有排泄障碍等。

4. 活动与运动型态 主要指患者的生活自理能力及其功能水平，是否用辅助用具协助活动（如拐杖、轮椅等）；形式、耐力等。

5. 睡眠与休息型态 患者是否有睡眠异常（如入睡困难、早醒），是否用药辅助睡眠等。

6. 认知与感知 患者视觉、听觉、嗅觉、记忆力、语言能力、定向力等情况。

7. 自我概念 主要指患者如何看待自我，是否有焦虑、抑郁、恐惧等不良情绪。

8. 角色与关系 主要指患者家庭结构和角色适应，包括是否能适应患者角色、经济收入水平等。

9. 性与生殖 包括患者的生育史，女性患者的月经史，是否有过流产等。

10. 压力与应对 患者是否有紧张等情绪及其解决方式，患者近期生活中是否有重大改变。

11. 价值与信念 如患者的宗教信仰。

（四）病史采集过程中的注意事项

（1）病史采集应选取安静舒适的环境，有助于患者及相关人员全面、清楚的回忆病史并回答医务人员的问题。在必要的情况下，为了保护患者个人隐私，护理人员需要与患者进行单独谈话，才能获得患者的配合，获得全面的病史。

（2）病史采集开始时，护理人员需要向患者及其家属进行自我介绍，以取得其配合及信任，同时应注意态度友善，不但可以使患者消除紧张情绪，感到轻松自如，易于交流，更有助于培养良好的护患关系，为进一步工作打下良好基础。主诉开始，提问从选择开放式问题有助于患者全面、客观的陈述。

（3）病史采集以主诉为重点，从简单易回答的开放式问题开始，逐步深入进行有目的、有顺序、有层次的询问。除了询问患者与疾病有关的症状特点外，还应该确认这些症状、表现对患者生理、心理及社会适应方面的影响。在病史采集的过程中，一旦患者的回答出现离题太远的情况，护士应当采取适当的方式让患者的回答回归到疾病相关问题。

（4）病史采集的过程中，一定要用通俗易懂的语言，避免用患者不易懂的医学术语，如“里急后重”等，还要避免使用暗示性问题，如“您的发热是下午出现，对吗”。另外，当患者的描述与护理人员的预想不一致时，不能表现为对患者的怀疑及不信任，更不能否定、责备患者，否则不但无法获得全面、正确的资料，还有可能影响到护患关系，为今后的工作带来负面影响。

【技能考核】

1. 阅读下列现病史并分析出患者主诉 患者于昨天晚上11时无明显诱因出现上腹疼

痛,呈持续性隐痛,逐渐加剧,继之出现发热(体温未测),腹痛剧烈时伴恶心并呕吐1次,今晨6时疼痛逐渐转移至右下腹,于今晨8时在本单位医务室就医,服用“颠茄合剂”10ml,无明显疗效。病后患者未进食,睡眠差,无尿频、尿急、尿痛及腰痛史。

2. 设计　李某,男性,58岁,间歇性头晕、头痛3年。根据该简要病史,设计病史采集的问题。

3. 总结对话内容　根据下列对话总结出该患者的“一般状况”、“主诉”、“现病史”及患者目前的护理诊断(A为医务人员,B为患者)。

A:您好,我是这个医院的实习护生,为了更好的为您提供护理服务,我需要了解一些您的相关信息,可以吗?

B:可以,有什么问题请问吧?

A:请问您的姓名?　　B:王芳。

A:请问您的年龄?　　B:66岁。

A:请问您的籍贯?　　B:北京。

A:请问您的民族?　　B:朝鲜族。

A:您是干什么工作的?　　B:我已经退休了,退休前是小学教师。

A:您丈夫是做什么工作的?现在身体怎么样?

B:他也是教师,现在退休了,我们两个在家带孙子,他身体比我好很多。

A:您有医保吗?　　B:有的,单位给买的。

A:说一下您的家庭住址及联系方式吧。　　B:北京市东城区××路××号。电话号码:×××。

A:您这次是哪里不舒服呢?

B:我从半年前开始,偶尔会觉得两边的膝关节疼,觉得既然关节疼可能是运动太少了,所以就多动动,可能活动开了就好了吧,所以就经常和老伴儿爬爬山。结果发现每次爬山回来疼的更厉害了,一般休息休息或者吃一点药能好一些。前两天下雪降温了,我出了趟门回来后,这两边的关节就一直疼,没有好的时候了,吃药效果也不太好,所以打算来看看。

A:您的膝关节除了疼以外,还有没有其他不舒服的?

B:有些肿。

A:有没有膝盖周围皮肤发红之类的?　　B:没有。

A:那最近这次疼的更重了,除了可能跟天气冷有关外,您有没有摔倒、碰到关节之类的外伤?

B:没有。

A:疼的时候发烧吗?　　B:不烧啊。

A:疼的时候有没有其他不舒服的地方?

B:没有,就是吃不下去饭,哪儿都去不了,这两天都是老伴接孙子,做饭,我只能在那儿坐着,一动就疼得厉害。

A:您刚刚说这半年您疼的时候会吃药,吃的是什么药呢?

B:就是芬必得啊。

A:效果怎么样?

B:一开始效果很好,但这次疼的严重的,效果就不太好了。

A:那有没有去正规的医院看过?　　B:没有。这是第一回因为这个病来看。

A:您除了这次的膝关节疼外,有没有其他什么病?譬如心脏病、糖尿病、高血压之类的?

B:去年体检的时候查出来血脂有些高,所以才经常去爬爬山。

A:您父母有没有什么慢性病? B:我父亲有糖尿病,母亲身体一直挺好的。

A:您有几个孩子,他们身体怎么样? B:两个,一儿一女,他们身体都特别好。

A:有没有对什么药过敏的?

B:我知道的就是对青霉素过敏,其他药就不清楚了。

A:多大岁数绝经的? B:50岁。

A:好的,谢谢您。一会儿医生会给您做详细的检查,请稍等。

B:好的,谢谢。

实验指导二 体格检查概述

体格检查是医务人员运用自己的感官(视觉、触觉、听觉、嗅觉等)或借助于简便的器械(如体温表、血压计、听诊器等),客观地评估患者身体状况的方法。其目的是在病史采集后进一步验证问诊中所获得的有临床意义的症状,发现患者存在的体征,为确认护理诊断寻找客观依据。

【实验目的】

(1) 熟悉体格检查的目的、用具。

(2) 熟悉体格检查的注意事项。

(3) 掌握体格检查的方法、内容。

【实验学时】

4学时。

【实验前准备】

(1) 患者准备:穿长外衣或睡衣裤,卧于检查床上,适当披盖。

(2) 护士准备:衣着整洁、举止端庄、态度和蔼,剪短指甲。

(3) 环境准备:安静、舒适,具有私密性,室温适宜,自然光线。

(4) 物品准备:根据检查部位、检查内容及检查方法的不同,选择检查所需用品。体格检查常用的用物包括:听诊器、血压计、压舌板、叩诊锤、皮尺、手电筒、检耳镜、检鼻镜、鹅颈灯、音叉、近视力表、胶布、纱布垫、手套、润滑油等(图1-2-1至图1-2-6)。

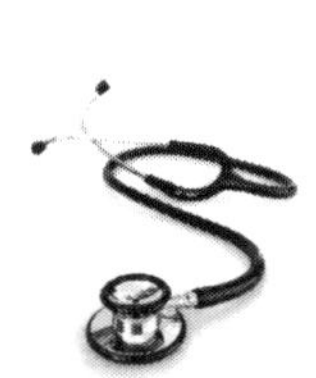

图1-2-1 双用听诊器

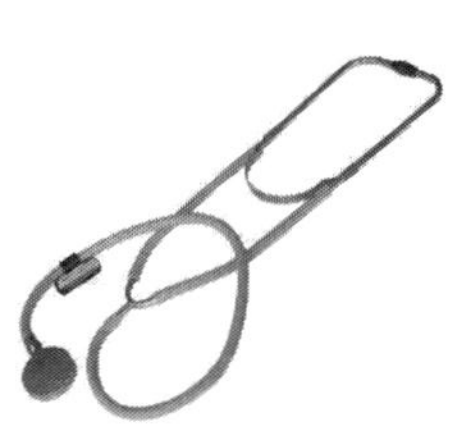

图1-2-2 单用听诊器

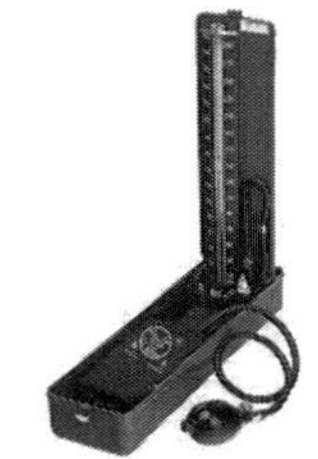

图1-2-3 台式血压计

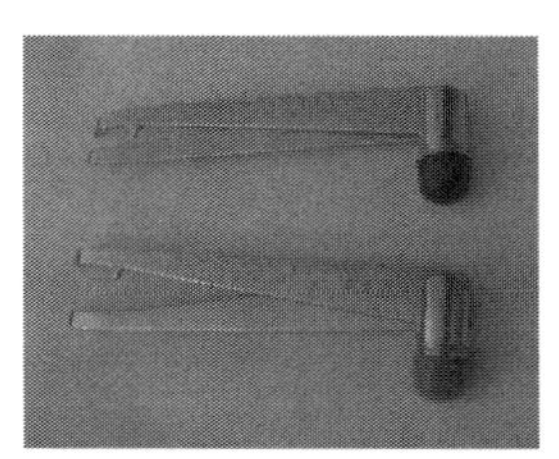
图 1-2-4　叩诊锤

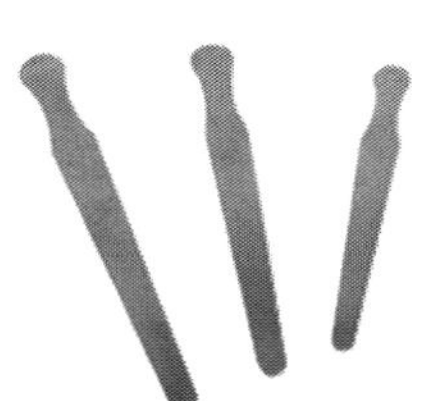
图 1-2-5　压舌板

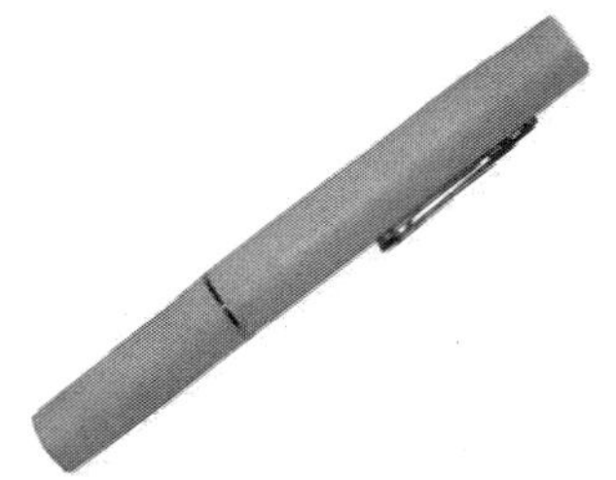
图 1-2-6　医用手电筒

【实验内容及方法】

(一) 实验步骤

(1) 护士向被检查者做自我介绍,说明检查的目的、要求,尽量当患者面洗手。

(2) 检查者站在患者右侧,帮助被检查者充分暴露检查部位,按顺序检查。尽量避免反复移动患者,尽量一个体位做更多检查。

(3) 检查过程中按照视诊、触诊、叩诊、听诊的顺序进行,操作时注意动作规范、轻柔、细致,力求准确。

(4) 关心体贴患者,适当与患者谈话,协助其放松。

(5) 根据病情变化,随时复查以发现新的体征。

(二) 操作方法

1. 视诊(inspection)　是以视觉来观察患者全身或局部状态有无异常的检查方法。

视诊的目的:观察患者一般状态和全身性体征。

(1) 视诊的内容:①全身一般状态,包括发育、营养、体型、意识、表情、体位、姿势、步态。②局部情况,包括皮肤、黏膜颜色,舌苔,头颈、胸腹、关节外观等。

(2) 视诊时应注意:①应当在自然光线下进行,同时需选取多个角度(切线、垂直等方向)进行全面观察;②视诊方法虽然简单,但需要有丰富、坚实的理论基础才能发现有意义的阳性体征。

2. 触诊(palpation)　检查者通过自己的手与被检查部位接触后的感觉或患者的反应判断被检查者身体某部位有无异常的检查方法,通过触诊,可以了解脏器的大小、硬度、移动度及是否有触痛、压痛,是腹部最常用的检查方法。

(1) 触诊的方法:手的不同位置对于不同感觉的敏感度不同,其中指腹对触觉较敏感;掌指关节掌面对震动敏感;手背皮肤对温度觉敏感。因此,在触诊脏器时,指腹与掌指关节掌面最为常用;而判断被检查部位的皮肤温度时,常用手背部触诊。

(2) 触诊的分类:根据目的、施加压力不同,分为浅部触诊法和深部触诊法。

1) 浅部触诊法(light palpation)

A. 应用范围:浅部触诊法主要用于了解被检查者腹部脏器的总体情况,腹部有无压痛、抵抗感、包块或某些脏器肿大。

B. 手法:检查者一手置于被检查部位,用掌指关节、腕关节的协同动作,以旋转、滑动轻压触摸,感觉被检查部位总体情况,被检查部位下压幅度在 1 ~2cm(图 1-2-7)。

2) 深部触诊法(deep palpation)

A. 应用范围:用于诊察腹腔内脏器大小及病变,脏器有无压痛,局部有无水肿等。

B. 手法:用一手或两手重叠,由浅入深,逐步施加压力,以达到深部,下压幅度至少 2cm

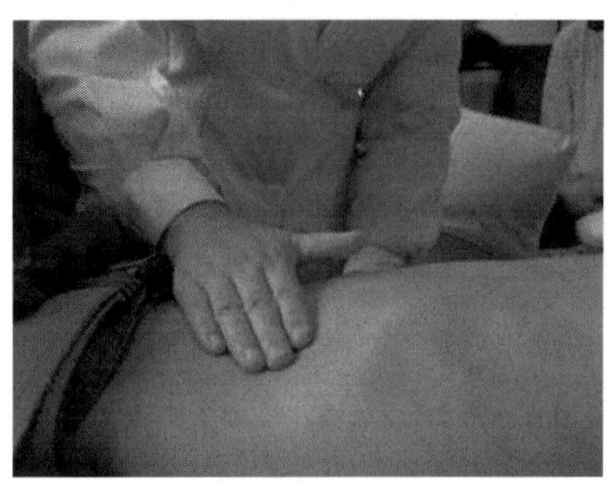

图 1-2-7 浅部触诊

以上，甚至达到 4～5cm。深部触诊法根据触诊的部位、目的不同，分为：①深部滑行触诊法（图 1-2-8），用于腹腔深部包块、胃肠病变检查及肝脏的单手触诊。嘱患者张口呼吸，检查者以并拢的示指、中指、环指指端，逐渐触向腹腔脏器或包块，并在其上下左右滑动触摸。②双手触诊法（图 1-2-9），用于肝、脾、肾等脏器及腹部肿物触诊。双手配合，左手掌置于被检查脏器或包块后部，将被检查部位推向右手方向，这样做一方面可固定被检查部位，另一方面将被检查脏器或包块推近体表，右手在被检查部位进行触摸检查。③深压触诊法（图 1-2-10），用于探测腹腔深部病变的部位或确定腹部压痛点。用并拢的 2～3 个手指逐渐深压腹壁被检查部位 4～5cm。④冲击（浮沉）触诊法（图 1-2-11），仅用于大量腹水患者的肝脾触诊。检查者以并拢的 3～4 手指 70°～90°角于腹壁拟检查部位，做数次急速有力的冲击动作，以便将积水推向四周，脏器随之上浮与指端接触，进行触诊。

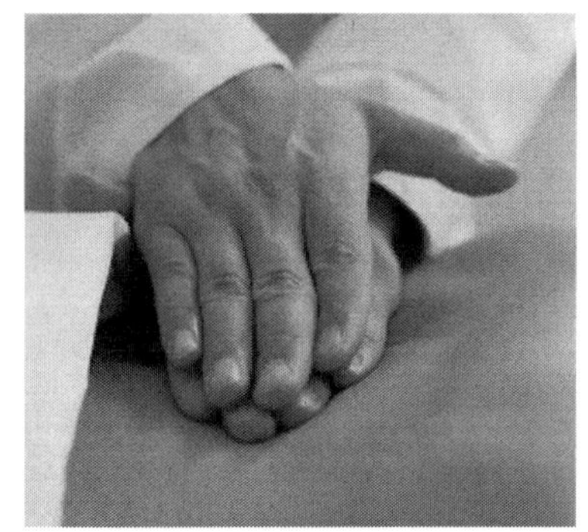

图 1-2-8 深部滑行触诊

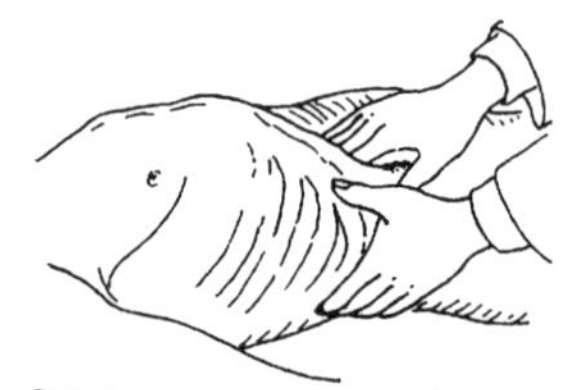

图 1-2-9 双手触诊

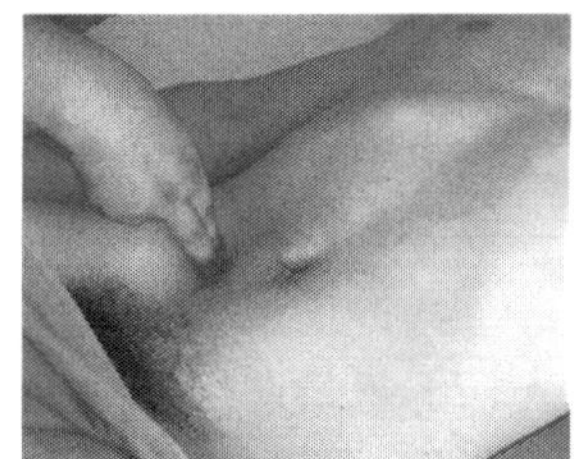

图 1-2-10 深压触诊

（3）触诊注意事项：①检查者手要温暖，检查应系统有序，动作轻柔、到位。②浅部触诊法触诊时，手指必须并拢，避免指尖猛戳被检查者。③检查某区域后，手提起离开，不能停留于整个检查部位移动。④进行压痛、触痛检查时，应先检查健康部位，再检查可疑病变的区域。

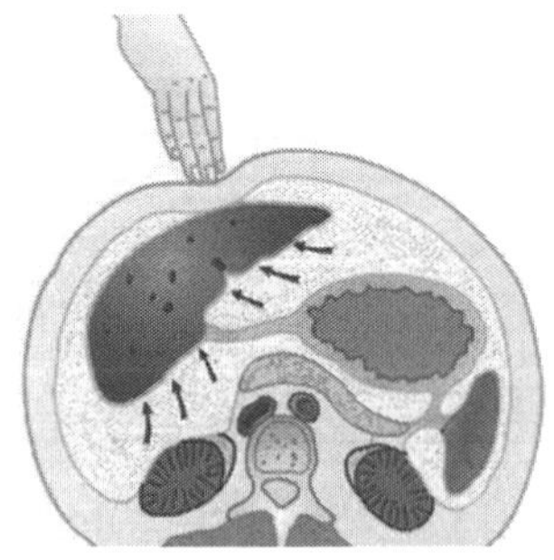

图 1-2-11 冲击触诊

3. 叩诊 检查者用手指叩击或手掌拍击被检查部位表面，使之震动产生音响，由于不同组织、脏器致密度、弹性、含气量、与体表距离不同，叩击时产生的音调、音响强度、振动持续时间不同，因此检查者可根据听到的震动和音响特点判断被检查部位脏器有无异常；或者检查者以空心拳叩击被检查部位，询问患者是否有疼痛来判断被检查部位有无病变。叩诊根据手法不同分类如下：

（1）直接叩诊法

1）应用范围：胸部、腹部广泛病变检查，如大量胸腔积液等。

2）方法：用右手指掌面直接拍击被检查的部位，根据拍击的反响和指下的震动感来判断病变情况。

（2）间接叩诊法：根据检查方法和目的分为指指叩诊法和拳掌叩诊法两种。

1）指指叩诊法

A. 应用范围：胸部、腹部检查，如确定肺下界、心界大小，有无胸腔积液、腹水及量。

B. 方法：检查者用左手中指（叩诊板指）第二指节紧贴被检查者需诊察的部位，其他四指稍抬起，勿与体表接触，右手指自然弯曲，示指、环指、小指微翘起，以右手中指指端叩击左手中指第二指节前端，叩击方向应与叩击部位垂直，叩时应用腕关节与掌指关节活动之力，指力要均匀适中，叩击动作要灵活、短促、富有弹性，叩击后右手中指应立即抬起，仔细听叩击后的声响特点进行判断（图 1-2-12，图 1-2-13）。各种叩诊音的特点及临床意义见表 1-2-1。

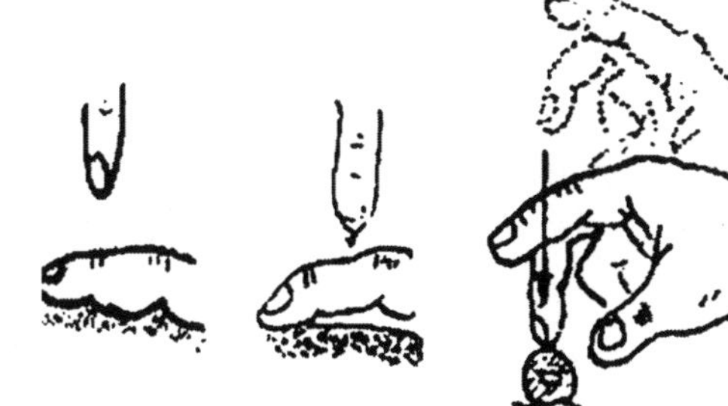
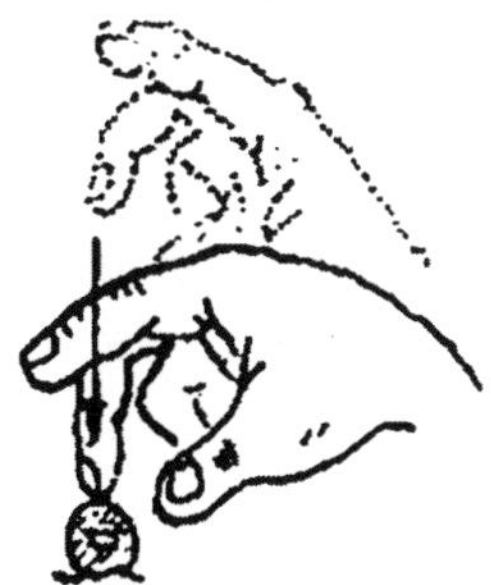
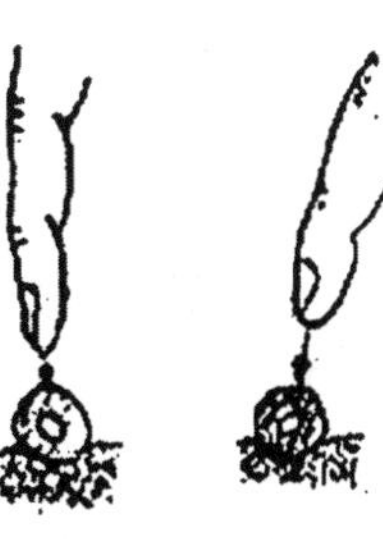

板指正确姿势　板指错误姿势　正确示指叩诊方法　叩诊正确方向　叩诊错误方向

图 1-2-12　指指叩诊法（1）

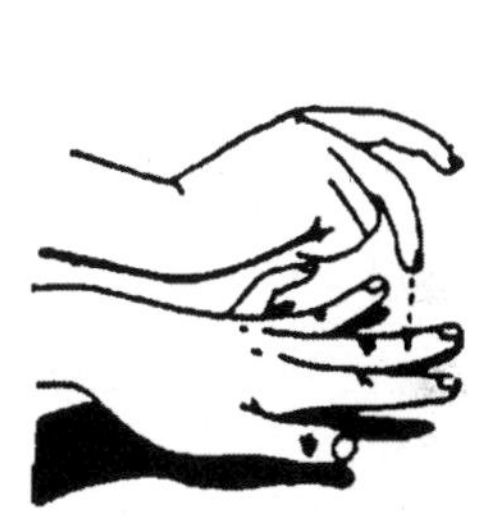

图 1-2-13　指指叩诊法（2）

表 1-2-1　各种叩诊音特点及临床意义

叩诊音	声响特点	临床意义	
		正常	异常
清音	低调、音响较强、振动时间较长	正常肺	肺轻度炎症浸润
浊音	调较高、强度较弱，振动持续较短	心脏、肝脏被肺覆盖处	肺含气量减低时
实音	音调较浊音高，强度更弱、振动持续时间更短	实质脏器，如肝、心未被肺遮盖处	实质性肿块，大量胸腔积液
鼓音	音响较清音强，振动持续时间长	胃泡区及腹部胃肠所在处	肺内空洞、气胸、气腹
过清音	音调较清音低，音响较清音强	正常人无	肺含气量增多，如肺气肿

2）拳掌叩诊法（又称捶叩诊）

A. 应用范围：临床常用以诊察腹部和腰部疾病，如肾叩痛的检查。

B. 方法：检查者用左手掌平贴在被检查者的检查部位，右手握成空拳叩击左手背，（图 1-2-14）边叩边询问被检查者叩击部位的感觉，有无局部疼痛。

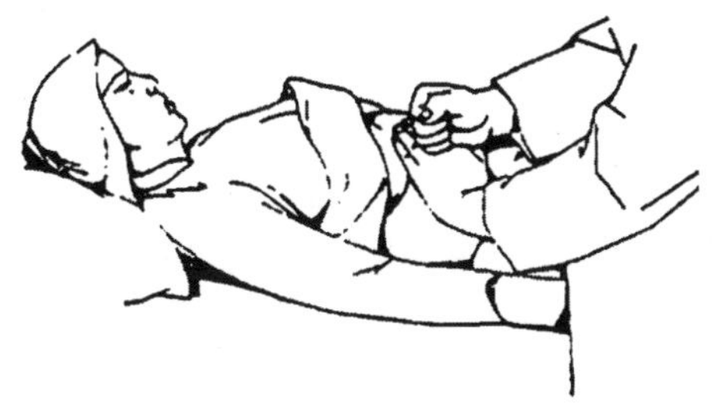

图 1-2-14　拳掌叩诊法

（3）指指叩诊的注意事项：①叩击方向与叩诊部位的体表紧贴、垂直。②叩诊时应当以腕关节、掌指关节活动为主，避免肩关节、肘关节参与运动。③叩诊后右手中指立即抬起。④一个叩诊部位每次连续叩击 2 ~ 3 下，必要时再连续叩击 2 ~ 3 下，避免不间断连续叩击。⑤叩诊应当有序，方向自上而下，从一侧到另一侧，两侧对比，叩击力量应当均匀一致。

4. 听诊 是指检查者以听觉，听取发自机体各部声音，并判断其是否正常的检查方法，是心、肺检查最为常用的检查方法，也用于腹部检查、甲状腺检查及关节检查等。根据听诊的目的及是否需要借助于听诊器，分类如下：

（1）直接听诊法

1）应用范围：仅用于特殊、紧急情况，如心肺复苏（CPR）时判断患者有无呼吸音，腹部振水音的听诊等。

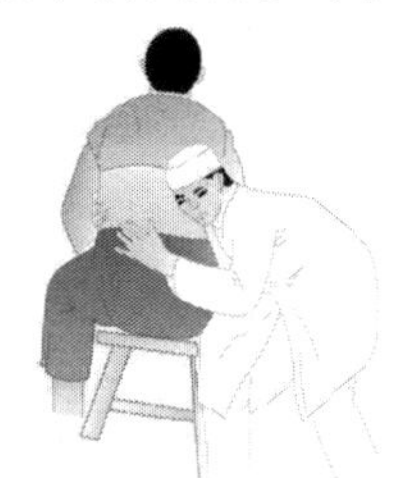

图 1-2-15 直接听诊

2）方法：检查者用耳直接贴于被检查者受检部位体表，听取脏器运动时发出的声音（图 1-2-15）。由于听诊到的声音较弱，也不方便，因此临床应用相对较少。

（2）间接听诊法

1）应用范围：心、肺、腹、血管音、关节活动音、肠鸣音等。

2）方法：借助于听诊器进行听诊，为临床中最常用的听诊方法（图 1-2-16）。

（3）听诊注意事项：①听诊环境需安静，温度适宜。此外，听诊器的体件也应当温暖，避免由于寒冷引起肌肉震颤的噪声影响听诊。②听诊前应该检查听诊器弯曲方向、连接是否紧密，管腔通畅与否，根据听诊部位及目的选择体件：钟型体件使用时应轻置于皮肤上，避免体件与皮肤摩擦；膜型体件应紧贴皮肤。③听诊部位应充分暴露，听诊器紧贴于听诊部位，切忌隔着衣服听诊，避免缝隙漏气或因摩擦而产生的杂音，但也不可用力过大以免患者疼痛。

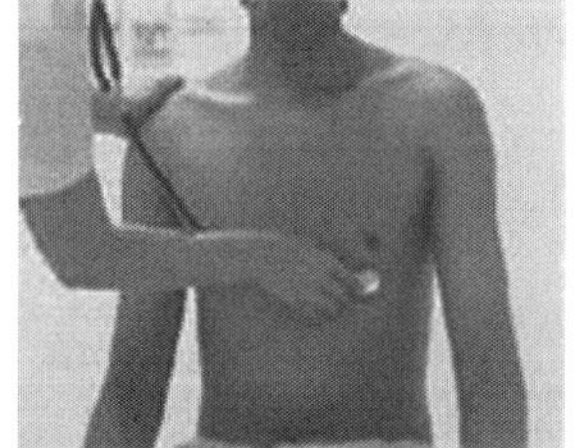

图 1-2-16 间接听诊

5. 嗅诊 是指检查者以自身嗅觉判断发自被检查者的异常气味，以此来判断疾病的检查方法。

（1）方法：检查者将来自患者皮肤、黏膜、呼吸道、胃肠道的排泄物和呕吐物散发的气味扇向鼻部。

（2）常见异常气味临床意义

1）汗味：酸性气味常见于发热性疾病、长期用解热镇痛药。

2）呕吐物：若呈酸臭味见于食物在胃内停留长时，如幽门梗阻；若呈粪臭味，常见于低位肠梗阻。

3）痰液：血腥味见于大量咯血患者；恶臭味见于呼吸道厌氧菌感染者。

4）脓液：恶臭味见于气性坏疽或厌氧菌感染者。

5）粪便：腐败性臭味常由于消化不良引起。

6）尿液：有浓烈氨味见于膀胱炎患者。

7）呼出气：有浓烈酒味见于大量饮酒者；有刺激性蒜味见于有机磷农药中毒；有烂苹果味者，见于糖尿病酮症酸中毒者；氨味见于尿毒症患者。

【技能考核】

1. 内容

（1）说出体格检查的环境要求。

（2）演示触诊、叩诊手法。

2. 方法 每一个实验项目分别在四个实验组中抽出四位学生进行演示,由教师对学生的操作进行评价。

实验指导三 全身状态检查

全身状态检查,又称一般检查,为体格检查第一步,是对患者一般状况的概括性检查。主要通过视诊并辅以触诊等方法,对患者的性别、年龄、生命体征、发育与体型、营养、意识状态、面容与表情、体位与步态等做的全面了解。

【实验目的】

(1) 掌握全身状态检查的内容及检查方法。

(2) 熟悉全身状态检查各种正常及异常表现。

(3) 熟悉全身体格检查常见异常的临床意义。

【实验学时】

4 学时。

【实验前准备】

(1) 患者准备:患者情绪稳定,运动后应休息 30min 后再进行检查。穿单衣裤,便于检查时充分暴露。

(2) 护士准备:衣着整洁、举止端庄、态度和蔼,剪短指甲,检查前洗手。

(3) 环境准备:安静、舒适,具有私密性,室温适宜,自然光线。

(4) 物品准备:血压计、听诊器、温度计、酒精棉球、秒表、皮尺、皮褶厚度计。

【实验内容及方法】

(一) 实验步骤

(1) 护士向被检查者做自我介绍,说明检查的目的、要求,尽量当患者面洗手。

(2) 按照全身状态检查所要求的检查内容,对患者的各项指标进行检查、记录。

(3) 检查完毕后,记录检查结果。

(4) 根据病情变化,随时复查以发现新的体征。

(二) 实验内容

1. 性别(gender) 通过视诊根据被检查者的第二性征而获得,也可通过问诊直接获得。由于某些疾病的发生存在性别差异,而某些疾病或性染色体异常也会影响到被检查者的性征,因此检查性别在全身状态检查中不可忽略。

2. 年龄(age) 通过视诊及问诊而获得。许多疾病的发生与患者的年龄密切相关,如强直性脊柱炎、佝偻病、骨质疏松等;此外,不同年龄患者疾病预后亦有较大差异。

3. 生命体征(vital sign) 是评价生命活动质量及存在与否的主要依据,也是临床护理工作中极为常用的操作。生命体征的检查内容及方法如下。

(1) 体温(body temperature):也称体核温度,是指身体内部(胸腔、腹腔和中枢神经)的温度,其特点是相对稳定且较皮肤温度高。测量体温前,护理人员需要根据患者情况选择测量体温的方法。临床上常用的方法包括:口温、肛温、腋温、鼻咽温及鼓膜温测量。其中,鼻咽温和鼓膜温一般用于手术过程中监测患者体核温度,而其他三种是病房护理工作中常用的体温测量方法。

1）腋温测量：正常腋温为36～37℃。该法不适用于腋下有创伤、手术、炎症、腋下出汗较多、肩关节受伤或消瘦夹不紧温度计者。测量前，协助患者擦干腋下汗液，嘱患者屈臂过胸，夹紧腋温表（图1-3-1），测量10min后读数。

2）口温测量：正常36.3～37.2℃。该方法不适用于婴幼儿、精神或意识障碍、口腔疾患、口鼻手术及张口呼吸疾患者。测量时，协助患者将口温表（图1-3-2）放在舌下热窝（即舌系带两侧），嘱患者紧闭口唇用鼻呼吸，放置5min后读数。

3）肛温测量：正常36.5～37.7℃。该法适用于婴幼儿、昏迷、精神异常者，忌用于直肠或肛门手术、腹泻、心肌梗死的患者。测量时，患者取卧位，暴露测量部位，润滑肛表（图1-3-3），将肛表水银端插入患者肛门3～4cm（婴儿1.25cm，幼儿2.5cm），测量3min，取出体温计，用消毒纱布擦拭后读数。

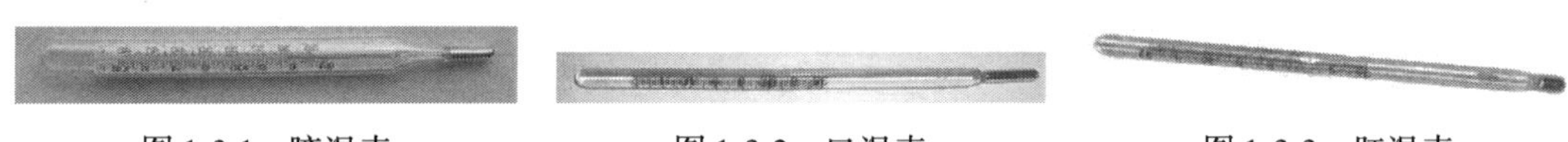

图1-3-1 腋温表　　图1-3-2 口温表　　图1-3-3 肛温表

4）体温测量注意事项：①测量体温前，需先检查温度计是否有破损，将温度计水银柱甩至35℃以下。②对于躁动患者，测量过程中需专人守护，防止发生意外。③测量口温时，若患者不慎咬破体温计，首先应协助患者及时清除玻璃碎屑，以免损伤消化系统。再口服蛋清或牛奶，以延缓汞的吸收。若病情允许，可服用粗纤维食物，加速汞排出。④测量肛温时，若为女性患者，需注意防止将体温计插入患者阴道。⑤测量完毕后，记录测量结果，体温计浸泡消毒后，用消毒纱布擦干，存放在清洁盒内备用。

（2）脉搏（pusle）：心动周期中，动脉内的压力发生周期性变化，导致动脉管壁产生有节律的波动，即脉搏。测量方法：患者取卧位或坐位，手腕伸展，手臂放置于舒适位置。检查者以能清楚感觉到脉搏搏动的压力为宜，用示指、中指、环指的指腹按压浅表动脉（如桡动脉、颈动脉、股动脉、足背动脉等，一般选择桡动脉）处，对于脉律正常者，计数30s后乘以2，然后记录，脉率不规律者，需延长测量时间。各年龄组平均脉率见表1-3-1。

表1-3-1 各年龄组平均脉率

年龄组	平均脉率（次/min）	年龄组	平均脉率（次/min）
1～11个月	120	14岁	80
1～2岁	116	20～40岁	70
4～6岁	100	80岁以上	75
8～10岁	90		

（3）呼吸（breath）：机体在新陈代谢过程中，将自身产生的二氧化碳排出体外并从外界环境中摄取氧气，这个机体与外界气体交换的过程称呼吸。测量方法：一般选择目测法测量呼吸，具体方法为：护士将手放在患者诊脉部位似诊脉状，眼睛余光观察患者胸部或腹部的起伏，计数呼吸频率的同时，还需观察呼吸深度、节律、音响、形态及有无呼吸困难。对于呼吸节律正常的患者，计数30s，乘以2。对于呼吸微弱的危重患者，可用少许棉花置于患者鼻孔前，计数棉花被吹动的次数，记录。不同年龄呼吸频率差异较大，新生儿，40～50次/min；0～1岁，30～40次/min；2～3岁者，25～30次/min；4～7岁者，20～25次/min；7岁以上同成年人。

（4）血压（blood pressure）：是血管内流动的血液对血管壁的侧压力。在心室收缩时，动脉血压上升到最高值称为收缩压；心室舒张末期，动脉压下降达到的最低值为舒张压；两压力之差为脉压。

1）测量方法：水银台式血压计为临床最常用的血压测量方法，也是临床上准确度较高的方法，本书着重讲述台式血压计的使用方法：①测量前，检查血压计玻璃管有无破裂，水银有无漏出，气囊、橡胶管有无老化。测量时，请患者取坐位或仰卧位，患者心脏需要与血压计在同一平面，因此坐位时，患者手臂平第4肋；卧位时，手臂平腋中线。协助被检查者卷袖，露臂，手掌向上，肘部伸直。打开血压计，垂直放妥，开启水银槽开关；驱尽袖带内空气，平置于上臂中部，袖带下缘距肘窝2～3cm，松紧度以能够插入1指为宜。将听诊器放于肱动脉搏动最明显处，一手固定听诊器，另一手握球囊，关紧气门，打气至肱动脉搏动消失后再升高20～30mmHg（2.6～4kPa）；缓慢放气，以速度水银柱每秒下降4mmHg（0.5kPa）为宜。当听到动脉搏动的第一个声响，此时水银柱所显示出的刻度即为收缩压，继续放气，当听到搏动消失，此时所显示的刻度即为舒张压。测量结束后，排尽袖带内余气，将袖带和气囊整理后放入盒内，血压计倾斜45°，使水银全部流回水银槽，关闭水银槽开关，盖上盒盖，平稳放置，协助患者取舒适体位，记录检查结果。

2）注意事项：①测量血压应做到四定，即定时间、定部位、定体位、定血压计，有助于测定的准确性和对照的可比性。②手臂位置要与心脏、血压计位于同一水平面。若手臂位置高于心脏，测得血压值偏低，反之则偏高。③袖带松紧对血压测量结果会产生影响，袖带太松，血压测量值偏高；袖带缠得太紧，血压测量值偏低。④打气不可过快过猛，以免水银溢出和患者不适；充气不足和充气过度均会影响测量结果。⑤眼睛视线需与水银柱同一水平。⑥发现血压听不清或异常，应重测。重测时，待水银柱降至“0”点后，稍等片刻再测量，必要时双侧对比。

4. 发育与体型（development and habitus）

（1）发育：评估方法：结合患者年龄、智力、体格成长各指标间关系综合评价。判断成人发育正常的标准为：头部长度为身高1/8～1/7；胸围为身高1/2；双上肢展开，左右指端距离基本等于身高；坐高等于下肢长度。

（2）体型：是身体各部发育的外观表现。通过综合患者骨骼、肌肉的成长与脂肪分布的状态来判断。临床上将成人体型分为三种类型：

1）无力型（瘦长型）：体高肌瘦、肩窄下垂、胸廓扁平、腹上角<90°。

2）正力型（匀称型）：身体各部分结构匀称适中，腹上角90°左右。

3）超力型（矮胖型）：体格粗壮，颈粗短，面红、肩宽平，胸围大，腹上角>90°。

5. 营养状态　是常用的评价健康状态和疾病程度的指标之一，与食物摄入、消化、吸收、代谢有关，受心理、社会、文化因素影响。评估方法：结合被检查者皮肤、毛发、皮下脂肪、肌肉、年龄、身高、体重综合判断；连续测量一定时期内体重的变化，可动态观察营养状态；某些人体测量指标对于判断被检查者营养状况亦至关重要。常用的指标如下：

（1）体重：为了将误差降到最小，一般在清晨，请患者空腹、排便排尿后着单衣裤进行测量。理想体重（kg）=身高（cm）-105，在±10%范围内波动均属正常。若低于理想体重10%～20%为消瘦；低于理想体重20%为明显消瘦；超过理想体重10%～20%为超重；超过理想体重20%为肥胖。判断时需注意，若短期内体重变化较大，需排除水钠潴留与脱水的可能性。

（2）体质指数（BMI）：总体衡量被检查者营养状态的国际通用指标，可减少身高对体重的影响。评估方法：BMI（kg/m^2）=体重（kg）/身高^2（m）^{2}。18.5～24为正常；<18.5者为消瘦；>25者为肥胖。

(3) 皮褶厚度:反映皮下脂肪含量的指标。评估方法:首先选择测量部位,一般选择肱三头肌或肩胛骨下或脐旁进行测量,其中肱三头肌是最常用的测量部位,本书以肱三头肌皮褶厚度测量方法为例进行描述:患者直立,双上肢下垂,护士拇指、示指在肩峰至尺骨鹰嘴联线中点上方 2cm 处捏起皮肤(两边对称),用重量压力 $10g/mm^2$ 的皮褶计夹住 3s 内读数。共测量 3 次,取平均值。正常范围:青年男性,(13.1±6.6)mm,女性,(21.5±6.9)mm。

(4) 肌肉厚度测量:反映骨骼肌含量的指标,一般选择测量上臂肌围(UAMC)。测量方法:首先用卷尺经肩峰与尺骨鹰嘴连线中点紧贴皮肤绕臂一圈得上臂围(UAC),UAMC = UAC−3.14×TSF(肱三头肌皮褶厚度)。正常范围:男性,228 ~ 278mm,女性,209 ~ 255mm。

营养状态评价标准:①良好,黏膜红润、皮肤光亮、弹性好;皮下脂肪丰满,皮褶厚度增大或正常,肌肉厚度正常,肩胛部、股部肌肉丰满;指甲、毛发润泽;肋间隙、锁骨上窝深浅适中;体重、BMI 正常或略高。②不良,皮肤黏膜干燥、弹性降低;皮下脂肪菲薄,皮褶厚度低于正常,肌肉松弛无力,厚度低于正常;指甲粗糙无光泽,毛发稀疏;肋间隙、锁骨上窝凹陷,肩胛骨突出;体重、BMI 低于正常。③中等,介于良好与不良之间。

6. 意识状态 是指人对周围环境和自身状态的认知和察觉能力。正常:意识清晰、反应敏捷精确,语言流畅准确。根据意识障碍的程度,意识障碍分为嗜睡、意识模糊、昏睡、昏迷、谵妄。

7. 面容与表情 根据患者的面色、面部情绪、表情进行综合判断。常见面容表情异常包括:急性面容、慢性面容、肝病面容、肾病面容、二尖瓣面容、贫血面容、甲亢面容等(图 1-3-4 至图 1-3-9)。

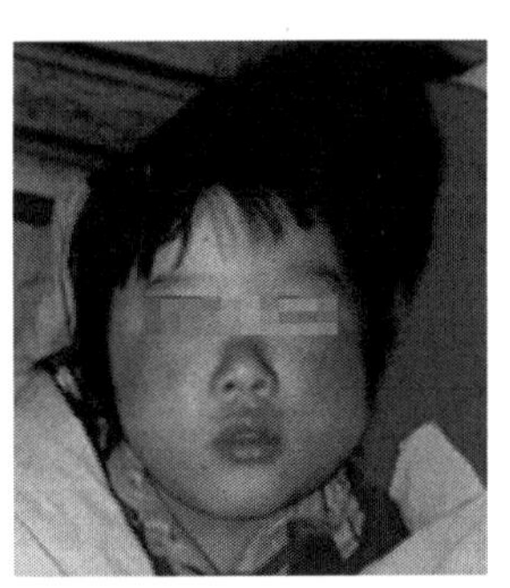

图 1-3-4 二尖瓣面容

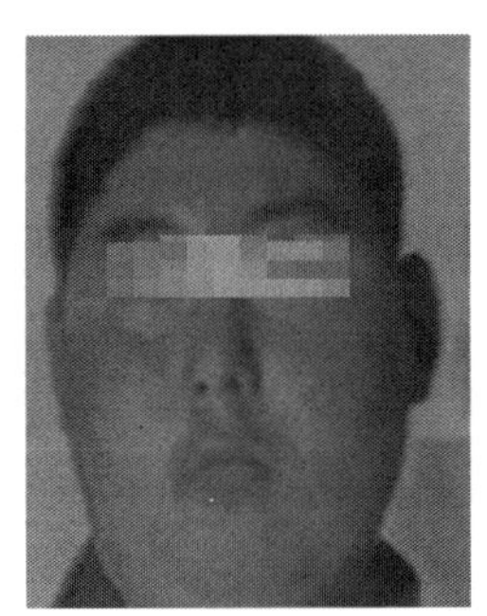

图 1-3-5 满月面容

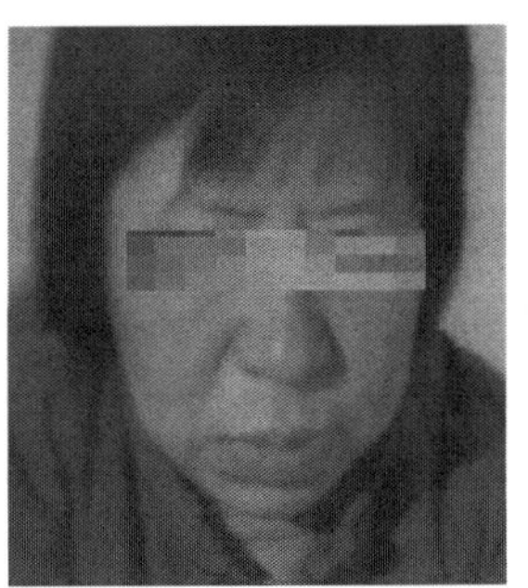

图 1-3-6 肢端肥大面容

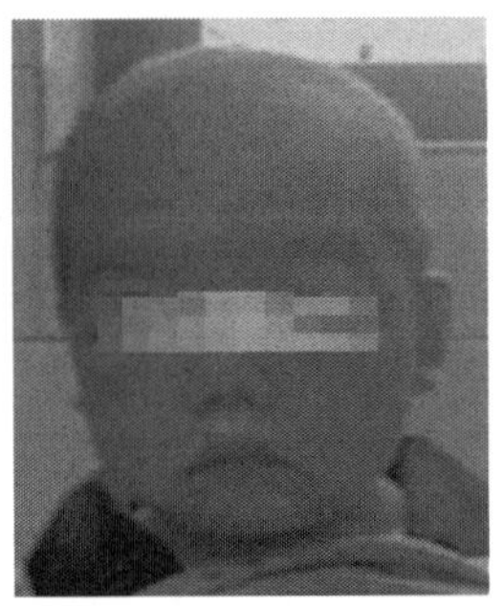

图 1-3-7 肾病面容

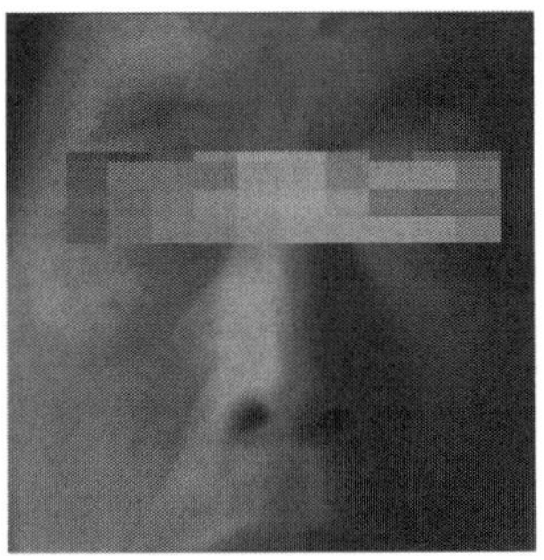

图 1-3-8 甲亢面容

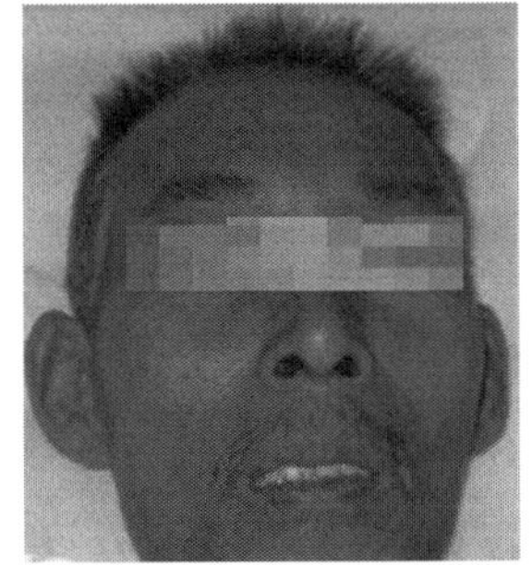

图 1-3-9 肝病面容

8. 体位 指患者身体所处的状态。常见的体位有:①自主体位,被检查者活动自如,不受限制;②被动体位,被检查者不能自己调整或变换身体位置,见于极度衰弱、意识障碍者;③强迫体位,被检查者有能力改变体位,但为减轻痛苦被迫采取某种特殊的体位。

临床上常见的体位异常包括：①强迫仰卧位（图 1-3-10），仰卧，双腿屈曲以减轻腹部肌肉紧张；②强迫侧卧位（图 1-3-11）；③强迫俯卧位（图 1-3-12）；④角弓反张位（图 1-3-13），颈及脊背肌肉强直，致使患者头向后仰，胸腹前凸，背过伸，躯干呈弓形；⑤强迫坐位（图 1-3-14，图 1-3-15），又称端坐呼吸，患者坐于床沿，两手置于膝盖边或床边，见于心肺疾病。

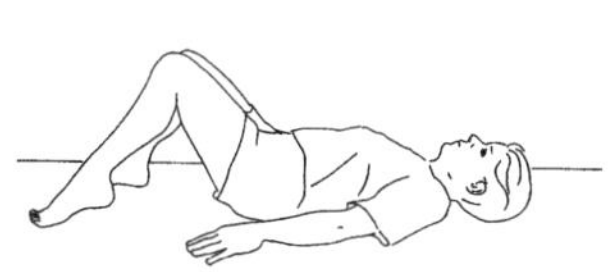

图 1-3-10　强迫仰卧位

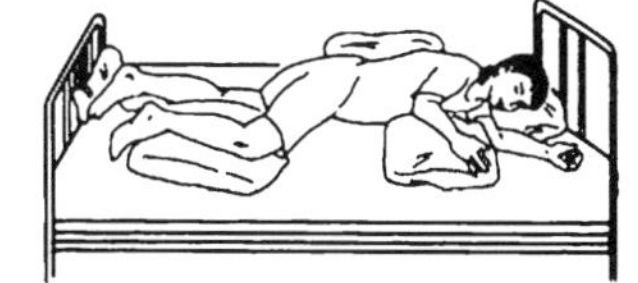

图 1-3-11　强迫侧卧位

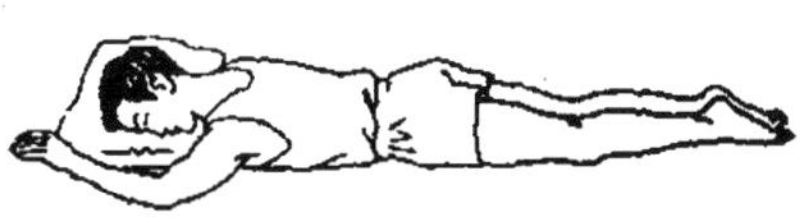

图 1-3-12　强迫俯卧位

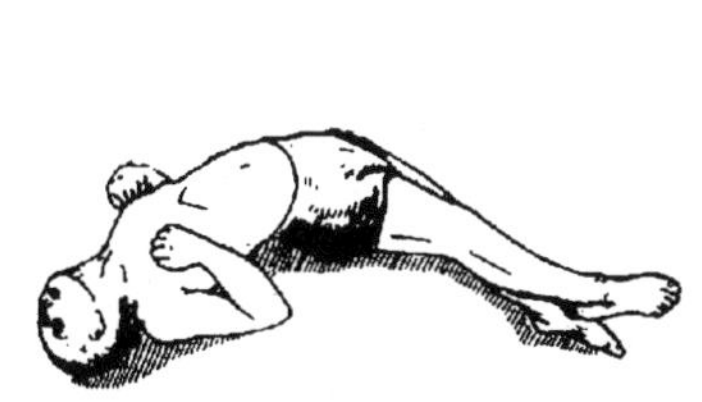

图 1-3-13　角弓反张位

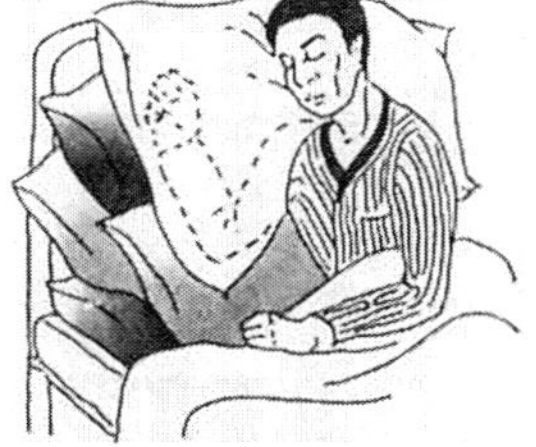

图 1-3-14　强迫坐位（1）

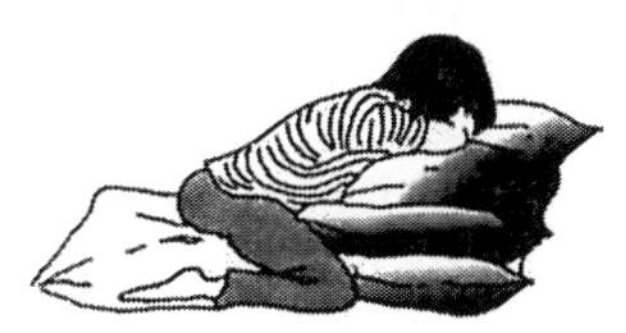

图 1-3-15　强迫坐位（2）

9. 步态　是指被检查者走动时表现的姿态，因年龄、健康状态、工作、所受训练不同而不同。临床常见的步态异常包括：慌张步态、偏瘫步态、醉汉步态、间歇性跛行步态、剪刀步态等。

【技能考核】

1. 内容

（1）说出全身体格检查的内容。

（2）演示生命体征、营养状况的测量方法。

2. 方法　每一个实验项目分别在四个实验组中抽出四位学生进行演示，由教师对学生的操作进行评价。

实验指导四　皮肤、浅表淋巴结检查

皮肤为全身最大的器官，其检查在体格检查中有非常重要的意义：当皮肤本身发生病变时，可表现出某些异常体征；同时，在其他系统疾病时，也可伴有皮肤的阳性体征（如库欣综合征患者腹部紫纹）。淋巴结分布于全身，某些全身性疾病，如炎症、恶性肿瘤转移等，以及淋巴结本身疾病，如淋巴结结核时，身体浅表淋巴结可能会查到异常。因此，皮肤、浅表淋巴结检查是体格检查中必不可少的一部分。

【实验目的】

（1）熟悉皮肤、浅表淋巴结检查的各种正常及异常表现。

（2）掌握皮肤、浅表淋巴结检查的内容及方法。

（3）了解压疮的诺顿评分方法。

【实验学时】

4 学时。

【实验前准备】

（1）患者准备：患者穿单衣裤，便于检查部位充分暴露。若运动后应休息 30min 后再检查。

（2）护士准备：衣着整洁、举止端庄、态度和蔼，剪短指甲，检查前洗手。

（3）环境准备：安静、舒适，具有私密性，环境温暖，自然光线。

（4）物品准备：棉签、病历记录本。

【实验内容及方法】

（一）实验步骤

（1）护士向被检查者做自我介绍，说明检查的目的、要求，请患者配合，条件允许者当患者面洗手。

（2）按照检查内容，对患者的皮肤、浅表淋巴结进行检查、记录。

（3）检查完毕后，记录检查结果。

（4）根据病情变化，随时复查以发现新的体征。

（二）实验内容

1. 皮肤检查的内容及方法

（1）颜色：以视诊为主，检查患者全身皮肤颜色。对于肤色深者，需结合巩膜、结膜、颊黏膜、口、舌、唇、手掌、脚掌处检查确定。由于皮肤颜色与种族、遗传有关，同时受色素量、毛细血管分布、血液充盈度、皮下脂肪厚薄影响，差异较大，因此护士需要结合被检查者以往肤色进行综合判断。一般情况下，人体外露部位、乳头乳晕、腋窝、关节、肛周等皮肤颜色深；妊娠妇女及老年人可能会出现局部色素沉着，表现为妊娠斑、老年斑。常见的皮肤颜色异常包括：苍白、发红、发绀、黄染、色素沉着、色素脱失（图 1-4-1 至图 1-4-4）。

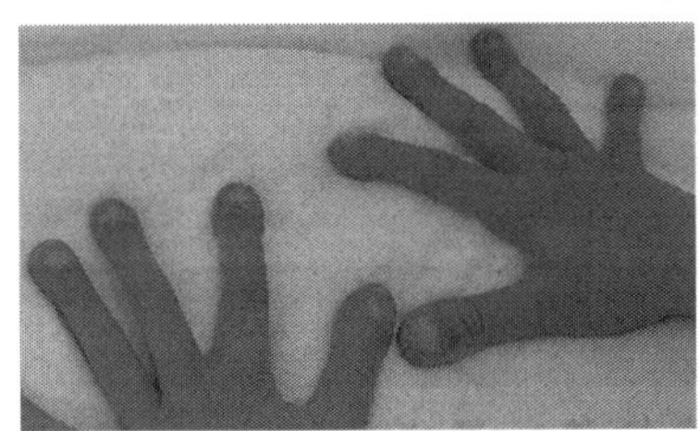

图 1-4-1　发绀

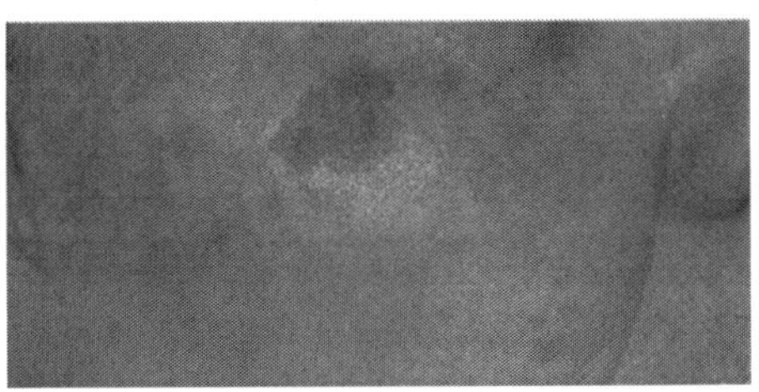

图 1-4-2　色素沉着

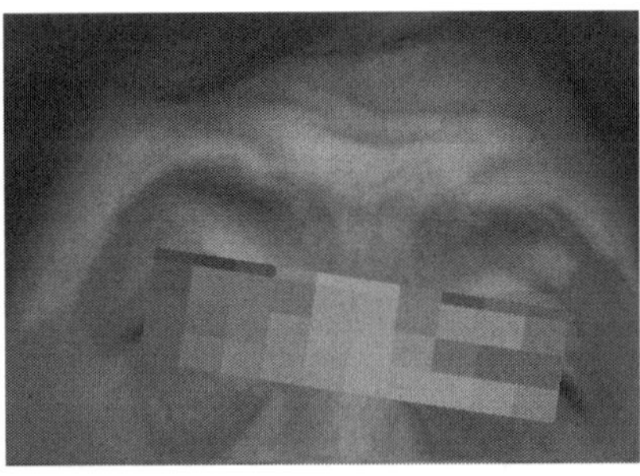

图 1-4-3　色素脱失

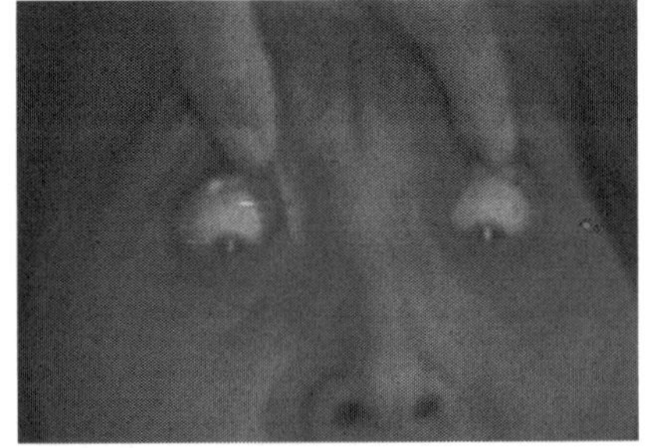

图 1-4-4　黄染

（2）湿度：以视诊、触诊为主。人体皮肤湿度主要受汗腺分泌功能、气温、湿度的影响。常见的皮肤湿度异常包括：出汗过多、无汗、冷汗（大汗伴四肢发凉）、盗汗（夜间睡后出汗）等。

（3）温度：人体手背对于温度觉最为敏感，因此评估皮温时应以手背触摸被检查处皮肤。

（4）弹性：触诊为主，取患者手背或上臂内侧皮肤，检查者示指、拇指捏起被检查者处皮肤再松开。正常情况下，皱褶很快平复，若出现皮肤皱褶平复缓慢，即为皮肤弹性下降。

（5）水肿：视诊配合触诊。视诊观察被检查者组织间隙有无肿胀，再以手指按压检查部位（如胫骨前内侧）3 ~ 5s，观察组织有无凹陷，若出现凹陷，即为凹陷性水肿（图 1-4-5）；若观察到肿胀但无凹陷，即为非凹陷水肿，如黏液性水肿（图 1-4-6）等。

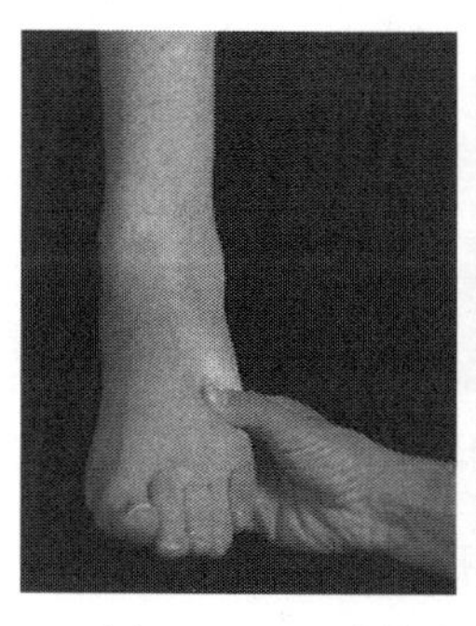
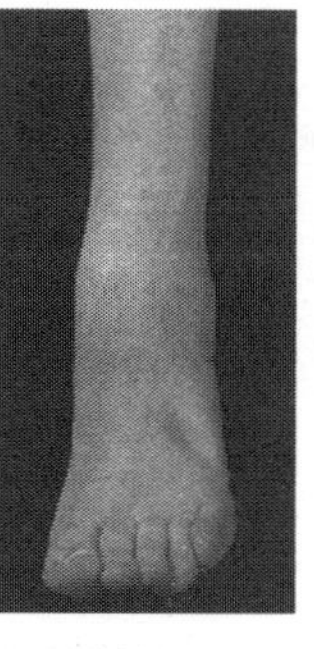

图 1-4-5　凹陷性水肿及其检查

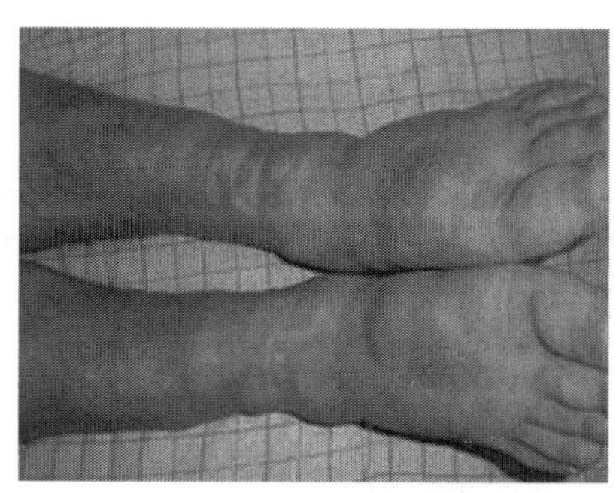

图 1-4-6　黏液性水肿

（6）皮肤损害：包括原发性、继发性、血管性。常见的皮肤损害如下：

1）皮疹：为原发性皮肤损害，多为全身性疾病征象（传染病、皮肤病、过敏）。

A. 检查方法：视诊为主，辅以触诊。

B. 常见的皮肤损害：①斑疹（图 1-4-7），局部发红，一般不高出皮面；②玫瑰疹（图 1-4-8），鲜红色的圆形斑疹，直径 2 ~ 3mm，多出现在胸腹部；③荨麻疹（图 1-4-9），局部皮肤暂时性水肿隆起，大小、形态不同，苍白或淡红，伴瘙痒，退后不留痕迹。④丘疹（图 1-4-10），较小，实质性皮肤隆起，伴皮肤颜色改变；⑤斑丘疹（图 1-4-11），丘疹周围有皮肤发红的底盘；发现皮疹后，需观察其出现、消失时间、顺序，分布，形状大小，是否高于皮面，颜色，压之褪色与否，有无瘙痒或脱屑等。

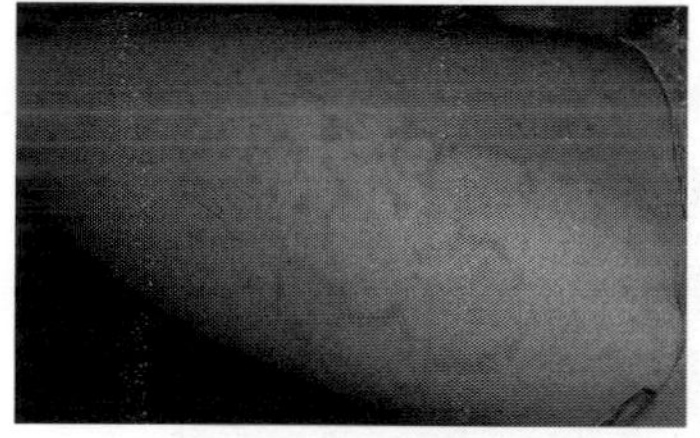

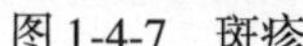

图 1-4-7　斑疹

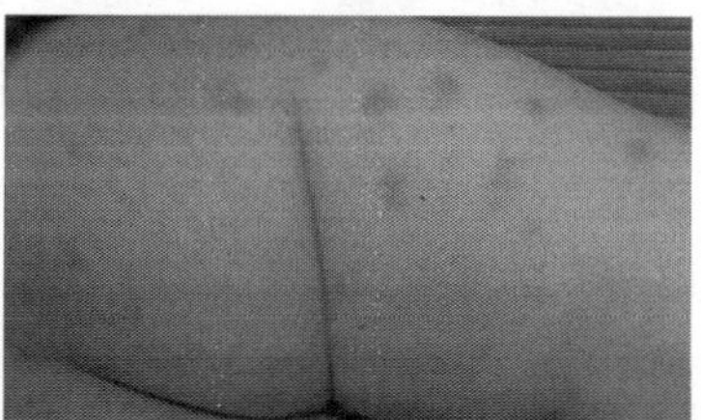

图 1-4-8　玫瑰疹

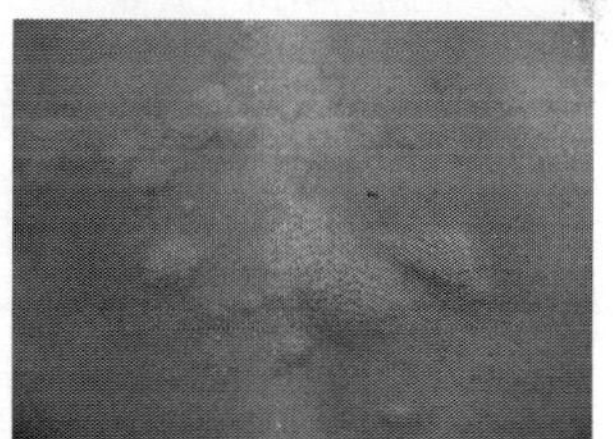

图 1-4-9　荨麻疹

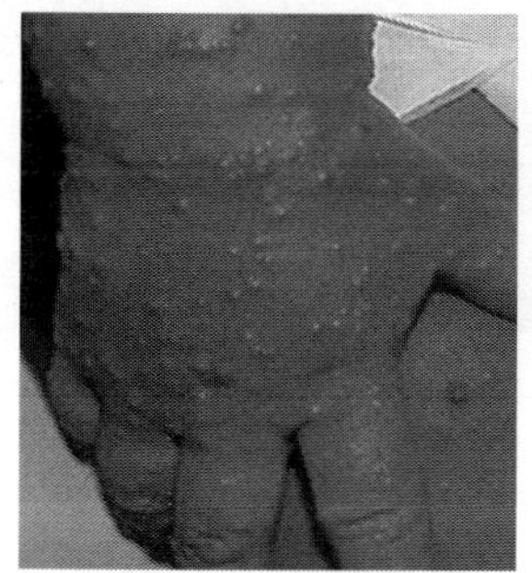

图 1-4-10　丘疹

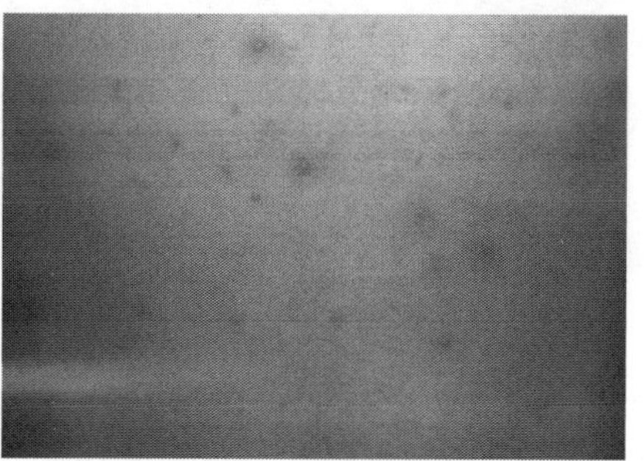

图 1-4-11　斑丘疹

2）压疮：是由于局部组织长时间受压，血液循环障碍，局部持续缺血、缺氧、营养不良而致的软组织溃烂和坏死。常见于长期卧床患者。压疮的评估在临床护理工作中至关重要。体格检查中若发现压疮，需描述压疮的部位、面积及时期。各期压疮表现见图 1-4-12 至图 1-4-15。

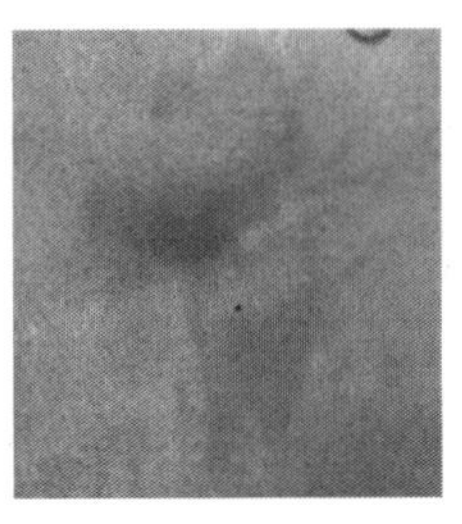

图 1-4-12 一期压疮

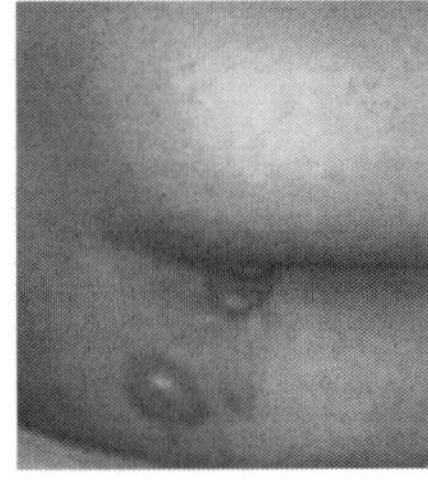

图 1-4-13 二期压疮

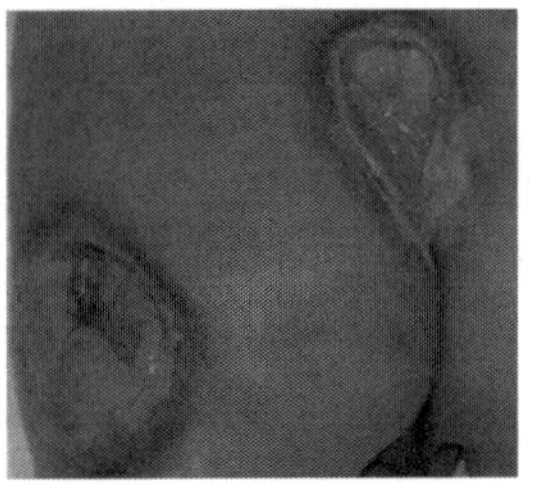

图 1-4-14 三期压疮

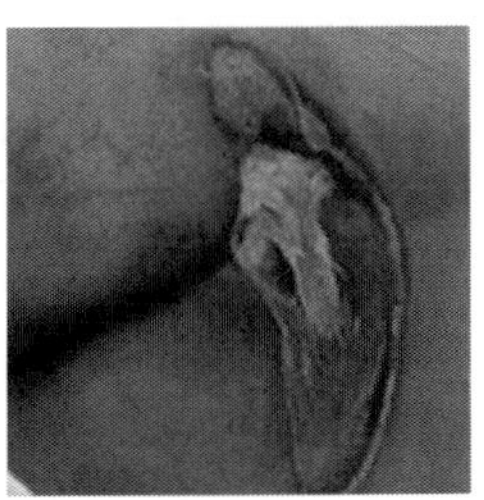

图 1-4-15 四期压疮

3）皮下出血：由于凝血功能障碍导致的皮肤黏膜自发性出血或轻微损伤后出血。分为：①瘀点（图 1-4-16），出血斑点直径小于 2mm；②紫癜（图 1-4-17），出血斑点直径 3～5mm；③瘀斑（图 1-4-18），出血斑点直径大于 5mm；④血肿（图 1-4-19），片状出血伴皮肤显著隆起。

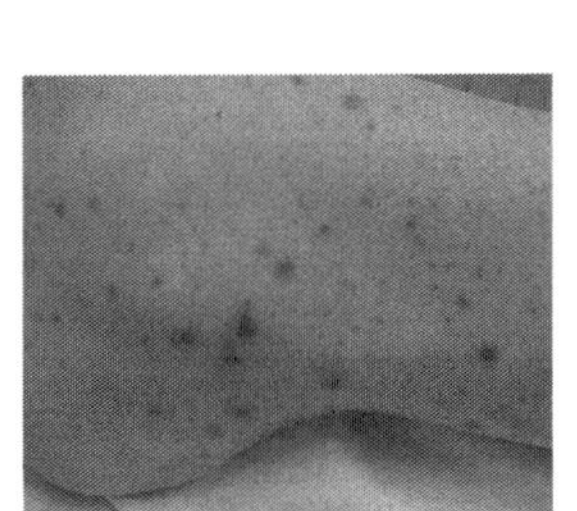

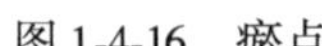

图 1-4-16 瘀点

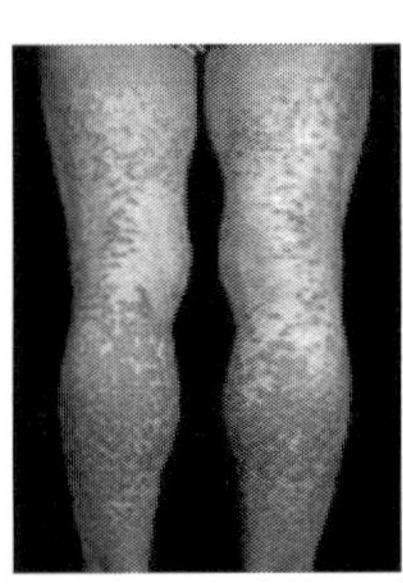

图 1-4-17 紫癜

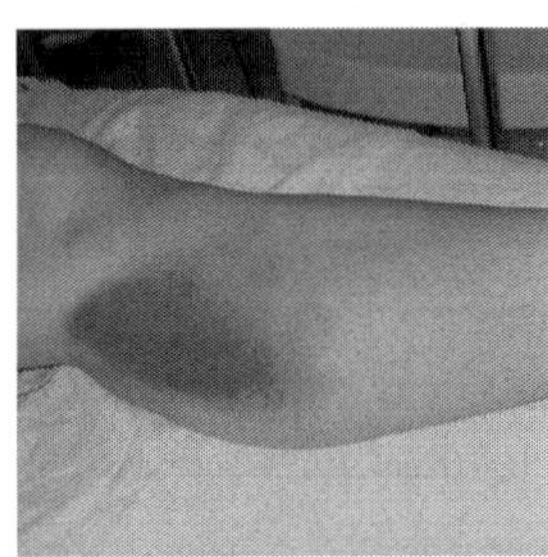

图 1-4-18 瘀斑

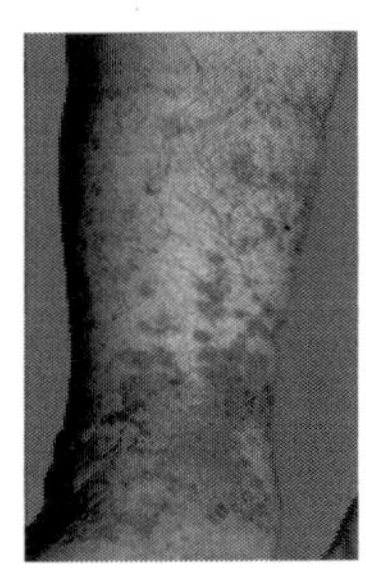

图 1-4-19 血肿

4）蜘蛛痣和肝掌：①蜘蛛痣（图 1-4-20），为皮肤小动脉末端分支性扩张形成的血管痣，特点为压迫痣中心小血管网消失，去除压力后再出现；②肝掌（图 1-4-21），表现为大小鱼际皮肤发红，压之褪色。

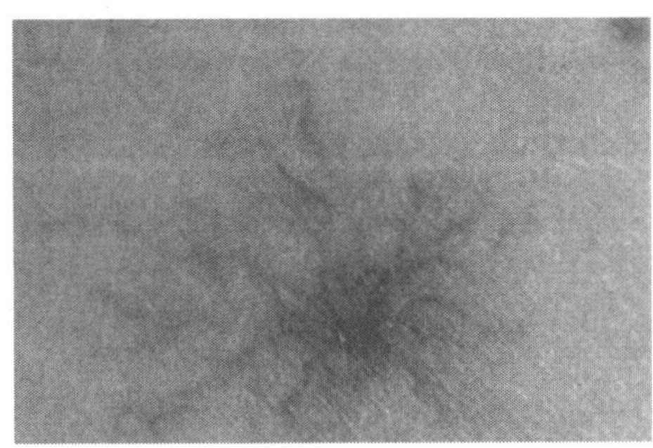

图 1-4-20 蜘蛛痣

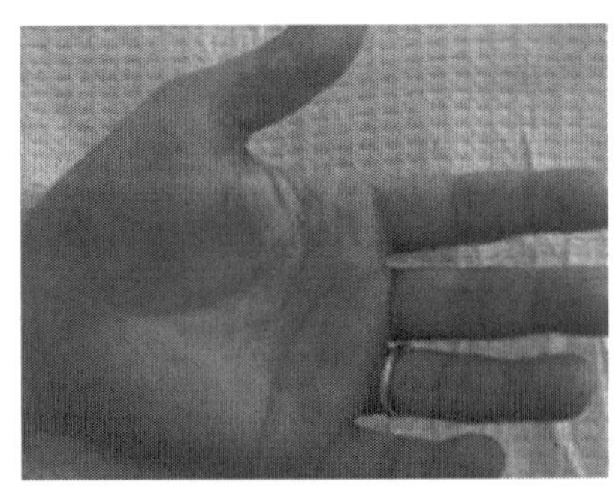

图 1-4-21 肝掌

2. 浅表淋巴结检查的检查 正常淋巴结直径 0.2～0.5cm，柔软，表面光滑，无压痛。与邻近组织无粘连，因此不易触及。当某些病变时，可出现淋巴结红肿、压痛、与周围组织粘连，甚至形成脓肿、瘘管等。

检查方法

(1) 检查顺序:有两种,①耳前、耳后(乳突区)、枕骨下区、颌下、颏下、颈前三角、颈后三角、锁骨上窝、腋窝(五群)、滑车上、腹股沟、腘窝;②耳前、耳后(乳突区)、枕骨下区、颈后三角、颈前三角、颌下、颏下、锁骨上窝、腋窝(五群)、滑车上、腹股沟、腘窝淋巴结。

(2) 浅表淋巴结的分布(图1-4-22)。

1) 耳前淋巴结:位于耳屏前方。

2) 耳后淋巴结:位于耳后乳突表面、胸锁乳突肌止点处。

3) 枕后淋巴结:位于枕部皮下,斜方肌起点与胸锁乳突肌止点之间。

4) 颌下淋巴结:位于颌下腺附近,在下颌角与颏部的中间部位。

5) 颏下淋巴结:位于颏下三角内,下颌舌骨肌表面,两侧下颌骨前端中点后方。

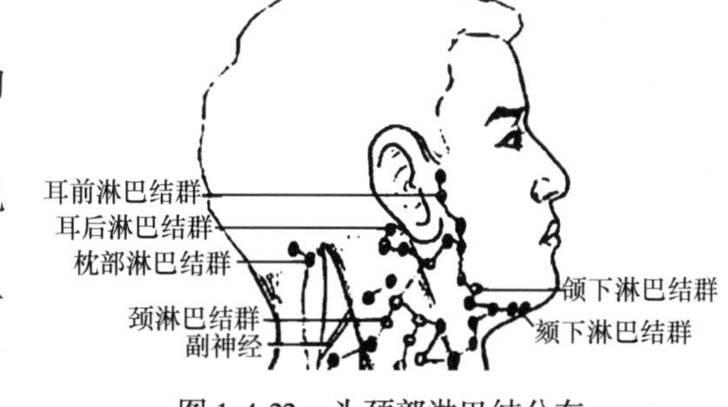

图1-4-22　头颈部淋巴结分布

6) 颈前淋巴结:位于胸锁乳突肌表面及下颌角处。

7) 颈后淋巴结:位于斜方肌前缘。

8) 锁骨上淋巴结:位于锁骨与胸锁乳突肌所形成的夹角处。

9) 腋窝淋巴结:是上肢最大的淋巴结组群,可分为为腋尖淋巴结群(位于腋窝顶部);中央淋巴结群(位于腋内侧壁近肋骨及前锯肌处);胸肌淋巴结群(位于胸大肌下缘深部):肩胛下淋巴结群(位于腋窝后皱襞深处);外侧淋巴结群(位于腋窝外侧壁)共五群,图1-4-23。

10) 滑车上淋巴结:位于上臂内侧,内上髁上方3~4cm处。

11) 腹股沟淋巴结:位于腹股沟韧带下方股三角内(图1-4-24),它又分为上、下两群:①上群(水平组),位于腹股沟韧带下方,与韧带平行排列。②下群(垂直组),位于大隐静脉上端,沿静脉走向排列。

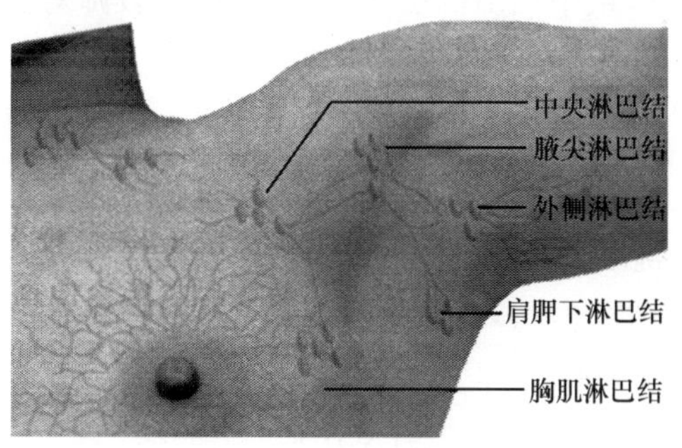

图1-4-23　腋窝淋巴结分布

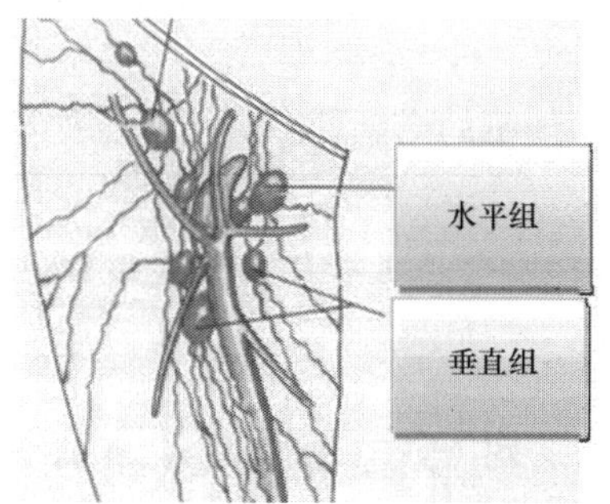

图1-4-24　腹股沟淋巴结分布

12) 腘窝淋巴结:位于小隐静脉和腘静脉的汇合处。

(3) 检查手法:①颈部淋巴结检查时,嘱患者头稍低,偏向被检查侧,检查者手指紧贴被检查部位,由浅入深进行滑行触诊。②检查颌下和颏下淋巴结时,嘱被检查者低头,在下颌角处从颌下部深入到下颌骨内侧向上触摸颌下淋巴结,或将颌下淋巴结压向下颌骨的内侧或下缘进行触诊。再嘱被检查者头稍向前倾,以示指、中指、环指指腹进行触诊。③检查锁骨上淋巴结时,患者坐位或卧位,头稍前屈,护士以双手触诊,由浅部逐渐触摸至锁骨后深部(图 1-4-25)。④检查腋窝淋巴结时,被检查者取坐位或卧位,检查者面对被检查者,以右手检查患者左侧,左手检查患者右侧,检查方法为:检查者一手握住被检查者右腕向上屈肘外展抬高约 45°,右手指并拢,依次触诊腋窝尖群、中央群、胸肌群、肩胛下群、外侧群淋巴结,掌面贴近胸壁向上逐渐达腋窝顶部滑动触诊,然后依次触诊腋窝后、内、前壁,再翻掌向外,将被检查者上臂下垂,触诊腋窝外侧壁(图 1-4-26)。⑤检查滑车上淋巴结(图 1-4-27)时,左(右)手扶托被检查者左(右)手腕,抬至胸前,检查者小指顶在被检查者肱骨内上髁,示指、中指、环指并拢在肱二头肌、肱三头肌肌沟内滑行触摸。

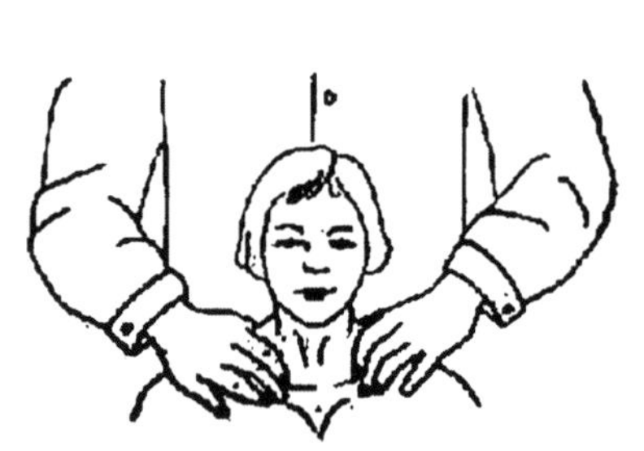

图 1-4-25 锁骨上淋巴结检查方法

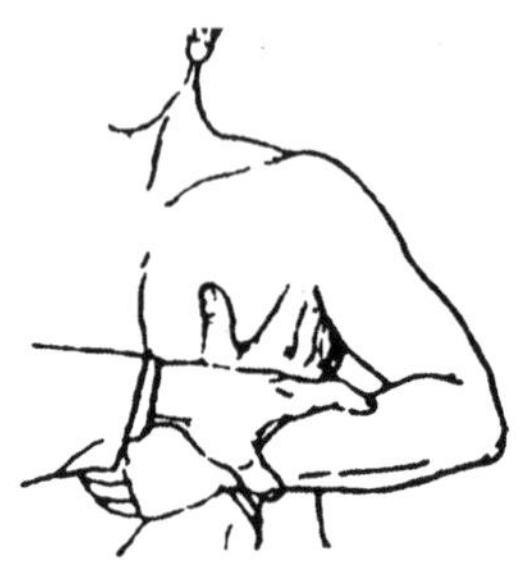

图 1-4-26 腋窝淋巴结检查方法

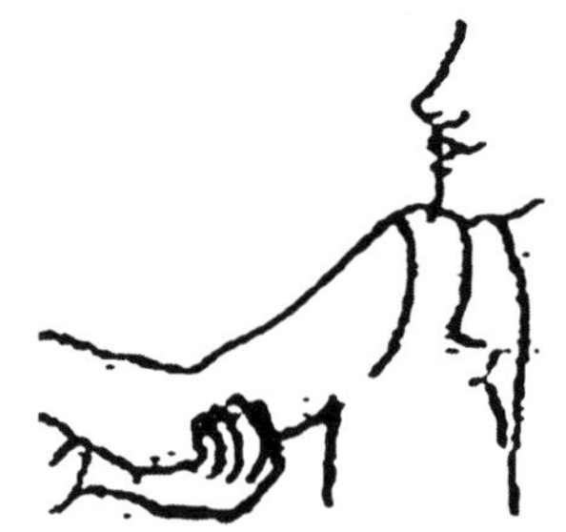

图 1-4-27 滑车上淋巴结检查

发现淋巴结肿大时,需描述其部位、数目、大小、硬度、压痛、活动度、与周围组织有无粘连及皮肤有无红肿、瘢痕、瘘管等。描述淋巴结大小时,可用具体的数字,如 2cm×3cm,也可用形象化表示法,如蚕豆大小、鸡蛋大小等。

【技能考核】

1. 内容

(1) 说出皮肤检查的内容。

(2) 演示浅表淋巴结检查的方法。

(3) 说出检查到浅表淋巴结异常后的描述方法。

2. 方法 每一个实验项目分别在四个实验组中抽出四位学生进行,评价教师对学生的技能操作进行讲评。

3. 压疮的诺顿(Norton)评分表(表 1-4-1)

表 1-4-1 诺顿评分表

压疮危险因素评估——诺顿评分

美国卫生保健与研究组织推荐(AHCPR)

参数	身体状况				精神状况				活动能力				灵活程度				失禁情况			
结果	好	一般	差	极差	思维警觉	冷漠	迷惑	昏迷	自由活动	活动	坐轮椅	卧床	不受限	轻微受限	很大受限	不能运动	无	偶尔失禁	尿失禁	粪尿便失禁
分数	4	3	2	1	4	3	2	1	4	3	2	1	4	3	2	1	4	3	2	1

注:根据 5 个因素进行评估,身体状况、精神状况、活动能力、灵活程度、失禁情况。分数低表示患压疮的危险性越高。分数小于 14 分表示较易发生压疮,而少于 12 分表示十分高危

实验指导五　头颈部检查

【实验目的】

(1) 熟悉头部、颈部检查各种正常及异常表现。

(2) 掌握头部、颈部检查的内容及方法。

头颈部及其器官是人体最重要的外形特征之一,是检查者最先和最容易见到的部分,仔细检查常常能提供很多有价值的诊断资料。

【实验学时】

4 学时。

【实验前准备】

(1) 患者准备:患者穿单衣裤,戴帽者取下帽子,松开衣领,摘去眼镜,使头面部及颈部充分暴露。

(2) 护士准备:衣着整洁、举止端庄、态度和蔼,剪短指甲,检查前洗手。

(3) 环境准备:安静、舒适,具有私密性,环境温暖,自然光线。

(4) 物品准备:皮尺、手电筒、视力表、音叉、压舌板、听诊器、病历记录本。

【实验内容及方法】

(一) 实验步骤

(1) 护士向被检查者做自我介绍,说明检查的目的、要求,请患者配合,当患者面洗手。

(2) 按照检查内容,对患者的头颈部及其附属器官进行检查、记录。

(3) 检查完毕后,记录检查结果。

(4) 根据病情变化,随时复查以发现新的体征。

(二) 实验内容

1. 头面部检查

(1) 头发和头皮:检查头发的颜色、疏密度、有无脱发。头发的状态受种族、遗传、年龄影响。常见的头发异常有脱发(图 1-5-1)、头发颜色改变(图 1-5-2)及头发稀疏等。检查头皮时选用自然光线,分开头发,触摸检查,观察患者头皮颜色,是否有头皮屑、疖痈(图 1-5-3)、外伤、血肿、瘢痕、肿大、硬块、触痛等。

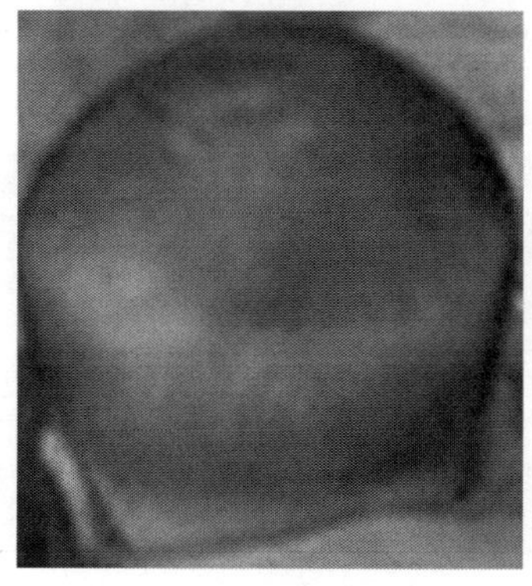

图 1-5-1　枕部环形脱发

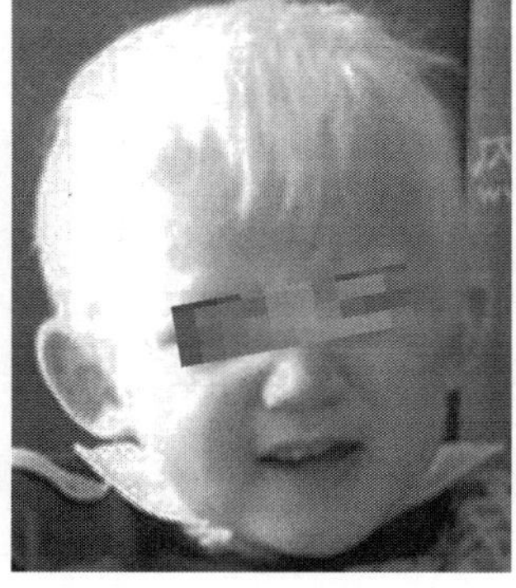

图 1-5-2　头发变白

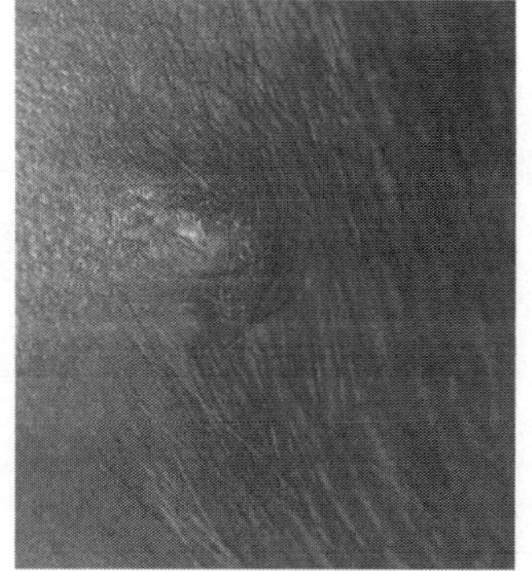

图 1-5-3　头疖

(2) 头颅:通过视诊检查头颅大小、外形、是否有异常运动;触诊检查囟门是否闭合、头颅的外形、有无压痛、异常隆起;通过量诊量取被检查者头围。头围测量方法(图 1-5-4,图 1-

5-5)：经眉弓上方，枕后结节绕头一周的长度。正常情况下，成人≥53cm。常见的头颅外形异常包括：①小颅（图 1-5-6），囟门过早闭合引起的小头畸形，伴智力障碍。②尖颅（塔颅，图 1-5-7），矢状缝与冠状缝过早闭合。③方颅（图 1-5-8），前额左右突出，头顶平坦呈方形。见于小儿佝偻病、先天性梅毒。④扁颅（图 1-5-9），枕部扁平。⑤巨颅（图 1-5-10），头颅增大，颜面很小，可有头部、颈部静脉充盈及落日现象（双目下视，巩膜外露）。

（3）眼检查

1）眼眉：正常情况下，眉毛内侧与中间部分浓密，外侧稀疏。异常情况可出现外侧 1/3 眉毛过于稀疏或脱落（图 1-5-11）。

2）眼睑：检查有无内翻、外翻，水肿，外伤，瘢痕，闭合障碍等。常见眼睑异常见图 1-5-12 至图 1-5-16。

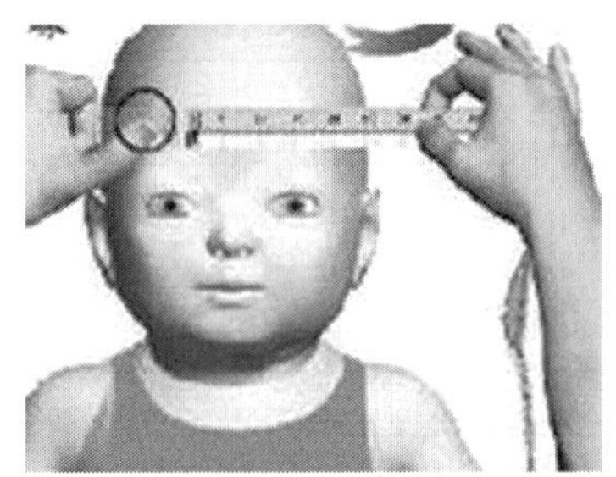

图 1-5-4　头围测量（前面观）

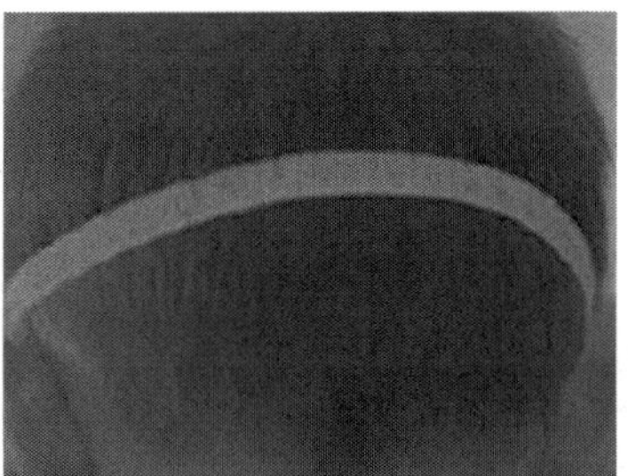

图 1-5-5　头围测量（后面观）

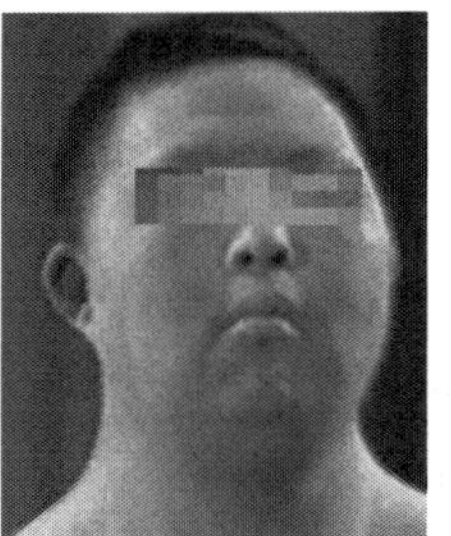

图 1-5-6　小颅

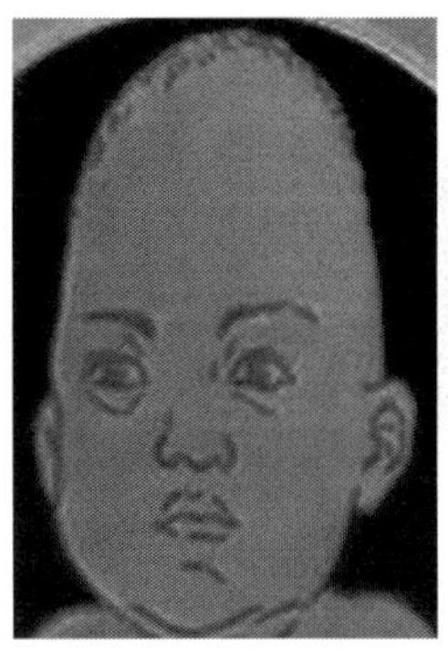

图 1-5-7　尖颅（塔颅）

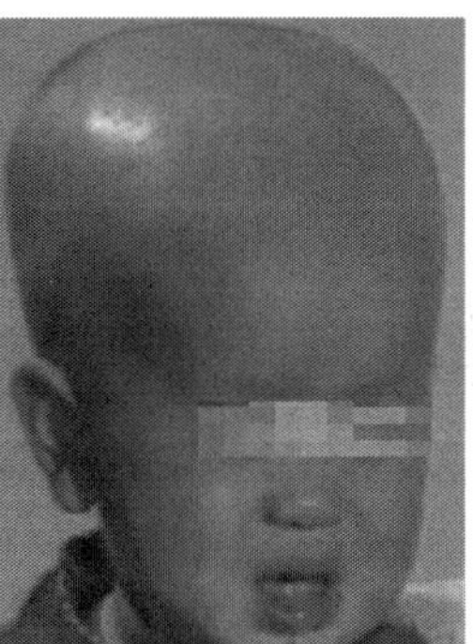

图 1-5-8　方颅

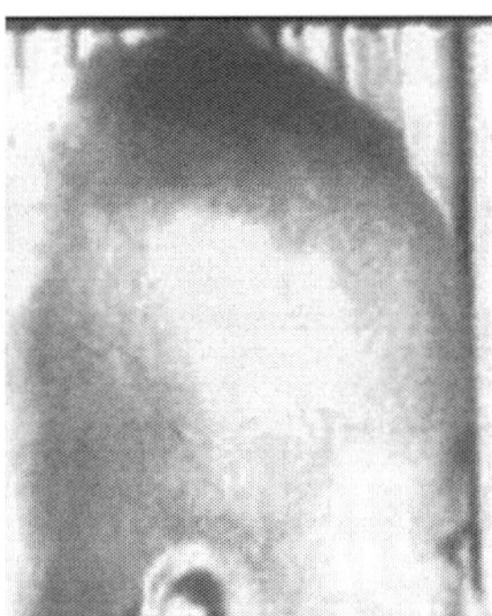

图 1-5-9　扁颅

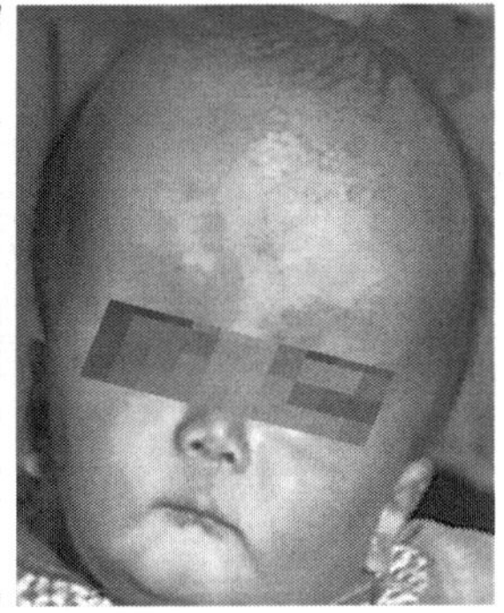

图 1-5-10　巨颅

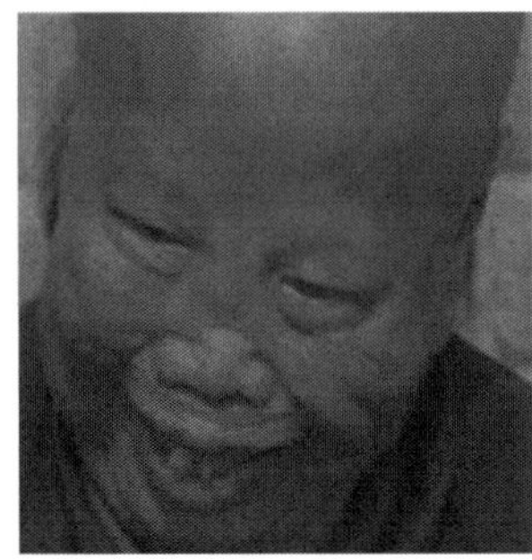

图 1-5-11　眼眉脱落（麻风患者）

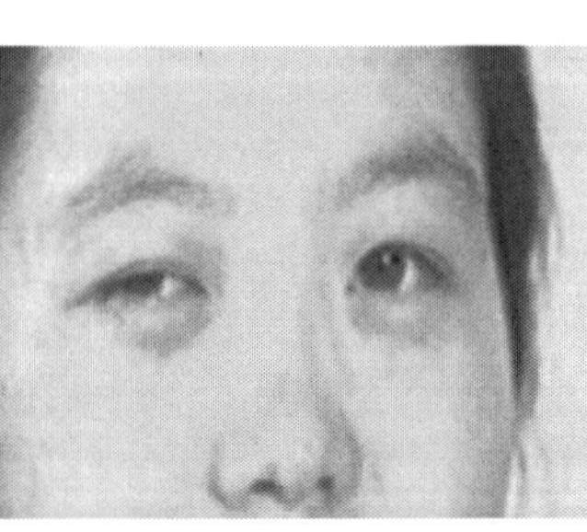

图 1-5-12　上睑下垂

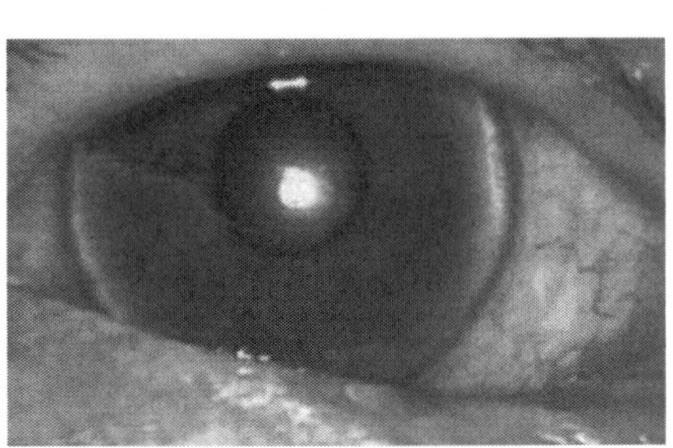

图 1-5-13　下睑内翻

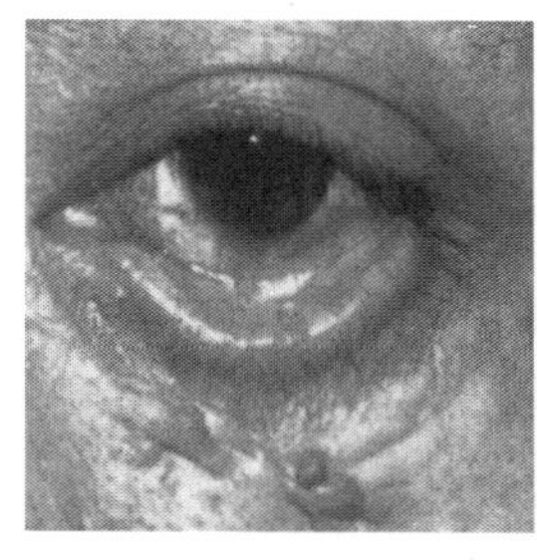
图 1-5-14　下睑外翻

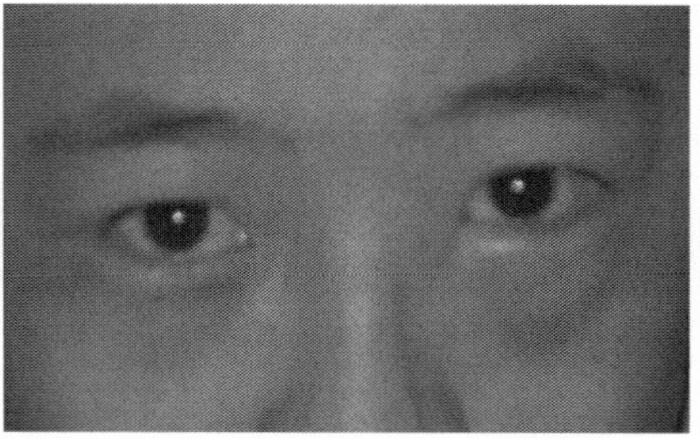
图 1-5-15　眼睑水肿

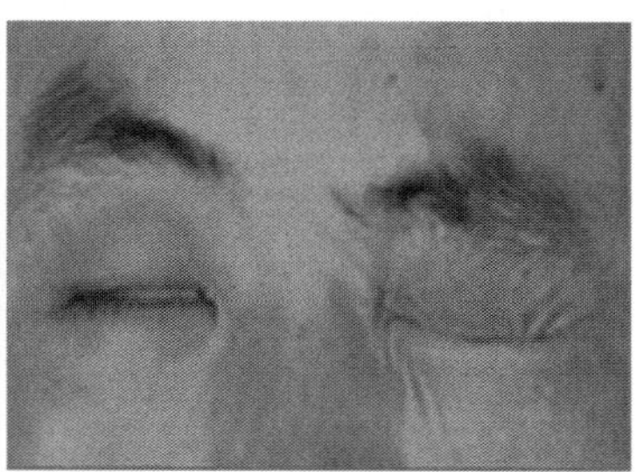
图 1-5-16　眼睑闭合障碍

3）结膜：检查结膜有无充血、苍白、散在出血点、黄染、球结膜水肿及颗粒与滤泡。检查睑结膜时，需翻转上下眼睑：①下眼睑翻转法（图 1-5-17），以拇指向下牵拉下睑中部，嘱受检者向上注视，即可暴露下睑结膜。②上眼睑翻转法（图 1-5-18），嘱被检者放松眼睑并向下方注视，检查者用左手示指放在被检者眉下睑板部皮肤处，拇指放在上眼睑缘上方，轻轻捏住上眼睑皮肤并前提，然后拇指向上，示指向下对搓，将上眼睑翻转。翻转后，用左手拇指将其固定在眶上缘。右手持手电进行上睑结膜检查。常见结膜异常见图 1-5-19 至图 1-5-21。

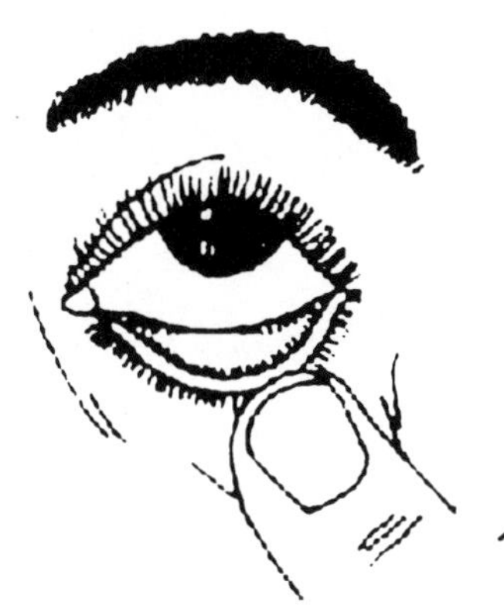
图 1-5-17　下眼睑翻转

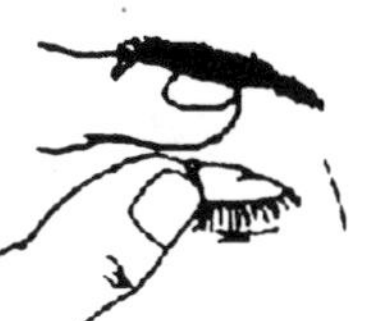
图 1-5-18　上眼睑翻转

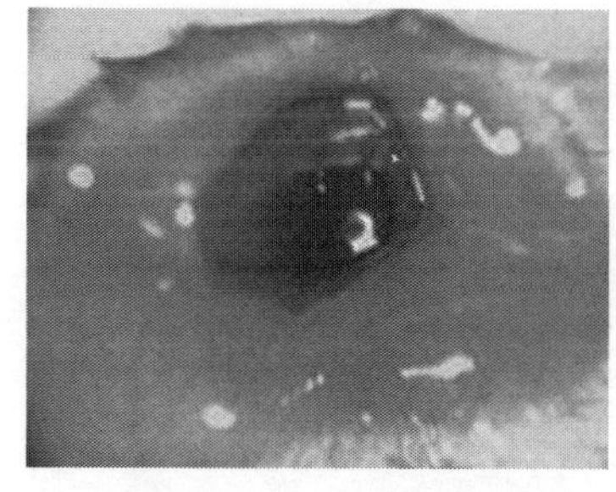
图 1-5-19　球结膜水肿

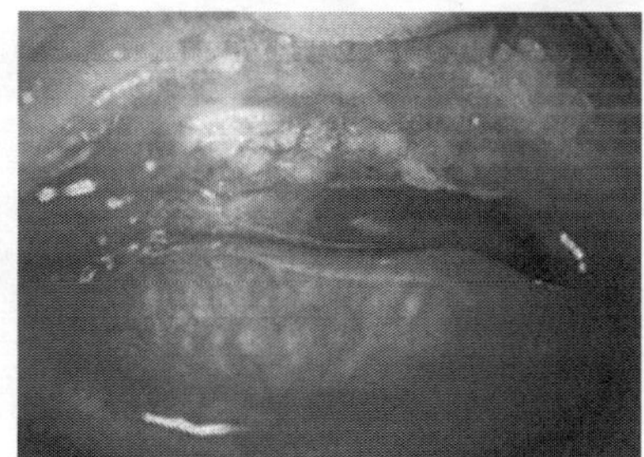
图 1-5-20　颗粒滤泡（沙眼）

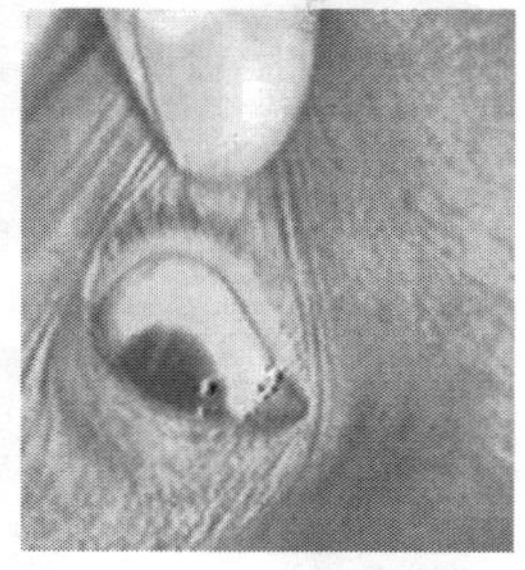
图 1-5-21　巩膜黄染

4）巩膜：正常为透明瓷白色，当发生黄疸时，巩膜部最明显。检查方法：拇指按上眼睑外分，令被检查者向下看，或按下眼睑令被检查者向上看，在自然光线下观察其颜色。

5）角膜：正常角膜透明，表面光滑湿润，含丰富神经末梢，无血管。检查时用手电由角膜斜方照射进行视诊，观察角膜光泽、透明度，有无云翳、白斑、软化、溃疡、新生血管等（图 1-5-22 至图 1-5-25）。

6）眼球：观察眼球外形、运动，有无运动障碍，是否出现震颤等。

A. 眼球运动检查方法：检查者示指置于距被检查者眼前 30～40cm 处，嘱患者头部固定，眼球随检查者示指移动方向移动，一般按照左→左上→左下，右→右上→右下 6 个方向的顺序进行,检查每个方向时,都要从中间开始,观察被检查者眼球运动是否受限。

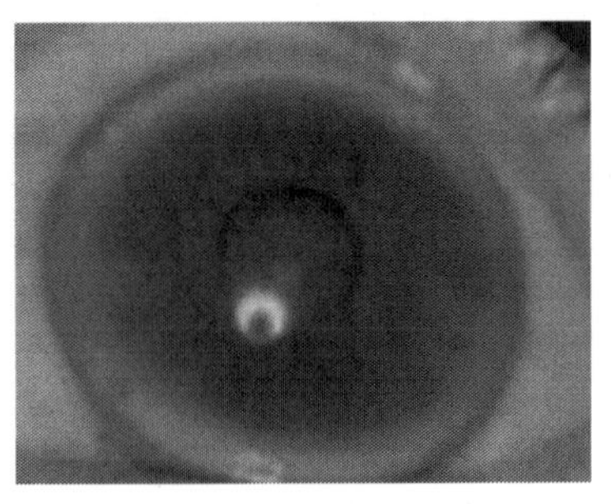
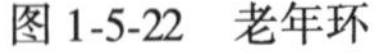

图 1-5-22 老年环

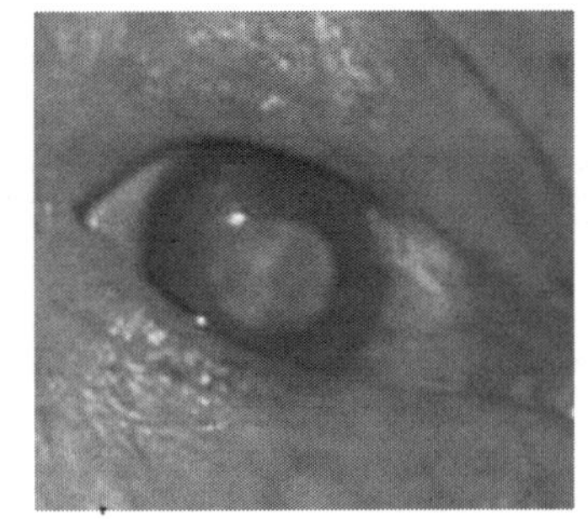

图 1-5-23 云翳与白斑

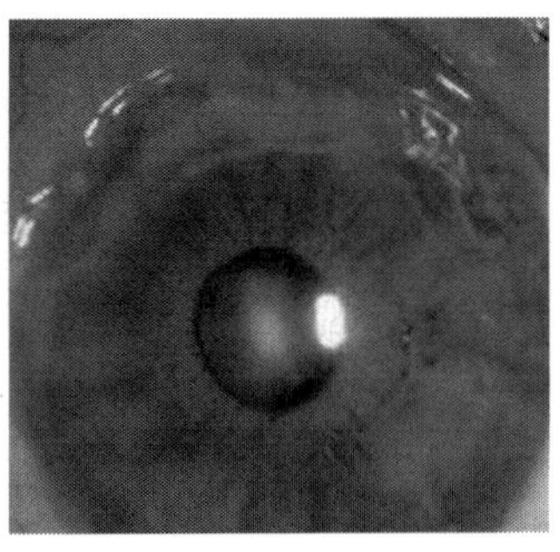

图 1-5-24 角膜软化

B. 眼球震颤检查方法(图 1-5-26):嘱被检查者头部不动,眼球随检查者的手(距被检查者 30cm 左右)所示方向垂直、水平运动数次,观察眼球是否出现一系列有规律的快速往返运动。

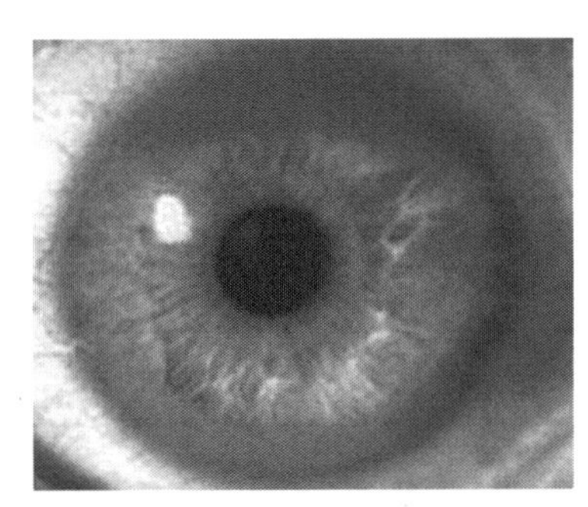

图 1-5-25 Kayser-Fleischer 环

7) 瞳孔:正常瞳孔直径 3 ~ 5mm,双侧等大等圆,位于眼球中心(图 1-5-27)。检查瞳孔时,需注意其形状、大小、双侧是否等大等圆及对光反射是否正常。瞳孔对光反射检查:在较暗处,让受试者背光静坐,观察其两眼瞳孔大小。然后检查者用手电筒照射受试者一侧眼睛,观察该眼瞳孔是否缩小;停止照射,瞳孔是否开大,此为直接对光发射;让受试者用遮眼板垂直放在鼻梁上,隔离照射眼球的光线。然后用手电筒照射受试者一眼,观察对侧瞳孔有何变化,此为间接对光反射。同法检查对侧。

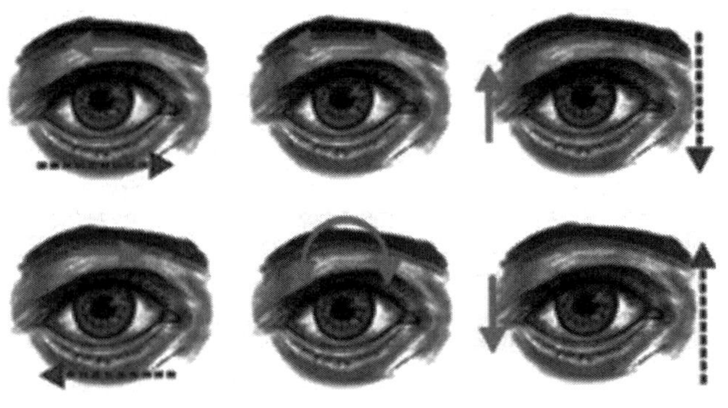

图 1-5-26 眼球震颤(水平震颤、跳动震颤、垂直震颤)

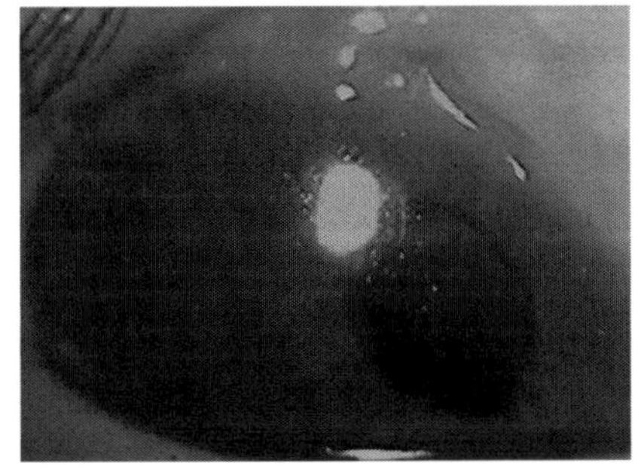

图 1-5-27 瞳孔形状不规则

8) 眼功能检查:包括:视力(近视力、远视力)检查及色觉检查,是否色盲、色弱等。

(4) 耳

1) 外耳检查:包括耳廓外形、大小、位置、对称性、有无畸形、外伤、瘢痕、红肿、结节等(图 1-5-28,图 1-5-29)。

2) 听力检查:①表声检查法,在安静环境中,塞住被检查者一侧耳道,采用秒表由远至近直到被检查者听到秒表声音,记录听到表声的距离,并与正常耳比较。②耳语检查法:在长 6m 的静室内进行。以耳语强度说出常用词汇,记录受试耳可以听清的距离并与正常耳比较(受试耳听距/正常耳听距)。③音叉检查法,音叉放于距被检查者一侧耳道口约 1cm 处后敲击音叉,询问被检查者哪一侧可听到声音,来判断被检查者听力是否正常。

(5) 鼻

1) 外鼻检查:观察被检查者外鼻皮肤颜色、外形,有无鼻翼煽动。常见的外鼻异常有酒糟鼻(图 1-5-30)、鞍鼻(图 1-5-31)、鼻部蝶形红斑(图 1-5-32)、蛙鼻等(图 1-5-33)。

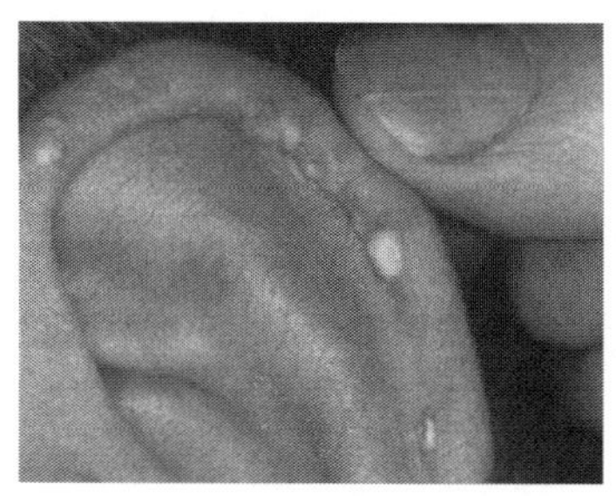

图 1-5-28　耳廓痛风石

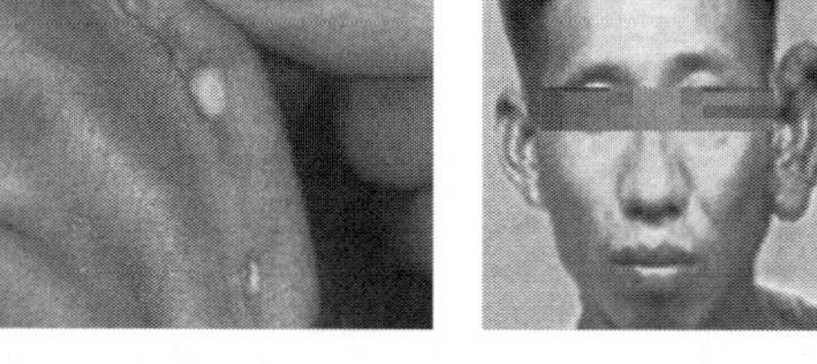

图 1-5-29　外耳外形异常

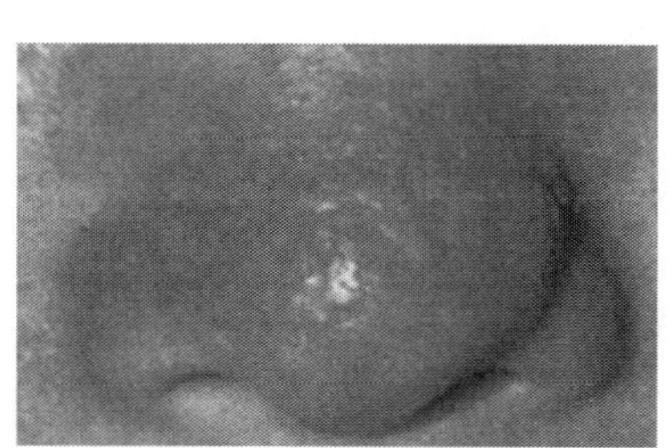

图 1-5-30　酒糟鼻

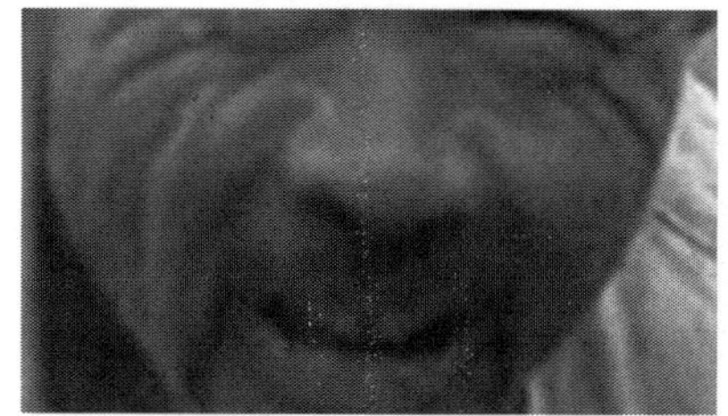

图 1-5-31　鞍鼻

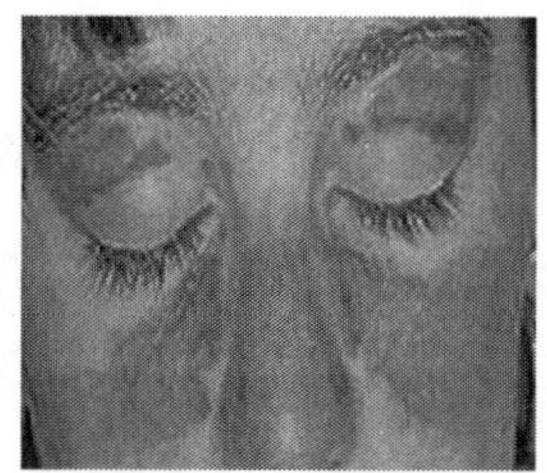

图 1-5-32　鼻部蝶形红斑

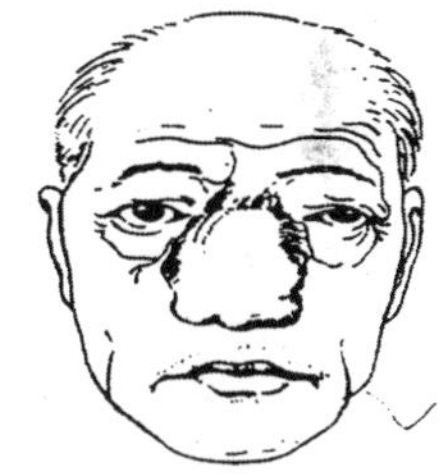

图 1-5-33　蛙鼻

2) 鼻前庭检查:被检查者取坐位,面对自然光,头稍后仰,检查者位于其前方,左手按压被检查者额部,右手拇指将其鼻尖向后上方掀起,再左右推动,可见鼻前庭,观察鼻前庭有无充血、出血、肿物、分泌物等情况。

3) 鼻窦检查:①上颌窦,检查者 4 指固定于患者耳后,拇指分别置于左右颧部向后按压,也可用右手中指指腹叩击颧部,询问有无疼痛。②额窦,一手扶患者枕部,另一手拇指或示指指腹置于眼眶上缘内侧向后上按压;或以双手固定头部,双手拇指置于眼眶上缘内侧向后、向上按压。也可用中指叩击。③筛窦,检查者双手固定患者两侧耳后,双侧拇指分别置于鼻根部与眼内眦之间向后方按压,询问有无压痛。蝶窦位置较深,触诊无法检查。

(6) 口腔:以视诊和触诊为主,由外向内进行检查,检查内容如下:

1) 口唇:检查口唇颜色,有无疱疹、口角糜烂、歪斜、干燥皲裂(图 1-5-34 至 1-5-36)。

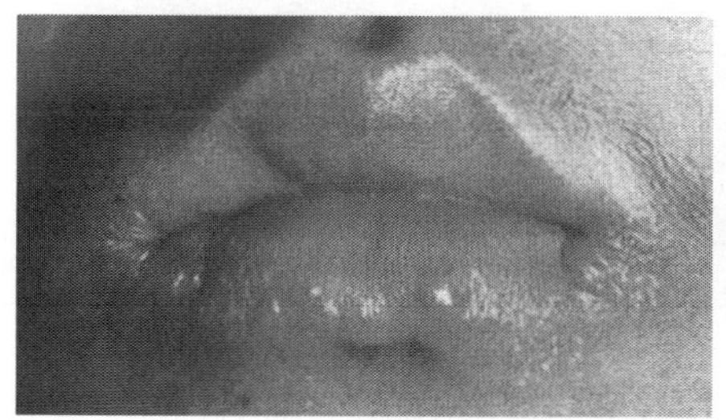

图 1-5-34　口唇疱疹

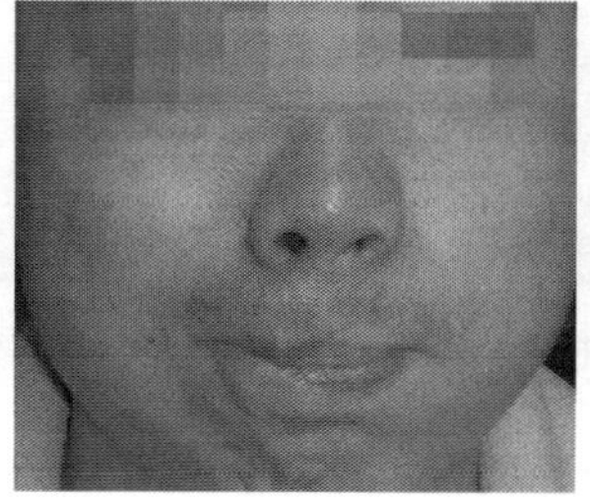

图 1-5-35　口角歪斜

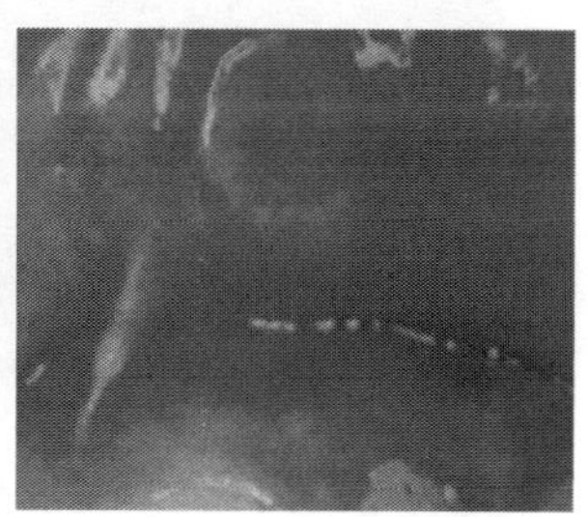

图 1-5-36　口腔黏膜溃疡

2）口腔黏膜：用自然光线或手电筒，请患者舌上翘触及硬腭进行检查，观察被检查者口腔黏膜颜色，有无色素沉着、出血点或瘀点、白斑、黏膜疹等（图 1-5-37 至图 1-5-38）。

3）牙齿及牙龈：有无龋齿、残根、缺牙、义齿。发现疾患应标明所在部位。牙龈检查包括其颜色，有无肿胀、溢脓、溃疡、龈瘤及出血（图 1-5-39）。

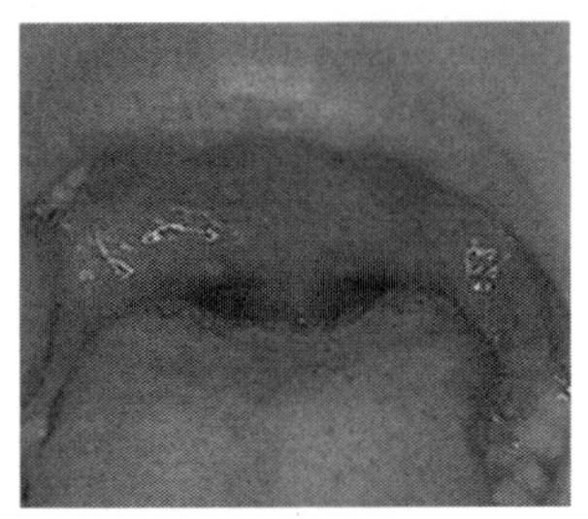
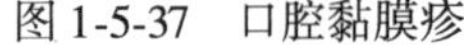
图 1-5-37　口腔黏膜疹

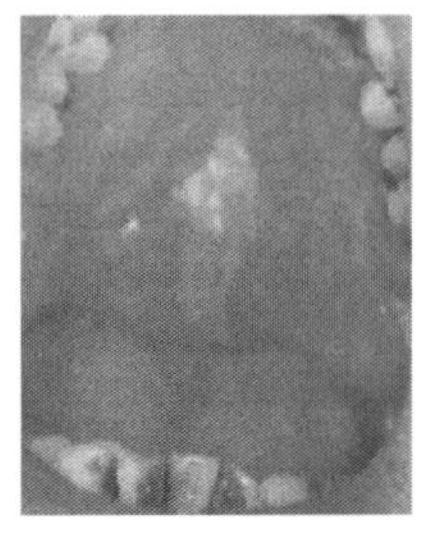
图 1-5-38　口腔黏膜白斑

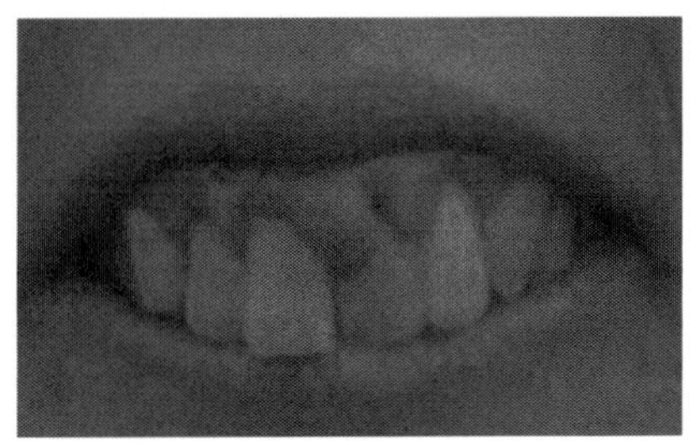
图 1-5-39　龈瘤

4）舌：检查舌质、舌苔及舌运动情况。常见的异常包括：干燥舌、草莓舌、杨梅舌等（图 1-5-40 至图 1-5-42）。

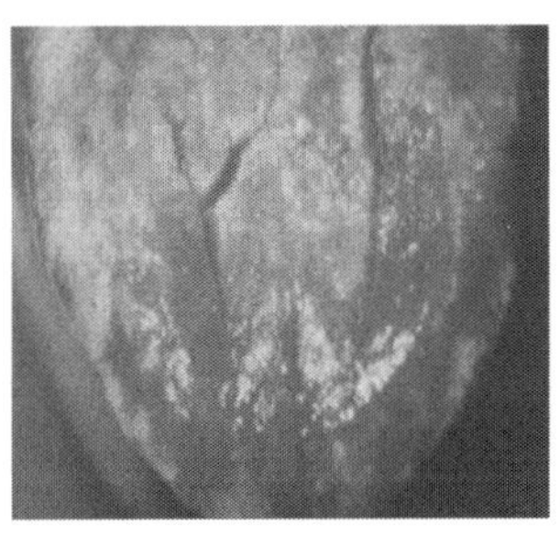
图 1-5-40　豆腐渣样舌苔

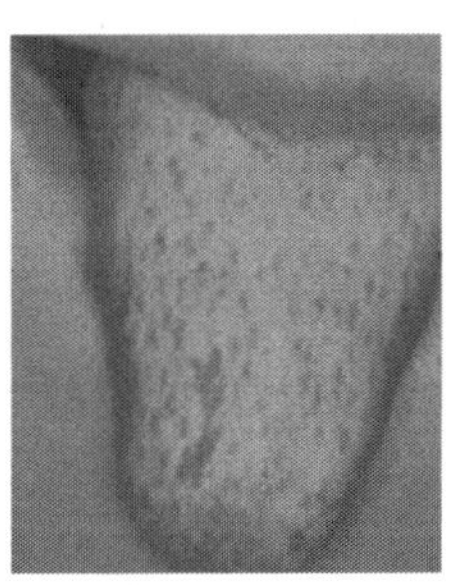
图 1-5-41　草莓舌

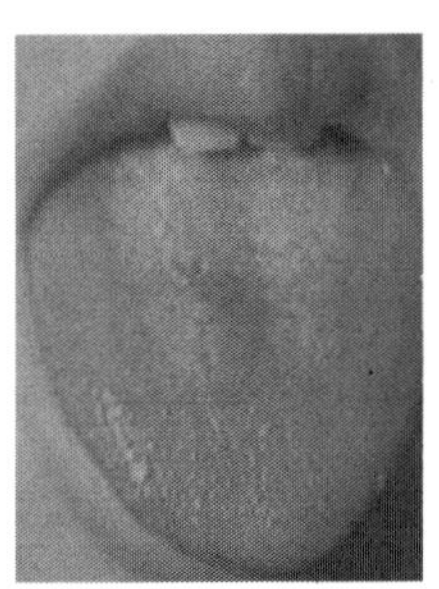
图 1-5-42　杨梅舌

5）咽及扁桃体：检查方法：患者坐于椅上，头稍后仰，张口发"啊"，护士用压舌板在被检查者舌前 2/3 与后 1/3 交界处迅速下压，观察咽部黏膜有无充血、红肿、黏液腺分泌、表面粗糙、淋巴滤泡增殖等，以及扁桃体有无肿大。扁桃体肿大分度：Ⅰ度扁桃体肿大，肿大不超过咽腭弓；Ⅱ度肿大，超过咽腭弓未达咽后壁中线者；Ⅲ度，达到或超过咽后壁中线（图 1-5-43 至图 1-5-45）。

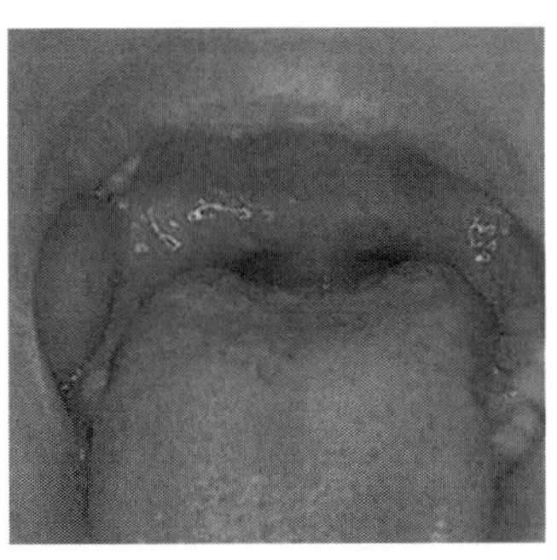
图 1-5-43　Ⅰ度扁桃体肿大

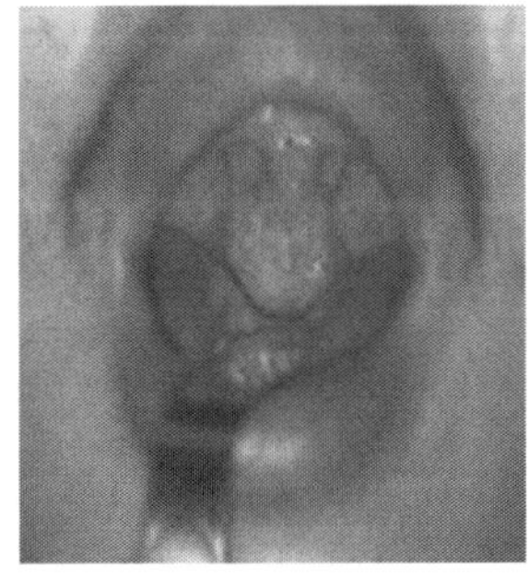
图 1-5-44　Ⅱ度扁桃体肿大

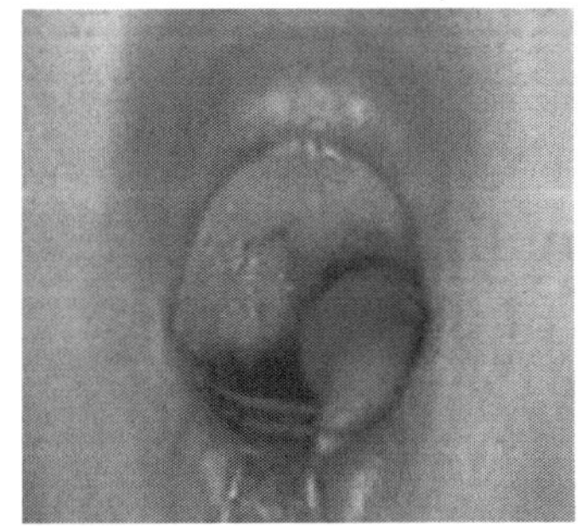
图 1-5-45　Ⅲ度扁桃体肿大

（7）腮腺：视诊观察腮腺（耳屏、下颌角、颧弓三角区）有无肿大，腮腺导管（上颌第二磨牙相对颊黏膜）处有无分泌物；触诊检查腮腺有无压痛。正常情况下，腮腺不能触及图 1-5-46，图 1-5-47。

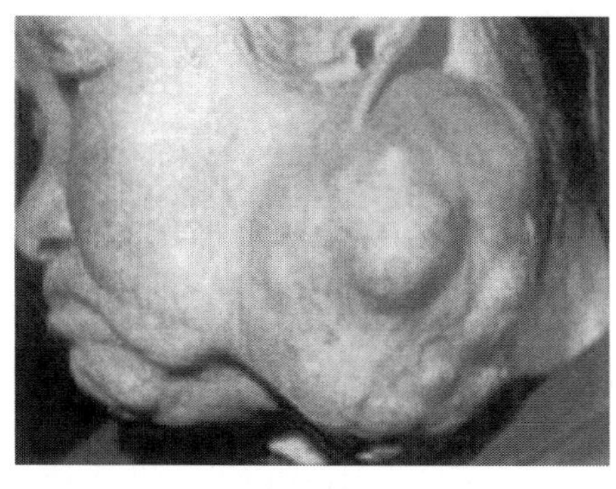

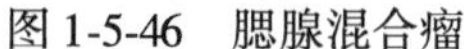

图 1-5-46　腮腺混合瘤

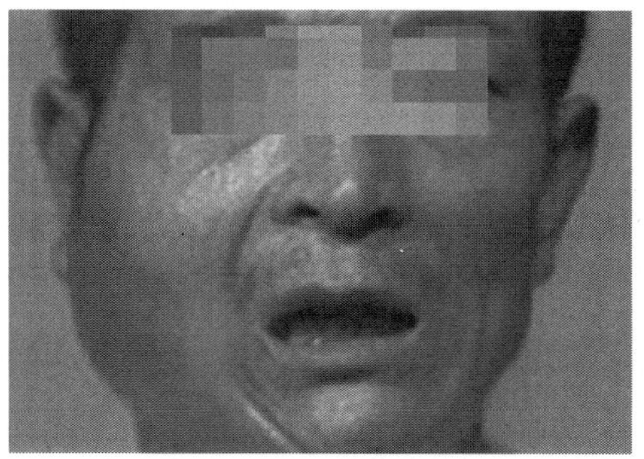

图 1-5-47　腮腺肿大

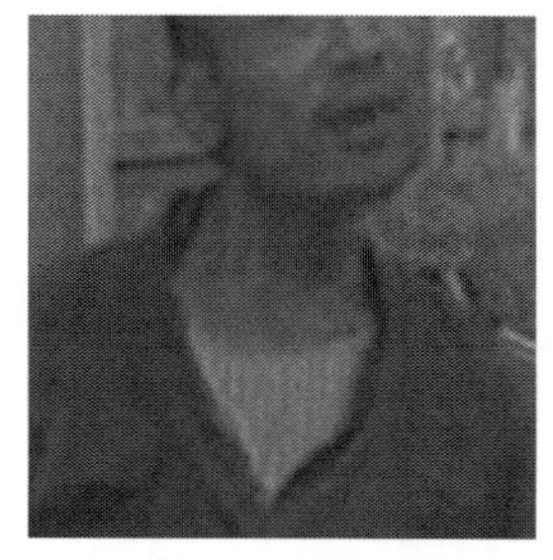

图 1-5-48　先天性斜颈

2. 颈部检查内容

(1) 颈部外形与运动：正常人颈部直立，左右对称，柔软，能在一定的限度内做前后左右运动和旋转。颈部常见的异常有：头不能抬起，颈部运动受限伴疼痛，头部向一侧偏斜(图 1-5-48)及颈部强直等。

(2) 颈部血管：①颈静脉，平卧时充盈，坐位或半坐位不显露，看不见搏动(图 1-5-49)。②颈动脉，正常人安静状态下不易观察到搏动，若在静息状态出现颈动脉搏动即为异常。

(3) 甲状腺：视诊、触诊为主，配合听诊。

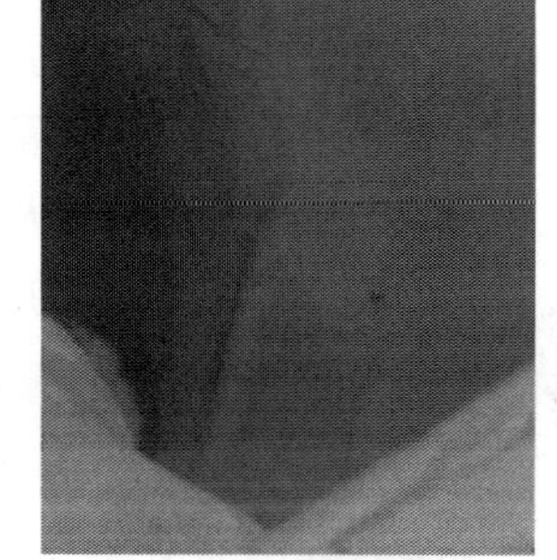

图 1-5-49　颈静脉怒张

1) 触诊：①前方触诊法，检查者一手拇指施压于被检查者一侧甲状软骨，将气管推向对侧，另一手示指、中指在对侧胸锁乳突肌后缘向前推挤甲状腺，拇指在胸锁乳突肌前缘触诊，配合吞咽动作(图 1-5-50)。②后方触诊法，检查者一手示指、中指施压于一侧甲状软骨，将气管推向对侧，另一手拇指在对侧胸锁乳突肌后缘向前推挤甲状腺，示指、中指在其前缘触诊甲状腺，配合吞咽动作(图 1-5-51)。

2) 听诊：触及肿大后，用钟型体件置于甲状腺。甲亢者可闻及低调连续性血管杂音。

甲状腺肿大的分度：Ⅰ度，不能看出肿大但能触及者；Ⅱ度，能看出肿大且能触及，但在胸锁乳突肌以内(图 1-5-52)；Ⅲ度，超过胸锁乳突肌(图 1-5-53)。

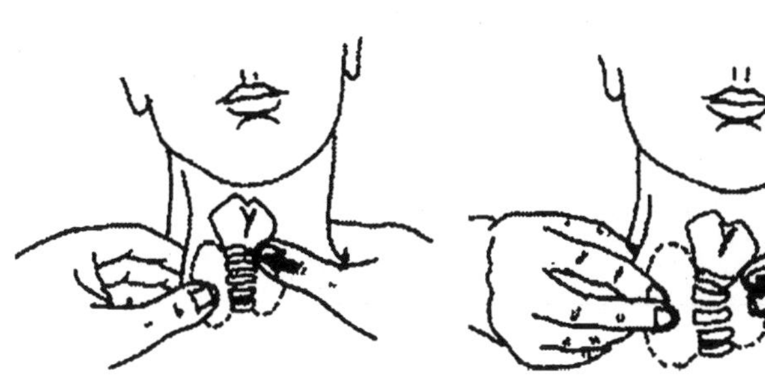

图 1-5-50　甲状腺触诊(前方)　图 1-5-51　甲状腺触诊(后方)

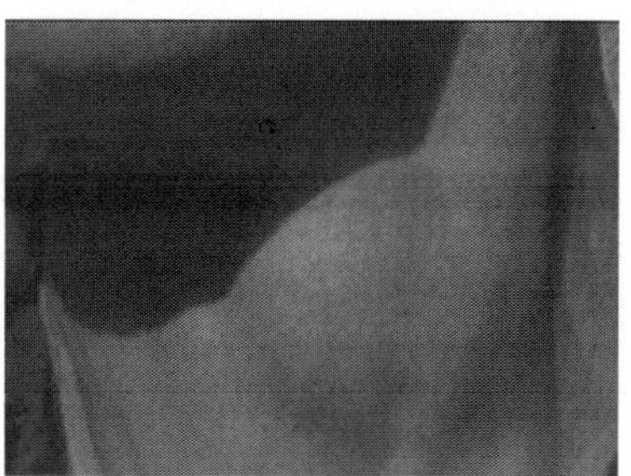

图 1-5-52　甲状腺肿大Ⅱ度

(4) 气管：正常情况下，气管居中。气管检查方法：嘱被检查者取坐位或仰卧位，头部

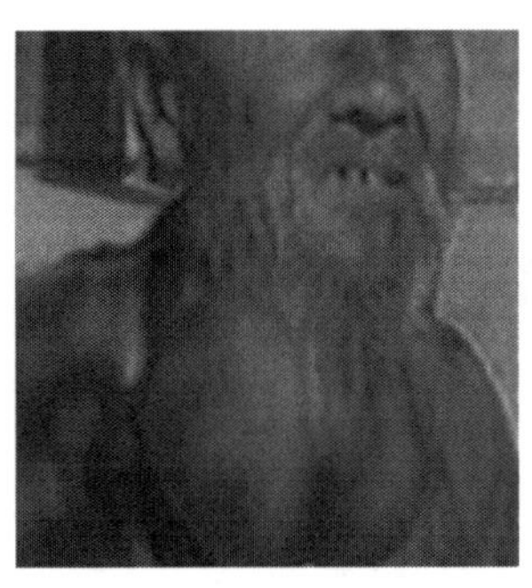
图 1-5-53　甲状腺肿大Ⅲ度

摆正,两肩等高,检查者面对被检查者,使其颈部处于自然正中位置,检查者示指、环指分别置于被检查者两侧胸锁关节处,中指置于其气管上,观察中指是否在示指、环指中间,以判断气管是否居中。

【技能考核】

1. 内容

(1) 说出头面部、颈部检查的内容。

(2) 演示眼睑、鼻窦、听力、甲状腺、气管检查的方法。

2. 方法　每一个实验项目分别在四个实验组中抽出四位学生进行演示,评价教师对学生的技能操作进行讲评,并记录成绩。

实验指导六　胸廓、胸膜及肺部检查

胸部是指颈部以下,腹部以上的区域,包括胸廓、胸膜、肺及心。虽然目前影像学检查、腔镜技术在临床胸部检查中广泛应用,能够深入细致的观察患者早期的病理变化,但一些基本的胸部物理检查方法如听诊仍无法被取代,且由于体格检查对于设备要求不高,使用方便,因此对于胸部疾病诊断具有重要意义。

【实验目的】

(1) 掌握胸部体表的标志、分区。

(2) 熟悉胸廓、胸膜及肺部检查的各种正常及异常表现。

(3) 掌握胸廓、胸膜及肺部检查的内容及方法。

(4) 了解乳房检查的方法。

【实验学时】

4 学时。

【实验前准备】

(1) 患者准备:患者穿单衣裤,便于暴露被检查部位。

(2) 护士准备:衣着整洁、举止端庄、态度和蔼,剪短指甲,检查前洗手。

(3) 环境准备:安静、舒适,具有私密性,环境温暖,自然光线。

(4) 物品准备:听诊器、病历记录本。

【实验内容及方法】

(一) 实验步骤

1. 护士向被检查者做自我介绍,说明检查的目的、要求,请患者配合,当患者面洗手。

2. 按照检查内容,对患者的胸廓、胸膜及肺部进行检查、记录。检查胸部时,需对胸部体表标志有所掌握。

3. 检查完毕后,记录检查结果。

4. 根据病情变化,随时复查以发现新的体征。

(二) 实验内容

1. 胸部体表标志　包括骨性标志、垂直线标志、自然陷窝、肺和胸膜的界限。

（1）骨骼标志(图 1-6-1 及图 1-6-2)

1）胸骨上切迹:位于胸骨柄的上方。

2）胸骨柄:为胸骨上端略呈六角形的骨块。其上部两侧与左右锁骨的胸骨端相连接,下方则与胸骨体连接。

3）胸骨角:又称 Louis 角。为胸骨柄与胸骨体的连接处。其两侧分别与左右第 2 肋软骨相连接,胸骨角还标志气管分叉、心房上缘和上下纵隔交界即相当于第 4 胸椎下缘水平。

4）剑突:位于胸骨体下端,呈三角形。

5）腹上角:为左右肋弓(由两侧的第 7 ~ 10 肋软骨相互连接而成)在胸骨下端会合处所形成的夹角,又称胸骨下角(infrasternal angle)。正常为 70° ~110°,其后为肝脏左叶、胃及胰腺所在区域。

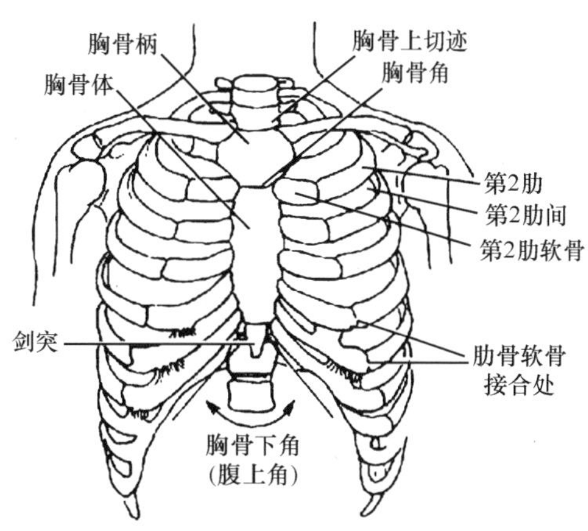

图 1-6-1　前胸壁骨骼标志

6）肋骨:共 12 对。肋骨除被锁骨和肩胛骨掩盖部分外,大多能在胸壁触及。在背部与相应的胸椎相连,由后上方向前下方倾斜。其倾斜度上方略小,下方稍大。第 1 ~7 肋骨在前胸部通过各自的肋软骨与胸骨相连。第 8 、9 、10 肋软骨通过上一肋软骨与胸骨相连。第 11 和 12 肋不与胸骨相连,称为浮肋。

7）肋间隙(intercostal space):为两个肋骨之间的空隙,第 1 肋下面的间隙为第 1 肋间隙、第 2 肋骨下面的间隙为第 2 肋间隙,以此类推。

8）肩胛下角,为肩胛骨下部尖端。被检查者取坐位或直立位两上肢自然下垂时,平第 7 肋水平或第 7 肋间隙,或相当于第 8 胸椎的水平。

9）脊柱棘突是后正中线的标志。位于颈根部的第 7 颈椎棘突最为突出,其下为第 1 胸椎,常以此作为计数胸推的标志。

胸壁的垂直定位大都以肋骨和肋间隙为标志。前肋一般根据胸骨角定位第 2 肋软骨,然后依次类推。后肋可以根据第 7 颈椎棘突或第 12 肋计数。

（2）人工划线

1）前正中线:即胸骨中线。为通过胸骨的正中线,上端位于胸骨柄上缘的中点,向下通过剑突中央的垂直线(图 1-6-3 至图 1-6-5)。

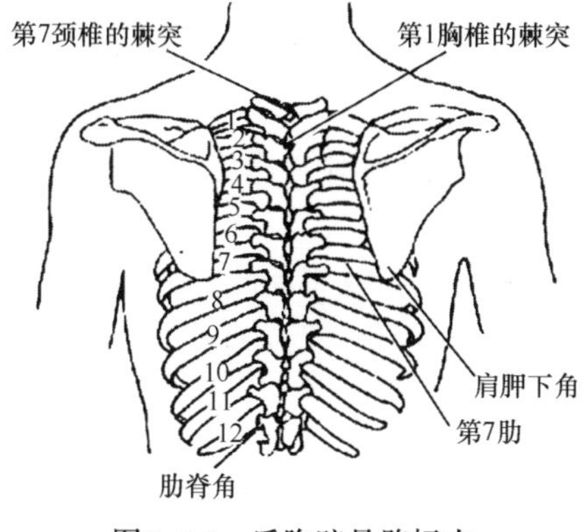

图 1-6-2　后胸壁骨骼标志

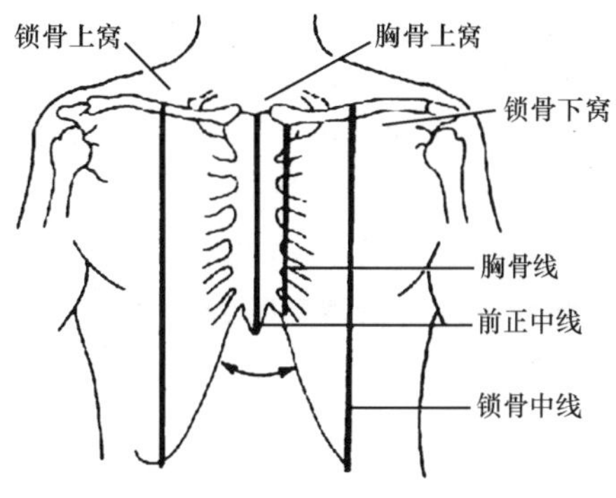

图 1-6-3　前胸部人工划线

2）胸骨线:(左、右)为沿胸骨边缘与前正中线平行的垂直线。

3）锁骨中线:(左、右)为通过锁骨的肩峰端与胸骨端两者中点所作与前正中线平行的垂直线,即通过锁骨中点向下的垂直线。

4）腋前线:(左、右)上肢向外侧方平举,与躯体成90°以上角时,通过腋窝前皱襞沿前侧胸壁向下的垂直线。

5）腋后线:(左、右)为通过腋窝后皱襞沿后侧胸壁向下的垂直线。

6）腋中线:(左、右)为自腋窝顶于腋前线和腋后线之间向下的垂直线。它与腋前线和腋后线距离相等。

7）后正中线:即脊柱中线,为通过椎骨棘突或沿脊柱正中下行的垂直线。

8）肩胛线:(左、右)为双臂下垂时通过肩胛下角所作与后正中线平行的垂直线,故亦称肩胛下角线。

（3）自然陷窝和解剖区域

1）腋窝:(左、右)为上肢内侧与胸壁相连的凹陷部。

2）胸骨上窝:为胸骨柄上方的凹陷部,正常气管位于其后。

3）锁骨上窝:(左、右)为锁骨上方的凹陷部,相当于两肺尖的上部。

4）锁骨下窝:(左、右)为锁骨下方的凹陷部,下界为第 3 肋下缘,相当于两肺上叶肺尖的下部。

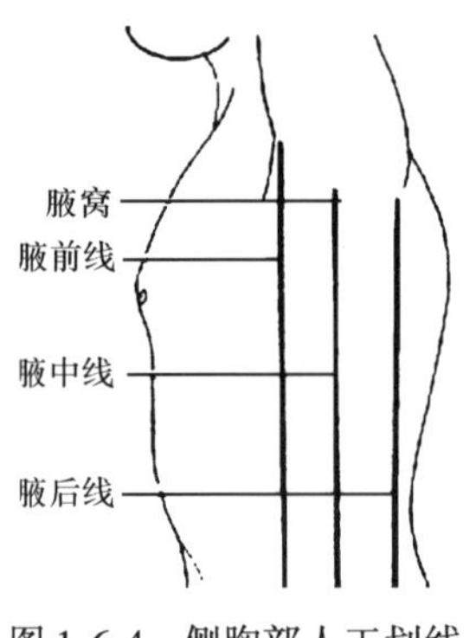

图 1-6-4　侧胸部人工划线

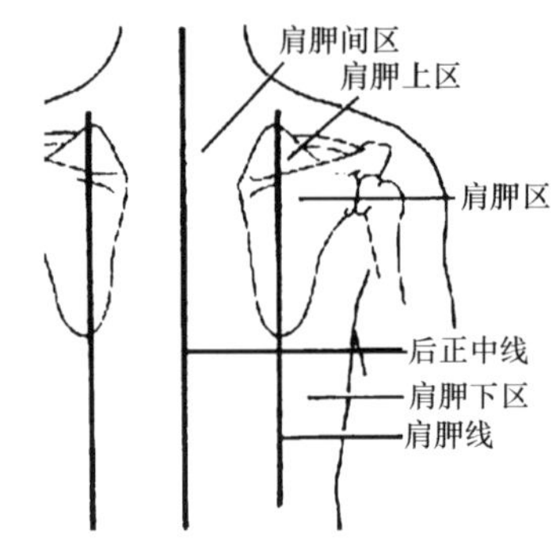

图 1-6-5　后背部人工划线

5）肩胛上区:(左、右)为肩胛冈以上的区域,其外上界为斜方肌的上缘。相当于上叶肺尖的下部。

6）肩胛下区:(左、右)为两肩胛下角的连线与第 12 胸椎水平线之间的区域。后正中线将此区分为左、右两部分。

7）肩胛区:(左、右)为肩胛冈以下、肩胛下角水平以上、肩胛骨内缘以外的区域,后正中线将此区分为左、右两部分。

8）肩胛间区:(左、右)两肩胛骨内缘之间的区域。后正中线将此区分为左、右两部分。

2. 胸廓、乳房、胸膜和肺的检查

（1）胸壁检查

1）静脉:正常情况下,胸壁静脉无明显暴露,若发现胸壁静脉充盈或曲张,需判断血流方向。方法为:选择一段没有分支的胸壁曲张静脉,检查者将手示指和中指并拢压在静脉上,然后一手指紧压静脉向外滑动,挤出该段静脉内血液,至一定距离放松压迫上端血管的手指，若血管立即充盈，则证明血流方向自上而下；反之，若放松压迫下端血管的手指时血管立即充盈，则证明血流方向自下而上（图 1-6-6，图 1-6-7）。

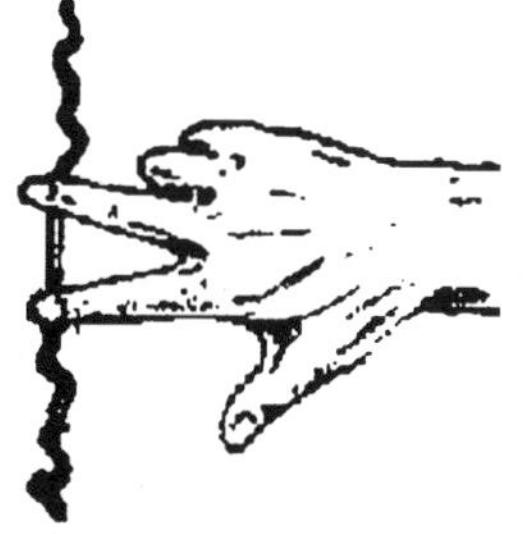

图 1-6-6　曲张静脉血流方向检查示意图

2）皮下气肿：检查方法及表现：①视诊，可见胸壁外观肿胀；②触诊，可感到气体在组织内移动，有捻发音、握雪感；③听诊：将听诊器按压在胸壁肿胀处，可听到类似捻发音。

3）胸壁压痛：正常胸壁与胸骨下端无压痛。

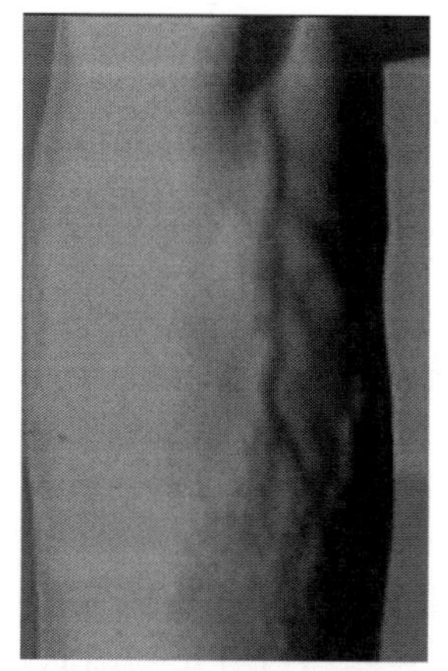

图 1-6-7　胸壁静脉曲张

（2）胸廓检查：正常情况下，胸廓两侧大致对称，水平切面为椭圆形，前后径：左右径≈1∶1.5，小儿和老年人前后径：左右径≈1∶1。临床常见的胸廓型态异常包括：扁平胸、桶状胸、佝偻病胸（鸡胸、肋膈沟、佝偻病串珠）、漏斗胸、胸壁变形（凹陷、隆起）及脊柱畸形（见“脊柱四肢检查”）等。

1）扁平胸：胸廓扁平，前后径短于左右径一半（图 1-6-8）。

2）桶状胸：前后径≈左右径，呈圆桶状，肋骨倾斜度变小，肋间隙增宽饱满，腹上角增大。正常见于老年人、婴幼儿；异常情况下，见于慢性阻塞性肺疾病（COPD）患者（图 1-6-9）。

3）鸡胸：前后径略长于左右径，上下距离短，胸骨下端前突，胸骨前侧壁肋骨凹陷（图 1-6-10）。

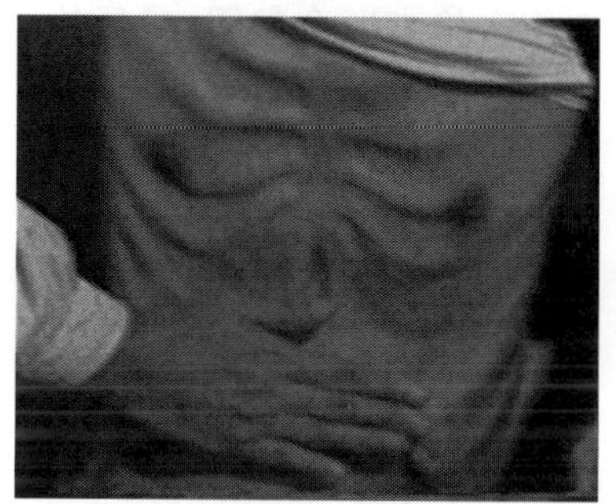

图 1-6-8　扁平胸

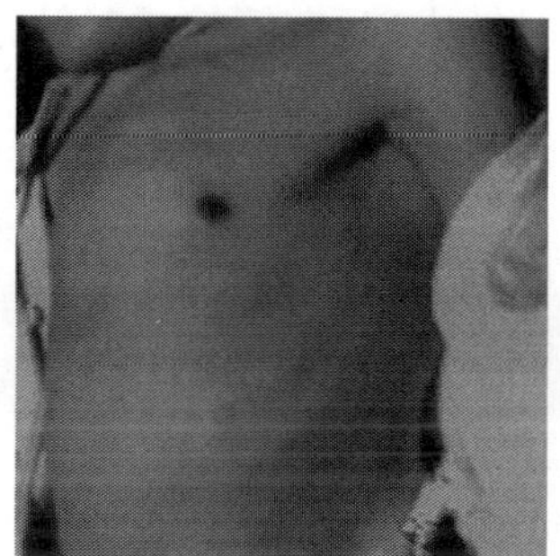

图 1-6-9　桶状胸

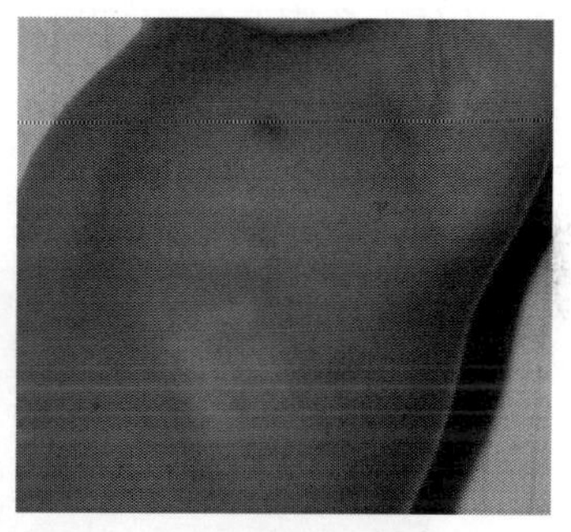

图 1-6-10　鸡胸

4）佝偻病串珠：前胸部各肋骨与肋软骨交界处串珠状隆起，7～10 肋处最明显（图 1-6-11）。

5）肋膈沟（郝氏沟）：下胸部前面肋骨外翻，自剑突沿膈附着部位的胸壁向内凹陷（图 1-6-11）。

6）漏斗胸：胸骨剑突处显著内陷成漏斗状（图 1-6-12）。

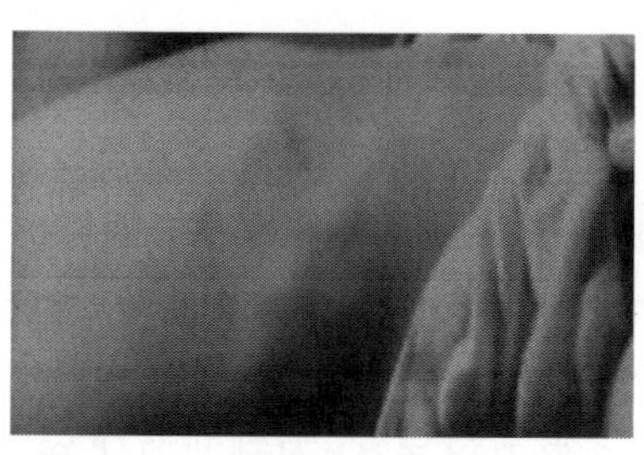

图 1-6-11　肋膈沟和佝偻病串珠

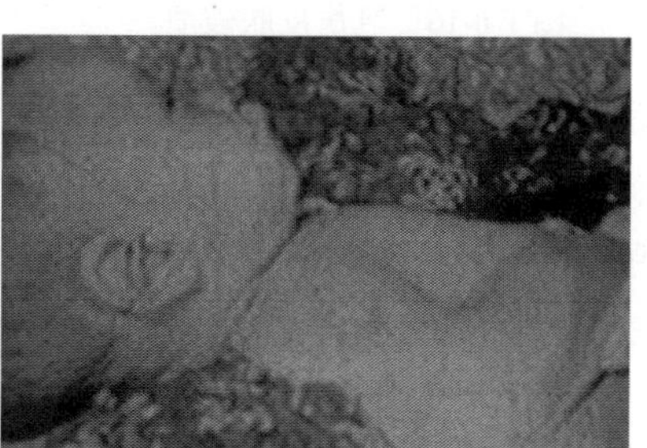

图 1-6-12　漏斗胸

（3）乳房检查

1）视诊:乳房在男性及儿童不明显,乳头位置约在锁骨中线第4肋间隙。乳房视诊的内容包括:①乳房的对称性,正常女性坐位时两侧乳房基本对称,但由于发育程度不同,可能会出现一侧乳房略大;②乳房皮肤,注意有无瘢痕、破溃、橘皮样变、酒窝征等;③乳头:检查双侧乳头是否对称,有无内陷,有无异常分泌物等(图1-6-13至图1-6-16)。

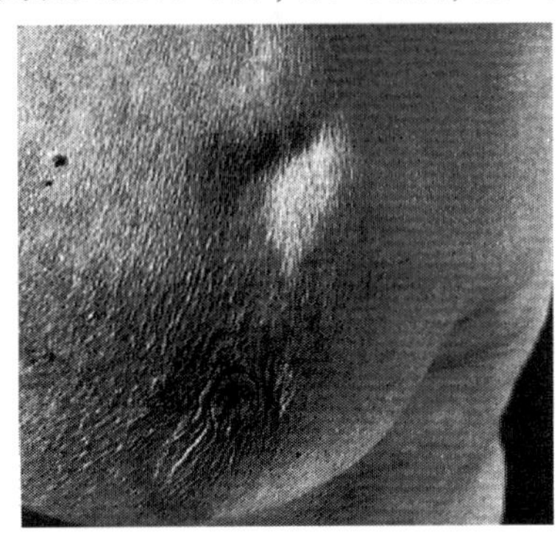

图1-6-13　酒窝征

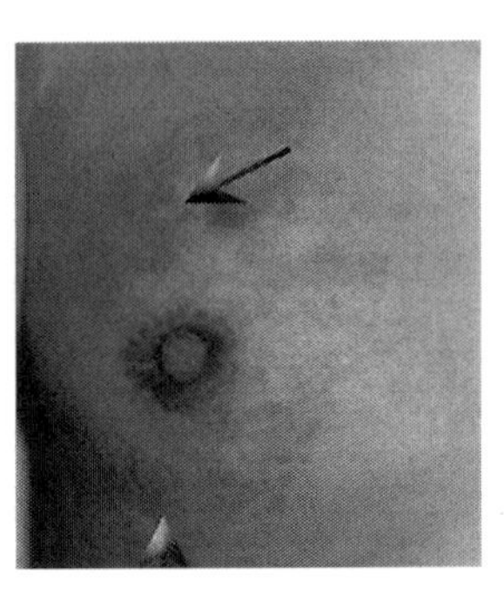

图1-6-14　橘皮样变

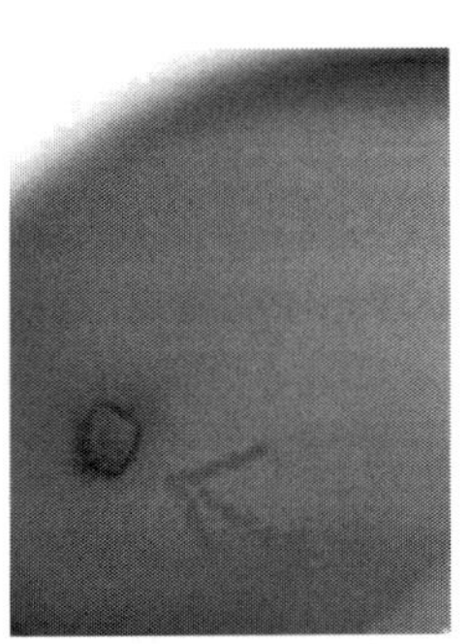

图1-6-15　乳头内陷

2）触诊:被检查者取坐位,嘱被检查者分别取双臂举过头顶、双手叉腰等姿势进行触诊。触诊时,分别用轻度、中度、重度的力量,以示指、中指、环指指腹滑行触摸,检查患者乳房的硬度、弹性、有无压痛、包块,乳头有无硬结等。为了便于记录,一般以乳头为中心将乳房分为四个象限,分别为外上象限、外下象限、内上象限、内下象限,检查时,先检查健侧乳房,从外上象限开始,左侧按顺时针方向,右侧按逆时针方向依次检查四个象限,最后检查乳头(图1-6-17)。

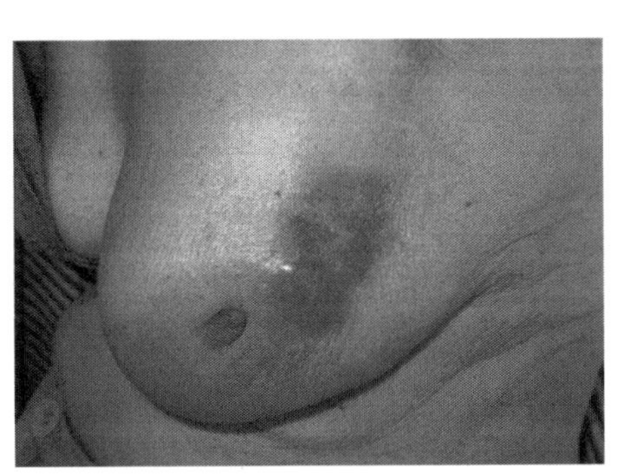

图1-6-16　乳房皮肤破溃

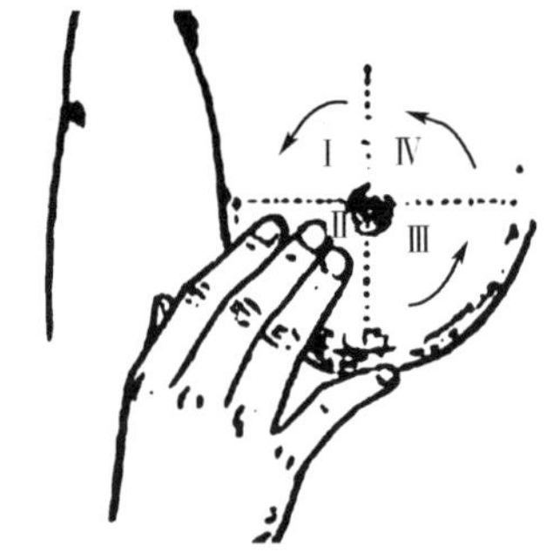

乳房的四个象限(图示逆时针方向检查)
Ⅰ外上象限；Ⅱ外下象限
Ⅲ内下象限；Ⅳ内上象限

图1-6-17　乳房触诊顺序(左侧为例)

（4）肺和胸膜检查:按照视诊、触诊、叩诊、听诊的顺序进行。

1）视诊

A. 呼吸运动:观察被检查者呼吸运动的形式及是否有呼吸困难。正常男性及小儿以腹式呼吸为主,成年女性以胸式呼吸为主。严重吸气性呼吸困难者可出现“三凹征”。

B. 呼吸频率、深度检查:见“生命体征”检查。

C. 呼吸节律:正常人呼吸节律规律,若出现呼吸节律异常,为判断节律异常的类型,需较长时间仔细观察,一般需要观察2min以上。常见的呼吸节律异常包括:①潮式呼吸(陈-

施呼吸)，呼吸由浅慢逐渐变深快，再由深快变浅慢，随之出现一段呼吸暂停(5～30s)，周而复始；②间停呼吸(比奥呼吸)，规律呼吸数次后突然停止一段时间，又开始规律呼吸；③叹息样呼吸，一段正常呼吸中插入一次深大呼吸，常伴叹息声。

2)触诊

A. 胸廓扩张度：呼吸时的胸廓动度，于胸廓前下部为检查部位。检查方法：两手置于患者胸廓下部对称部位，两拇指沿两侧肋缘指向剑突(前正中线对称部位)，手掌、其余四指伸展置于前侧胸壁，嘱患者深呼吸，比较两手动度是否一致(图1-6-18，图1-6-19)。

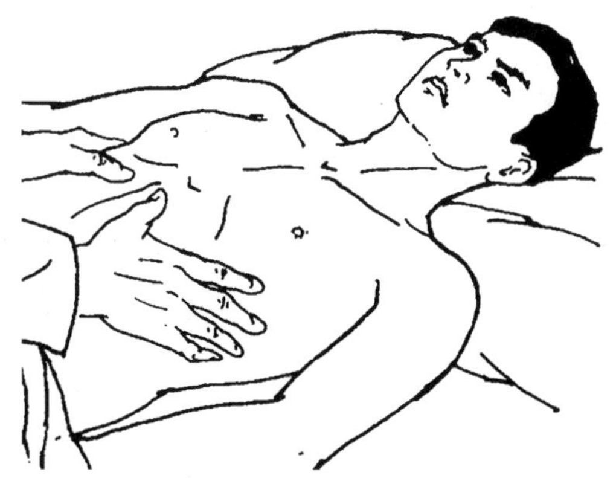

图1-6-18　胸廓扩张度检查(仰卧位)

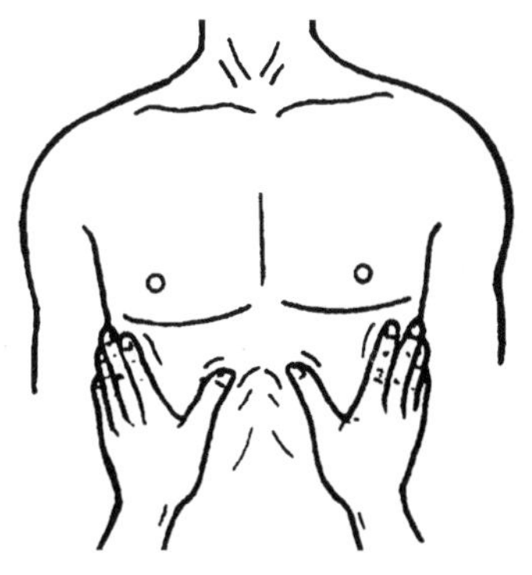

图1-6-19　胸廓扩张度检查(站位)

B. 语音震颤(触觉语颤)：发出语音时，声波沿气管、支气管、肺泡传到胸壁引起的共鸣震动。检查方法：两手掌或其尺侧缘轻放在患者胸壁对称部位，嘱患者重复发“一”长音，从上到下，先前胸后背部，两侧对比语音震颤是否对称，有无增强、减弱(图1-6-20)。

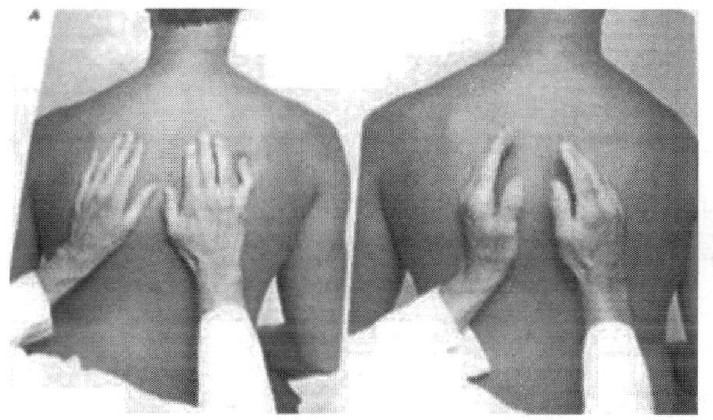

图1-6-20　语音震颤(触觉语颤)

C. 胸膜摩擦感：病理体征。胸膜炎症时，纤维蛋白沉积于胸膜，使胸膜表面粗糙，呼吸时脏层、壁层胸膜相互摩擦，触诊出现似皮革相互摩擦感。特点：胸廓下前侧部最易触及，屏住呼吸时消失，有时只能在吸气相末触及。

3)叩诊：方法包括直接叩诊法与间接叩诊法。被检查者平卧或端坐，胸壁完全裸露，检查前胸壁时，被检查者两臂自然下垂；检查侧胸壁时，请被检查者双手抱头；检查后胸壁时，双手交叉抱肘。嘱被检查者肌肉松弛，呼吸均匀，检查顺序从上到下，由外向内，左右对称，从前胸到侧胸，最后检查后背部，左右、上下对比。

A. 直接叩诊法：检查者右手指(中间3指)并拢，指腹对被检查者胸壁直接拍击。主要用于大面积病变，对肺部病变进行总体判断。

B. 间接叩诊法：

a. 肺上界叩诊：肺上界即肺尖的宽度，其内侧为颈肌，外侧为肩胛带。叩肺上界时，被检查者取坐位，检查者自被检查者斜方肌前缘中央部开始叩诊，此音为清音，逐渐向外侧叩诊，当音响变为浊音时，用笔作一记号。然后转向叩诊起始点开始向内侧叩诊，直到

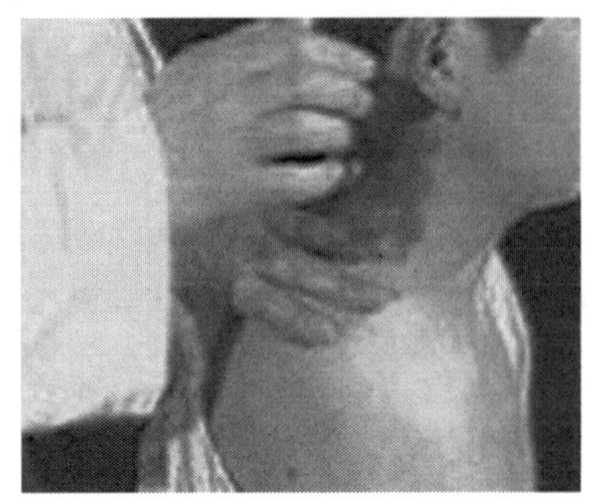

图 1-6-21 肺尖叩诊

清音变为浊音为止。浊音之间的宽度即肺尖的宽度，正常人为 4 ~ 6cm，右侧较左侧稍窄（图 1-6-21）。

b. 肺下界叩诊：先叩诊前胸部：叩诊前胸壁时，叩诊板指与肋骨平行，患者胸部稍前挺，由锁骨上窝开始，自第 1 肋间隙开始沿锁骨中线、腋前线从上而下叩诊直至清音变浊音即为前胸壁肺下界；叩诊侧胸壁时，从腋窝开始，沿腋中线、腋后线下至肋缘至清音变为浊音；叩诊后背部时，患者上身略前倾，头稍低，自肺尖开始，沿肩胛线逐一肋间隙向下至清音变为浊音。

c. 肺前界叩诊：正常的肺前界相当于心脏的绝对浊音界。右肺前界相当于胸骨线的位置。左肺前界则相当于胸骨旁线自第 4 ~ 6 肋间隙的位置。

d. 肺下界移动度叩诊：首先叩出平静呼吸时肺下界，然后嘱受检者作深吸气并且屏住气，同时向下叩诊，由清音转为浊音处作一标记。待受检者恢复平静呼吸后再嘱其做深呼气，并且屏住，再由上而下，叩肺下界。深吸气和深呼气两个肺下界之间的距离即肺下界移动度。检查肺下界移动度一般在肩胛线处进行，也可叩锁骨中线或腋中线处。正常人肺下界移动度 6 ~ 8cm（图 1-6-22）。

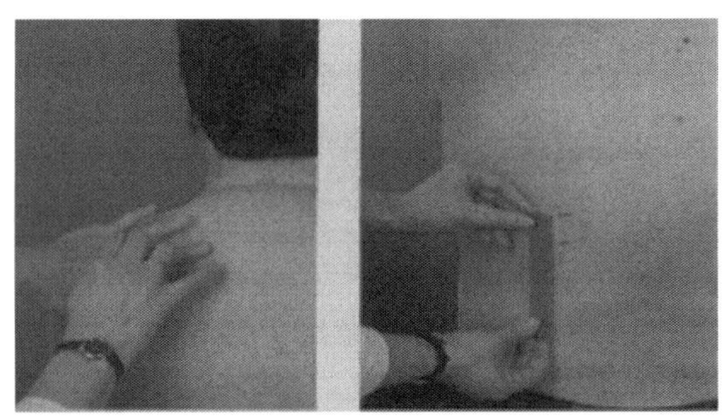

图 1-6-22 肺下界移动度叩诊

4）听诊：为胸部最重要的检查方法。患者坐位或卧位，微张口均匀呼吸，必要时深呼吸或咳嗽后听诊，易于听到呼吸音及啰音的改变。听诊顺序：从上至下，从前胸到侧胸最后到后背部，注意左右对比。听诊内容如下：

A. 呼吸音

a. 支气管呼吸音：管样呼吸音。吸气相<呼气相（吸气相 ∶ 呼气相 ≈ 1 ∶ 3），越靠近气管区音响越强，音调越低。听诊部位：喉部、胸骨上窝，背部 6、7 颈椎，1、2 胸椎处，其他部位听到都属异常。

b. 支气管肺泡呼吸音（混合型呼吸音）：沙沙样呼吸音。吸气音与正常肺泡呼吸音相似，但音调较高、较响亮；呼气音与支气管呼吸音相似，但强度稍弱、音调稍低，时间较短。吸气相 ≈ 呼气相。听诊部位：胸骨两侧 1、2 肋间隙，肩胛间区 T_3、T_4 水平、肺尖前后部。

c. 肺泡呼吸音：吹风样呼吸音。吸气相>呼气相（吸气相 ∶ 呼气相 ≈ 3 ∶ 1）。听诊部位：除前两种呼吸音以外部位均可闻及。乳房下部、肩胛下部、腋窝下部较强，肺尖、肺下缘较弱；矮胖者、老年人、女性较瘦长者、儿童、男性弱。

常见的呼吸音异常包括：肺泡呼吸音减弱或消失，粗糙性呼吸音，断续性呼吸音（呼吸音断续，有不规则的间歇）等。此外，如果在正常肺泡呼吸音的部位听到支气管呼吸音或支气管肺泡呼吸音时，也为异常呼吸音的表现。

B. 啰音：为呼吸音以外的附加音，按照形成机制分为干啰音及湿啰音。①干啰音：气流通过狭窄或部分阻塞的气道发生湍流产生的声音。听诊特点：持续时间长，强度、性质、部位易改变，瞬间内数量可明显增加，吸气、呼气均可闻及，呼气时明显。按照起源不同分为：低调干啰音（鼾音）、高调干啰音（哮鸣音）、喘鸣。②湿啰音：吸气时气流通过呼吸道内稀薄分泌物形成的水泡破裂产生的声音,或小支气管壁因分泌物黏着陷闭,吸气时突然张开重新充气产生爆裂音。听诊特点:出现于呼气早期、吸气相(多见),吸气末明显,断续而短暂,一次连续多个出现,部位恒定,性质不易变化,三种特点可同时存在,咳嗽后减轻或消失。按照病变发生部位不同所引起的听诊特点不同,可分为粗、中、细湿啰音(大、中、小水泡音)及捻发音。

C. 语音共振(听觉语音):发生机制与触觉语颤相同。嘱患者发"一"长音,用听诊器听诊,两侧对比。正常情况下,听到的音节含糊难辨。异常可听到声音增强、减弱或消失,按照听到的性质不同,可分为支气管语音、肺语音、羊鸣音、耳语音等。出现异常的意义同语音震颤。

D. 胸膜摩擦音:形成机制与胸膜摩擦感相同。检查方法:前下侧胸壁最清楚,肺尖部很少闻及(呼吸动度较胸廓下部小);听诊特点:呼气相、吸气相两相均可闻及,吸气末、呼气初最明显,屏气消失,深呼吸、听诊器加压时增强。

【技能考核】

1. 内容

(1) 说出肺、胸膜检查的内容。

(2) 演示肺界叩诊、胸廓扩张度、触觉语颤及呼吸音听诊的检查方法。

2. 方法　每一个实验项目分别在四个实验组中抽出四位学生进行演示,评价教师对学生的技能操作进行讲评,并记录成绩。

实验指导七　心脏及周围血管的检查

心脏检查是心血管疾病诊断的基本功,在对患者详细地询问病史的基础上,进一步的心脏检查,可及时的为医务人员提供更为客观的线索。虽然现代临床上许多新的检查技术,如彩超、影像学检查等可直观的检查出心脏病变,但体格检查,尤其是心脏听诊仍然是目前临床上无法被取代的检查方法。

【实验目的】

(1) 了解心脏检查各体征的生理性变异。

(2) 熟悉心脏体格检查各种正常及异常表现。

(3) 掌握心脏体格检查(视诊、触诊、叩诊、听诊)的内容及方法。

(4) 熟悉周围血管检查的内容及方法。

【实验学时】

4 学时。

【实验准备】

(1) 患者准备:患者穿单衣裤,便于暴露被检查部位。

(2) 护士准备:衣着整洁、举止端庄、态度和蔼,剪短指甲,检查前洗手。

(3) 环境准备:安静、舒适,具有私密性,环境温暖,自然光线。

(4) 物品准备:听诊器、直尺、记号笔、载玻片、病历记录本。

【实验内容及方法】

(一) 实验步骤

(1) 护士向被检查者做自我介绍,说明检查的目的、要求,请被检查者配合,尽量当患者面洗手。

(2) 根据检查内容,按照视诊、触诊、叩诊、听诊的顺序对被检查者进行检查。

(3) 检查完毕后,记录检查结果。

(4) 根据病情变化,随时复查以发现新的体征。

(二) 实验内容

1. 心脏检查内容

(1) 视诊

1) 检查内容:心前区外形、心尖搏动及心前区异常搏动。

2) 检查方法:患者取仰卧位,检查者视线与被检查者胸廓同高(图 1-7-1)。

A. 心前区外形:正常人心前区与右侧相应部位对称,无异常隆起、凹陷。常见的异常包括心前区隆起及心前区凹陷。发现隆起或凹陷后,需仔细观察隆起及凹陷的部位,以便准确判断病变原因,如先天性心脏病患儿表现为胸骨下端及胸骨左缘 3、4、5 肋骨与肋间隆起(图 1-7-2),主动脉弓动脉瘤、升主动脉扩张者可见胸骨右缘第 2 肋间或其附近隆起。

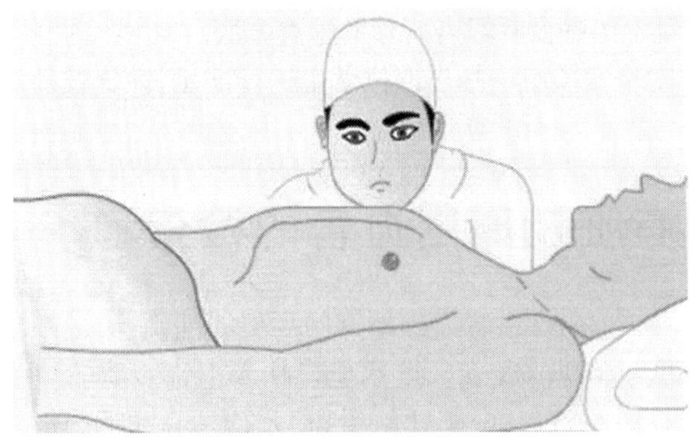

图 1-7-1　心脏视诊检查方法

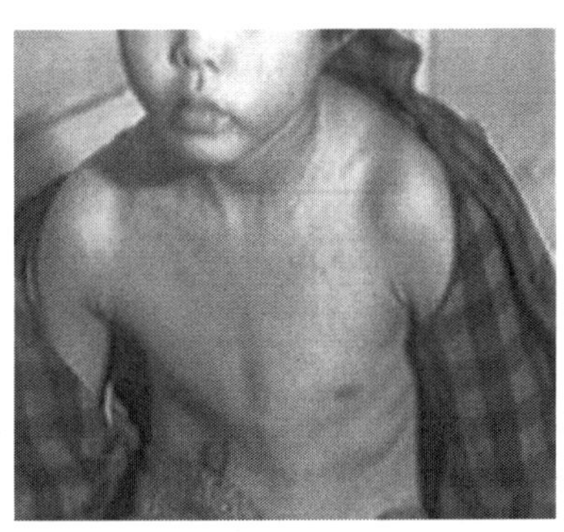

图 1-7-2　心前区隆起(先心病)

B. 心尖搏动:主要代表左心室搏动。检查时,需对心尖搏动的部位、范围、强度进行观察。正常情况下,被检查者坐位时心尖搏动位于第 5 肋间,左锁骨中线内 0.5 ~1cm,搏动范围直径 2.0 ~2.5cm。体位、体型、年龄、妊娠都可影响心尖搏动位置:肥胖、小儿、妊娠者由于横膈位置高,心尖搏动移向外上,瘦长、严重 COPD 者由于横膈下移,心尖搏动移向内下可达第 6 肋间。仰卧位时,心尖搏动可略向上移;左侧卧时,心尖搏动左移 2 ~3cm;右侧卧时可右移 1 ~2.5cm。

C. 心前区异常搏动:常见的心前区异常搏动包括胸骨左缘 3 ~4 肋间搏动,在心脏收缩期开始时出现强有力而持久的搏动,为右心室肥大征象;剑突下搏动及心底部搏动,常表现为胸骨左缘第 2 肋间搏动。

(2) 触诊

1) 检查内容:心尖搏动、心前区异常搏动(较视诊更准确)、震颤及心包摩擦感。

2) 检查方法:检查者将右手掌置于被检查者心前区寻找心尖搏动最强点,的同时注意有无震颤(一种细微的震动感,犹如用手触摸猫喉部时的感觉,又称猫喘)及心包摩擦感;一般先以全手掌置于 4 ~6 肋间、左锁骨中线外侧,再向内移动,触诊的手置于被检查者的胸壁后应稍停片刻。以手掌前部较平坦部位触诊,先轻轻触摸,再逐渐增加压力。压力宜轻,切勿重压,否则影响震动传导。感觉到心尖搏动大致部位后逐渐缩小到并拢的示指、中指指腹确定心尖搏动位置、强度,然后在胸骨左缘第 5 至第 2 肋间及胸骨右缘第 2 肋间以同样方法进行触诊,判断有无异常搏动、震颤及心包摩擦感。发现震颤后,其具体位置可用手掌尺侧(小鱼际)确定,若触诊到震颤,需记录其部位、时相;心包摩擦感在胸骨左缘第4肋间最易触及,前倾坐位呼气末明显,屏气时不消失。

3）注意事项:①判断震颤时期的方法,利用心尖搏动,紧随心尖搏动冲击手掌后发生者为收缩期震颤,在其前发生者为舒张期震颤;也可利用心音听诊判断,紧随第一心音之后发生者为收缩期震颤,在其前发生者为舒张期震颤。②心包摩擦感在患者取坐位深呼气末更易触及,收缩期明显。

（3）叩诊

1）检查内容:主要是叩诊心脏相对浊音界,反映的是心脏的实际大小。

2）检查方法:用间接叩诊法。被检查着仰卧位或坐位,前胸袒露。被检查者卧位时,叩诊板指与肋骨平行,坐位时板指与肋骨垂直。检查者位于其右侧,先叩左界:从心尖搏动最强点外2～3cm开始,沿肋间由外向内叩诊,当叩诊音由清音变浊音时,翻转板指,在声音改变的点用标记笔做标记。如此至下而上,逐一肋间进行叩诊,即从第5肋间叩至第2肋间,共描记出四个点。再叩右界:先沿右锁骨中线,自上而下,叩诊清音变浊音为肝上界,于其上一肋间(一般为第4肋间)由外向内叩诊,由清音变为浊音后标记,再上移肋间,同法分别于第3、第2肋间由外向内叩出浊音界,并分别做标记。连接叩诊确定的各点,即为心界,以判断心脏形态是否有改变。然后标出前正中线,测量各点距前正中线的距离(表1-7-1)。临床上常见的心界异常包括:靴型心、梨形心、普大型心、三角烧瓶样心图1-7-3至图1-7-6。

表1-7-1　心脏相对浊音界在各肋间距前中线的距离

右(cm)	肋间	左(cm)
2～3	Ⅱ	2～3
2～3	Ⅲ	3.5～4.5
3～4	Ⅳ	5～6
	Ⅴ	7～9

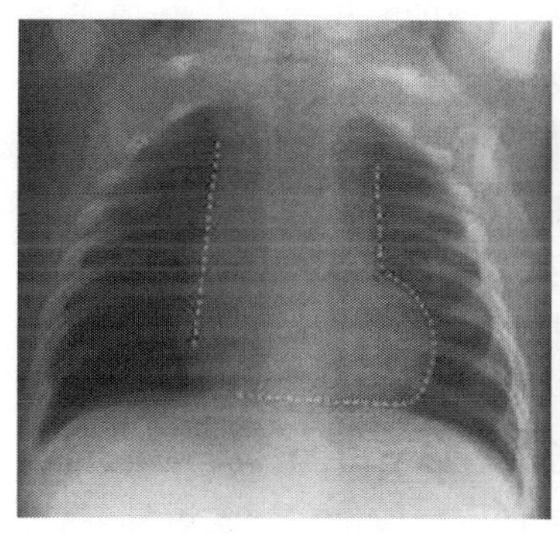
图1-7-3　靴型心

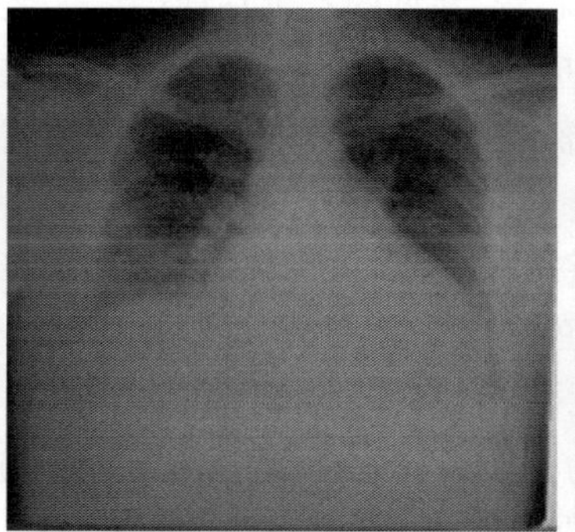
图1-7-4　普大型心

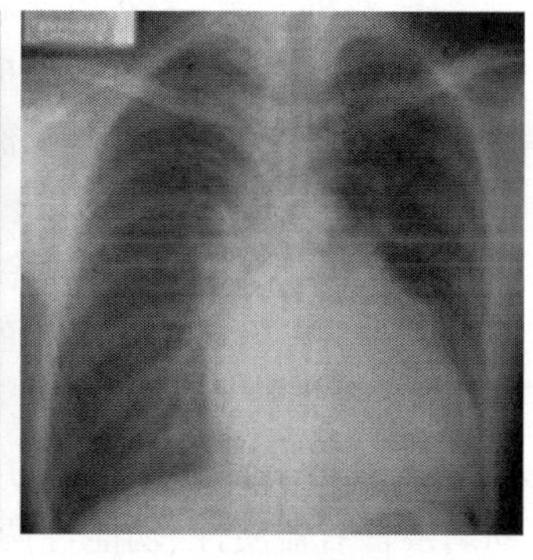
图1-7-5　梨形心

（4）听诊

1）检查方法

A. 体位:被检查者除可采取坐位或仰卧位,必要时可改变体位以利于听清杂音。

B. 听诊部位(心脏瓣膜听诊区,图1-7-7):心脏瓣膜开放、关闭时产生的声音传导至体表最易听清的部位,共5个,分别为:①二尖瓣区,心尖搏动最强点,一般位于第5肋间左锁骨中线稍内侧;②肺动脉瓣区,胸骨左缘第2肋间;③主动脉瓣区,胸骨右缘第2肋

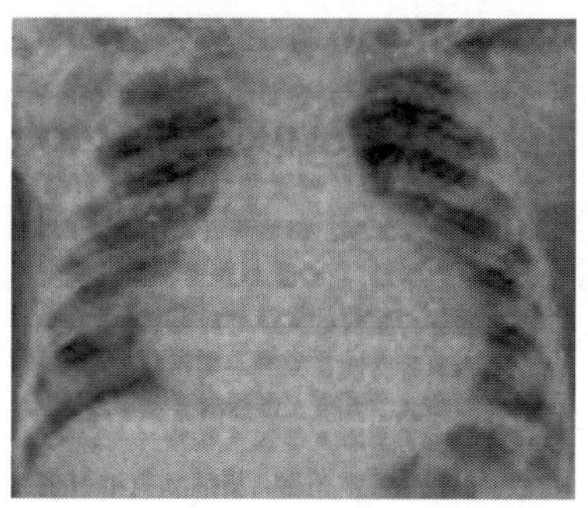
图1-7-6　三角烧瓶样心

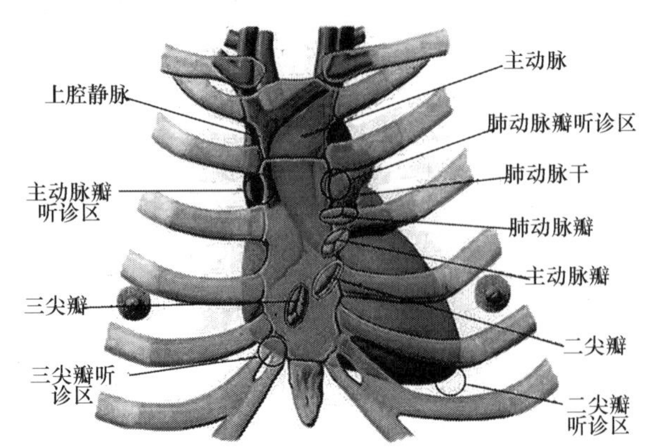

图 1-7-7 心脏瓣膜听诊区及瓣膜解剖位置示意图

间;④主动脉瓣第二听诊区,胸骨左缘3、4肋间;⑤三尖瓣区:胸骨体下端左缘或右缘(胸骨左缘4、5肋间)。需要注意的是:以上听诊区是假定心脏结构、位置正常情况下,且瓣膜听诊区与瓣膜的解剖部位不完全一致。

C. 听诊顺序:一般初学者采用逆时针顺序,即二尖瓣区→肺动脉瓣区→主动脉瓣区→主动脉瓣第二听诊区→三尖瓣区。

2)检查内容:心率、心律、心音、额外心音、心脏杂音及心包摩擦音。

A. 心率:在心尖部听取第一心音,听诊1min。正常成人:60~100次/min(女性稍快,老年人稍慢,儿童偏快);<3岁者心率在100次/min以上。

B. 心律:正常人心律是规则的,部分青年、儿童可出现窦性心律不齐(吸气时增快,呼气时减慢),一般无临床意义。心脏听诊中常可听到的心律异常包括期前收缩和心房颤动。

C. 心音:按其在心动周期出现的先后次序分第一心音(S_1)、第二心音(S_2)、第三心音(S_3)和第四心音(S_4),听诊时一般只能听到 S_1 和 S_2,S_3 可在部分青少年中闻及,S_4 为病理性心音。S_1 标志心室收缩开始,特点为:心前区均可听到,但在心尖部最清楚;音调低,持续时间较长。S_2 标志着心室舒张开始,特点为:在心底部听诊最清楚,音调高,持续时间较短。在听诊心音的过程中,需要注意有无心音强度改变及心音分裂。

D. 额外心音:为外源性心音,常见的有奔马律(在 S_2 之后出现的响亮额外心音,在心率>100次/min时,与 S_1、S_2 组成的节律,犹如马奔跑的蹄声,故称奔马律)、开瓣音等。

E. 心脏杂音:除心音和额外心音外异常声音,由于血流加速、管径异常、心腔内漂浮物,使血流由层流变为湍流或漩涡,冲击心壁、瓣膜、腱索或大血管壁产生振动形成。其特点为:持续时间较长,强度、频率不同,可与心音完全分开或连续,甚至完全遮盖心音。听诊心脏杂音时,需从以下几个方面进行判断:①部位,某瓣膜区最响亮即为该瓣膜病变。②时期,若出现在 S_1、S_2 之间,即为收缩期杂音;出现在 S_2 与下一个 S_1 之间,为舒张期杂音;若连续出现在舒张期、收缩期,为连续性杂音。其中,舒张期和连续性杂音多为器质性杂音;收缩期杂音有器质性、功能性两种可能。③性质,按照其特点及音调一般描述为吹风样、叹息样、机器样、乐音样;一般情况下,音调柔和者多为功能性杂音,音调粗糙者多为器质性杂音。④传导方向,杂音可沿其产生的血流方向传导,也可借周围组织扩散。其最响亮的部位和传导方向有助于判断杂音的来源和病理性质。若在心前区两个部位听到同性质和同时期的杂音,可将听诊器从其中一个瓣膜区逐渐移向另一个瓣膜区,若杂音逐渐减弱,则可能来源于较响亮的那个瓣膜区,如果无减弱,则可能为两个瓣膜均有病变。⑤与体位、呼吸及运动的关系,比较坐位与卧位、呼气与吸气对杂音强度的影响,有利于病变部位的测定。⑥强度,一般采取Levine6级法:Ⅰ级,杂音很微弱,时间短,需仔细听,不伴震颤;Ⅱ级,较易听到的弱杂音,不伴震颤;Ⅲ级,中等强度的杂音,可伴震颤;Ⅳ级,响亮的杂音伴震颤;Ⅴ级,响亮的杂音,伴明显震颤,但听诊器离开胸壁听不到;Ⅵ级,极响、强烈震颤,听诊器离开胸壁一定距离也能听到。杂音强度记录方法:强度为分子,6为分母,如杂音强度4级,表示为4/6。临床意义：收缩期3/6级及以上杂音多为器质性，有病理意义，应结合杂音性质、粗糙程度判定；舒张期杂音多为器质性，一般不分级。

F. 心包摩擦音：听诊部位——整个心前区均可闻及，其中以胸骨左缘第3、4肋间最易闻及，坐位前倾明显。特点：粗糙，与心跳一致与呼吸无关。

2. 周围血管检查的内容及方法

（1）视诊

1）动脉搏动：一般选择观察颈静脉搏动的节律及强弱。

2）动脉迂曲：观察浅表动脉（颞浅动脉、桡动脉、肱动脉）是否有迂曲。

3）静脉充盈：观察静脉有无怒张和搏动。最常见的为颈静脉充盈及搏动。颈静脉充盈的判断方法：若被检查者卧位时颈静脉充盈程度超过胸锁上缘至下颌角距离的下2/3处，或立位与坐位可见颈静脉明显充盈者，即为颈静脉充盈。对于颈静脉充盈呈阳性者，常同时检查患者肝颈静脉回流征是否为阳性，方法为：嘱患者卧床，头垫高枕，张口呼吸，避免憋气动作，检查者右手掌面轻贴于肝区，逐渐加压，持续10s，同时观察颈静脉扩张程度，正常人颈静脉不扩张，或施压之初可有轻度扩张，但立即会下降到正常水平，若按压其肿大的肝脏时，颈静脉充盈更为明显，称肝颈静脉回流征阳性。

4）静脉搏动：特点为搏动柔和、范围弥散，触诊时无搏动感。

5）毛细血管搏动征：用手指轻压被检查者指甲末端或以玻片轻压被检查者口唇黏膜，观察红色与白色区域的交界处，若发生有规律的红、白交替改变即为毛细血管搏动征阳性。

（2）触诊：血管的触诊检查主要是选取浅表动脉检查其搏动，一般选取桡动脉，也可选取颞浅动脉、股动脉、肱动脉等。检查内容如下：

1）脉率：一般与心率一致。但在某些心律失常（如房颤）时，可出现脉率小于心率，称为脉搏短绌。

2）脉律：正常人规律、整齐。期前收缩（早搏）等某些心律失常时可出现脉律不齐。

3）紧张度：以3指触诊，检查者用近心端手指压迫阻断血流，直到在动脉远端的手指触不到脉搏，根据按压力量判断。

4）强弱：常见的脉搏强弱异常包括：①水冲脉，将患者前臂抬高过头，检查者用手紧握被检查者其手腕掌面，可感觉脉搏骤起骤落，主要见于主动脉瓣关闭不全，也可见于动脉导管未闭，甲状腺功能亢进、严重贫血。②交替脉，脉搏节律规则而强弱交替。③奇脉，平静吸气时脉搏明显减弱或消失。

（3）听诊

1）血管杂音：包括动脉血管杂音及静脉血管杂音，一般在各部位体格检查时进行。

2）枪击音：四肢动脉处听到的短促如开枪声。

3）杜柔双重音：将听诊器体件置于股动脉稍加压，在收缩期、舒张期听到的连续性吹风样杂音。

颈动脉搏动、水冲脉、毛细血管搏动征、枪击音、杜柔双重音统称为周围血管征（+）。见于脉压增大（>40mmHg）的疾病。

【技能考核】

1. 内容

（1）说出心脏检查的内容。

(2) 演示心浊音界、心脏听诊的步骤和方法。

2. 方法 每一个实验项目分别在四个实验组中抽出四位学生进行演示，评价教师对学生的技能操作进行讲评，并记录成绩。

实验指导八 腹部检查

腹部主要由腹壁、腹腔和腹腔内脏器组成。腹部范围上起横膈，下至骨盆，腹腔内有很多脏器，主要有消化、泌尿、生殖、内分泌、血液及心血管系统脏器，因此腹部体格检查是体格检查的重要组成部分。

【实验目的】

(1) 掌握腹部的体表标志、分区。

(2) 熟悉腹部检查的各种正常及异常表现。

(3) 掌握腹部检查的内容及方法。

【实验学时】

4 学时。

【实验前准备】

(1) 患者准备：患者穿单衣裤，便于暴露被检查部位，排空大小便。

(2) 护士准备：衣着整洁、举止端庄、态度和蔼，剪短指甲，检查前洗手。

(3) 环境准备：安静、舒适，具有私密性，环境温暖，自然光线。

(4) 物品准备：听诊器、病历记录本。

【实验内容及方法】

(一) 实验步骤

(1) 护士向被检查者做自我介绍，说明检查的目的、要求，请患者的配合，尽量当患者面洗手。

(2) 根据检查内容，按照视诊、触诊、叩诊、听诊的顺序对被检查者的腹部进行全面检查。

(3) 检查完毕后，整理用物，感谢患者配合，协助患者休息，记录检查结果。

(4) 根据病情变化，随时复查以发现新的体征。

(二) 实验内容

1. 腹部体表标志及分区

(1) 腹部体表标志(图 1-8-1，图 1-8-2)

1) 剑突：是胸骨下端的软骨，为腹部体表的上界，常作为肝测量的标志。

2) 肋弓下缘：肋弓系由第 8 ~ 10 肋软骨构成，其下缘为体表腹部上界，常用于腹部分区及肝脾测量。

3) 腹上角：为两侧肋弓的交角，剑突根部，用于判断体型及肝测量。

4) 脐：为腹部中心，位于第 3 ~ 4 腰椎之间，为腹部四区分法及腰椎穿刺的标志。

5) 髂前上棘：髂嵴前方突出点，为九区分法标志及常用骨髓穿刺部位。

6) 腹直肌外缘：相当于锁骨中线的延续，常用做手术切口位置，右侧腹直肌外缘与肋弓下缘交界处为胆囊点。

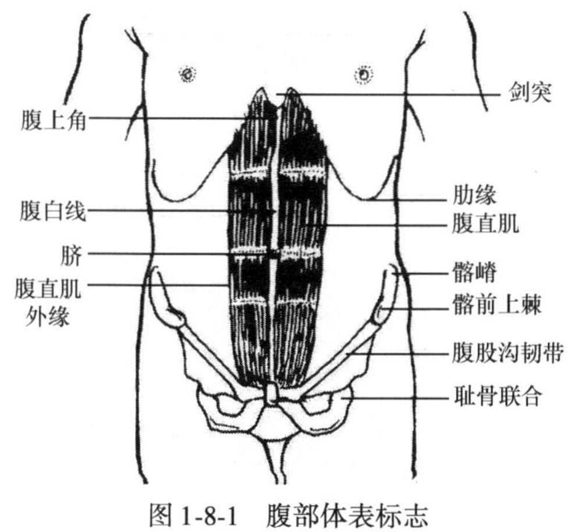

图 1-8-1　腹部体表标志

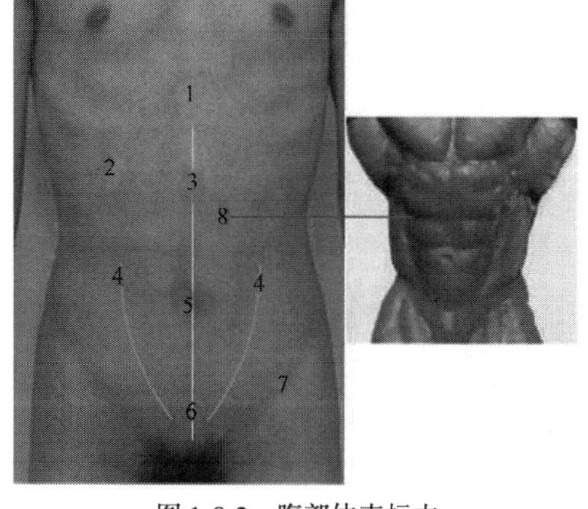

图 1-8-2　腹部体表标志

1. 腹上角;2. 肋弓;3. 前正中线;4. 腹直肌外缘;
5. 脐;6. 耻骨联合;7. 腹股沟;8. 腹直肌肌腱

7）腹中线(腹白线)：前腹壁上两腹直肌间的腱性正中线，由三种扁平腹肌腱膜的交叉纤维构成。为前正中线的延续，为四区分法的垂直线，此处易有白线疝。

8）腹股沟韧带：两侧腹股沟韧带与耻骨联合上缘共同构成腹部体表的下界，此处为寻找股动脉、股静脉标志，并为腹股沟疝的通过部位(腹股沟管或腹股沟三角)。

9）脊肋角：背部两侧第 12 肋与脊柱的交角，为肾叩痛检查位置。

(2) 腹部分区：依据腹部自然标志及若干人为画线将腹部分为若干个区域。常用的是九区法和四区法。

1）九区法：由两条水平线和两条垂直线将腹部分为“井”字形的九区，上水平线为两侧肋弓下缘连线，下水平线为左右髂前上棘连线，两条垂直线是左右髂前上棘至腹中线连线的中点，四线相交将腹部分为左右上腹部(季肋部)，左右侧腹部(腰部)，左右下腹部(髂窝部)及上腹部、中腹部和下腹部(图 1-8-3)。

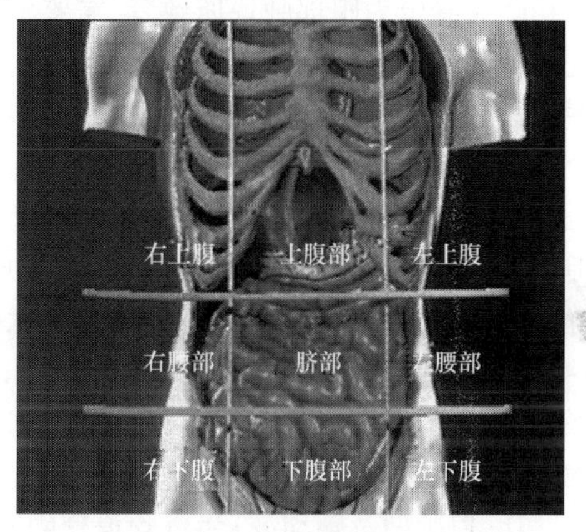

图 1-8-3　九区分法

腹部体表分区九区法各区的脏器分布情况如下。①右上腹部(右季肋部)：肝右叶、胆囊、结肠右曲、右肾、右肾上腺。②左上腹部(左季肋部)：胃、脾、结肠左曲、胰尾、左肾、左肾上腺。③上腹部，胃、肝左叶、十二指肠、胰头和胰体、横结肠、腹主动脉、大网膜。④右侧腹部(右腰部)：升结肠、空肠、右肾。⑤左侧腹部(左腰部)：降结肠、空肠或回肠，左肾。⑥中腹部(脐部)：十二指肠下部、空肠及回肠、下垂的胃或横结肠、输尿管、腹主动脉、肠系膜及其淋巴结、大网膜。⑦右下腹部(右髂部)：盲肠、阑尾、回肠下端、淋巴结、女性右侧卵巢及输卵管、男性右侧精索。⑧左下腹部(左髂部)：乙状结肠、女性左侧卵巢及输卵管、男性左侧精索及淋巴结。⑨下腹部：回肠、乙状结肠、输尿管、胀大的膀胱或增大的子宫。

2）四区法：通过脐分别划一水平线与一垂直线，两线相交，将腹部分为四个区，即右上腹、右下腹、左上腹和左下腹(图 1-8-4)。

腹部体表分区四区法各区所包含的主要脏器如下：①右上腹：肝、胆囊、幽门、十二指肠、小

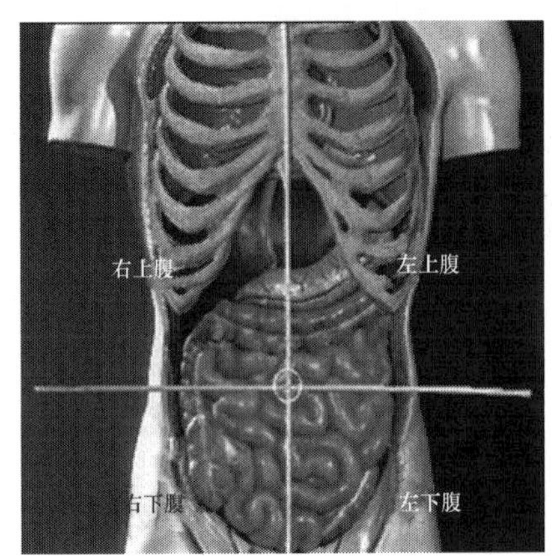

图 1-8-4 四区分法

肠、胰头、右肾上腺、右肾、结肠肝曲、部分横结肠、腹主动脉。②右下腹:盲肠、阑尾、部分升结肠、小肠、膨胀的膀胱、增大的子宫、女性的右侧输卵管、男性的右侧精索、右输尿管。③左上腹:肝左叶、脾、胃、小肠、胰体、胰尾、左肾上腺、左肾、结肠脾曲、部分横结肠、腹主动脉。④左下腹:乙状结肠、部分降结肠、小肠、膨胀的膀胱、增大的子宫、女性的左侧卵巢和输卵管、男性的左侧精索、左输尿管。

2. 腹部检查的内容

(1) 视诊

1) 检查方法:被检查者仰卧位,裸露全腹,腹部及全身肌肉放松,双下肢屈曲。检查者站于被检查者右侧,自上而下全面检查;检查时可采取不同角度,必要时检查者双眼在被检查者腹部同一平面上自侧面呈切线方向观察。

2) 检查内容:腹部外形、呼吸运动、腹壁静脉、胃肠型、蠕动波、腹部皮肤。

A. 腹部外形:正常人腹部外形对称,仰卧腹部平坦,坐起脐下稍前凸。常见的异常包括:全腹膨隆、腹部局部膨隆;全腹凹陷及腹部局部凹陷等(图 1-8-5 至图 1-8-8)。当发现局部膨隆并确定为腹部肿块所致者,需鉴别肿块来自腹壁还是腹腔,方法为嘱患者仰卧,双手托于枕部,做起坐运动使腹壁肌肉紧张,若肿块更明显,说明肿块在腹壁上;若肿块变得不明显甚至消失,说明肿块在腹腔内。

B. 呼吸运动类型:观察被检查者呼吸运动是以腹式呼吸为主还是胸式呼吸为主。

C. 腹壁静脉(图 1-8-9):正常人腹壁静脉不显露(肤色较浅或较瘦的人可见腹壁静脉,但无曲张)。若发现腹壁静脉曲张,需注意血流方向的判断。腹壁曲张静脉的来源鉴别:门静脉高压时,曲张静脉以脐为中心放射状(血液经脐静脉脐孔进入腹壁浅静脉流向四方,图 1-8-10);上腔静脉梗阻:血流方向转向下;下腔静脉梗阻:血流方向转向上(曲张静脉多分布在腹壁两侧、臀部、股外侧)。曲张静脉血流方向检查见本篇实验指导六“胸廓、胸膜及肺部检查”。

D. 胃肠型及蠕动波:当胃肠道梗阻时,梗阻上端的胃肠道,由于胀气膨隆,可见到胃型和肠型,为了克服其下端梗阻,常有阵发性蠕动增强,故在腹壁上可看到蠕动波。如幽门梗阻时,上腹部可见有自左至右下的蠕动波;回盲部梗阻时,脐周可见方向不定的蠕动波及肠型;降结肠有梗阻时,可见从右至左的蠕动波。对于消瘦而腹壁较薄的人,可能看到轻微的

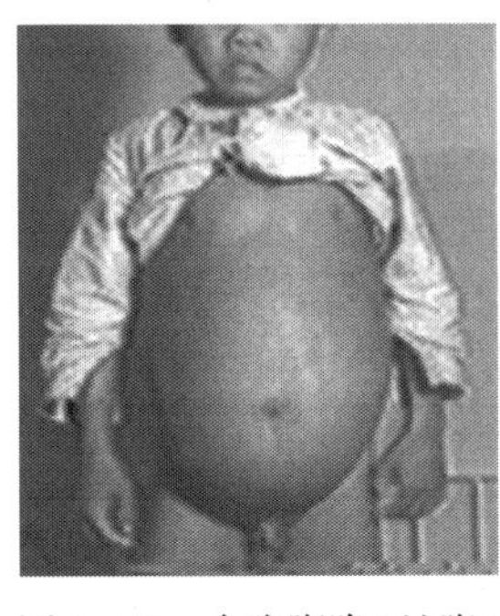
图 1-8-5 全腹膨隆(蛙腹)

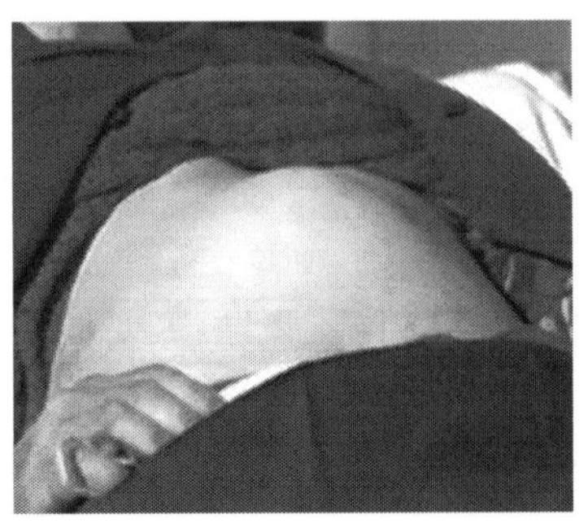
图 1-8-6 腹部局部膨隆

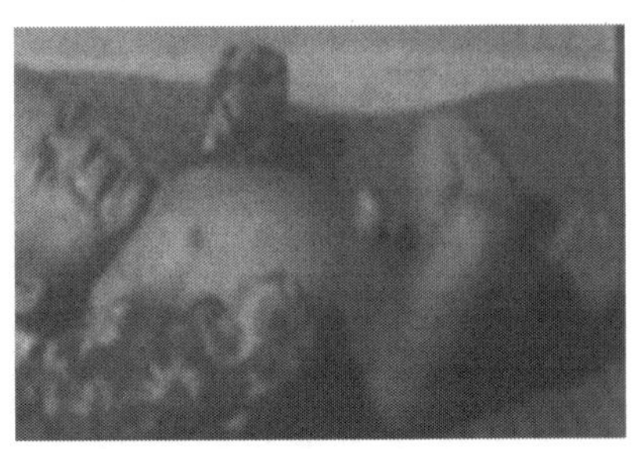
图 1-8-7 腹部局部膨隆(脐疝)

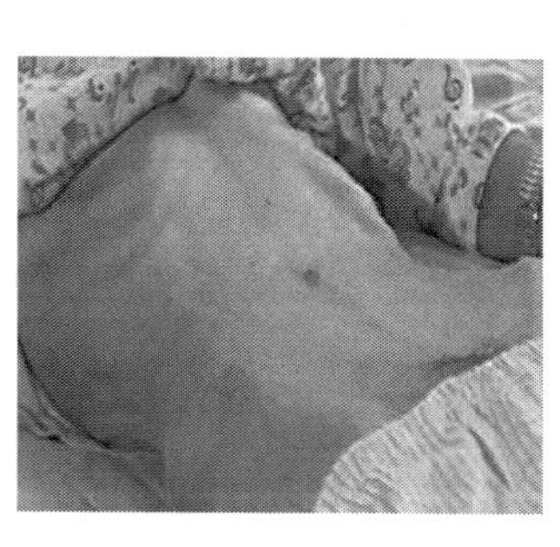

图 1-8-8　全腹凹陷(舟状腹)

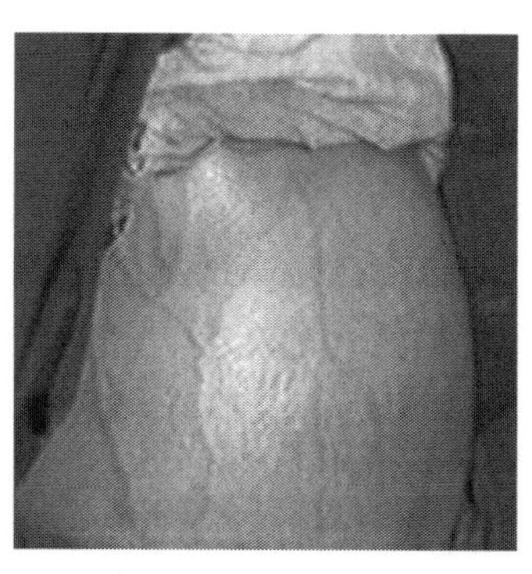

图 1-8-9　腹壁静脉曲张伴全腹膨隆

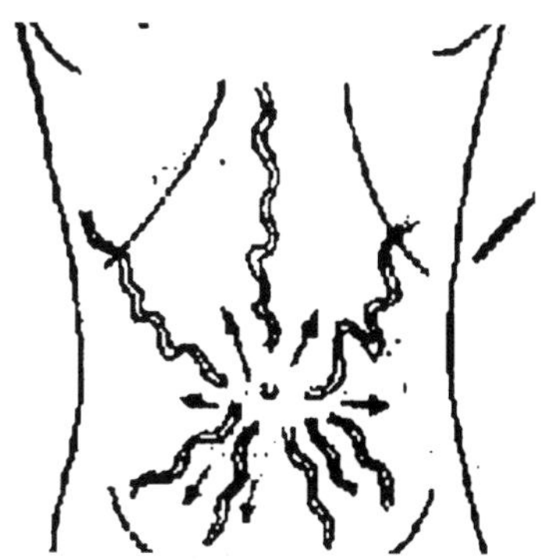

图 1-8-10　门静脉高压血流方向

胃肠蠕动波,但在轻按时消失,而当胃肠道器质性梗阻时,用手轻弹或按摩腹壁后,微弱的蠕动波更为明显(图 1-8-11)。

E. 腹壁皮肤:检查腹壁皮肤的颜色、弹性及水肿,注意有无腹纹、苍白、发红、黄染、疱疹、发蓝紫色等(图 1-8-12 至图 1-8-14)。

(2) 触诊:为腹部最为重要的检查方法。

1) 检查方法:被检查者一般采用仰卧位,头垫低枕,两手平放于躯干两侧,两腿并拢屈曲,使腹壁肌肉放松,作缓慢的腹式呼吸运动。检查者站在患者右侧,面向患者,以便观察患者有无疼痛等表情。检查时,检查者手应温暖,动作轻柔对于精神紧张的患者,触诊时可与患者谈话,转移其注意力使腹肌放松。检查顺序应结合问诊结果,从健康部位开始,逐渐移向病变区域。一般常规体检先从左下腹开始,循逆时针方向,由下而上,先左后右,由浅入深,将腹部各区仔细进行触诊,并注意比较病变区与健康部位。

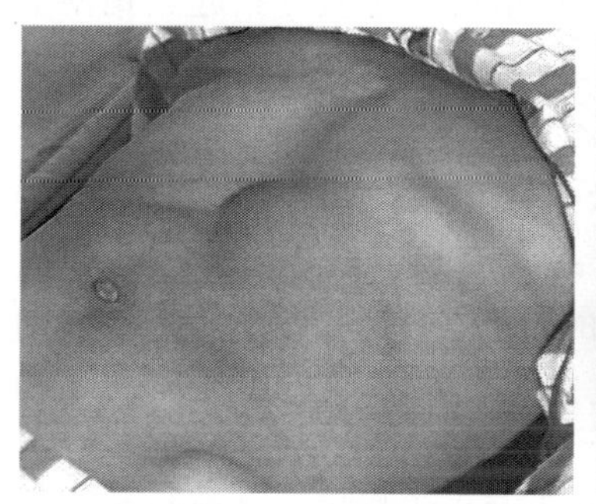

图 1-8-11　胃肠型

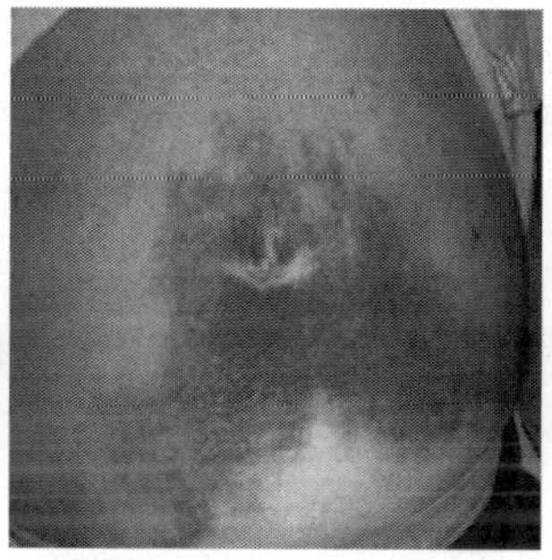

图 1-8-12　脐周皮肤蓝紫色

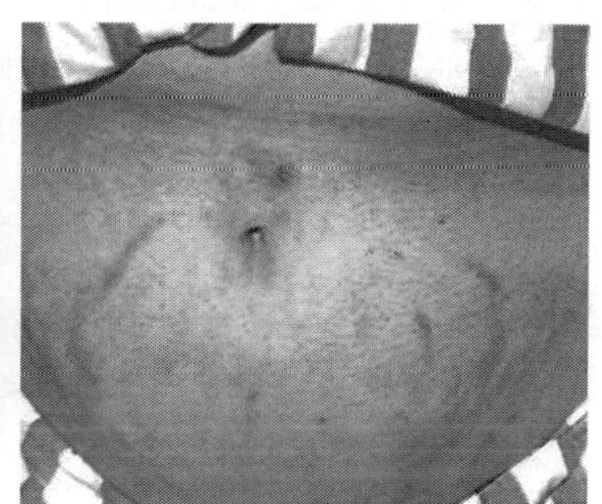

图 1-8-13　腹部紫纹

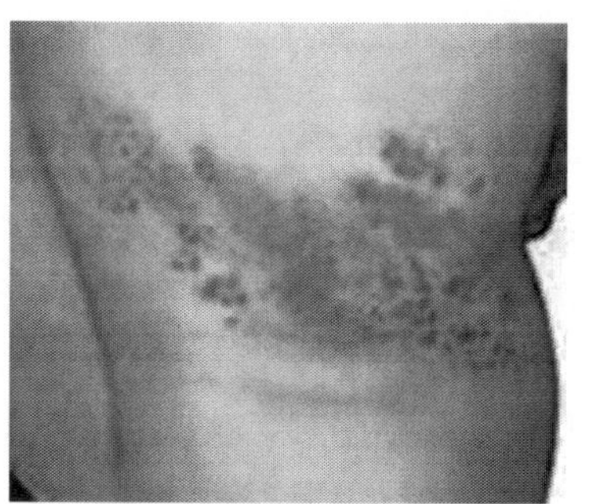

图 1-8-14　腰部疱疹(带状疱疹)

2) 检查内容:腹壁紧张度、有无压痛和反跳痛、腹部包块及腹腔内脏器情况。

A. 腹壁紧张度:正常人腹壁柔软无抵抗。在某些病理情况可使全腹或局部紧张度增加、减弱或消失。检查时在被检查者腹壁两侧对称部位进行比较,注意有无板状腹、揉面感等。

B. 压痛及反跳痛:正常腹部在触诊时一般不引起疼痛,重压时仅有压迫感。如由浅入深按压发生疼痛,称为压痛。检查时,检查者用一两个手指逐渐用力压迫被检查者腹部某一局限部位后,如患者感觉疼痛加重,即为压痛;然后手指于原处稍停片刻再迅速将手抬起,如此时患者感觉腹痛加重,并有痛苦表情,称为反跳痛。出现压痛的部位多表示所在内脏器官或腹膜有病变存在。明确而固定的压痛点,是诊断某些疾病的重要依据。如麦氏(McBurney)点(右髂前上棘与脐连线中外1/3交界处)压痛多考虑阑尾炎;胆囊区(右腹直肌外缘与肋弓交界处)压痛考虑胆囊病变。临床上把腹肌紧张、压痛及反跳统称为腹膜刺激征,是急性腹膜炎的可靠体征。

C. 腹部包块:腹腔内脏器的肿大、异位、肿瘤囊肿或脓肿、炎性组织粘连或肿大的淋巴结等,均可形成包块。如触到包块要注意其位置、大小(用尺测量其上下径、左右径,其大小以厘米记载。也可用实物比拟其大小,如鸡蛋、拳头、核桃、黄豆等)、形状、表面是否光滑、边缘是否规则、有无切迹、硬度、质地、有无压痛、活动度等。

D. 肝触诊:可用单手或双手触诊法。腹壁较薄、软,肝位置较浅者可用单手触诊法,若腹壁较薄,肝位置较深者,可用双手触诊。触诊的过程中需要注意被检查者肝的大小(肝下缘位置)、质地、表面光滑程度、边缘状态、有无压痛、搏动等。

单手触诊法:检查者将手掌紧贴被检查者腹壁,使手指的方向与右肋缘平行,从右锁骨中线的延长线上,自脐水平以下开始,逐步向上移动右手。触诊时嘱患者做均匀而较深的腹式呼吸,触诊的手法应与被检查者呼吸运动密切配合,呼气时,腹壁松弛下陷,右手逐渐向腹部加压;吸气时,腹壁隆起,右手随腹壁缓慢被动抬起,但抬起速度一定要慢于被检查者腹壁抬起速度。此时,由于膈肌下降,而将肝下缘推向下方,恰好右手缓慢抬起且稍向前上方加压,便与肝下缘相遇,触碰到手指;若未触及时,则可逐渐向上移动,每次移动不超过1cm,一直到右肋缘下,并沿右肋缘向外及剑突触诊,以了解全部肝下缘的情况。

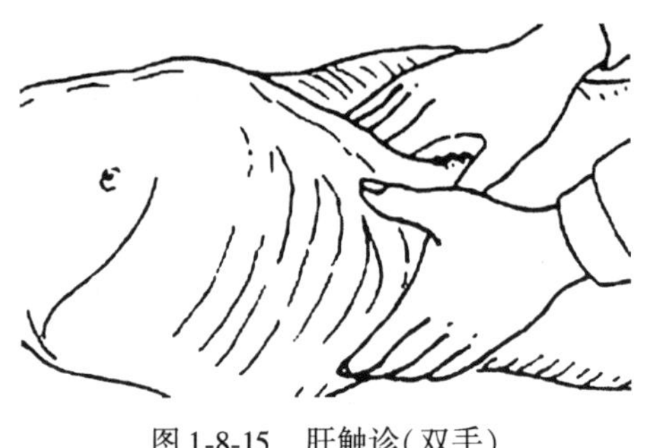

图1-8-15 肝触诊(双手)

双手触诊法:在单手触诊的基础上,将左手掌与四指平放于患者右腰部后方,相当于第11、12肋与其稍下的部位,大拇指张开,置于季肋上,右手下压时,左手向前托起肝脏便于右手触诊(图1-8-15)。

注意事项:并拢四指中最敏感的触诊部位为示指前端的桡侧,应主要以示指前外侧指腹接触肝。触诊过程需密切配合被检查者呼吸运动,被检查者吸气时检查者手指上抬速度一定要落后于腹壁抬起才可能触到肝缘。若检查者右手上移至肋缘仍未触及肝,而患者右腹饱满,考虑肝巨大,可能是由于触诊起始点选择太高,手指始终在肝上面触不到肝缘,需下移初始触诊部位。腹水患者,可用冲击触诊法。

E. 脾触诊:脾明显肿大而位置又较表浅,用浅部触诊法就可以触到。若脾位置较深或腹壁较厚,则用双手触诊法。

双手触诊:患者仰卧,检查者左手掌平放于患者左腰部第7至第10肋处,将脾从后向前托起。右手掌平放于左侧腹部,与肋弓成垂直方向,自下而上随患者的腹式呼吸进行触诊检查(图1-8-16)。其触诊内容与要点与肝触诊相同。对于脾轻度肿大而仰卧位不易触到者,可嘱被检查者改用右侧卧位,右下肢伸直,左下肢屈髋、屈膝,右手置于右侧枕下,左臂自然伸展,左手平放于左臂上,肌肉放松,检查者站于其右侧,同上法进行触诊。大量腹水时用冲击法检查(图 1-8-17)。

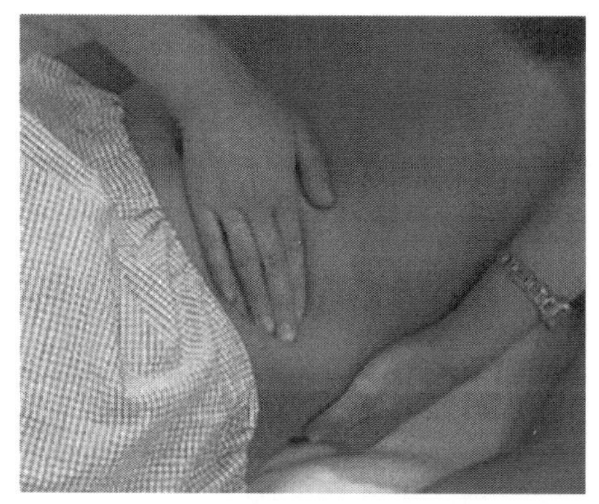

图 1-8-16　脾触诊(仰卧位)

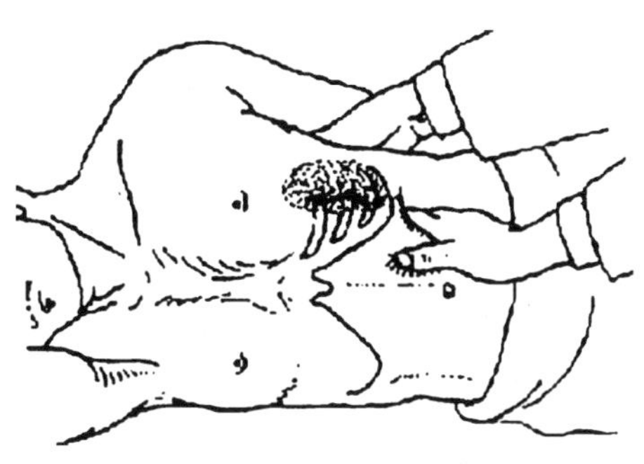

图 1-8-17　脾触诊(右侧卧位)

脾肿大的测量:大小正常脾不能触及,内脏下垂、左侧胸腔大量积液或气胸时膈肌下降,可使脾向下移位而被触及,除此之外,若能触及脾则提示脾肿大。测量方法:脾肿大不超过脐水平时,可沿左锁骨中线测量肋下缘至脾下缘的距离(以厘米表示);脾肿大超过脐水平时,可用三线记录法:1 线又称甲乙线,测量左锁骨中线与左肋弓交叉点至脾下缘的距离;2 线又称甲丙线,测量交叉点至脾尖的最远距离;3 线又称丁戊线,表示脾右缘到正中线的垂直的距离,超过正中线以+号表示,未超过则以−号表示(图 1-8-18)。

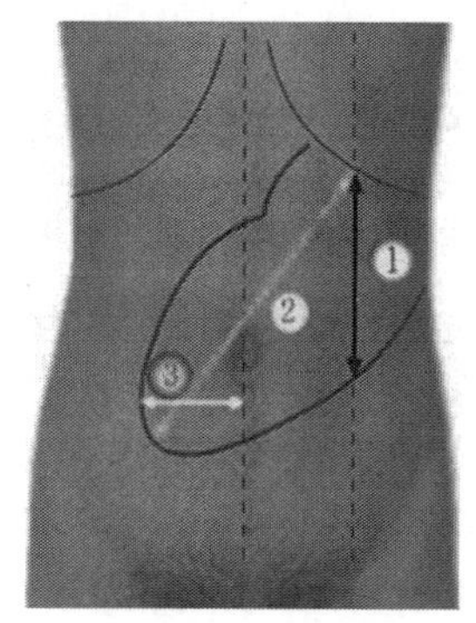

图 1-8-18　脾大的测量

脾大的分度:临床上常将肿大的脾分为轻度、中度、高度肿大。轻度肿大:深吸气时,脾在肋下不超过 3cm 者;中度肿大:脾肿大超过肋下 3cm 未达脐水平线;高度肿大:超过脐水平以下者。

F. 胆囊触诊:用单手滑行触诊法,要领同肝触诊。正常胆囊不能触到。胆囊肿大时,在右肋弓与腹直外缘交界处可触到一梨形或卵圆形,张力较高的随呼吸上下移动的肿块,质地视病变性质而定。

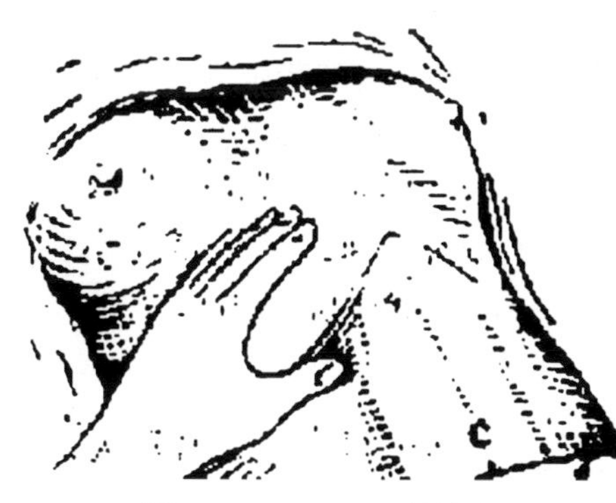

图 1-8-19　Murphy 征检查

Murphy 征检查方法:检查者将左手掌平放在患者的右肋缘部,左拇指指腹勾压于右腹直肌外缘与肋弓下缘交界处,嘱患者缓慢深呼吸,如果深吸气时患者因疼痛而突然屏气,则称 Murphy 征(胆囊触痛征)阳性(图 1-8-19)。

G. 肾触诊:触诊右肾时,检查者左手托住患者的右腰部,右手掌放在右上腹部腹直肌外缘,将微弯的手指末端置于肋弓下方,嘱患者做腹式呼吸,当呼气末,检查者右手逐渐压向被检查者腹腔深部,同时用左手将后腹壁推向前方,两手互相配合,即可触及肾或肾下极。触诊左肾时,检查者的左手自患者前方绕过,左手掌托住患者左侧后腰部,右手同上触诊,如呼气末未触及肾,可让患者作深吸气,使肾下降,有时肾可从触诊的双手中滑过。若卧位未触到肾,可让患者坐位或立位检查,因立位时由于重力和膈肌下降,使肾位置较低,易于触及。

触诊肾时要注意其大小、硬度、形状、表面状态、有无压痛及活动度。正常人的肾一般不能触及，在腹壁松弛、内脏下垂和瘦长的人，深吸气后可能触到右肾下极。正常肾表面光滑，边缘圆钝、质实而有弹性，随呼吸上下移动，无压痛而有不适感。如在深吸气时能触到移动度较大的肾即为肾下垂。

H. 膀胱触诊：被检查者取屈膝仰卧位，检查者以右手自脐开始向耻骨联合方向触摸。正常膀胱空虚时触诊不到，当积尿、充盈时才能触及。

（3）叩诊

1）检查方法：腹部叩诊有直接叩诊法和间接叩诊法，一般多采用间接叩诊法。

2）检查内容：腹部叩诊音判断、腹腔脏器（肝、脾、肾、膀胱等）及移动性浊音。

正常腹部叩诊除肝、脾区呈浊音或实音外，其余部位均为鼓音。鼓音的程度与胃肠道的气体有直接关系，程度上受液体和固体含量多少影响。胃肠高度胀气、人工气腹和胃肠穿孔时，腹部呈高度鼓音。实质脏器极度肿大、腹腔内肿物或大量腹水时，病变部可出现浊音或实音，鼓音范围缩小。

A. 肝叩诊：①肝上界，叩诊肺下界时即叩出肝上界，一般沿右侧锁骨中线自上而下，当由清音转为浊音时，即为肝上界，相当于肺遮盖的肝顶部，故又称为肝相对浊音界。②肝下界，叩诊出肝上界后，继续向下叩诊，当叩诊音由浊音转为实音处，即为肝绝对浊音界，相当肺下缘的位置，继续向下叩，由实音转为鼓音处，即为肝下界。确定肝下界时，也可由腹部鼓音区沿锁骨中线向上叩诊，由鼓音转为浊音处即是。肝下界因与胃、结肠等重叠，很难叩准，故多用触诊确定。一般叩得的肝下界比触得的肝下缘高 2～3cm。肝上界至肝下界之间称肝浊音区，正常成人在 9～11cm。瘦长体型者肝上界、下界均可低一个肋间，矮胖体型者则可高一个肋间。③肝区叩击痛，检查者左手掌平置于被检查者右胸下部，右手握空心拳，叩击检查者左手手背，正常人无叩击痛。

B. 脾叩诊：采用轻叩法。患者取仰卧或右侧卧位，双上肢放于被检查者胸部，双膝微屈曲，检查者沿左腋中线上进行叩诊，当清音转为浊音时，即为脾上界，继续向下叩，叩诊音再次变为清音时为脾下界。然后在脾的上下界的腋中线处，沿着肋间叩诊，当浊音变为清音时为脾后缘，再向前轻叩诊，当清音变为鼓音时，为脾前缘。

C. 膀胱叩诊：患者仰卧位，检查者从前正中线脐部向下叩至耻骨联合，若鼓音变为浊音，且浊音区延续至耻骨联合上缘，并淹没于其后，成圆形，即为充盈的膀胱。

D. 移动性浊音：患者先取仰卧位、自脐部向一侧腰部叩诊，当鼓音变为浊音处后，检查者左手中指不离开腹壁，嘱被检查者转向对侧，再在原鼓音变为浊音点进行叩诊，此时浊音如的变为鼓音，则为移动性浊音阳性。此为诊断腹水的重要方法。如果腹水量少，可采取胸膝位，使脐部处于最低位，叩脐部，如该部由仰卧位的鼓音转为浊音，则提示有腹水可能（图 1-8-20，图 1-8-21）。

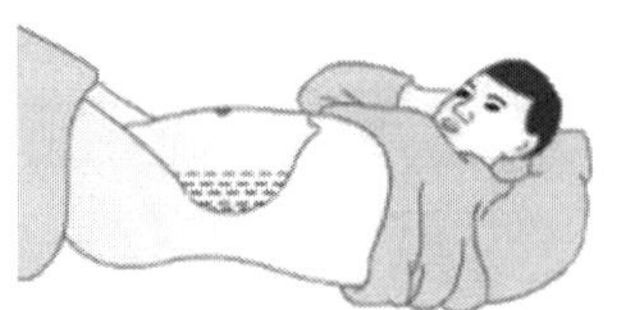

图 1-8-20　移动性浊音（仰卧位）

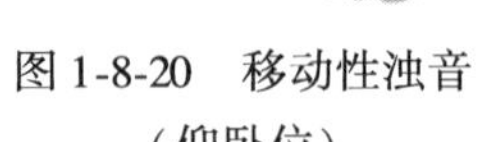

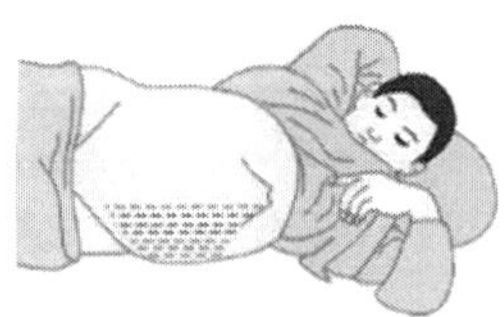

图 1-8-21　移动性浊音（侧卧位）

E. 肾区叩击痛：检查者用左手手掌平放在被检查者肋脊角处（图 1-8-22），右手握拳，用尺侧轻叩左手背，如患者感到疼痛即为肾区叩击痛阳性。

（4）听诊

1）检查方法：腹部听诊时，被检查者取平卧位，检查者用间接听诊法（振水音也可用直接

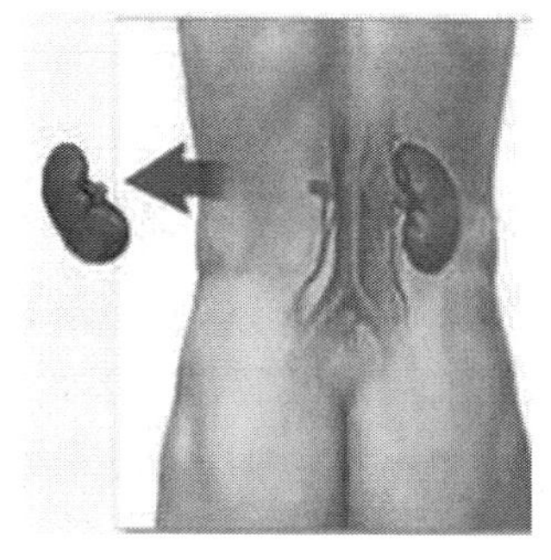

图 1-8-22　肾叩击痛检查部位

听诊法）对腹部进行全面听诊。

2）检查内容：肠鸣音、振水音及腹部血管杂音。

A. 肠鸣音：肠鸣音的听诊最好在触诊、叩诊前进行，可避免外加因素的作用使肠蠕动发生变化。一般选取脐部或右下腹，听诊至少 1min 后进行判断。正常情况下，肠鸣音一般每分钟 4～5 次。异常发现：①肠鸣音活跃，>10 次/min，音调不特别高亢；②肠鸣音亢进，次数多、肠鸣音响亮、高亢甚至叮当声或金属音；③肠鸣音减弱，肠鸣音明显减少甚至数分钟才听到一次；④肠鸣音消失，3～5min 未听到肠鸣音，刺激腹部后仍然无肠鸣音。

B. 振水音：患者取仰卧位，检查者耳部贴于被检查者上腹部或将听诊器置于上腹部，右手做数次急速的冲击动作，正常人在进食大量的液体后可出现气体、液体相互撞击的声音，即为振水音，但若在空腹或饭后 6～8h 以上仍有振水音，则表示胃内有液体潴留，见于幽门梗阻或胃扩张（图 1-8-23，图 1-8-24）。

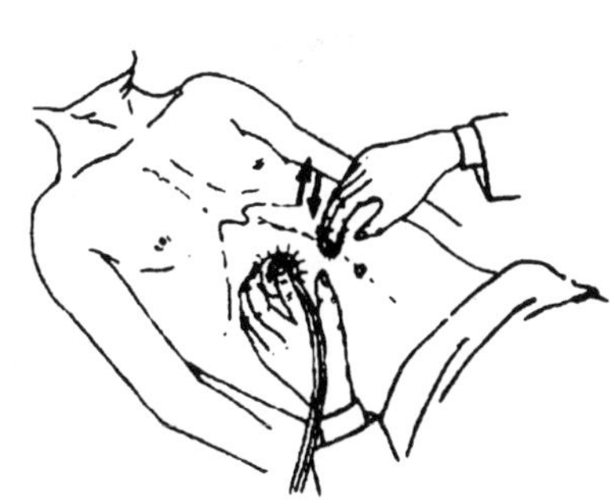

图 1-8-23　振水音（间接听诊）

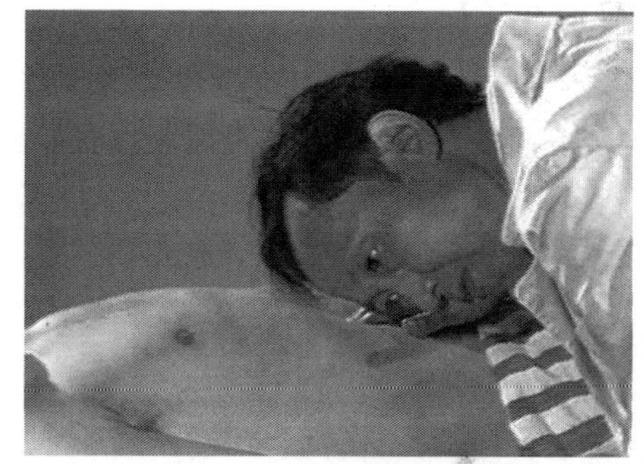

图 1-8-24　振水音（直接听诊）

C. 血管杂音：正常腹部无血管杂音。在妊娠 5 个月以上，腹部可听到胎心音。病理性血管音可见于：①肾动脉狭窄时，在上腹部或脐水平正中线两侧可听到强弱不等的吹风样杂音，有时较粗糙，尤其是年轻高血压患者，应考虑肾动脉狭窄所致；②门静脉高压患者，有时可在脐附近或胸骨剑突下部，听到连续性静脉音，此音可能产生于脐静脉重新开放与腹壁静脉形成侧支循环；肝血管瘤或左叶肝癌压迫肝动脉或腹主动脉，在肿大的肝表面听到连续性血管杂音。

【技能考核】

1. 内容

（1）说出腹部体表标志及分区方法。

（2）演示肠鸣音、振水音检查、肝、肾区、移动性浊音叩诊、肝脏触诊、压痛、反跳痛、Murphy 征检查方法。

2. 方法　每一个实验项目分别在四个实验组中抽出四位学生进行演示，评价教师对学生的技能操作进行讲评，并记载成绩。

实验指导九　脊柱、四肢与关节检查

脊柱是支撑人体体重的主要结构，主要功能是保持人体正常的立位、坐位和姿势等。脊柱还是躯体活动的枢纽，同时保护着脊髓。四肢是人体重要的结构，对于维持人体功能、活动正常至关重要。脊柱、四肢病变主要表现为疼痛、姿势或形态异常及活动功能受限等。因此，脊柱、四肢的体格检查对于判断疾病的病因，制订适当的康复护理以及健康教育内容至关重要。

【实验目的】

（1）掌握脊柱、四肢检查的内容及方法。

（2）熟悉脊柱、四肢检查各种正常及异常体征的特点。

（3）了解脊柱、四肢特殊检查的方法和意义。

【实验学时】

4 学时。

【实验前准备】

（1）患者准备：患者穿单衣裤，以便暴露被检查部位。

（2）护士准备：衣着整洁、举止端庄、态度和蔼，剪短指甲，检查前洗手。

（3）环境准备：安静、舒适，具有私密性，环境温暖，自然光线。

（4）物品准备：叩诊锤、直尺、病历记录本。

【实验内容及方法】

（一）实验步骤

（1）检查者向被检查者做自我介绍，说明检查的目的、要求，请患者配合，尽量当患者面洗手。

（2）根据检查内容，分别对脊柱、四肢、关节进行检查。

（3）检查完毕后，整理用物，感谢患者配合，协助患者休息，记录检查结果。

（4）根据病情变化，随时复查以发现新的体征。

（二）检查内容

1. 脊柱检查

（1）检查方法：脊柱检查可采用立位、坐位或卧位，检查时嘱被检查者肌肉放松，上肢自然下垂，若俯卧检查则头部不放枕头。注意防止因姿势不当造成的误差。检查时以视诊为主，同时配合触诊、叩诊及量诊进行。

（2）检查内容：包括脊柱弯曲度、脊柱活动度、脊柱的压痛、叩痛检查及特殊试验。

1）脊柱弯曲度：检查弯曲度时，检查者从侧面观察，判断脊柱有无前后凸畸形。检查有无脊柱侧弯时，请被检查者坐位或立位，检查者从后面观察。对于轻度侧弯者，检查者可用手指沿棘突从上向下划压出红色瘀血痕，观察瘀痕有无侧弯进行判断。

正常成人脊柱存在四个生理性弯曲：颈椎前凸；胸椎后突；腰椎明显前凸；骶椎后凸，无脊柱侧弯（图 1-9-1）。常见的脊柱弯曲度改变包括：脊柱后凸（脊柱过度后弯，胸段多见）、脊柱前凸（脊柱过度向前凸出性弯曲）及脊柱侧凸（脊柱离开后正中线向左或右偏曲）（图 1-9-2 至图 1-9-6）。

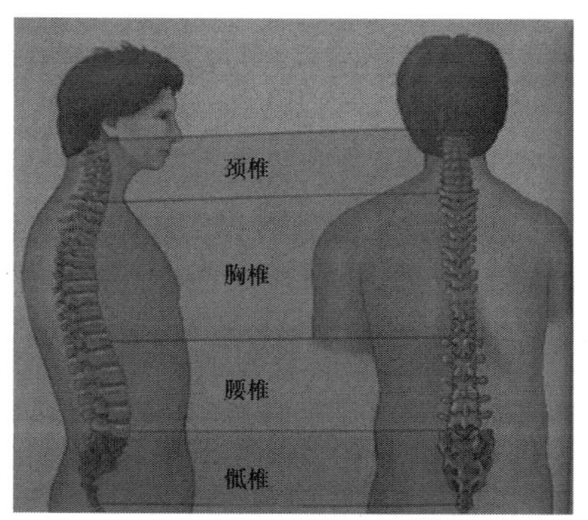

图 1-9-1　脊柱分段及生理弯曲度

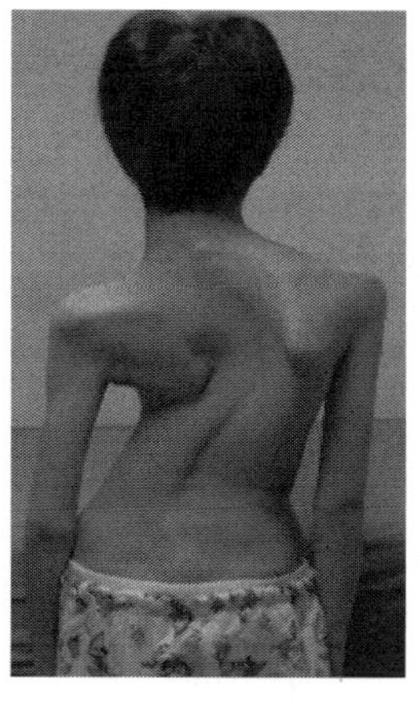

图 1-9-2 脊柱侧凸 1

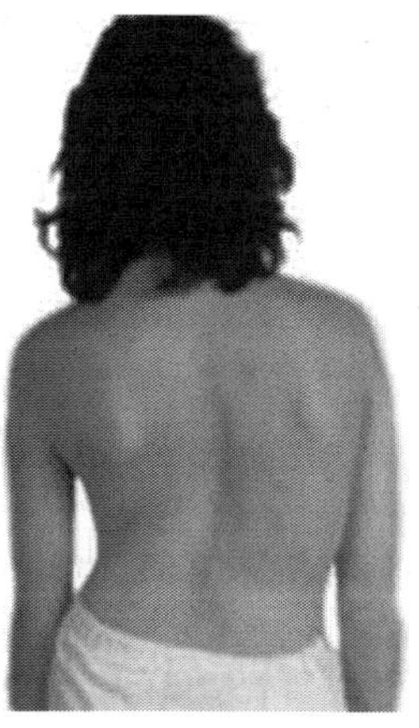

图 1-9-3　脊柱侧凸 2

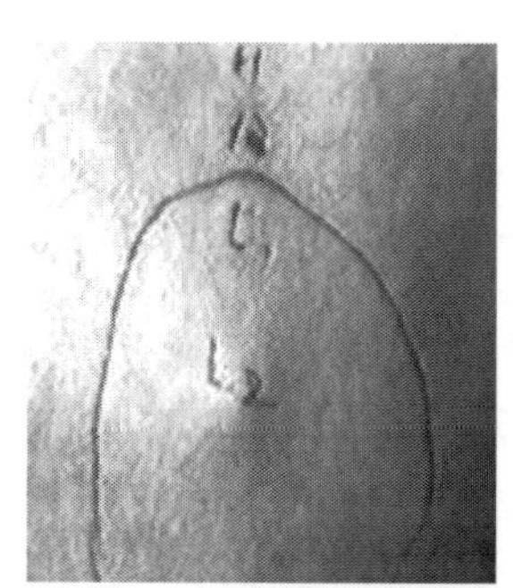

图 1-9-4　脊柱后凸(腰椎结核成角畸形)

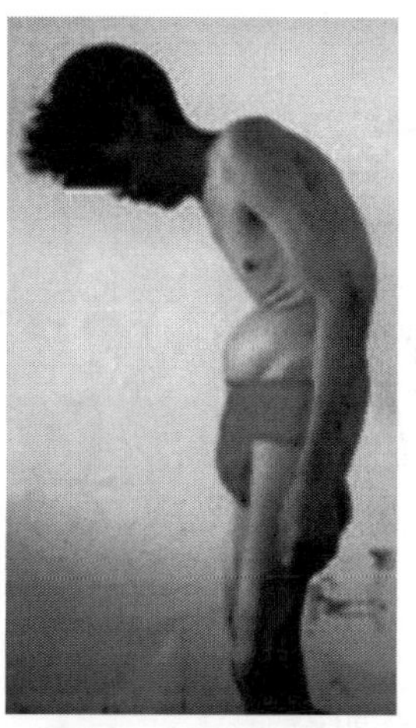

图 1-9-5　胸椎后凸(强直性脊柱炎)

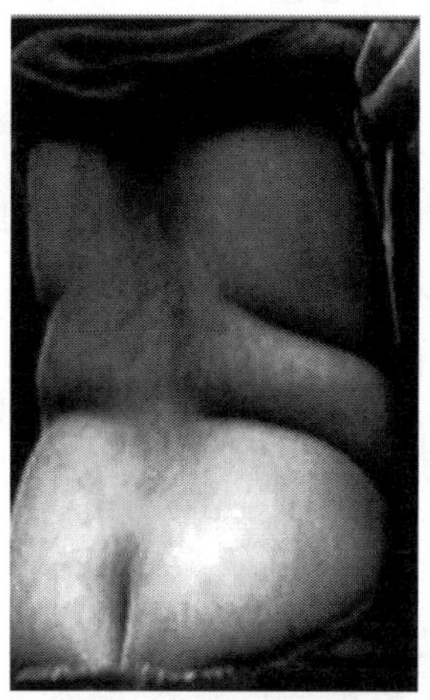

图 1-9-6　腰椎前凸

2）脊柱活动度：固定患者肩部(颈椎检查)，嘱患者做前屈、后伸、侧弯、旋转等动作；对脊柱外伤可疑骨折或关节脱位者应避免脊柱活动。正常活动度：颈段前屈后伸 45°，左右侧弯也达 60°，腰段在臀部固定条件下前屈后伸 45°，左右侧弯各 30°，旋转为 45°(图 1-9-7，图 1-9-8)。

3）椎体压痛及椎旁肌肉压痛：患者坐位身体稍前倾，检查者右手拇指自上而下逐个按压棘突及椎旁肌肉，询问被检查者有无疼痛。发现压痛后，以 C_7 为标志计数病变椎体位置。

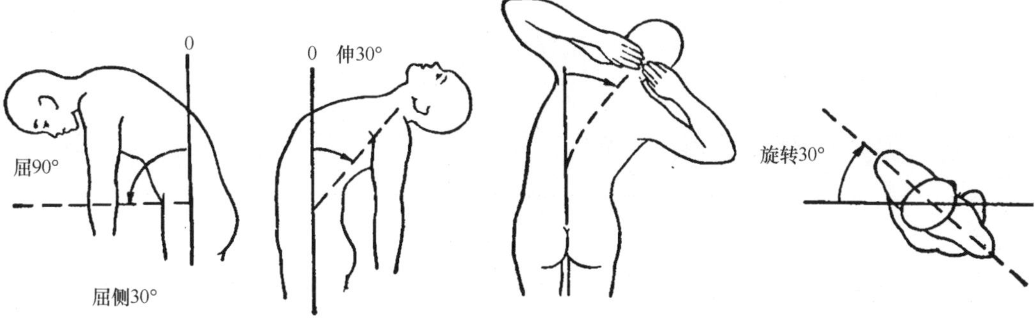

图 1-9-7　腰椎活动范围

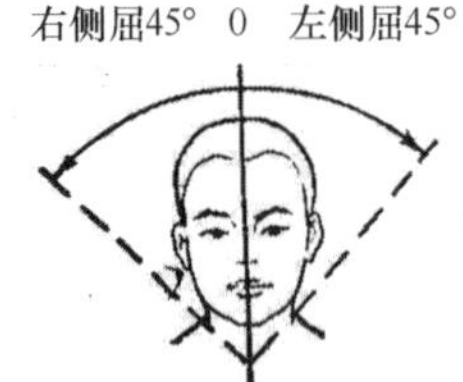

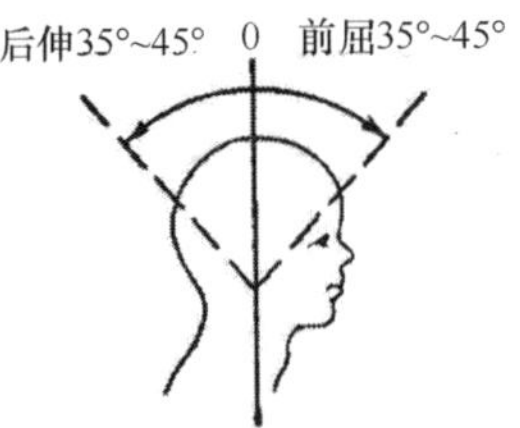

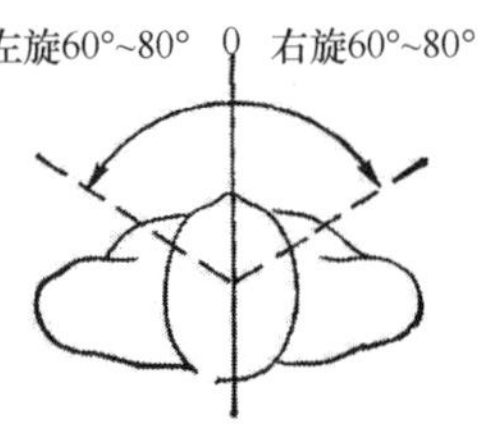

图 1-9-8 颈椎活动范围

4）椎体叩击痛：被检查者坐位，检查者用手指或叩诊锤直接叩击棘突，或间接的以左手掌贴于棘突皮肤，右手半握以尺侧叩击左手手背，询问被检查者有无叩击痛。

5）特殊试验：①Jackson 压头试验，检查者双手重叠置于被检查者头顶向下加压，若出现颈痛或上肢放射痛即为阳性，见于颈椎病、颈椎间盘突出（图 1-9-9）。②前屈旋颈试验，嘱被检查者头颈部前屈左右旋转，出现颈椎处疼痛即为阳性，提示颈椎小关节退行性变。③拾物试验，让患者拾起地上的物品，若患者一手扶膝蹲下，腰部挺直手接近物品即为阳性（图 1-9-10）。

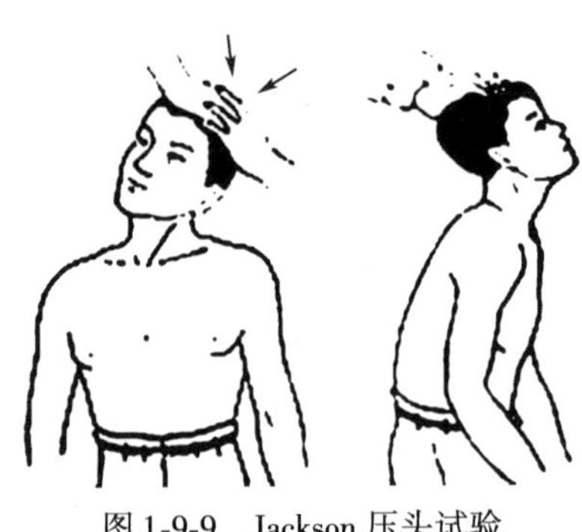

图 1-9-9 Jackson 压头试验

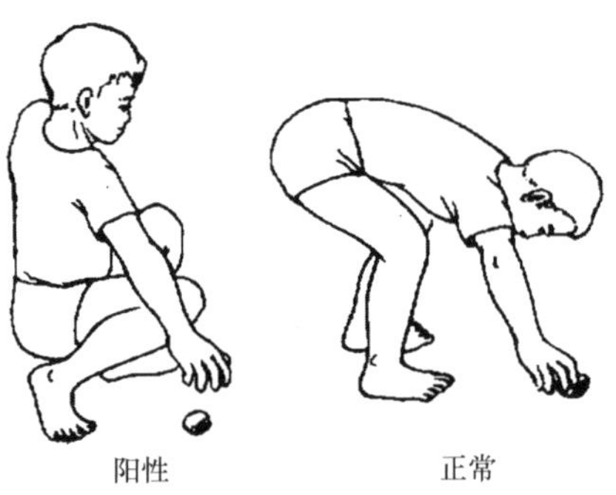

图 1-9-10 拾物试验

2. 四肢与关节形态检查

（1）检查方法：视诊、触诊，配合叩诊。

（2）检查内容：四肢、关节形态、长度、活动度、运动情况。正常关节与四肢左右对称，其中，双侧肩关节对称呈弧形；两脚并拢时双膝、双踝可靠拢；足内翻、足外翻可达 35°，复原时足掌、足跟可着地。常见的四肢、关节形态异常如下。

1）匙状甲（反甲）：指甲中央凹陷，边缘翘起变薄，表面粗糙带条纹（图 1-9-11）。

2）杵状指（趾）：手指或足趾末端指节明显增宽增厚，呈杵状膨大，指（趾）甲从根部到末端呈弧形隆起（图 1-9-12）。

3）梭形关节：指关节梭形畸形，活动受限，重者手指、腕部向尺侧偏移（图 1-9-13）。

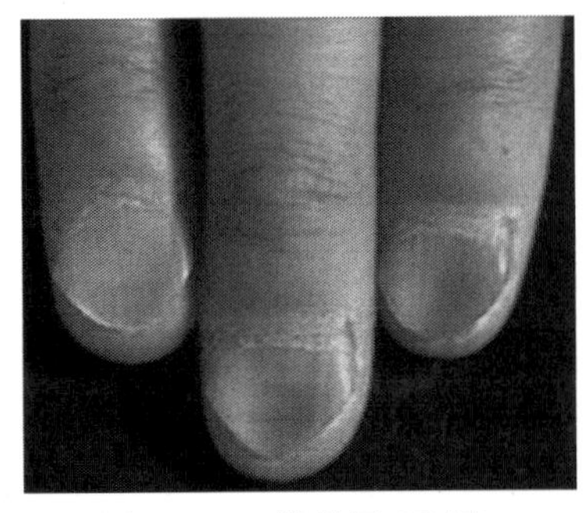

图 1-9-11 匙状甲（反甲）

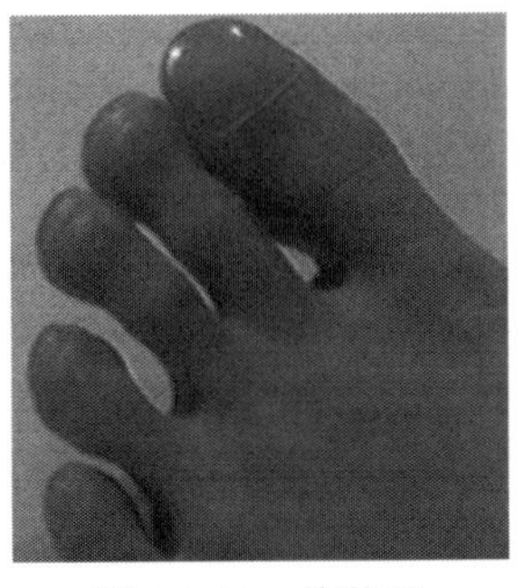

图 1-9-12 杵状趾

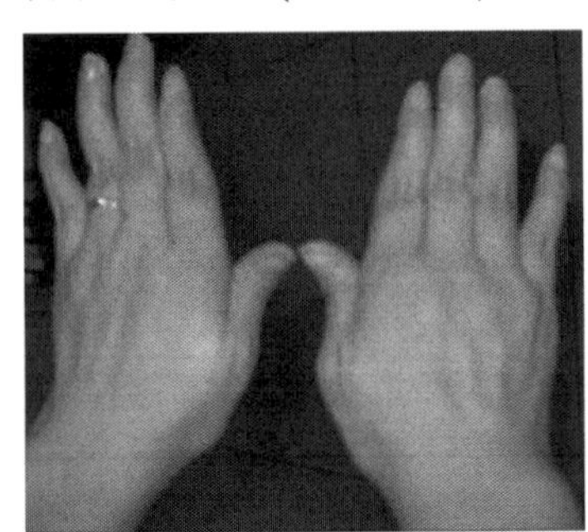

图 1-9-13 梭形关节

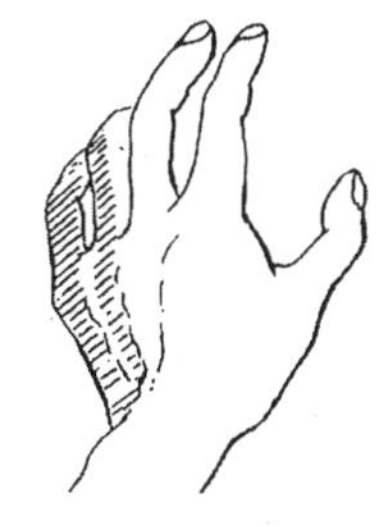
图 1-9-14　爪形手（尺神经损伤）

4）爪形手：掌指关节过伸，指间关节屈曲，骨间肌、大小鱼际萎缩（图 1-9-14）。

5）方肩畸形/Dugas 征（+）：方肩畸形：肩关节弧形轮廓消失，肩峰突出，呈方形（图 1-9-15）。Dugas 征（+）：嘱被检查者患侧手掌搭于健侧肩部时，肘部不能紧贴胸壁，若紧贴胸壁则手掌无法搭于肩部（图 1-9-16）。两者均为肩关节脱位体征。

6）足内翻和足外翻：足内翻，足掌部活动受限呈固定内翻、内收畸形（图 1-9-17）；足外翻，足掌呈固定外翻、外展畸形（图 1-9-18）。

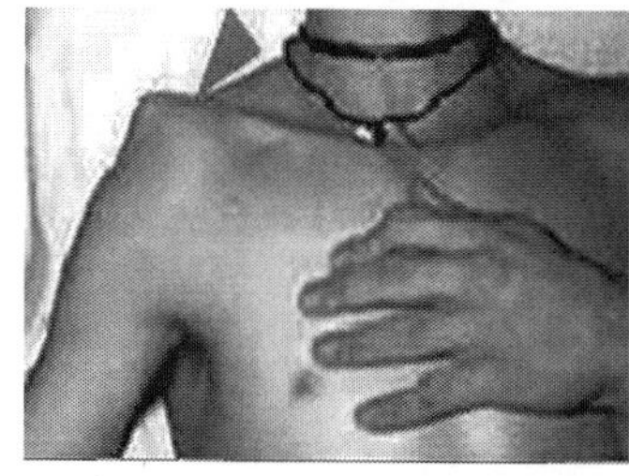
图 1-9-15　方肩畸形

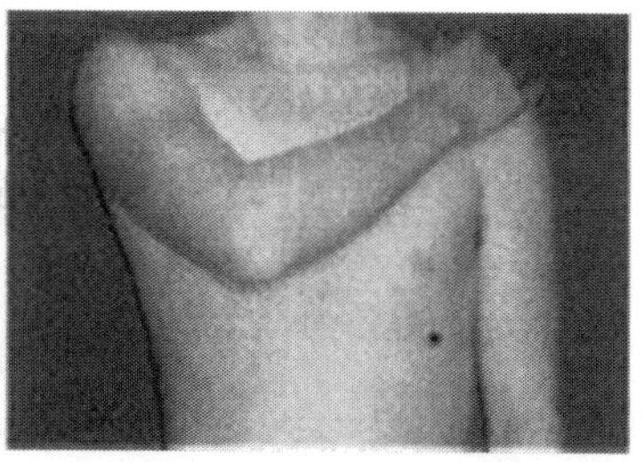
正常手搭肩，肘能贴胸　　Dugas征(+)者，正常手搭肩，肘不能贴胸

图 1-9-16　Dugas 征

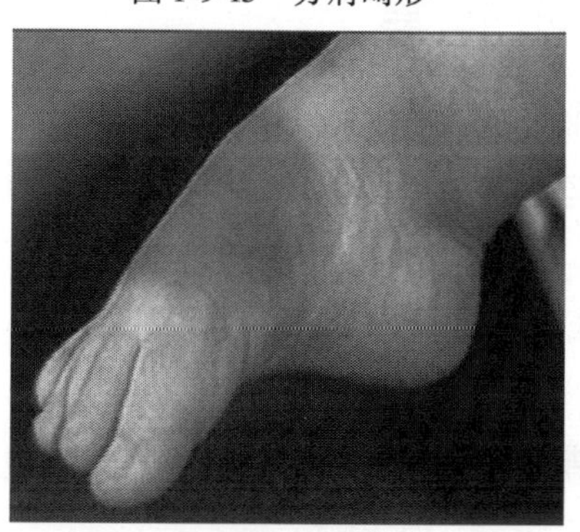
图 1-9-17　足内翻

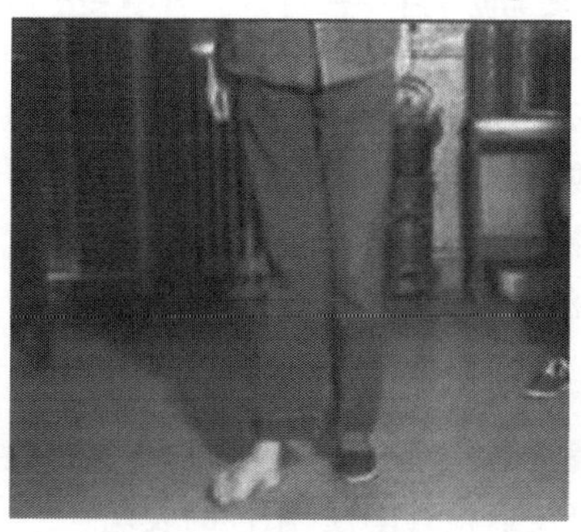
图 1-9-18　足外翻

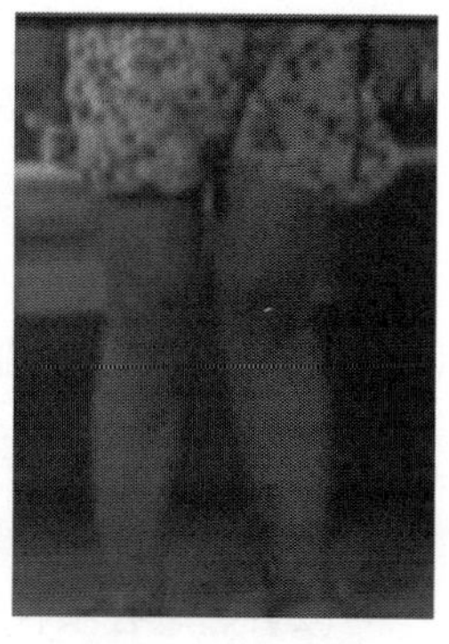
图 1-9-19　膝外翻（“X”型腿）

7）膝外翻和膝内翻：①膝外翻——双膝靠拢时，两小腿斜向外方呈“X”形弯曲，使两脚内踝分离（图 1-9-19）。②膝内翻——双踝并拢时两膝因双侧胫骨向外侧弯曲而呈“O”形（图 1-9-20）。

8）浮髌试验（+）：患腿膝关节伸直，放松股四头肌，检查者一手挤压髌上囊，使关节液积聚于髌骨后方，另一手示指轻压髌骨，如有浮动感觉，即能感到髌骨碰撞股骨髁的碰击声；松压则髌骨又浮起，则为阳性，为膝关节腔积液的体征（图 1-9-21，图 1-9-22）。

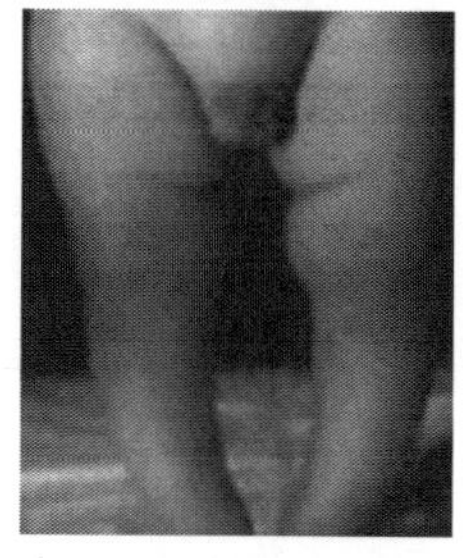
图 1-9-20　膝内翻（“O”型腿）

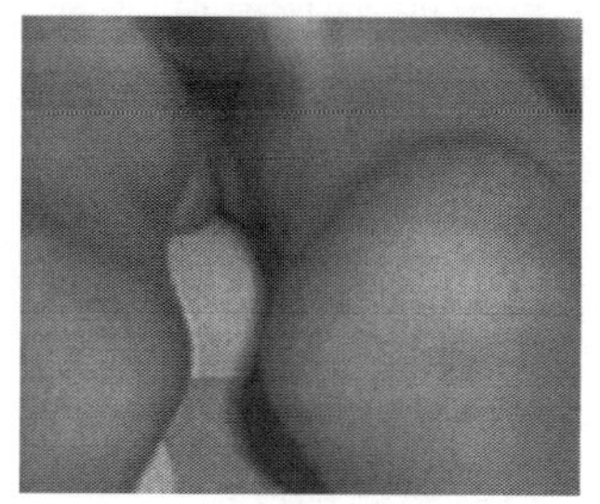
图 1-9-21　膝关节腔积液

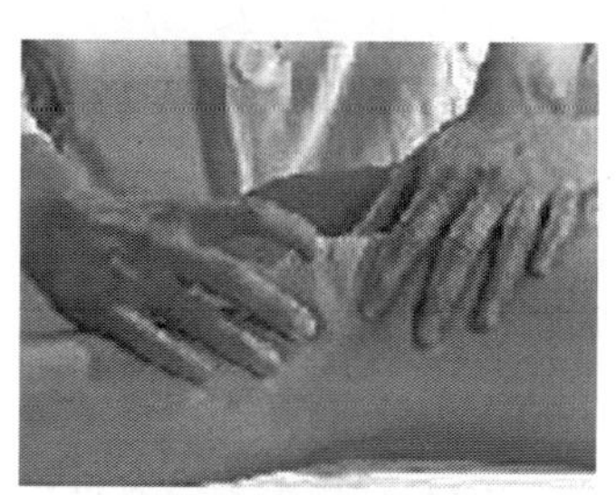
图 1-9-22　浮髌试验

9）肌肉萎缩：下肢静脉曲张，小腿静脉呈蚯蚓状弯曲、怒张（图 1-9-23）。重者腿部肿胀，局部皮肤颜色暗紫、色素沉着，可形成溃疡。

10）肢体部分或全部肌肉体积缩小、松弛无力（图 1-9-24）。

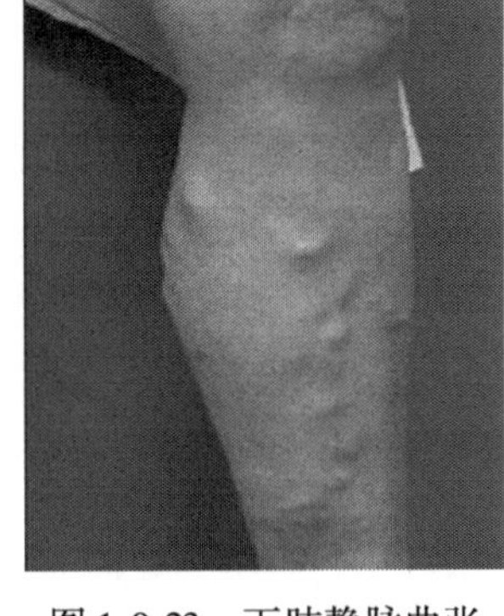

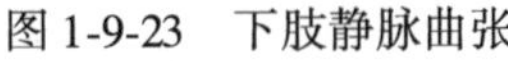

图 1-9-23　下肢静脉曲张

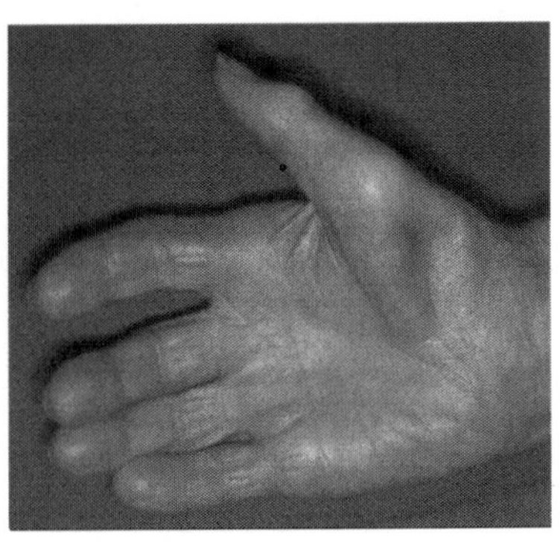

图 1-9-24　肌肉萎缩

【技能考核】

1. 内容

（1）说出脊柱、四肢检查的内容。

（2）演示脊柱压痛、叩击痛、活动度检查的方法。

2. 方法　每一个实验项目分别在四个实验组中抽出四位学生进行演示，评价教师对学生的技能操作进行讲评，并记录成绩。

实验指导十　神经反射检查

神经反射是通过反射弧完成的，并且受到高级中枢的控制，反射弧中任何一个环节的病变都可使反射减弱或消失，而锥体束以上部位的某些病变，则会使部分反射活动失去抑制而出现反射亢进。神经反射的检查对于判断病变位置、评估被检查者意识状态有非常重要的意义，是必须掌握的操作技能。

【实验目的】

（1）掌握深反射、浅反射、病理反射及脑膜刺激征检查的内容及方法。

（2）熟悉各项神经反射检查阴性、阳性的表现。

（3）了解自主神经检查的内容及方法。

【实验学时】

4 学时。

【实验前准备】

（1）患者准备：患者穿单衣裤，以便暴露被检查部位。

（2）护士准备：衣着整洁、举止端庄、态度和蔼，剪短指甲，检查前洗手。

（3）环境准备：安静、舒适，具有私密性，环境温暖，自然光线。

（4）物品准备：叩诊锤、棉签、病历记录本。

【实验内容及方法】

（一）实验步骤

（1）护士向被检查者做自我介绍，说明检查的目的、要求，请患者配合，尽量当患者面洗手。

（2）检查患者的各项深反射、浅反射及病理反射。

（3）检查完毕后，整理用物，感谢患者配合，协助患者休息，记录检查结果。

（4）根据病情变化，随时复查以发现新的体征。

（二）实验内容

1. 浅反射　刺激皮肤、黏膜引起的反射，主要有以下几种。

（1）角膜反射：嘱被检查者向内上方注视，检查者用细棉签毛由角膜外缘轻触患者的角膜（图 1-10-1）。正常时，被检查者眼睑迅速闭合，称为直接角膜反射。同时未受刺激的另一只眼也会同时产生反应，称为间接角膜反射。

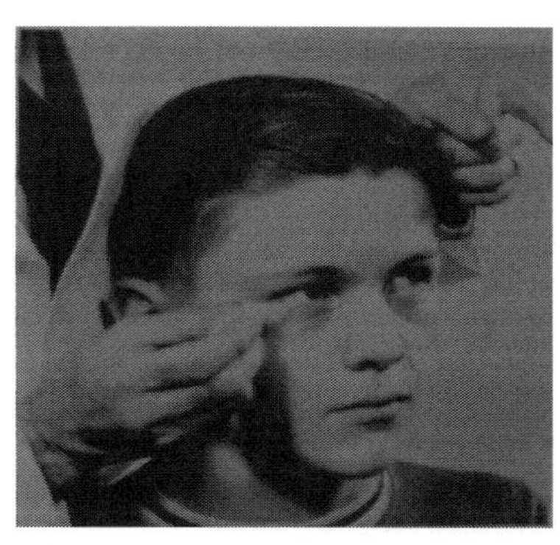

图 1-10-1　角膜反射检查

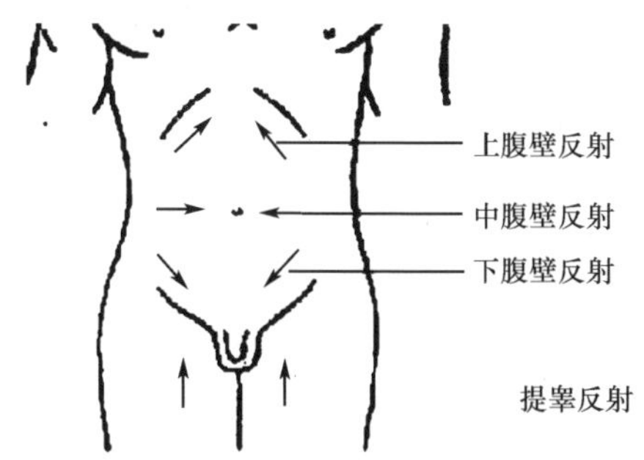

图 1-10-2　腹壁反射、提睾反射检查

（2）腹壁反射：被检查者仰卧，双下肢稍屈，检查者用棉签杆按上（肋缘下）、中（脐平）、下（腹股沟上方）由外向内轻划被检查者腹壁皮肤。正常时受刺激部位可见腹壁皮肤收缩（图 1-10-2）。

（3）提睾反射：被检查者仰卧，检查者由下向上轻划股内侧上方皮肤。正常时同侧提睾肌收缩，睾丸上提（图 1-10-2）。

2. 深反射　刺激骨膜、肌腱时引起的反射，检查时需嘱被检查者完全放松。

（1）肱二头肌腱反射：被检查者取前臂半屈曲内旋位。检查者右手托起被检查者前臂，使其完全放松，右拇指置于其肱二头肌腱上，左手持叩诊锤轻叩自己右拇指（图 1-10-3）。正常反应为被检查者肱二头肌收缩，前臂快速屈曲。

（2）肱三头肌腱反射：被检查者前臂半屈曲内旋位，检查者左手托住其前臂，嘱被检查者放松前臂，轻叩其鹰嘴上方肱三头肌腱（图 1-10-4）。正常表现：被检查者肱三头肌收缩，前臂伸展。

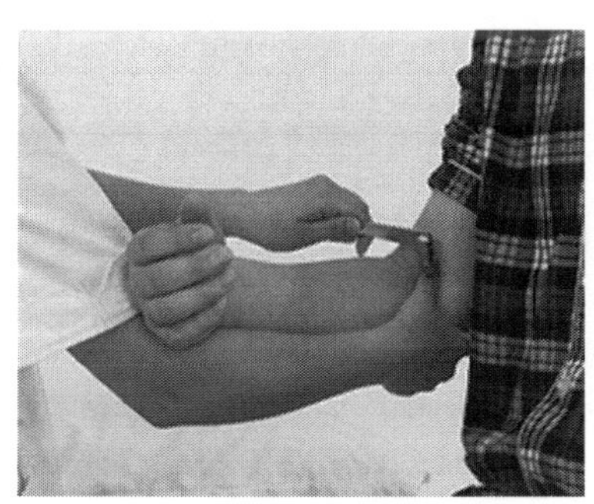

图 1-10-3　肱二头肌腱反射

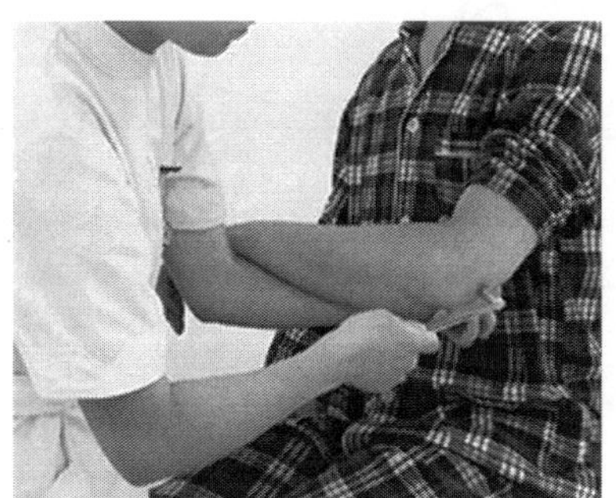

图 1-10-4　肱三头肌腱反射

（3）膝腱反射：患者端坐，一腿搁于另一腿上，检查者用叩诊锤轻叩被检查者髌骨下股四头肌肌腱（图 1-10-5）；或被检查者仰卧位，检查者左手托其腘窝，使膝关节成半屈位，右手持叩诊锤轻叩其股四头肌腱（图 1-10-6）。正常表现：股四头肌收缩，小腿伸展。

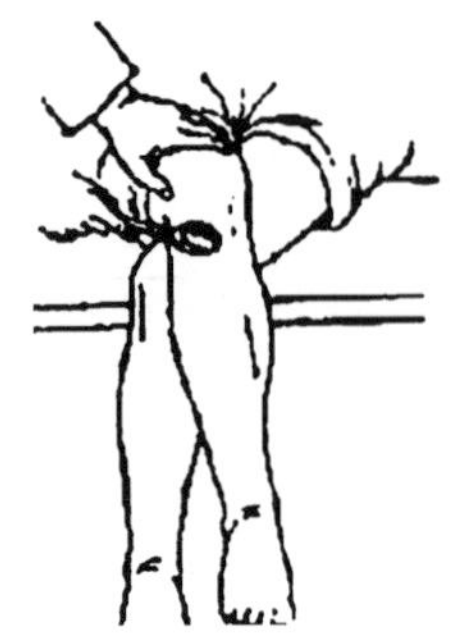
图 1-10-5 膝腱反射(坐位)

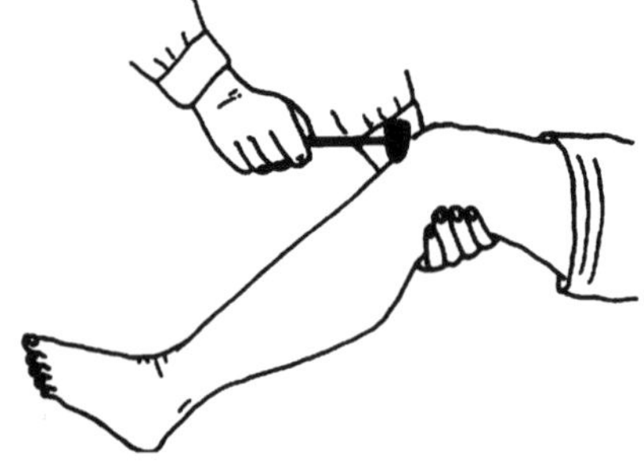
图 1-10-6 膝腱反射(仰卧位)

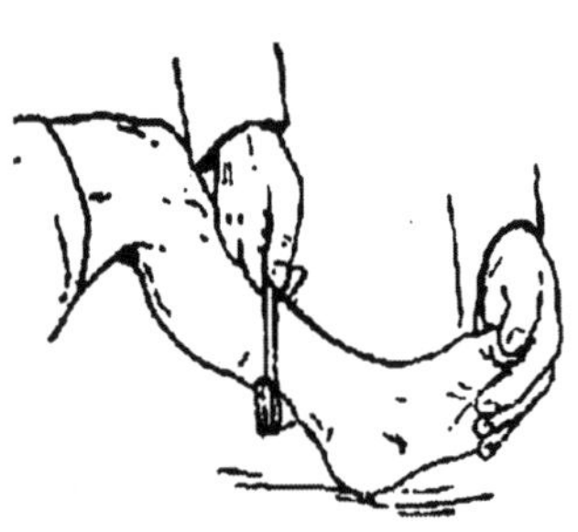
图 1-10-7 跟腱反射(仰卧位)

(4) 跟腱反射:被检查者仰卧位,髋关节、膝关节稍屈曲,下肢外旋外展位,检查者左手托起被检查者足掌,以叩诊锤叩击其跟腱(图 1-10-7);或被检查者跪于椅面,双足自然下垂,检查者轻叩跟腱。正常反应:腓肠肌收缩,足向跖面屈曲。

3. 病理反射

(1) 巴宾斯基(Babinshi)征:为下肢锥体束征。检查方法:被检查者仰卧,下肢伸直放松,检查者一手握住被检查者踝部,一手持一头部较尖棉签柄,自足底跟部沿足底外侧缘向前划至小趾根部并转向内侧,正常表现为踇趾及其他四趾跖屈(跖反射),如出现踇趾背屈其余四趾呈扇形外展即为阳性。无反应为中性,如一侧阴性另一侧中性仍有临床意义(图 1-10-8)。

(2) Oppenheim's 征:检查者用拇指及示指沿被检查者胫骨前缘用力由上向下滑压,阳性表现同巴宾斯基征。

(3) Chaddock's 征:检查者用竹签在被检查者外踝下方足背外缘,由后向前划至趾跖关节处,阳性表现同巴宾斯基征。

(4) Gordon's 征:检查以一定力量捏压被检查者一侧腓肠肌,阳性表现同巴宾斯基征。

以上四个检查均为下肢锥体束征(图 1-10-9)。

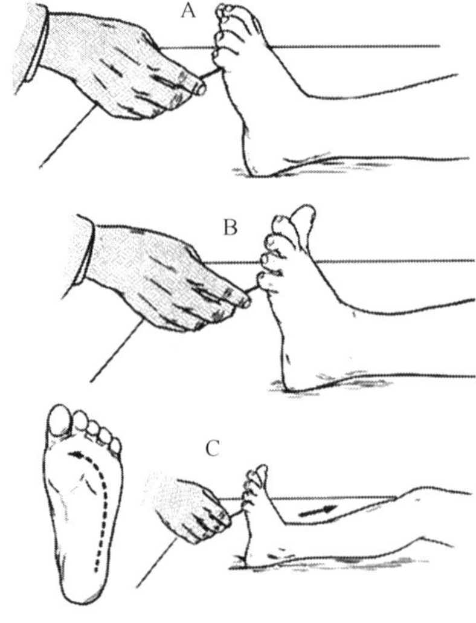

图 1-10-8 巴宾斯基征检查方法示意图

A. 阴性表现;B、C. 阳性表现

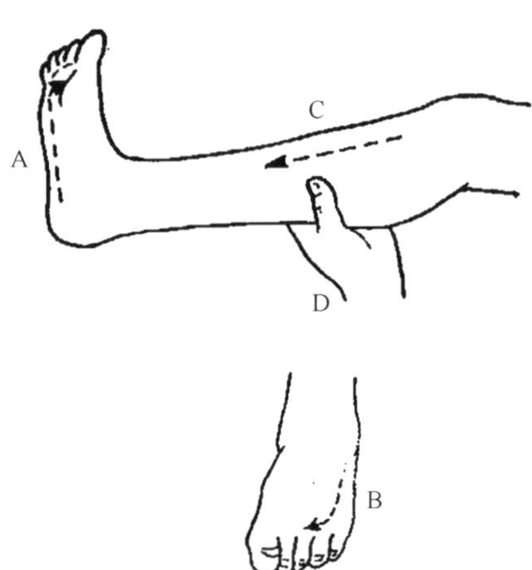

图 1-10-9 下肢锥体束征检查方法示意图

A. Barbinski 征;B. Chaddock 征;C. Oppenheim 征;D. Gordon 征

（5）霍夫曼征（Hoffmann sign）：上肢锥体束征。检查方法：检查者左手持被检查者腕部，右手中指、示指夹住被检查者中指并向上提，使腕部处于轻度过伸位，拇指迅速弹刮被检查者的中指指甲（图1-10-10）。阳性表现：被检查者其余四指轻度掌曲。

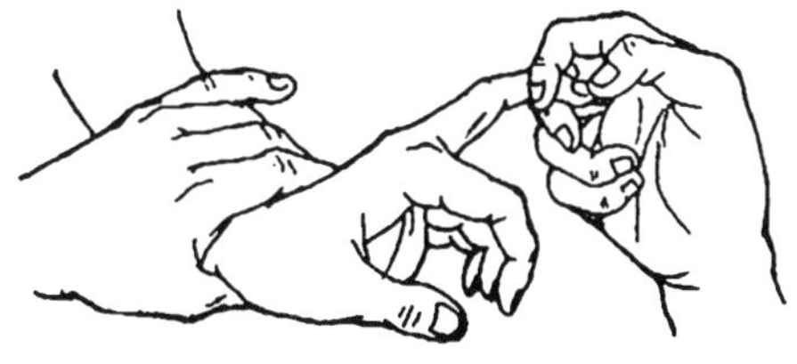

图1-10-10　霍夫曼征检查方法示意图

4. 脑膜刺激征　为脑膜受激惹的表现。阳性见于各种脑膜炎、蛛网膜下隙出血、颅内压增高等情况。包括以下三个检查。

（1）颈强直：被检查者去枕仰卧，检查者先左右转动其头部，以了解是否有颈部肌肉和椎体病变。然后左手托被检查者枕部，右手置于胸前作屈颈动作，感觉颈部有无抵抗感。阳性表现为被动屈颈时抵抗力增强。

（2）Kernig征：被检查者取仰卧位，一侧下肢屈髋屈膝均呈直角，检查者以一手按握被检查者膝关节上方，另一手托住足跟部并向上抬举使膝关节被动伸展。正常人大腿与小腿可成角大于135°。如伸展小腿与大腿夹角小于135°，或大腿后屈肌紧张有明显抵抗并伴疼痛即为阳性（图1-10-11）。

（3）Brudzinski征：被检查者仰卧，两下肢伸直，检查者以手托起被检查者头部，使其下颌接近前胸部，如颈部有抵抗及颈后疼痛感，同时两下肢髋关节反射性屈曲即为阳性（图1-10-12）。

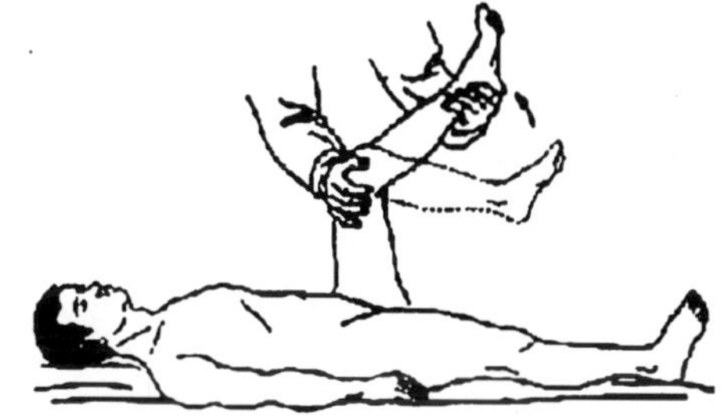

图1-10-11　Kernig征

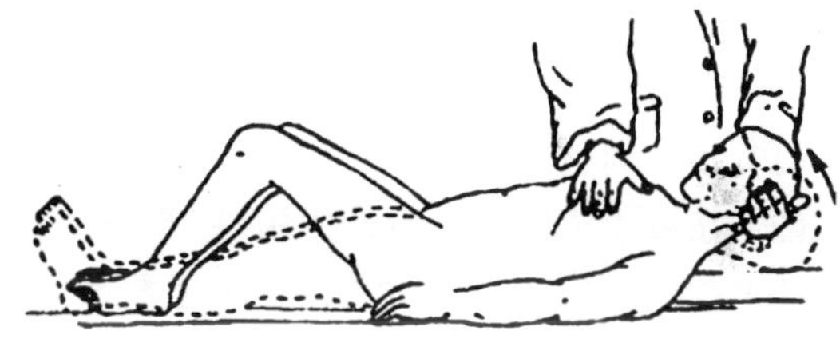

图1-10-12　Brudzinski征

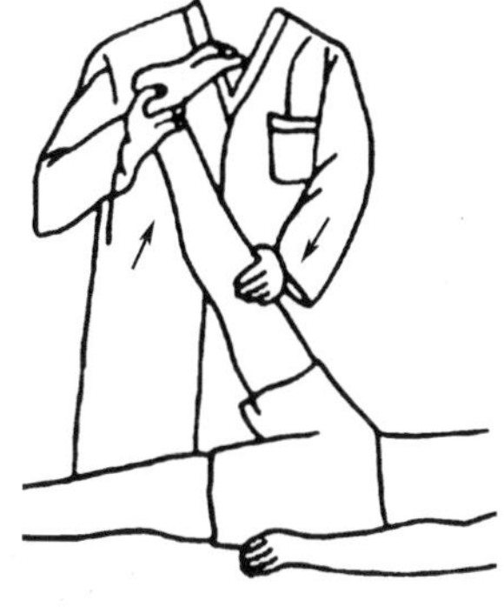

图1-10-13　Lasegue征

5. Lasegue征（拉赛格征，直腿抬高试验）　检查方法：检查时嘱患者仰卧，两下肢伸直，检查者一手置于被检查者一侧膝关节上，使下肢保持伸直，另一手将该侧下肢抬起。正常：可抬高70°以上（图1-10-13）。阳性体征：抬高不到30°，即出现由上而下的放射性疼痛。

【技能考核】

1. 内容

（1）说出深反射、浅反射及病理反射检查的内容。

（2）演示肱二头肌腱反射、肱三头肌腱反射、膝腱反射、巴宾斯基征、霍夫曼征、脑膜刺激征及Lasegue征检查方法。

2. 方法　每一个实验项目分别在四个实验组中抽出四位学生进行演示，评价教师对学生的技能操作进行讲评，并记录成绩。

实验指导十一　生殖器、直肠、肛门检查

外生殖器、直肠、肛门检查是全身体格检查的重要组成部分,对其进行检查对于全面、准确的判断被检查者身体状况至关重要。但由于这些部位的隐私性,常被列在体格检查的范围外,但对于有疾病指征的患者,检查者应向被检查者说明检查目的及重要性,解除其心理上的顾虑。

【实验目的】

(1) 了解男性、女性生殖器检查的方法。

(2) 熟悉肛门、直肠检查的方法。

(3) 掌握生殖器、直肠、肛门检查常见的异常表现及其临床意义。

【实验学时】

课下自学。

【实验前准备】

(1) 患者准备:患者穿单衣裤,以便暴露被检查部位。

(2) 护士准备:衣着整洁、举止端庄、态度和蔼,剪短指甲,检查前洗手。男性医务人员检查女患者时需有另一女性医务人员陪同。

(3) 环境准备:安静、舒适,具有私密性,环境温暖,自然光线。

(4) 物品准备:纱布、棉签、一次性橡胶指套、橡胶单、润滑剂、病历记录本。

【实验内容及方法】

(一) 实验步骤

(1) 护士向被检查者做自我介绍,说明检查的目的、要求,请患者配合,当患者面洗手。

(2) 按要求依次对患者的生殖器、直肠、肛门进行检查。

(3) 检查完毕后,整理用物,感谢患者配合,协助患者穿戴整齐,记录检查结果。

(4) 根据病情变化,随时复查以发现新的体征。

(二) 实验内容

1. 生殖器检查

(1) 男性生殖器检查:视诊及触诊为主,具体如下。

1) 生殖器的总体发育情况:需结合被检查者年龄进行判断。

2) 阴茎:有无包茎(包皮口狭小,使龟头不能露出)、包皮过长(包皮掩盖尿道口,但能上翻露出龟头)。尿道口有无压痛、黏液或脓液。龟头上有无硬结、溃疡或瘢痕。

3) 阴囊(scrotum):阴囊皮肤是否粗糙,有无渗出、糜烂及水肿。阴囊水肿可为全身水肿的一部分,也可由局部因素引起,如下腔静脉回流受阻。若阴囊内触及变性肿块,常为腹股沟斜疝进入阴囊所致。

4) 睾丸(testis):是否缺如,形状、大小、硬度、有无触痛。检查时用一手或双手双侧同时触诊比较。若疑有睾丸增大应行透光试验。方法是:以不透光的纸卷成筒状,一端置于肿大的部位,然后由对侧以手电筒照射。正常时阴囊呈红色均匀透亮,称透光试验阳性。睾丸肿瘤、疝、鞘膜积血等,可呈不透明的阴性反应。

5) 附睾及精索(cpididymis and spermatic cord):两侧对比注意有无结节、囊肿、压痛。

如结核性附睾炎，在附睾尾部肿大、质硬，呈结节状无压痛硬块。精索静脉曲张时，在阴囊内可触及曲张的静脉如蚯蚓样的感觉，站立或腹内加压时明显、平卧即消失。

（2）女性生殖器检查：参见本书“妇产科常用实验操作”部分。

2. 直肠与肛门

（1）视诊：根据具体情况，被检查者通常采用下列三种体位：①前俯位（适用于门诊或轻症患者），嘱患者背向光线站立，上身向前弯曲匐伏床侧，使髋部弯曲成90°姿势，检查者站在患者侧面，用双手拇指将臀部肌肉轻轻分开，露出肛门。②左侧卧位（适用于危重患者），患者侧卧背向光线，下面腿伸直，上面腿向腹部屈曲，检查者站在背后检查。③膝胸位（适用于乙状结肠镜检），患者背向光线，双膝跪在检查台上，弯曲上身，使前胸及一侧面紧贴检查台面，检查者站在侧旁。检查内容如下。

1）肛周皮肤：有无增厚、红肿、分泌物、皮疹及瘘管等。

2）痔：有无外痔及脱出的内痔（紫红色柔软肿块），并记录其部位。

3）有无肛门皲裂（肛门黏膜狭长裂伤）。

4）有无直肠脱垂：检查时嘱患者取蹲位，用力屏气做排便动作，如在肛门外看到紫红突出物，即为直肠部分脱垂（直肠黏膜脱垂）或直肠完全脱垂（直肠壁全层脱垂）。

（2）触诊

1）检查方法：患者体位除采用上述左侧卧位及膝胸位外，尚可取仰卧、臀部垫高位。仰卧式体位适用于重症体弱患者和膀胱直肠窝的检查。检查时要求患者保持肌肉松弛，避免肛门括约肌紧张，检查者右手戴橡皮手套或指套，示指涂以润滑油或肥皂液，让患者行深呼吸，先以指腹轻按压肛门，再缓慢插入直肠内进行检查。垂直插入直肠后，有顺序地上下左右全面检查。检查完毕后取出指套，观察其上有无脓血等分泌物，必要时送检。

2）检查内容：肛门括约肌紧张度，肛管内肿物、硬结，直肠壁管腔及邻近组织情况等。

【技能考核】

1. 内容　说出直肠、生殖器检查的主要内容。

2. 方法　上课提问。

实验指导十二　心电图检查

心电图检查是利用心电图机自体表记录的心脏每一心动周期所产生的电活动变化的曲线图形。目前虽然影像学检查等检查技术因其直观、方便的特点在临床中广泛应用于心脏检查中，但是心电图检查在某些心脏疾病的诊断（尤其是心律失常的诊断中）有不可替代的地位，是目前临床工作中应用极为广泛的检查技术。作为临床护士，掌握心电图检查的操作步骤并能简单的对检查结果进行分析是必须具备的基本功。

【实验目的】

（1）掌握心电图检查的操作步骤。

（2）熟悉心电图检查结果的分析方法。

【实验学时】

4 学时。

【实验前准备】

(1) 患者准备:患者穿单衣裤,以便暴露前胸部。检查前 30min 内避免吸烟、饱餐。

(2) 护士准备:衣着整洁、举止端庄、态度和蔼,剪短指甲,检查前洗手。

(3) 环境准备:安静、舒适,具有私密性,环境温暖,检查床不宜过窄,心电图机旁不要放电器。

(4) 物品准备:酒精棉球、长镊、心电图机、心电图记录纸。

【实验内容及方法】

(一) 实验步骤

1. 检查心电图机 ①检查供电电源电压与机器规定电压是否相符。②检查心电图机画笔,各个控制旋钮是否都在零或固定位置,若不在要旋回规定位置。③检查机器及导线、附件是否齐全、完整。

2. 介绍检查步骤 护士向被检查者简要介绍检查的步骤,嘱被检查者全身放松,检查过程中勿移动,必要时屏气。

3. 开机预热 接好地线,并再检查一遍接地是否可靠。接好电源线,打开电源开关,进行机器预热。

4. 皮肤处理 于被检者手腕曲侧腕关节上方 3cm,两内踝上方 7cm 处涂抹导电胶或盐水,或用酒精擦净电极板下、皮肤上油脂。

5. 安置电极 ①连接肢体导联,将肢体按照右上肢→红线、左上肢→黄线、左下肢→绿线、右下肢→黑线(此线与地线相通,使用蓄电池和充电电池时可不用)的要求固定好。②连接胸导联,V_1,胸骨右缘第 4 肋间。V_2,胸骨左缘第 4 肋间。V_3,在 V_2 与 V_4 两点连线中点。V_4,左锁骨中线与第 5 肋间相交处。V_5,左腋前线 V_4 水平。V_6,左腋中线 V_4 水平。V_7,左腋后线 V_4 水平。V_8,左肩胛线 V_4 水平。V_9,左脊柱旁线 V_4 水平。V_{3R} ~ V_{5R},右胸部与 V_3 ~ V_6 对称处。绝大多数情况下,胸导联仅连接 V_1 ~ V_6 导联。

6. 校正 校正心电图机的走纸速度、电压、画笔的位置,一般选择走纸速度 25mm/s,电压 10mm = 1mV。

7. 记录心电图 按导联旋钮开关顺序,逐个拨动开关,按次序记录Ⅰ、Ⅱ、Ⅲ、aVR、aVL、aVF、V_1、V_2、V_3、V_4、V_5、V_6 十二个导联的心电图。

8. 检查核对 检查完后再核对一遍有无遗漏、伪差等,并在心电图纸上标好导联名称,受检查姓名及检查时间。

9. 复位归零关机 将导联开关旋回到“0”位,关闭电源开关,然后撤除各个导线。

(二) 注意事项

(1) 室温不得低于 18℃,检查室需远离大型电器设备,检查床宽度不小于 80cm,如果检查床一侧靠墙,附近的墙内不应有电线穿行,如使用交流电操作,心电图机必须有可靠的接地线(接地电阻 <0.5Ω)。

(2) 工作开始前检查心电图机各条线缆的连接是否正常,包括导联线、电源线、地线等。

(3) 认真阅读检查申请单,快速了解被检查者的一般情况以及临床对检测心电图的要求,描记心电图标准 12 导联和(或)附加导联、特殊体位。

(4) 除有精神症状、婴幼儿等不能配合者需用药物镇静外,被检测者应在醒觉状态下,休息 5min 后仰卧接受检测,检测时要求患者全身放松、自然呼吸。

（5）电极安置部位的皮肤应先做清洁，然后涂以心电图检测专用导电介质或生理盐水，并应浸透皮肤，以减少皮肤电阻，保证心电图记录质量。

（6）按照国际统一标准，准确放置标准 12 导联电极，包括 3 个标准肢体导联（Ⅰ、Ⅱ、Ⅲ）、3 个加压肢体导联（aVR、aVL、aVF）和 6 个心前区导联（V_1 ~ V_6）。女性乳房下垂者应托起乳房，将 V_3、V_4、V_5 导联电极置于乳房下缘的胸壁上。

（7）可疑或确诊急性心肌梗死首次检查时必须做 18 导联心电图，即标准 12 导联加 V_7、V_8、V_9、V_{3R}、V_{4R}、V_{5R} 导联，检测后壁导联时患者必须仰卧，检测电极可使用一次性监护电极。

（8）心电图记录每个导联至少描记 3 个完整的心动周期。

（9）记录心电图时标定标准电压为 10mm/mV，走纸速度为 25mm/s，并做标记。

（10）其他：①检查完毕后，应切断心电图机电源、盖好机器防尘罩，清洗、消毒电极。②交直流两用心电图机应定期充电，以延长电池使用寿命。③同时使用除颤器时，不具有除颤保护的普通心电图机应将导联线与主机分离。④心电图机属度量医疗器械，应按规定定期接受相关部门检测。

（三）常见的导致伪差的原因

1. 交流电干扰　在心电图上出现每秒 50 次规则而纤细的锯齿状波形，应将附近可能发生交流电干扰的电源关闭，如电扇、电灯等（图 1-12-1）。

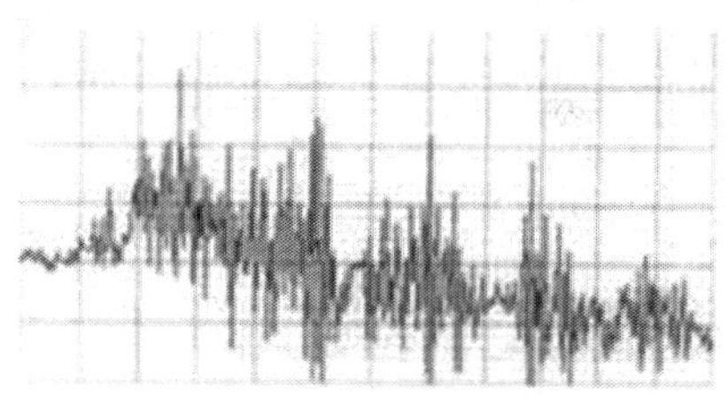

图 1-12-1　交流电干扰所致伪差

2. 肌肉震颤干扰　由于情绪紧张，寒冷或震颤性麻痹等，在心电图上出现杂乱不整的小波，有时很像心房颤动的 f 波。

3. 基线不稳　心电图基线不在水平线上，而是上下摆动。影响对心电图各波，尤其是 S-T 段的判断。

4. 导联连接错误　常见于左右手互换，可使Ⅰ导联 P-QRS-T 波均呈倒置。

5. 定标电压不标准，阻尼不适当　如阻尼适当，标准电压的方形波四角锐利，如阻尼不足、方形波的上升及降落开始处均有小的曲折，如阻尼过度、波形圆钝、阻尼不足或过度均可造成心电图的失真。

6. 导线松脱或断线　表现为图形中突然消失一个 QRS-T 波群，注意勿误诊为窦性停搏。

（四）心电图结果分析步骤

（1）首先找出 P 波，根据 P 波的有无，形状及与 QRS 波群的时间关系来确定。P 波在Ⅱ、V_1 导联最清楚。

（2）测定 PP 或 RR 间隔、计算心房率或心室率。

（3）观察各导联的 P 波、QRS 波群、ST 段和 T 波的形态、方向、电压和时间是否正常。

（4）测量心电轴。

（5）测量 PR 间期和 QT 间期。

（6）比较 PP 间隔和 RR 间隔、找出房律与室律的关系、注意有无提前，延后或不整齐的 P 波和 QRS 波群、以判定异位心律和心脏传导阻滞的部位。

（7）最后结合临床资料，做出心电图结论。

【技能考核】

1. 内容

(1) 演示心电图检查操作。

(2) 针对检查结果进行分析。

2. 方法 学生分为四人一组,相互进行心电图检查,并对检查结果进行分析。

3. 思考题 对于截肢患者,该如何为患者安置心电图电极?

(杨秀琳 海向军)

· 知识拓展:全身体格检查的顺序和方法

检查者进入检查室后,站在被检查者右侧,向被检查者做自我介绍,告之查体注意事项,希望其予以配合。通过简短的交流,消除其紧张情绪,增强信任感,并了解被检查者的应答和言语状态。

取体温表,先检查体温表内水银柱是否已甩至35℃以下,然后把体温表放在被检查者腋窝深处紧贴皮肤,如有汗液则须擦干后测体温,并嘱被检查者用上臂将体温表夹紧。

检查脉搏时右手指并拢,以示指、中指和环指指腹平放在被检查者右手桡动脉近手腕处,至少计数30秒脉搏搏动次数,同时观察被检查者呼吸,计算胸廓起伏频率,计数30s。

测量右上臂血压前嘱被检查者必须在安静环境下休息5~10min。先打开血压计开关,检查水银柱液面是否与0点平齐。使被检查者右上肢裸露,伸直并外展约45°,袖带气囊胶管避开肱动脉,袖带紧贴皮肤缚于上臂,下缘距肘弯横纹上2~3cm,袖带不宜过紧或过松,一般以能伸进1指为宜。在肘窝肱二头肌腱内侧触及肱动脉,将听诊器膜式体件置于肱动脉上,不宜将体件塞在袖带下,并使测量点与腋中线同一水平。右手以均匀节奏向气袖内注气,待动脉搏动消失,再升高20~30mmHg(2.6~4.0kPa),然后缓缓放气,使水银柱缓慢下降,以每秒2mm速度为宜。两眼平视水银柱平面,听到的第一个搏动声为收缩压;水银柱继续下降至声音突然变低沉,直至消失,此时所示压力值为舒张压。同样的方法测定两次,间歇1min左右,取最低值为血压值。解下袖带,整理好后放入血压计内。向右侧倾斜血压计约45°,使水银柱内水银进入水银槽内后关闭开关。

取出体温表,观察刻度后甩下水银,将体温表放入托盘内。分别记录每分钟脉搏、呼吸次数、血压和体温。

观察被检者发育、营养、体型、面容、表情和体位。

观察头发、头颅外形。用双手拨开头发,检查整个头颅有无压痛、包块、损伤等。

观察眉毛分布,有无脱落,眼睑有无下垂、水肿。嘱被检者眼睛下视,用右手示指和拇指捏住左上眼睑中部的边缘,轻轻向前牵拉,然后示指向下压,并与拇指配合将睑缘向上捻转,翻转上眼睑。观察眼睑结膜和穹窿结膜。提起上眼睑皮肤,使眼睑翻转复原。按同样方法检查右上眼睑。用双手拇指置于下眼睑中部,请受检者向上看,同时向下牵拉睑缘,观察下眼睑结膜、穹窿结膜、球结膜及巩膜。

观察眼球的外形有无突出或下陷,双侧瞳孔是否等大等圆。取手电筒,检查对光反射。先查左瞳孔,手电光由外向内移动,直接照射瞳孔,并观察左瞳孔是否缩小。移开光源后,用手隔开双眼,再次用手电光直接照射左瞳孔并观察右侧瞳孔的动态反应。用同样的方法检查右侧瞳孔的直接和间接对光反射。

检查者伸右臂,竖示指,距受检者左眼前30~40cm处。嘱被检者注视示指的移动,并告之勿转动头部,用左手固定被检者头部。示指按水平向外、外上、外下、水平向内、内上、内下,共6个方向进行。检查每个方向时均从中位开始,观察有无眼球运动障碍。同法检查右侧眼球运动。

检查者将示指置于距被检查者眼球1m处,嘱被检者注视1m以外的示指,然后将示指较快地向鼻梁方向移动至距眼球约20cm处,观察两侧瞳孔变化,即调节反射。再将1m外的示指缓慢移近,观察两侧眼球的内聚,称为辐辏反射。

角膜反射检查时,嘱被检者向对侧上方注视,用棉签毛由眼角外向内,轻触被检者的角膜边缘,同时观察两侧眼睑闭合反应。先查左侧,后查右侧。清醒的被检查者可不查角膜反射。

检查耳廓有无畸形、结节或触痛。请被检者头部转向右侧，将左手拇指放在左耳屏前向前牵拉，右手中指和环指将耳廓向后上方牵拉，拇指和示指持手电，观察外耳道的皮肤及有无溢液。检查乳突有无压痛。先左后右。

观察鼻部皮肤和外形。左手拇指将鼻尖上推，借助手电光观察鼻前庭和鼻腔。检查者用手指压闭一侧鼻翼，请受检者呼吸，以判断通气状态。同样方法检查另一侧。检查额窦、筛窦和上颌窦有无压痛。用双手固定于被检查者的两颞侧，将拇指置于眶上缘内侧同时向后按压，询问有无压痛，两侧有无差别。将手下移，先用右拇指置于被检者左侧鼻根部与眼内眦之间，向后内方按压，询问有无压痛；接着用左手拇指压右侧鼻根部与眼内眦之间，向后内方按压，询问有无压痛。再将两手下移，拇指置于颧部，同时向后按压，询问有无疼痛，两侧有无差别。

观察口唇色泽，有无疱疹、口角糜烂等。取手电筒和消毒压舌板，观察口腔黏膜、牙齿、牙龈。轻轻压迫牙龈，注意有无出血和溢脓。嘱被检查者张大口并发"啊"音，手持压舌板的后1/3，在舌前2/3与舌后1/3交界处迅速下压，借助手电光观察软腭、软腭弓、悬雍垂、扁桃体和咽后壁。注意有无黏膜充血、红肿、淋巴滤泡增生。如果扁桃体增大，则须分度。请被检者伸舌，观察舌体、舌苔和伸舌运动、鼓腮动作。

解开被检查者衣领，充分暴露颈部。观察颈部皮肤，有无颈静脉怒张、颈动脉搏动和颈静脉搏动，先左后右。

观察甲状腺是否突出，是否对称。按顺序由浅入深触诊颈部淋巴结。用双手指滑动触诊耳前、耳后、乳突区淋巴结。请被检者将头转向右侧，用右手指触诊枕骨下区的枕后淋巴结。头部还原，检查者双手指尖在颈后三角沿斜方肌前缘和胸锁乳突肌后缘触诊；翻掌，用双手指尖在颈前三角区，先沿胸锁乳突肌前缘触诊。然后让被检者头稍低向左侧，检查者左手扶住头部，右手指尖分别触摸颌下和颏下淋巴结。同法触摸右侧颌下淋巴结。请被检者头部稍前屈，用双手指尖在锁骨上窝内由浅逐渐触摸至锁骨后深部，检查锁骨上淋巴结。如触摸到淋巴结时，应注意部位、大小、数目、硬度、压痛、活动度，有无粘连，局部皮肤有无红肿、瘢痕、瘘管等。

双手触诊法检查甲状腺，右手拇指在胸骨上切迹向上触摸甲状腺峡部在气管前有无增厚，请受检者做吞咽动作，判断有无肿大或肿块。然后用左手拇指在甲状软骨下气管右侧向对侧轻推，右手示指、中指和环指在左胸锁乳突肌后缘，右手拇指在气管旁，使甲状腺左叶在此四指间，以拇指滑动触摸来确定甲状腺的轮廓大小及表面情况，有无肿大和震颤。请被检者吞咽，肿大的甲状腺可随吞咽运动上下移动。同法检查甲状腺右叶。

检查者将示指与环指分别放在被检查者两侧胸锁关节上，将中指置于气管之上，观察中指与示指、环指间距离，判断有否气管移位。

听诊颈部大血管区血管性杂音，先左后右。如果有甲状腺肿大，则将听诊器放在肿大的甲状腺上，注意有无连续性静脉"翁鸣音"或收缩期动脉杂音。甲状腺无肿大则无须听诊。

揭开被子，去枕，嘱被检者下肢自然伸直，颈部放松，检查者左手托住被检者枕部，右手放在其胸前固定位置。左手使被检者头部前屈作被动屈颈动作，测试颈肌抵抗力，有无颈项强直；再次快速屈颈数次，观察两膝关节和髋关节的活动，如有屈曲则为Brudzinski征阳性。

解开衣服，充分暴露前胸部。视诊皮肤，观察呼吸运动是否均衡，节律是否规整，两侧是否对称、肋间隙宽度，胸壁静脉有无曲张。蹲下观察并比较胸廓的前后径与左右径，注意胸廓外形有无异常改变，如桶状胸、佝偻病胸或局部隆起。视诊两侧乳房对称性和乳房皮肤有无异常，乳头的位置、大小和对称性，男性有无乳房增生。

触诊腋窝淋巴结。检查者左手扶托被检查者左前臂，屈肘外展抬高约45°，右手指并拢，掌面贴近胸壁向上直达腋窝顶部，将被检者手臂放下靠拢身体，由浅入深滑动触诊。然后依次触诊腋窝后壁、内侧壁、前壁。触诊腋窝前壁时，注意拇指和四指的配合。再翻掌向外，触诊腋窝外侧壁。左手检查右腋窝淋巴结，方法同前。注意事项同颈部淋巴结的触诊。用手掌前部分别触压胸廓左右上、中、下三部位，检查有无皮下气肿，并询问被检者有无胸壁压痛。双手按压胸廓两侧，检查胸廓的弹性。用拇指按压胸骨柄及胸骨体的中下部，询问被检者有无压痛。女性则常规触诊乳房，先查健侧，后查患侧。乳房检查按内上、外上、尾部、内下、外下顺序由浅入深触诊,最后触诊乳头。检查者的手指和手掌平置在乳房上,用指腹轻轻施加压力,旋转滑动触诊,一般以能触及肋骨而不引起疼痛为度,注意乳房有无红肿热痛和包块。触诊乳晕和乳头,则用拇指和示指同时轻压乳头两侧对应部位,注意有无硬结和分泌物。

检查胸廓扩张度,两手掌及伸展的手指置于胸廓前下部的对称位置,左右拇指分别沿两侧肋缘指向剑突,两拇指间距约 2cm。然后嘱被检者进行深呼吸动作,比较两手的动度是否一致。将双手掌置于被检者胸部的对称位置,嘱其以同等强度发"一"长音,并双手做一次交换,以排除两手感觉的误差。检查上、中、下三部位,比较两侧相应部位语音震颤的异同,注意有无增强或减弱。双手掌置于被检者胸廓下侧部,嘱其深吸气,触诊有无胸膜摩擦感。

检查胸部叩诊音分布,以胸骨角为标志,确定肋间隙。板指与肋骨平行,由第 1 肋间至第 4 肋间,按由外向内、自上而下、两侧对照的原则叩诊。注意叩诊音改变及板指的震动感。

肺下界叩诊,按右锁骨中线、左腋中线、右腋中线顺序叩三条线。被检者平静呼吸,检查者板指贴于肋间隙,自上而下,由清音叩到实音时翻转板指,取板指中部用标记笔做标记,数肋间隙并做记录。

肺部听诊按锁骨中线、腋前线和腋中线三条线,上、中、下部左右对称部位的顺序进行。比较两侧的呼吸音有无异常变化,是否有呼吸音以外的附加音(干湿啰音),必要时嘱被检者做深吸气动作。

检查语音共振:听诊器体件位置同语音震颤的检查,上、中、下三个部位,从内到外。嘱被检者以一般的声音强度重复发"yi"长音,做两侧对比,有无增强或减弱。嘱被检者深吸气,在下侧胸壁听诊有无胸膜摩擦音。

检查者下蹲,以切线方向观察被检查者心前区是否隆起、观察心尖搏动的位置、强弱和范围及心前区有无异常搏动。

检查者手掌置于被检查者心前区,注意心尖搏动的位置和有无震颤。示指和中指并拢,用指腹确定心尖搏动的位置、范围,是否弥散,有无抬举性搏动,确定心前区异常搏动(包括剑突下搏动)。用手掌在心底部和胸骨左缘第 3、4 肋间触诊,注意有无震颤及心包摩擦感。必要时用手掌尺侧(小鱼际)确定震颤的具体位置,判定收缩期还是舒张期。心脏叩诊,先叩左界,从心尖搏动最强点外 2 ~ 3cm 处开始,沿肋间由外向内。叩诊音由清变浊时,翻转板指,在板指中点用标记笔做标记。如此自下而上,叩至第 2 肋间。叩右界则先沿右锁骨中线,自上而下,叩诊音由清变浊时为肝上界,于其上一肋间(一般为第 4 肋间)由外向内叩出浊音界,上移一个肋间,分别于第 3、第 2 肋间由外向内叩出浊音界,并分别做标记。然后标出前正中线和左锁骨中线,用直尺测量左右心浊音界各标记点距前正中线的垂直距离和左锁骨中线与前正中线间的距离,并记录。

心脏听诊先将听诊器体件置心尖搏动最强的部位。听诊心率(1min)、心律、心音(强度改变、心音分裂、额外心音)、杂音。然后依次在肺动脉瓣区(胸骨左缘第 2 肋间)、主动脉瓣区(胸骨右缘第 2 肋间)、主动脉瓣第二听诊区(胸骨左缘第 3 肋间)、三尖瓣区(胸骨左缘第 4、5 肋间)听诊。注意 A2 与 P2 的强度比较,心音分裂与呼吸的关系。如听到杂音,应认真辨别其最响的部位、时期、性质、传导、强度及与体位、呼吸、运动的关系。在胸骨左缘第 3、4 肋间听诊有无心包摩擦音。

嘱被检者坐起,两手抱膝,暴露背部,视诊皮肤。双拇指在第 10 肋水平,对称性地把手掌放在背部两侧,两拇指间距约 2cm,两手向脊柱方向推挤,使皮肤松弛致双手大拇指掌侧缘平行。然后嘱被检者做深呼吸动作,比较两手的动度是否一致。

检查者两手掌置被检查者肩胛下区对称部位,请被检者发"yi"音,然后两手交换,请被检者以相等强度重复发"yi"音,比较两侧语音震颤强度是否一致。

背部叩诊肩胛间区脊柱两侧上下共 4 个部位,左右腋后线、肩胛线上下共 4 点,先左后右。比较叩诊音的分布是否正常。

请被检者上臂自然下垂贴于侧胸壁,检查者握其肘,稍做内收外展动作,另一手触摸肩胛下角,在上臂自然下垂时确定肩胛下角位置,通过此角的垂线为肩胛线。沿肩胛线自上而下,叩出平静呼吸时的肺下界。嘱被检者做深吸气后屏住呼吸,迅速沿左肩胛线自上而下叩至浊音区,翻转板指,在其中点做一标记。请被检查者恢复平静呼吸,再嘱其深呼气后屏气,迅速沿左肩胛线自上而下叩出浊音区,翻转板指,再做标记，嘱被检者恢复正常呼吸。数肋间，用直尺测量两个标记间的距离，即肺下界移动范围。再叩右肩胛线处肺下界及深吸气、深呼气末的肺下界，数肋间，测量右肺下界移动范围。做记录。

听诊肩胛间区脊柱两侧上下共4个部位，左右腋后线、肩胛线上下共4点，注意双侧对称部位的呼吸音是否正常，有无干湿啰音。嘱被检者以相同的声音强度发"yi"长音，在肩胛间区脊柱两侧和肩胛下区左右共4点对比两侧语音共振有无增强或减弱。用双拇指按压背部第12肋与脊柱夹角的顶点（即肋脊点）和第12肋与腰肌外缘的夹角顶点（即肋腰点），同时询问被检者有无疼痛。用左手掌平放在左肋脊角处，右手握拳用轻到中等的力量叩击左手背，询问有无疼痛，即肾区叩击痛检查。同法检查右侧有无叩击痛。

请被检者前后左右活动颈部及腰部，观察脊柱的活动度，有无活动受限。检查者用手指沿脊柱的棘突以适当的压力从上向下划，观察划压后皮肤出现的红色充血线，判断脊柱有无侧弯。检查者用拇指自上而下逐个按压脊柱棘突及椎旁肌肉直至骶部，询问有无压痛。先用间接叩击法，嘱被检者坐正，将左手掌置于被检者头顶部，右手半握拳叩击左手背。观察被检者有无疼痛，疼痛部位多是病变位置。然后用叩诊锤直接叩击胸椎和腰椎体的棘突，询问有无叩击痛。如有压痛或叩击痛，则以第7颈椎棘突为骨性标记，计数病变椎体位置。

嘱被检者躺下取仰卧位，充分暴露腹部。蹲下平视腹部外形是否平坦。视诊腹部皮肤，呼吸运动是否存在或有无异常，有无腹壁静脉曲张、胃肠型或蠕动波等。

请被检者屈膝并稍分开，以使腹肌松弛。检查者以全手掌放于被检查者腹壁上部，感受腹肌紧张度，并使患者适应片刻。然后轻柔地进行腹部浅触诊，先触诊未诉病痛的部位，一般自左下腹开始滑行触诊，然后沿逆时针方向移动，同时观察被检者的反应及表情。注意腹壁的紧张度、抵抗感、表浅的压痛、包块、搏动和腹壁上的肿物。用指尖深压位于脐与髂前上棘连线中外1/3交界处的McBurney点，检查有无压痛，停留片刻后突然将手抬起，以检查有无反跳痛。再做深触诊，左手与右手重叠，以并拢的手指末端逐渐加压触摸深部脏器。检查顺序同浅触诊，一般自左下腹开始，按逆时针方向进行。如果触及肿物或包块，须注意其位置、大小、形态、质地、压痛、搏动、移动度及与腹壁的关系。

双手触诊法检查肝：嘱被检者张口，检查者用左手拇指置于被检查者季肋部，其余四指置于背部，以限制右下胸扩张，增加膈下移的幅度。右手三指并拢，掌指关节伸直，与肋缘大致平行地放在右髂窝，沿右锁骨中线，患者呼气时手指压向腹深部，吸气时手指向前迎触下移的肝缘。如此反复进行中，手指逐渐向肋缘滑行移动，直至触及肝缘或肋缘。注意吸气时手指上抬的速度要落后于腹壁的抬起。如果肋下触及肝，必要时宜在右锁骨中线叩出肝上界并测量肝的上下径，以排除肝下移。然后在前正中线触诊肝，一般从脐部开始，自下向上滑行移动，与呼吸运动配合，测量肝缘与剑突根部间的距离。触及肝除测量肝的大小外，还应注意其质地、表面光滑程度、边缘、压痛、搏动感等。肝大者做肝颈静脉回流征检查，即用手掌压迫右上腹，观察颈静脉，如出现颈静脉怒张更加明显，则为肝颈静脉回流征阳性。

脾触诊，左手掌置于被检者左腰部第7～10肋处，试从后向前托起脾，右手掌平放于腹壁，与肋弓大致呈垂直方向。一般从脐部开始，两手配合，随呼吸运动深部滑行向肋弓方向触诊脾，直至触及脾缘或左肋缘。触诊不满意时，可嘱被检者右侧卧位，右下肢伸直，左下肢屈曲使腹部皮肤松弛，再作触诊。如脾大，则测量甲乙线、甲丙线和丁戊线；除大小外，还应注意脾的质地、表面情况、有无压痛及摩擦感等。

被检者仍取仰卧位，两腿屈起稍分开。Murphy征检查：检查者以左手掌平放于被检者右季肋区下部，以拇指指腹勾压被检查者腹直肌外缘与肋弓交界处，其余四指与肋骨交叉。然后嘱被检者做深吸气，同时注意被检者的面部表情，询问有无疼痛。因疼痛而突然中止吸气动作为Murphy征阳性。

检查者双手拇指依次深压被检查者两侧肋弓第10肋下缘偏内（即季肋点）、脐水平腹直肌外缘（上输尿管点）和髂前上棘水平腹直肌外缘（中输尿管点），注意有无压痛。检查肝区叩击痛，用左手掌平放在右季肋区，右手握拳用轻到中等力量叩击左手背，询问叩击时有无疼痛。

液波震颤检查时，检查者左手掌轻贴被检者右侧腹壁，右手四指并拢屈曲，用右手指指腹部叩击左侧腹壁。如左手掌有波动感，为排除腹壁本身振动的传导，则请被检者或助手用右手掌尺侧缘压在脐部腹正中线上，再叩击对侧腹壁，如贴于右腹壁的手掌仍有被液体冲击的感觉，则为液波震颤阳性。

检查者左耳凑近被检者上腹部，右手示指、中指、环指三指并拢置于上腹部，手指与腹壁呈70°做数次急速有力的冲击动作,如闻及气体和液体相撞击的声音即为振水音阳性。腹部叩诊音分布检查同浅触诊,从左下腹开始,以逆时针方向叩诊,以发现有无异常的浊音或实音。

移动性浊音的叩诊先从脐部开始,沿脐水平向左侧方向移动。当叩诊音由鼓音变为浊音时,板指位置固定,嘱被检者右侧卧位,稍停片刻,重新叩诊该处,听取音调是否变为鼓音。然后向右侧移动叩诊,板指移动不便时可改变指尖方向,继续叩诊直达浊音区。叩诊板指固定位置,嘱被检者向左侧翻身 180° 呈左侧卧位,停留片刻后再次叩诊,听取叩诊音之变化。如出现浊音区随体位移动而变动的现象,为移动性浊音阳性。

右下腹听诊肠鸣音(1min)。在脐部和脐上两侧听诊有无血管杂音。鉴于腹部触诊和叩诊可能影响肠鸣音的活跃程度,可根据专科情况,腹部检查改为视诊、听诊、触诊、叩诊的顺序进行。

双手触摸两侧腹股沟淋巴结。比较两侧股动脉的搏动是否存在,搏动强度是否一致,并将听诊器体件置于股动脉搏动处,听诊有无枪击音;稍加用力,注意有无 Duroziez 双重杂音。

取棉签分别沿肋弓、脐水平、腹股沟,由外向内轻划刺激腹壁,先左后右,左右对比,检查上、中、下腹壁反射是否引出。

盖好被子,视诊上肢皮肤、关节、手指及指甲。检查上臂内侧肘上 3 ~ 4cm 处皮肤弹性。触诊左滑车上淋巴结时,用左手扶托被检查者左前臂,并屈肘约 90°,以右手小指固定在被检者的肱骨内上髁,示指、中指及环指并拢,在其上 2 ~ 3cm 处肱二头肌、肱三头肌之间的肌沟中,纵行、横行滑动触摸滑车上淋巴结。同法检查右上臂皮肤弹性和右滑车上淋巴结。

比较双侧桡动脉搏动是否一致,有无交替脉。请被检者深吸气,检查有无奇脉。左手指掌侧紧握被检者右手腕桡动脉处,将被检者前臂抬高过头,感觉桡动脉的搏动,判断有无水冲脉。用手指轻压被检者指甲末端,观察有无红白交替现象,即毛细血管搏动征。

请被检者活动上肢,观察有无运动功能障碍或异常。右手置被检者上臂内侧,嘱被检者作屈肘动作;右手置被检者前臂外侧,嘱其做伸肘运动,观察肌肉克服阻力的力量,即肌力。相同方法测试右前臂肌力,并与左侧做比较。请被检者双手紧握检查者示指、中指和环指,检查者用力回抽,以比较双侧握力。

检查者以左手托被检者屈曲的肘部,将大拇指置于肱二头肌肌腱上,然后以叩诊锤叩击拇指甲,观察前臂的屈曲动作,即肱二头肌反射。用叩诊锤直接叩击鹰嘴突上方的肱三头肌肌腱,观察前臂的伸展运动,为肱三头肌反射。被检查者腕部桡侧面向上,并使腕关节自然下垂,用叩诊锤叩击桡骨茎突上方,观察前臂前旋、屈肘动作,为桡骨膜反射。检查者左手握住被检者腕关节上方,右手以中指及示指夹持被检者中指,稍向上提,使腕部处于过伸位,然后以拇指迅速弹刮患者中指指甲,如果其余四指有轻微的掌屈动作,则为 Hoffmann 征阳性。同样的方法检查右侧。

暴露被检查者下肢,视诊双下肢皮肤、下肢静脉、关节、踝部及趾甲。使被检者屈膝,触摸腘窝淋巴结,触压胫骨前缘内侧有无压陷性水肿,先检查左下肢,后查右下肢。双手同时触摸两侧第 1、2 趾骨间足背动脉,并做比较。

请被检查者活动下肢,观察有无运动功能障碍。用手握住小腿下部,嘱被检者做屈腿动作;用手置于受检者胫骨下方并施加压力,请受检者对抗阻力做伸膝动作,检查肌力并两侧对比。

用左手在被检查者腘窝处托起下肢,使髋关节、膝关节稍屈,然后用叩诊锤叩击髌骨下方的股四头肌肌腱,观察小腿伸展动作,先查左侧后查右侧膝反射。使被检者髋关节、膝关节稍屈,下肢外旋外展位,用左手使足掌背屈呈过伸位,然后以叩诊锤叩击跟键,观察足向跖面屈曲运动。同样方法检查右侧跟腱反射。

用手托住被检者左踝部,用叩诊锤柄或钝竹签沿足底外侧缘,由后向前划至小趾掌关节处再转向踇趾侧,正常表现为足趾跖屈,为 Babinski 征阴性。再检查右侧 Babinski 征。用拇指和示指或示指和中指沿被检者胫骨前缘用力由上向下滑压,阳性表现为拇指缓缓背伸,其他四趾呈扇形展开,称 Oppenheim 征阳性。将膝部稍抬起,右手拇指及其他四指捏压腓肠肌,称 Gordon 征,阳性表现同 Babinski 征和 Oppenheim 征。均先查左侧后右侧。

先使被检者一侧髋关节、膝关节屈曲成直角,左手置于膝关节上,右手置踝部并抬高小腿,Kernig 征阳性者伸膝受限伴有疼痛,而且对侧膝关节屈曲。先查左侧后右侧。

协助被检查者盖好被子,收拾处理用物,感谢被检者的配合,并道别。

第二篇　内科护理学实验指导

实验指导一　促进有效排痰的护理

实验一　雾化吸入疗法

【实验目的】

（1）协助患者消炎、镇咳、祛痰。

（2）减轻支气管痉挛性收缩，解除痉挛，改善通气功能。

（3）预防、治疗患者发生呼吸道感染。

（4）某些咽喉手术后、哮喘等。

【适应证】

（1）上呼吸道、气管、支气管感染。

（2）肺部感染，如支气管肺炎、肺化脓症等。

（3）支气管哮喘。

（4）湿化气道，祛痰。

（5）支气管麻醉，如支气管镜检术前麻醉。

（6）作为抗过敏或脱敏疗法的一种途径，吸入抗过敏药物或疫苗接种。

【禁忌证】

自发性气胸及肺大疱患者慎用。

【实验学时】

1 学时。

【实验器材】

（1）氧气雾化吸入器、氧气装置一套、水温计、弯盘、冷蒸馏水、治疗碗、5ml 注射器、无菌棉签、砂轮、75% 乙醇、生理盐水、治疗巾或患者毛巾。

（2）常用药物：抗生素、祛痰药、平喘药、糖皮质激素。

（3）雾化吸入器种类及吸入的方法

1）定量吸入器：是利用手压制动、定量喷射药物微粒的递送装置。携带方便，操作简单，助推剂是氟里昂（图 2-1-1）。

代表：万托林气雾剂、爱全乐气雾剂、必可酮气雾剂。

2）干粉吸入器：由于可与吸气同步，吸入效果较好，且不含氟里昂。主要有旋转式、碟式和涡流式 3 种。吸入气雾之后须屏气 10s。若屏气不足将降低雾化吸入的效果（图 2-1-2）。

代表：普米克令舒（布地奈德）、舒利迭。

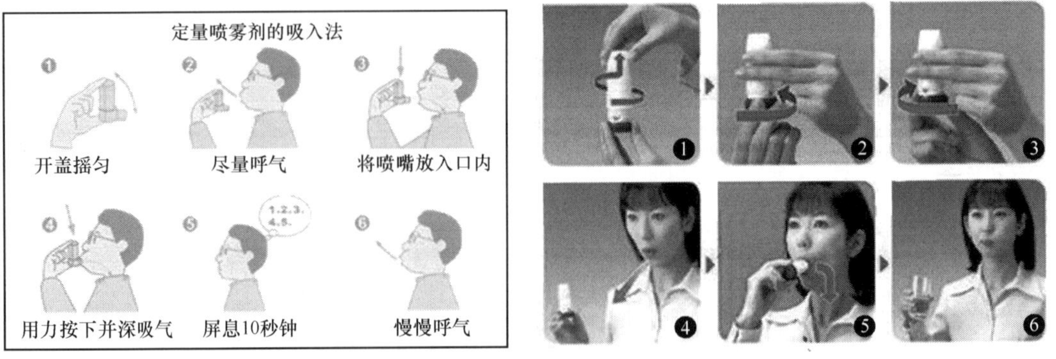

图 2-1-1 定量喷雾剂的吸入法

图 2-1-2 干粉剂吸入法

3）雾化器：包括各种超声波雾化器和喷射式雾化器。

A. 超声波雾化器：是应用超声波声能，药液变成细微的气雾，由呼吸道吸入，达到治疗目的，其特点是雾量大小可以调节，雾滴小而均匀（直径在 3.7 ~ 10.5μm）。多沉积在鼻咽腔，且可能使药物结构发生破坏，在工作中产热而易使药液蒸发，造成药液浓缩，影响临床疗效（图 2-1-3）。

B. 喷射式雾化器：即氧气雾化吸入法，是利用压缩空气、高速氧气气流，使药液形成雾状，再由呼吸道吸入，并且氧气又可解决缺氧问题，达到治疗的目的（图 2-1-4 至图 2-1-6）。雾化液>4ml，理想的喷射产生的气雾微粒 AMMD 应在 2 ~ 4μm，设置压缩空气或氧气的驱动流速 6 ~ 8L/min。

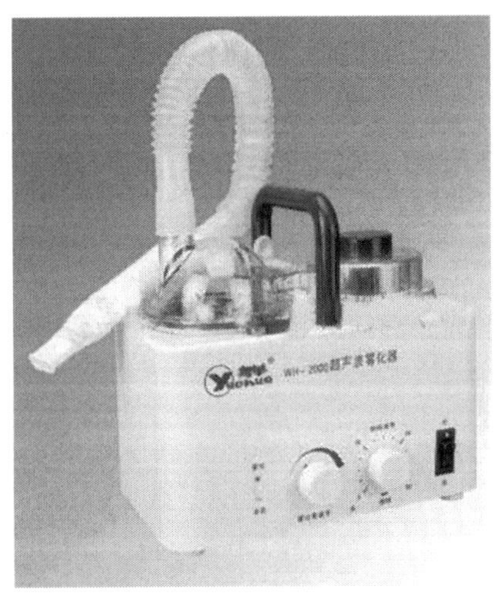

图 2-1-3 超声波雾化器

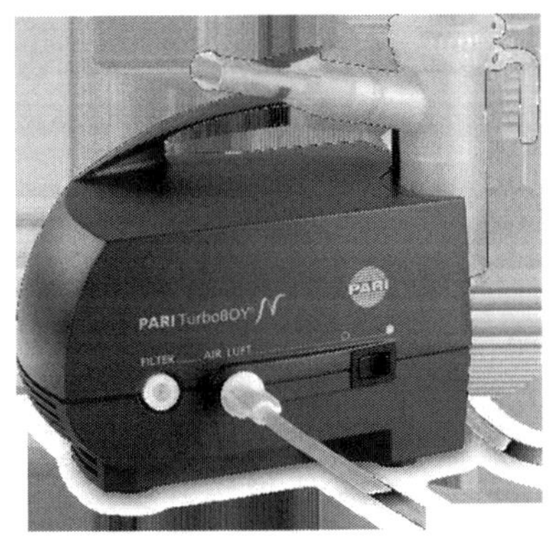

图 2-1-4 喷射式雾化器

【实验步骤】

（一）操作前准备

1. 患者准备

（1）评估患者

1）病情（听诊肺部，明确病变部位，有无将呼吸道分泌物排出的能力等）、治疗情况。

2）意识状态，对治疗计划的了解，心理状态及合作程度。

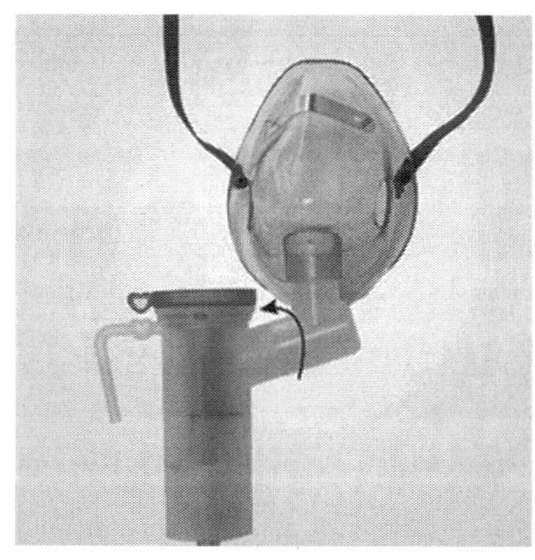
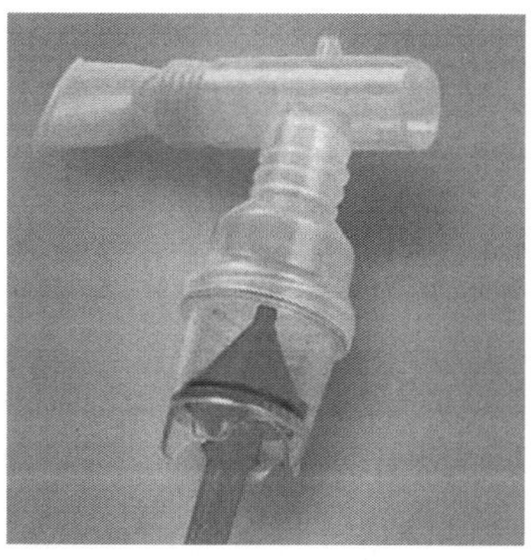

图 2-1-5　相关氧气装置

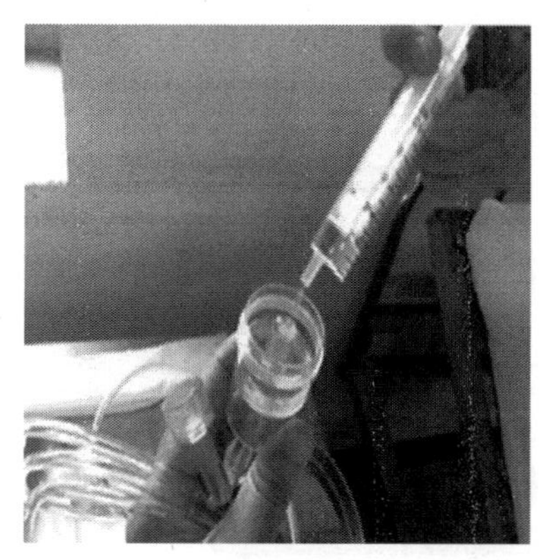
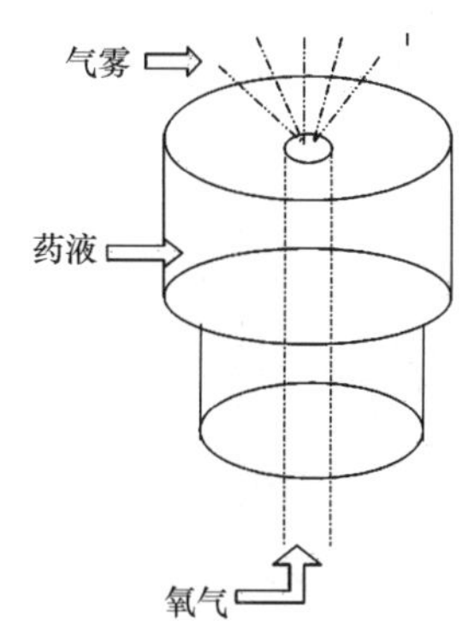

图 2-1-6　氧气雾化吸入工作原理

3）呼吸道是否感染、通畅，有无支气管痉挛、呼吸道黏膜水肿、痰液等；患者面部及口腔有无感染、溃疡等。

（2）向患者解释氧气雾化吸入法的目的、方法、注意事项及配合要点。

（3）患者排大小便，取舒适卧位或坐位，情绪稳定。

2. 护士自身准备　衣帽整洁，修剪指甲，洗手，戴口罩（图 2-1-7）。

3. 用物准备　同实验器材。

4. 环境准备

（1）室内环境清洁，光线、温湿度适宜；减少陪员，放置超声雾化器于合适位置。

（2）关闭门窗，必要时放置屏风。

（二）操作方法及程序

（1）检查氧气雾化吸入器，遵医嘱用蒸馏水将药液稀释至 5ml，注入雾化器的药杯内（图 2-1-8）。

（2）携用物至患者床旁，核对床号、姓名、住院号（手腕带），向患者解释，并介绍使用方法。

（3）患者颈下放置治疗巾或患者毛巾。

（4）连接雾化器的接气口与氧气装置的橡皮管口，取下氧气装置上的湿化瓶或瓶内勿加水（图 2-1-9，图 2-1-10）。

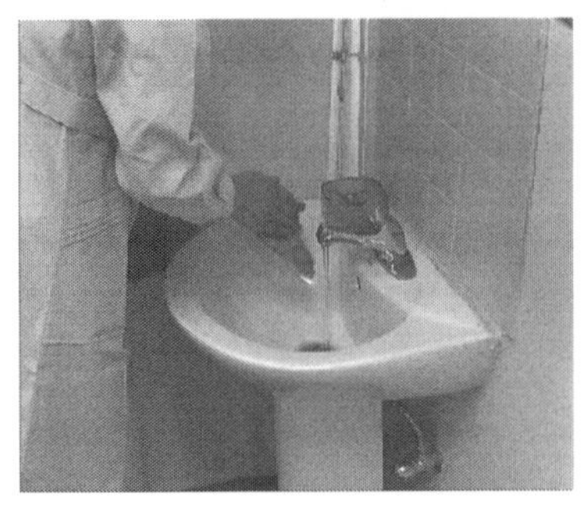

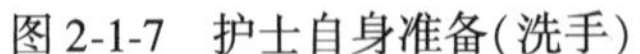

图 2-1-7 护士自身准备(洗手)

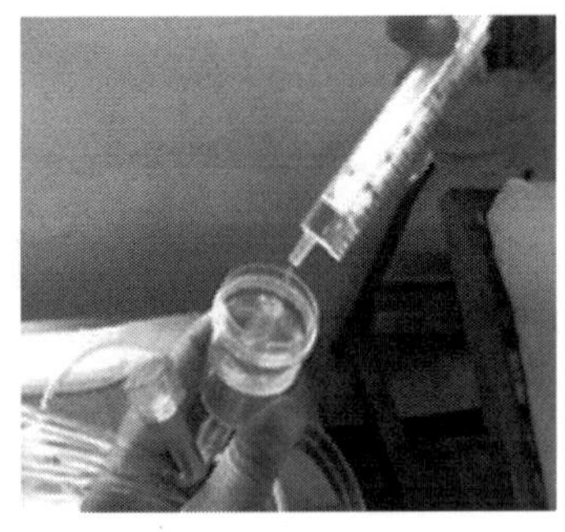

图 2-1-8 注入药液

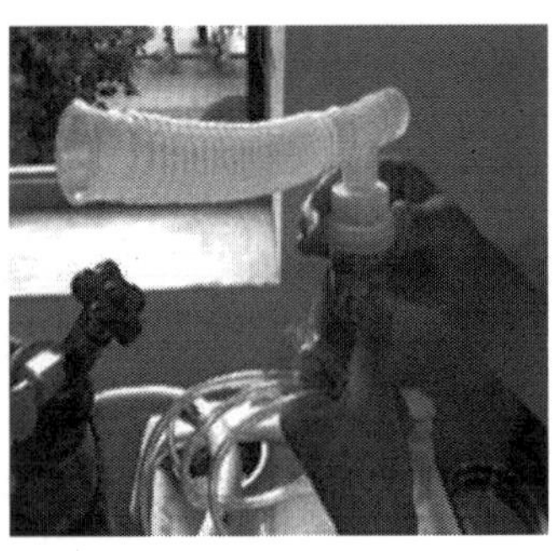

图 2-1-9 连接雾化装置

(5) 调节氧流量为 6 ~ 10L/min,指导患者手持雾化器,将吸嘴放入口中紧闭嘴唇深吸气,用手指堵住出气口,呼气时将雾化器从口中取出,同时手指松开出气口,如此反复,直至药液吸完为止(或者指导患者将面罩戴在口鼻上,直至药液吸完为止,图 2-1-11)。

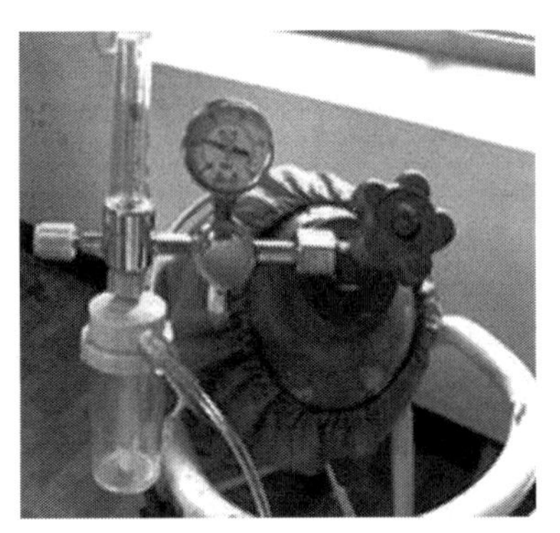

图 2-1-10 连接雾化装置

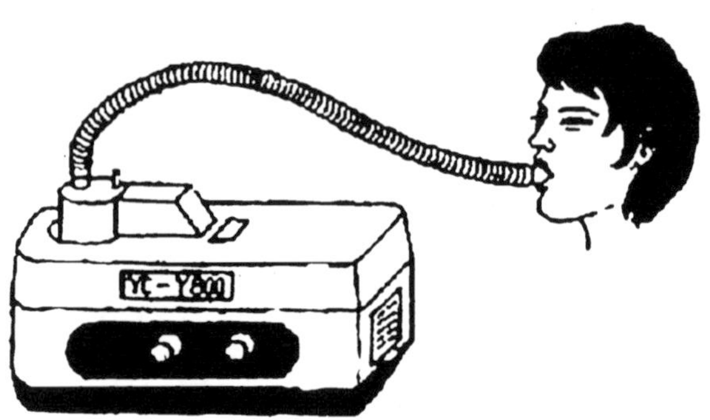

图 2-1-11 指导雾化吸入

(6) 治疗时间一般为 10 ~ 20min。

(7) 治疗完毕,先取出雾化器,再关闭氧气开关。

(8) 操作流程图:参见图 2-1-12。

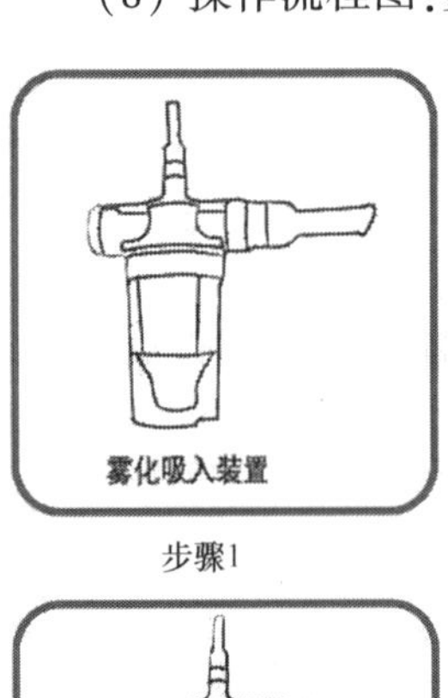

步骤1

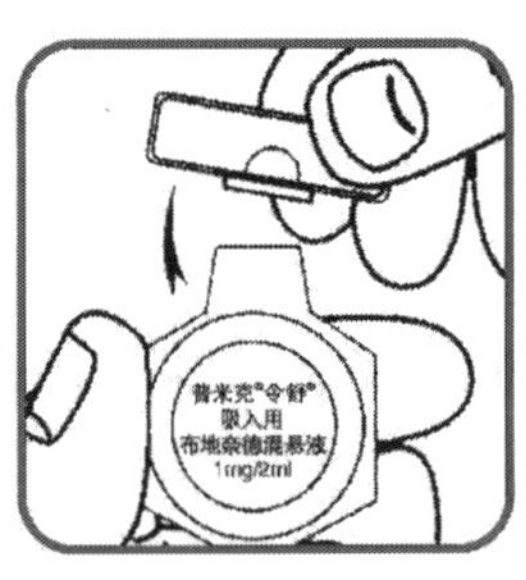

步骤2

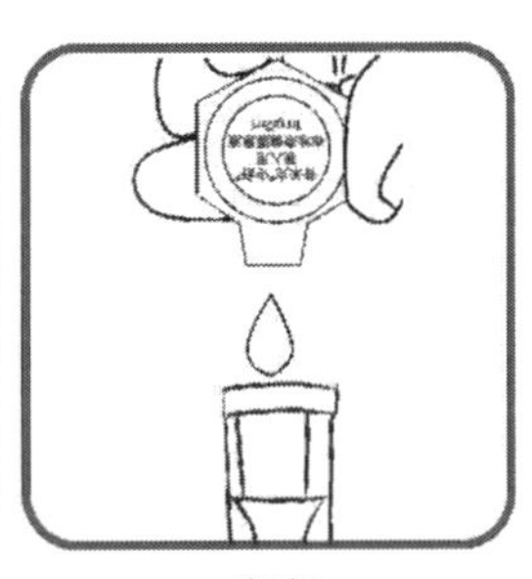

步骤3

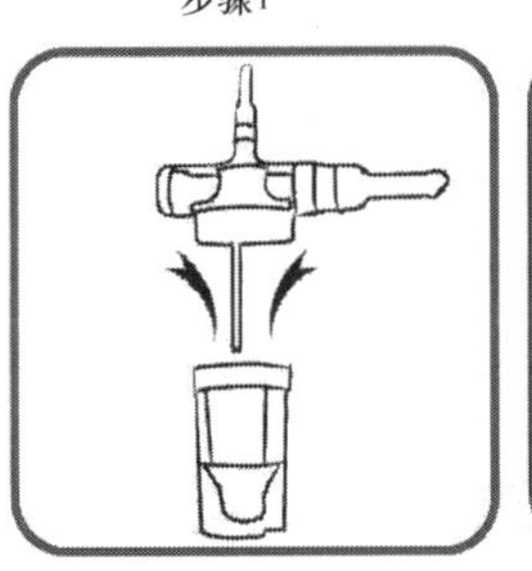

步骤4

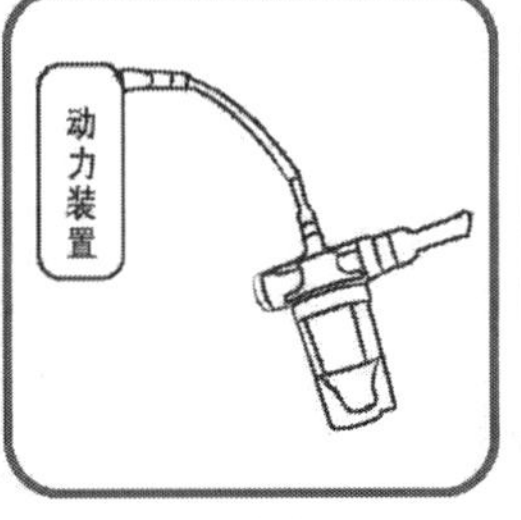

步骤5

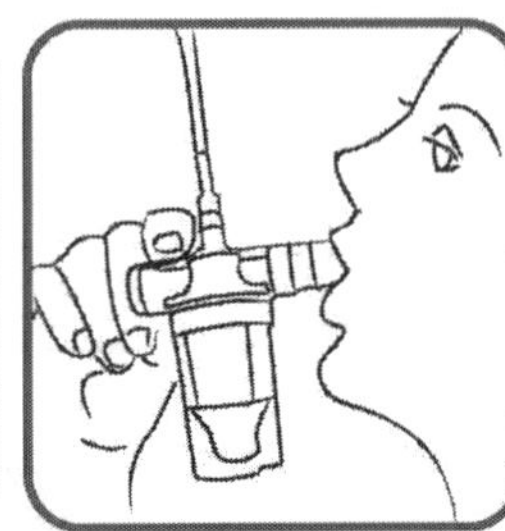

步骤6

图 2-1-12 雾化吸入操作流程图

步骤 1:准备好经消毒的雾化吸入装置;步骤 2:打开普米克令舒包装;步骤 3:将普米克令舒药液加入雾化罐;步骤 4:连接装好药液的雾化吸入装置;步骤 5:连接动力装置(壁氧或雾化泵);步骤 6:让患者将口唇紧闭,包裹咬嘴并平静呼吸

（三）操作后处理

（1）协助患者擦净面部，清洁口腔，取舒适卧位；整理床单位，清理用物。

（2）询问患者操作后感受及需求。

（3）洗手，记录雾化开始时间及持续时间，患者的反应及效果等。

（4）压缩泵及空气导管的清洁。压缩泵用潮湿干布擦拭机身外壳即可。切勿让液体进入机身内部，一旦液体进入，请在通电前彻底干燥。空气导管无需清洁，如果发现空气导管内进水，在不连接喷雾器的情况下，用压缩空气将导管吹干（图 2-1-13）。

（5）喷雾器清洁和消毒。①使用完毕，为防止药物结晶堵塞喷嘴，可加入少量清水雾化数十秒，然后彻底冲洗喷雾器。②无绒干布擦干，然后晾干或者吹风干燥。③完全干燥后，再组装喷雾器（图 2-1-14）。

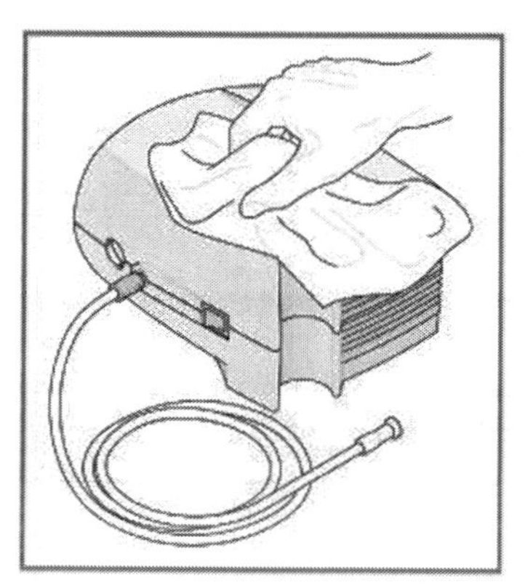

图 2-1-13　压缩泵和空气导管的清洁

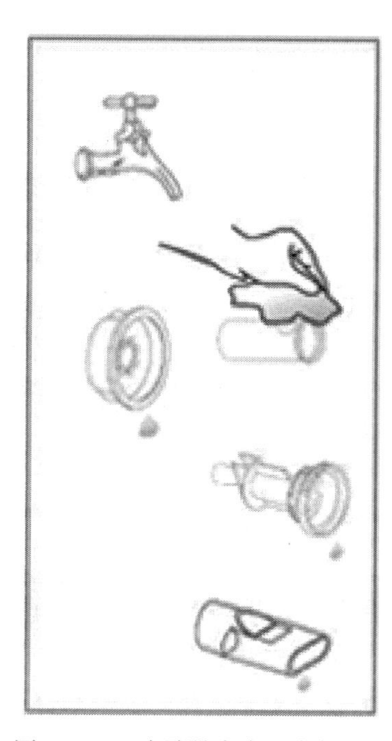

图 2-1-14　喷雾器清洁和消毒过程

（四）治疗优点

①用药剂量小；②见效快；③不良反应少；④使用方便；⑤疗效显著。

（五）注意事项

（1）注意用氧安全，室内避免火源；氧气湿化瓶内勿盛水，以免液体进入雾化器内使药液稀释影响疗效；雾化器内药液必须浸没弯管底部，否则药液不能喷出。

（2）指导患者做深呼吸，使药液充分吸入，呼气时，需将手指移开出气口，以防药液丢失。

（3）雾化液现配现用；吸入过程中，喷管口应放在舌根部，尽可能深长吸气，以达治疗效果。

（4）注意观察患者痰液排出情况，如痰液仍未咳出，可予以拍背、吸痰等方法协助排痰。

（六）健康教育

（1）常规介绍雾化吸入的目的、意义、注意事项，所用药物的作用、不良反应与预防方法。

（2）按照患者的实际需要对患者进行重点指导，指导其如何配合治疗及预防呼吸道疾患。

(3) 指导患者按压胸部伤口有效咳嗽。

(4) 嘱咐患者治疗过程中如有不适,要及时反映。

【评价】

教师对学生的技能操作进行讲评,并记录成绩。

【技能考核】

(1) 学生态度认真,解释指导得当,与患者沟通良好。

(2) 程序清楚,动作正确,手法轻稳,操作连贯。

(3) 患者呼吸道通畅,能有效咳出痰液,感觉舒适。

【复习题】

1. 选择题

(1) 超声波雾化吸入治疗结束后,先关雾化开关,再关电源开关,目的是避免损坏( )。

A. 透声膜　B. 电子管　C. 晶体换能器

D. 雾化罐　E. 过滤器

(2) 马先生,67 岁,患慢性支气管炎,近几天咳嗽加剧,痰液黏稠,不易咳出,给予超声波雾化吸入治疗。为该患者做超声波雾化吸入治疗,首选的药物是( )。

A. 舒喘灵　B. 氨茶碱　C. 地塞米松

D. α 糜蛋白酶　E. 青霉素

(3) 王先生,65 岁,患慢性支气管炎,近几天咳嗽加剧,痰液黏稠,不易咳出,给予超声波雾化吸入治疗。为该患者做超声波雾化吸入治疗,进行雾化吸入时不正确的操作步骤是( )。

A. 水槽内盛冷蒸馏水　B. 雾化罐内药液稀释至 30 ~ 50ml

C. 先开电源开关,再开雾化开关　D. 使用中水槽内换水时不必关机

E. 治疗毕,先关雾化开关,再关电源开关

(4) 李先生,62 岁,患慢性支气管炎,近几天咳嗽加剧,痰液黏稠,不易咳出,给予超声波雾化吸入治疗。雾化吸入治疗结束后,不需消毒的物品是( )。

A. 雾化罐　B. 水槽　C. 螺纹管

D. 口含嘴　E. 面罩

2. 问答题

(1) 雾化吸入的目的是什么?

(2) 雾化吸入治疗的优点有哪些?

(3) 雾化吸入的适应证有哪些?

(4) 雾化吸入的禁忌证有哪些?

(5) 超声波雾化器与喷射式雾化器有什么不同?

(6) 操作后如何清理用物?

(7) 雾化吸入时应注意什么?

(8) 雾化器雾量过小或不出雾时该如何处理?

(9) 雾化吸入治疗常用哪些药物?

实验二 叩背排痰法

【实验目的】

（1）震动胸部，叩击肺部的引流区域，促使支气管内的痰液松动，向大气管引流并排出，减轻肺不张。

（2）促进心脏和肺部的血液循环，有利于支气管炎症的吸收。

【适应证】

①分泌物多，每天25ml以上。②急性呼吸功能不全，有分泌物过多的表现（异常呼吸音，血气异常，胸部X线证实等）。③肺不张。④肺脓肿。⑤支气管扩张症。⑥囊性肺纤维化。

【禁忌证】

①慢性阻塞性肺疾病急性加重期。②临床分泌物不多的肺炎。③胸腔积液和脓胸。④化脓性胸膜炎。⑤肺栓塞。⑥凝血机制异常。⑦肋骨及脊柱的肿瘤。⑧肺出血及咯血。⑨肋骨骨折。

【实验学时】

1学时。

【实验器材】

听诊器、痰杯、漱口水、纸巾、薄毛巾或其他保护物等。

【实验步骤】

（一）操作前准备

1. 患者准备

（1）评估患者

1）病情（听诊肺部，明确病变部位，有无将呼吸道分泌物排出的能力等）、治疗情况。

2）意识状态，对治疗计划的了解，心理状态及合作程度。

3）呼吸道是否感染、通畅，有无支气管痉挛、呼吸道黏膜水肿、痰液等；患者面部及口腔有无感染、溃疡等。

（2）向患者解释叩背排痰法的目的、方法，注意事项及配合要点。

（3）患者排大小便，取坐位或侧卧位，情绪稳定。

2. 护士自身准备 衣帽整洁，修剪指甲，洗手，戴口罩。

3. 用物准备 同实验器材。

4. 环境准备

（1）环境清洁、安静，光线、温湿度适宜。

（2）关闭门窗、必要时放置屏风。

（二）操作方法及程序

（1）携用物至患者床旁，核对患者床号、姓名、住院号（手腕带），向患者解释，并介绍使用方法。

（2）用薄毛巾覆盖患者胸廓。

（3）两手手指弯曲并拢，使掌侧呈杯状，用手腕力量从下至上，从外至内，背部从第10

肋间隙、胸部从第 6 肋间隙开始向上叩击至肩部（支气管扩张症不同部位所需的顺位排痰姿势见图 2-1-15 至图 2-1-17）。

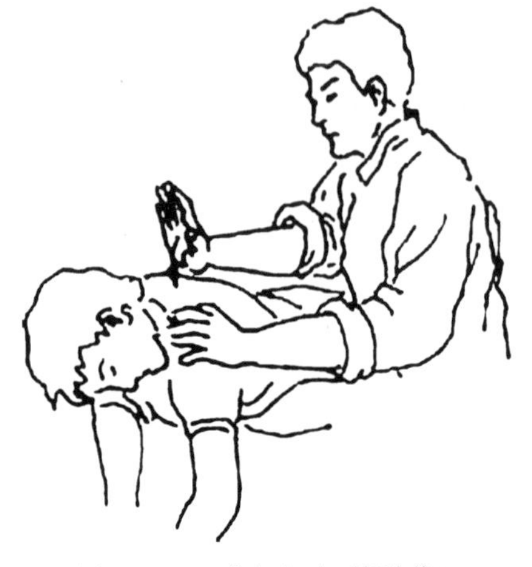

图 2-1-15　叩击方法（俯卧位）

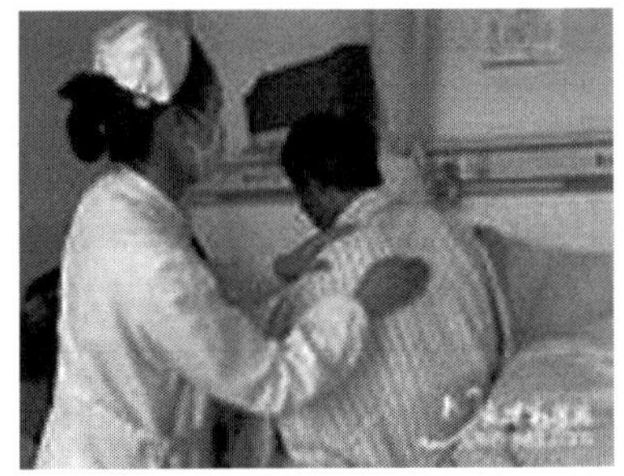

图 2-1-16　叩击方法（坐位）

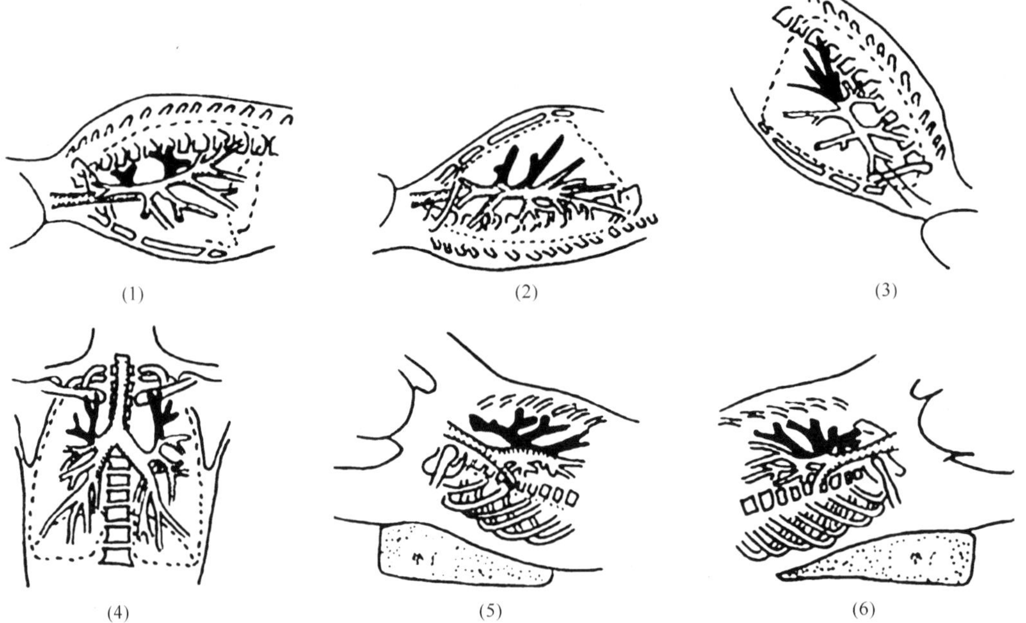

图 2-1-17　支气管扩张症不同部位所需的顺位排痰姿势

（1）病区在后方：应取俯卧姿势；（2）病区在前方：应取仰卧姿势；（3）病区在下方：应取斜向下俯卧姿势；（4）病区在上方：应取竖直姿势；（5）病区在左上方：应将右侧靠垫子；（6）病区在右上方：应将左侧靠垫子

（4）每个肺叶拍 1 ~ 3min，每分钟 120 ~ 180 次。鼓励患者间歇深呼吸并用力咳嗽。

（5）观察患者有无咯血、发绀、呼吸困难、疲劳、疼痛等。

（三）操作后处理

（1）协助患者擦净面部，清洁口腔，取舒适体位；整理床单位，清理用物；标本送检。

（2）询问患者操作后感受及需求。

（3）复查患者生命体征、肺部情况。

（4）洗手，记录痰量、性质、气味、颜色；叩背排痰的效果；患者皮肤情况等。

（四）注意事项

（1）宜用单层薄布保护胸廓部位，避免直接叩击；覆盖物也不宜过厚，以免降低叩击效果。

（2）叩击力度适中，以患者胸廓震动为度。

（3）叩击时避开乳房、心脏、骨突部位及衣服拉链和纽扣；不能用硬物进行胸部叩击。

（4）叩击宜在餐后 2h 至餐前 30min 完成。

（5）如出现呼吸困难、发绀等症状，应立即停止操作并采取相应措施。

（五）健康教育

（1）向患者及家属介绍叩背排痰法的目的及注意事项。

（2）教会家属叩背排痰法的技巧。

【评价】

教师对学生的技能操作进行讲评，并记录成绩。

【技能考核】

（1）学生态度认真，解释指导得当，与患者沟通良好。

（2）程序清楚，动作正确，手法轻稳，操作连贯。

（3）患者呼吸道通畅，能有效咳出痰液，感觉舒适。

【复习题】

1. 选择题

（1）叩背排痰时，应从下向上，从外向内，背部自第（　　）肋间，胸部自第（　　）肋间开始叩至肩部。

A. 10，7　　B. 10，6　　C. 9，7　　D. 9，6　　E. 9，8

2. 叩背排痰时叩击宜在餐后（　　）h 至餐前（　　）min 完成。

A. 2，30　　B. 1，30　　C. 2，20　　D. 3，30　　E. 3，40

2. 问答题

（1）叩背排痰的目的是什么？

（2）协助患者翻身时，因病情需要，给予患者拍背，促进排痰，叩背原则是什么？

（3）叩背排痰的适应证有哪些？

（4）叩背排痰的禁忌证有哪些？

（5）叩背排痰时应注意什么？

实验三　体位引流法

【实验目的】

（1）各种肺部、支气管疾病，如肺脓肿（图 2-1-18）、支气管扩张症、咳大量脓痰者，促进排痰，缓解症状。

（2）支气管碘造影或空洞造影术前排痰，术后引流出造影剂。

（3）胸腔外科手术前。

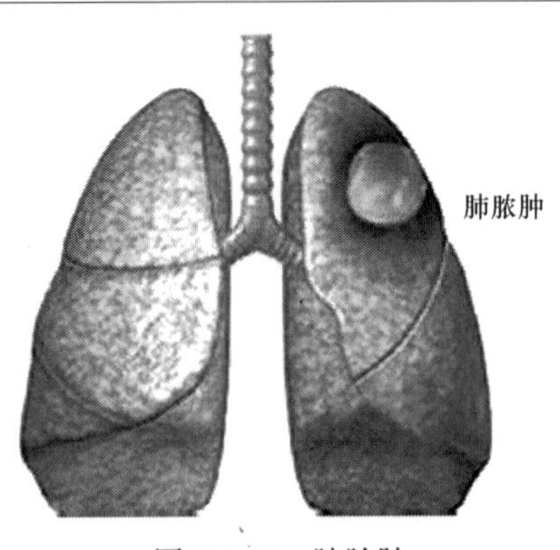

图 2-1-18　肺脓肿

【适应证】

(1) 体位引流可用于分泌物或细胞滞留引起的大块性肺不张,结构异常而引起分泌物聚集,长期无法排除(如支气管扩张症、囊性肺纤维化或肺脓肿)。

(2) 由于用力呼气受限(如 COPD、肺纤维化)而无力排出分泌物的患者急性感染时。

(3) 咳嗽无力(如老年或恶病质、神经肌肉疾病、术后或创伤性疼痛或气管切开术患者)。

(4) 支气管碘油造影检查前后。

【禁忌证】

(1) 年迈及一般情况极度虚弱、无法耐受所需的体位、无力排除分泌物(在这种情况下,体位引流将导致低氧血症)。

(2) 抗凝治疗。

(3) 胸廓或脊柱骨折,近期大咯血和严重骨质疏松。

【实验学时】

1 学时。

【实验器材】

靠背架、小饭桌、枕头、软垫、痰杯、漱口水、纸巾等。

【实验步骤】

(一) 操作前准备

1. 患者准备

(1) 评估患者

1) 病情(听诊肺部,明确病变部位,有无将呼吸道分泌物排出的能力等)治疗情况。

2) 意识状态,对治疗计划的了解,心理状态及合作程度。

3) 呼吸道是否感染．通畅,有无支气管痉挛、呼吸道黏膜水肿、痰液等;患者面部及口腔有无感染、溃疡等。痰液黏稠不易引流时可先用生理盐水超声雾化吸入或用祛痰药物使痰液变稀,提高引流效果。

(2) 向患者解释体位引流法的目的、方法、注意事项及配合要点。

(3) 患者排大小便,做 X 线检查。

(4) 患者取合适体位(图 2-1-19),情绪稳定。

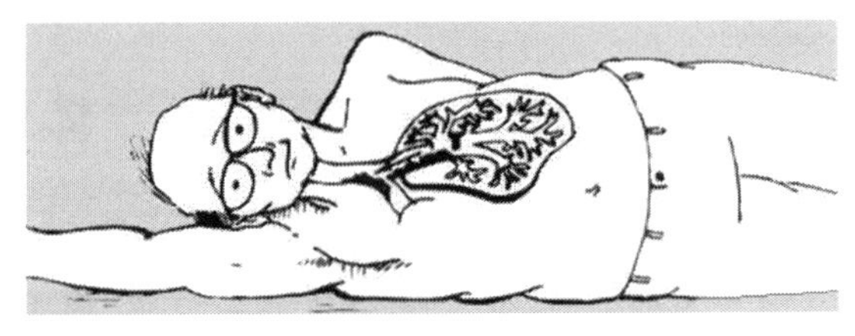
图 2-1-19　引流体位

2. 护士自身准备　衣帽整洁,修剪指甲,洗手,戴口罩。

3. 用物准备　同实验器材。

4. 环境准备

(1) 环境清洁,安静,光线、温湿度适宜。

（2）关闭门窗，必要时放置屏风。

（二）操作方法及程序

1. 引流方法

（1）携用物至患者床旁，核对患者床号、姓名、住院号（手腕带），向患者解释，并介绍使用方法。

（2）通过 X 线检查，确定病变所在肺叶或肺段，根据病变部位采取不同体位。原则是使患侧处于高处，引流支气管开口向下（上叶→下叶后基底段），重力作用促进痰液顺体位引流至气管排出。将纸巾置于患者下颌处。

（3）鼓励患者间歇深呼吸并用力咳嗽，以促使痰液引流，必要时协助叩背排痰。

（4）拍背时五指并拢，自下而上，由外向内，由轻渐重拍击背部，以获排痰。每次 15～30min，每天 1～3 次。

（5）观察有无出汗、脉搏细速、头晕、疲劳、面色苍白、咯血、呼吸困难等症状。

2. 肺段支气管顺位排痰体位

肺段支气管顺位排痰体位见图 2-1-20 至图 2-1-22。

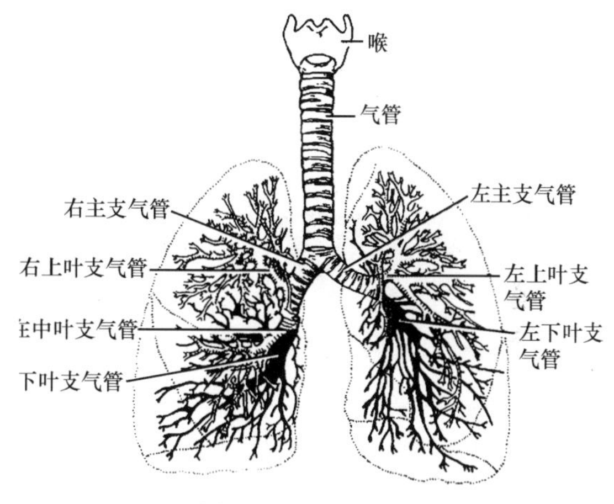

图 2-1-20　肺段分区

（三）操作后处理

（1）协助患者擦净面部，清洁口腔，取舒适体位；整理床单位，清理用物；标本送检。

（2）询问患者操作后感受及需求。

（3）复查患者生命体征、肺部情况。

（4）洗手，记录痰量、性质、气味、颜色；体位引流的效果等。

（四）注意事项

（1）头外伤、胸部创伤、咯血、严重心血管疾病和患者状况不稳定者，不宜采用头低位进行体位引流。

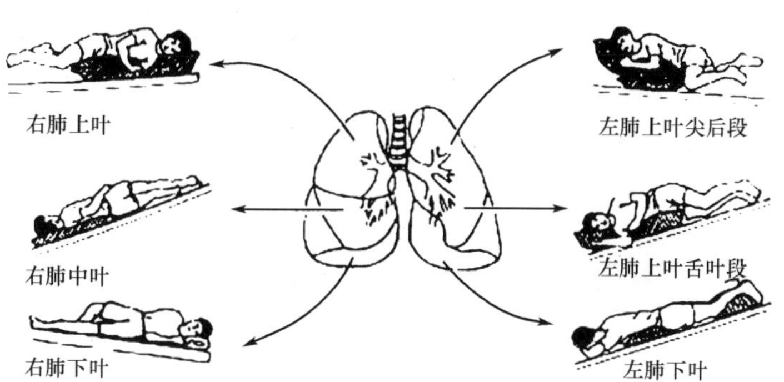

图 2-1-21　不同病变部位应采取的体位

肺部示意图	引流部位	体位说明	引流体位图
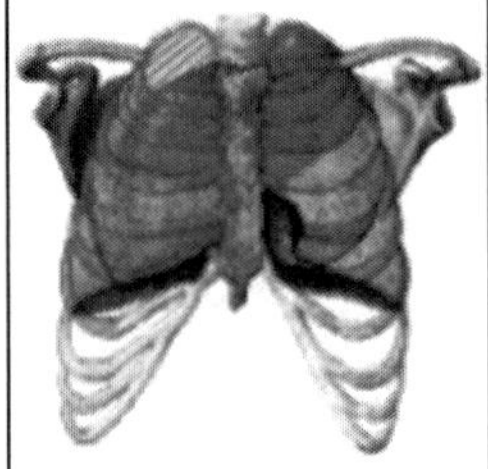 前面观	右上叶尖段	半坐卧位：在床或引流平台上，患者背靠枕头角度为30°~60°	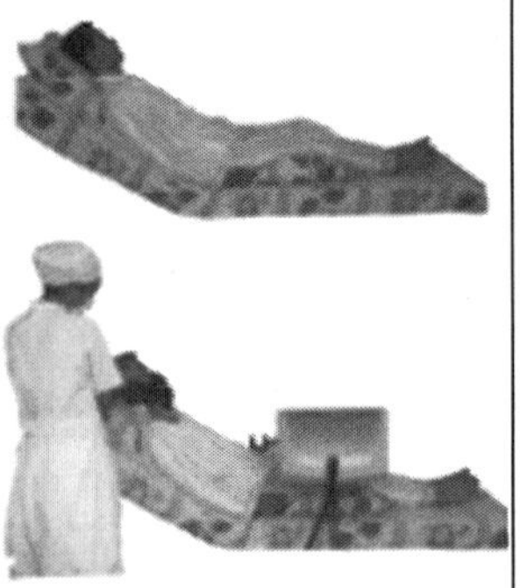
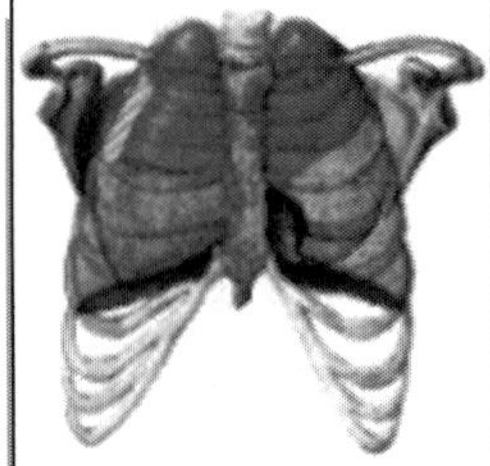 前面观	右上叶后段	左斜俯卧位：右前胸距床面45°，左侧垫高或将床脚抬高	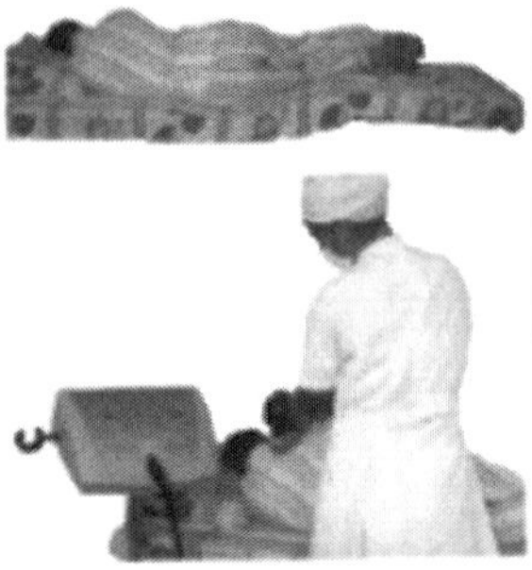
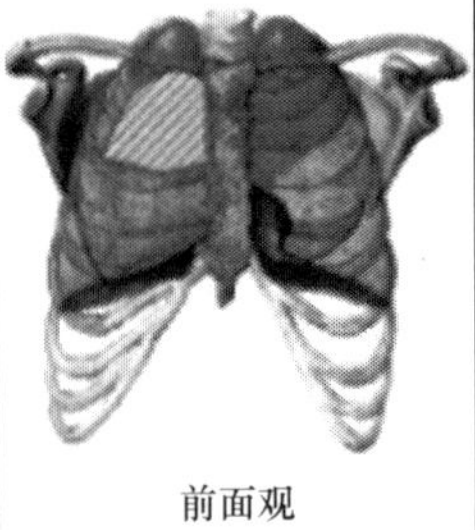 前面观	右上叶前段	仰卧位：右侧后背垫高30°	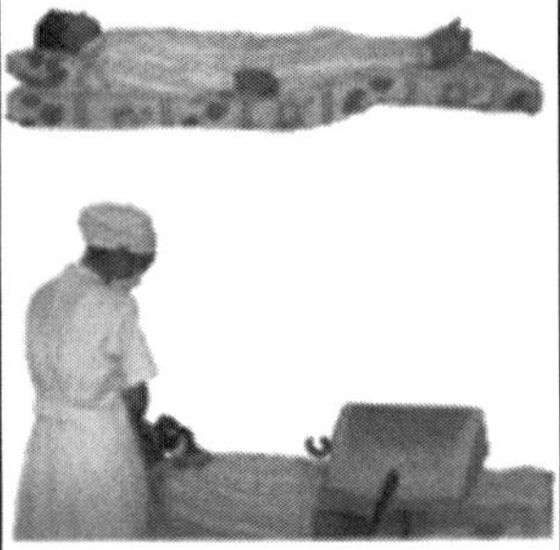

图 2-1-22　右肺病变的引流部位及患者应采取的体位

(2) 引流应在饭前 1h,饭后或鼻饲后 1 ~ 3h 进行,以免发生呕吐。

(3) 可在引流前进行雾化吸入,引流时鼓励患者适当咳嗽,辅以胸壁叩击,促进痰液排出。

(4) 引流过程中注意观察患者有无出汗、脉搏细速、头晕、疲劳、面色苍白、咯血、呼吸困难等症状,如有上述症状应立即停止操作并采取相应措施;如引流液大量涌出,应防止窒息。

(5) 引流的体位不宜刻板执行,必须采用患者能够接受而又易于排痰的体位。

(6) 备好吸痰装置,必要时吸痰。

（五）健康教育

（1）向患者及家属介绍体位引流法的目的及注意事项。

（2）教会患者正确配合体位引流。

【评价】

教师对学生的技能操作进行讲评，并记录成绩。

【技能考核】

（1）学生态度认真，解释指导得当，与患者沟通良好。

（2）程序清楚，动作正确，手法轻稳，操作连贯。

（3）患者呼吸道通畅，能有效咳出痰液，感觉舒适。

【复习题】

1. 选择题

（1）体位引流宜在何时进行（　　）。

A. 饭前 2 小时　　B. 饭前 1 小时　　C. 饭后 1 小时

D. 饭后 2 小时　　E. 随时均可

（2）若病变部位在右肺上叶，则体位引流时患者宜采取（　　）。

A. 左侧卧位　　B. 右侧卧位　　C. 仰卧位

D. 半卧位　　E. 俯卧位

2. 问答题

（1）什么是体位引流？

（2）体位引流的目的是什么？

（3）体位引流的适应证有哪些？

（4）体位引流的禁忌证有哪些？

（5）体位引流时如何采取正确体位？

（6）体位引流时要注意些什么？

（7）病例分析

李某，女性，47 岁。10 天前因受凉感冒后出现咳嗽、咳痰，痰为黄白相间的黏痰，每日痰量在 30～50ml，高热，体温达 39℃以上，自觉胸闷，乏力。胸片示“右肺中叶类圆形高密度阴影，可见液平面”。门诊以“急性肺脓肿”收入院。入院后，经抗感染治疗 1 周后体温降至 37℃左右，咳嗽加重，咳大量脓臭痰，每日痰量增至 150～200ml，继续抗感染同时给予体位引流，取侧卧位，床脚抬高 30～50cm，身体向右后侧转，以枕头垫在右肩及右侧臀部下，右膝关节屈曲，靠于左膝上，并助以拍背，指导有效咳嗽，咳出支气管深部的大量痰液，每次引流时间为 15～30min，经体位引流 2 周后体温完全恢复正常，咳嗽减轻，痰量减少，继续抗感染和体位引流，6 周后复查胸片示“右肺中淡片状阴影”，偶有咳嗽，咳少量泡沫样痰，停止体位引流，8 周后完全正常，治愈出院。

问：1）体位引流有哪些适应证？

2）体位引流的具体方法是什么？

实验四 吸 痰 法

【实验目的】

(1) 清除呼吸道分泌物,保持呼吸通畅,保证有效通气。

(2) 预防吸入性肺炎、肺不张、窒息等并发症。

【适应证】

(1) 无力咳嗽、排痰而出现呼吸困难的患者,如昏迷、新生儿、危重、麻醉术后等患者。

(2) 窒息时的急救,如溺水、吸入羊水等患者的急救。

【禁忌证】

(1) 声门、气管痉挛者。

(2) 缺氧而未给氧者,除非确定缺氧是由于气道痰堵所致。

(3) 心血管急症者。

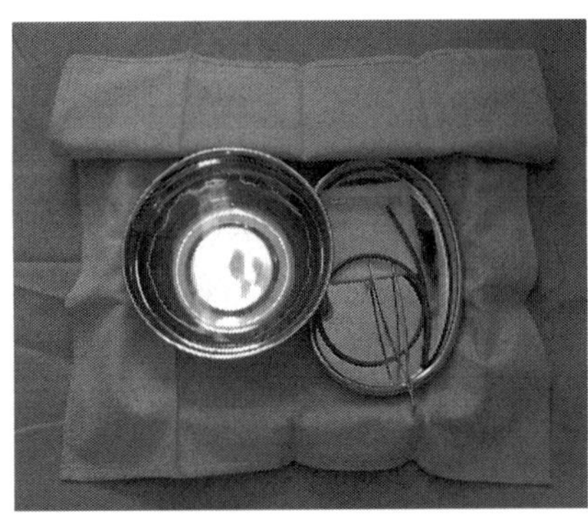

图 2-1-23 治疗盘内用品

【实验学时】

1 学时。

【实验器材】

1. 治疗盘内备 消毒碗 1 只、无菌生理盐水、弯盘、消毒纱布、无菌血管钳或镊子(图 2-1-23)。

2. 治疗盘外备 中心吸引器(负压吸引装置和流量表,图 2-1-24)、一次性吸痰管(图 2-1-25)、吸氧装置、面罩、无菌手套、试管(内盛有消毒液,置于床栏处)。必要时备压舌板、开口器等。

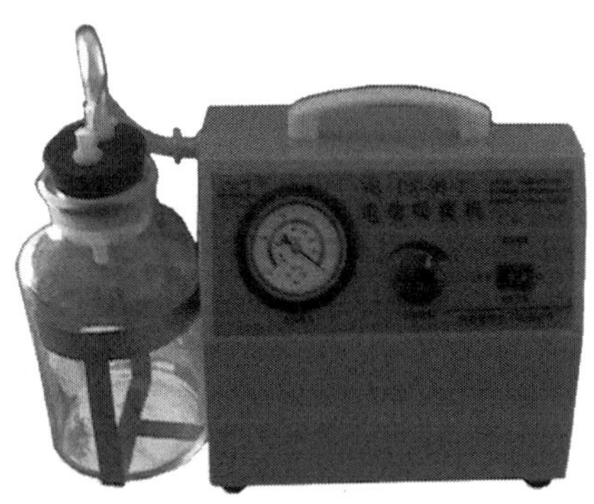

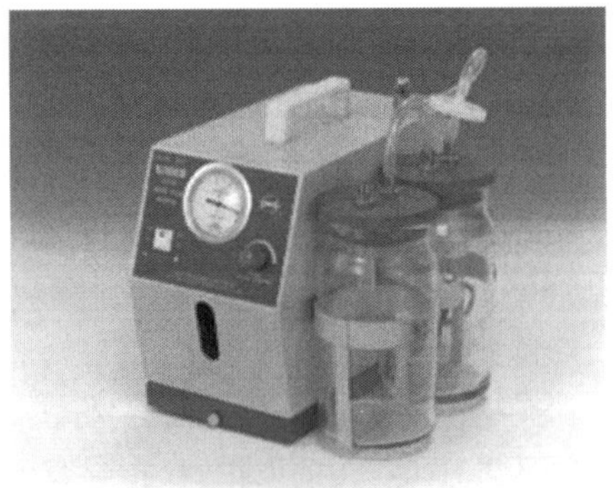

图 2-1-24 中心吸引器

(一) 操作前准备

1. 患者准备

(1) 评估患者

1) 病情(听诊肺部,明确病变部位,有无将呼吸道分泌物排出的能力等)治疗情况。

2) 意识状态,对治疗计划的了解,心理状态及合作程度。

3) 呼吸道是否感染、通畅,有无支气管痉挛,呼吸道黏膜水肿、痰液等;患者面部及口腔

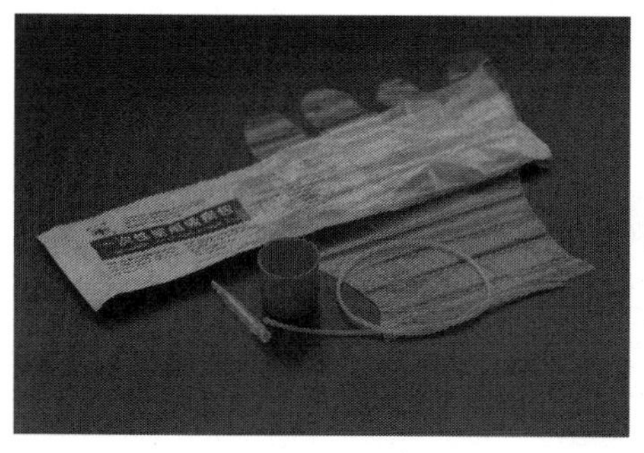
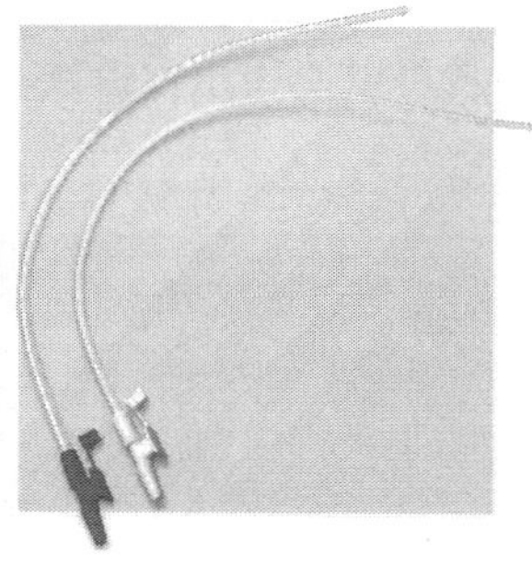

图 2-1-25　一次性吸痰管

有无感染、溃疡等。

（2）向患者说明口腔、咽部和气管的解剖图（图 2-1-26 至图 2-1-28），并解释吸痰的目的、方法，注意事项及配合要点。

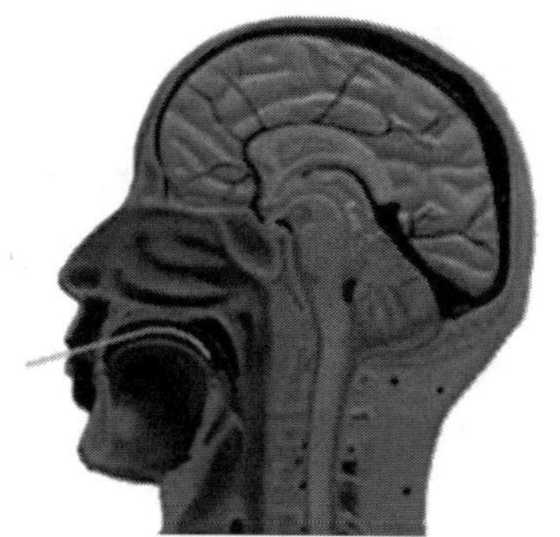

图 2-1-26　口腔

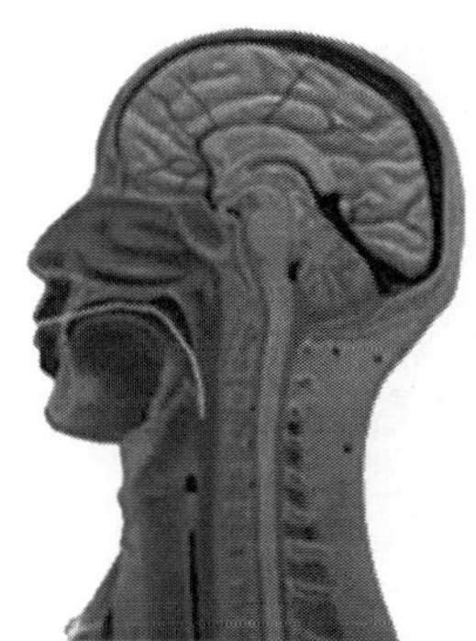

图 2-1-27　咽部

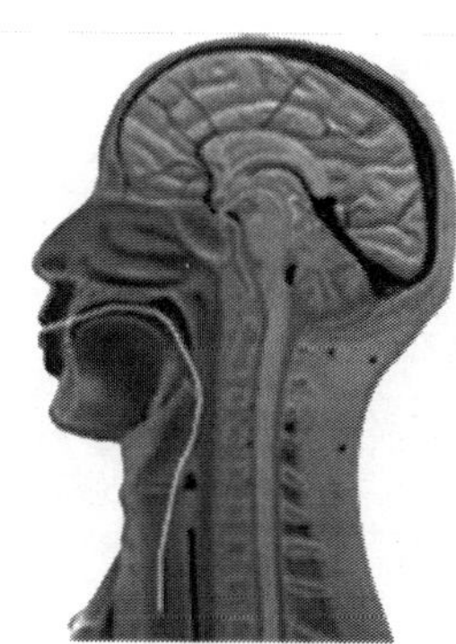

图 2-1-28　气管

（3）患者排大小便，取舒适体位，情绪稳定。

2. 护士自身准备　衣帽整洁，修剪指甲，洗手，戴口罩。

3. 用物准备　同实验器材。

4. 环境准备

（1）环境清洁，安静，光线、温湿度适宜。

（2）关闭门窗，必要时放置屏风。

（二）操作方法及程序

（1）携用物至患者床旁，核对患者床号、姓名、住院号（手腕带），向患者解释，并介绍使用方法。

（2）连接导管，接通电源，打开开关，检查吸引器性能，调节合适的负压（成人 40 ~ 53. 3kPa 即 300 ~ 400mmHg；儿童<40kPa）。

（3）检查患者口腔、鼻腔，取下活动义齿，患者头部转向一侧，面向操作者，调节氧流量 5 ~ 6L/min。

（4）向消毒碗里倒入生理盐水；戴手套，右手保持无菌，取出吸痰管连接吸引管，冲洗润滑吸痰管。

（5）左手反折吸痰导管末端，无菌的右手持吸痰管（或用无菌血管钳持吸痰管前端）插入口咽部 10 ~ 15cm（图 2-1-29，图 2-1-30），然后放松吸痰导管末端，将吸痰管轻轻左右旋转上提吸痰(图 2-1-31)。先吸口咽部分泌物,再吸气管内分泌物(如果经口腔吸痰,告诉患者张口。对昏迷患者可以使用压舌板或者口咽气道帮助其张口,吸痰方法同上,吸痰毕,取出压舌板或者口咽气道)。

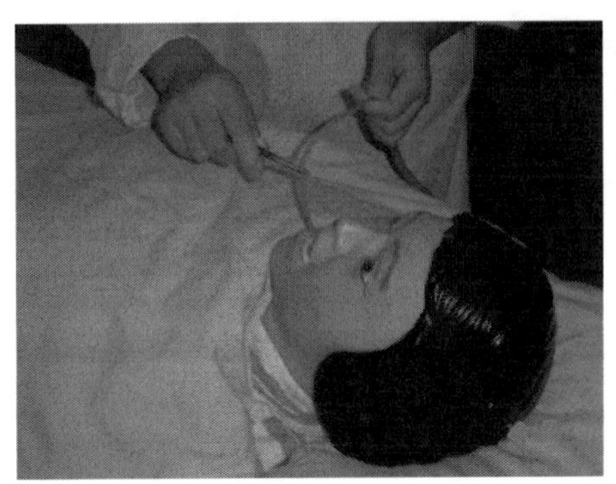

图 2-1-29　经口腔插入吸痰管

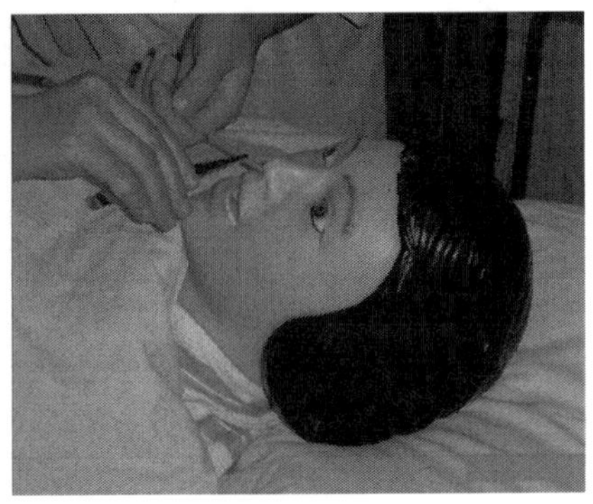

图 2-1-30　经鼻腔插入吸痰管

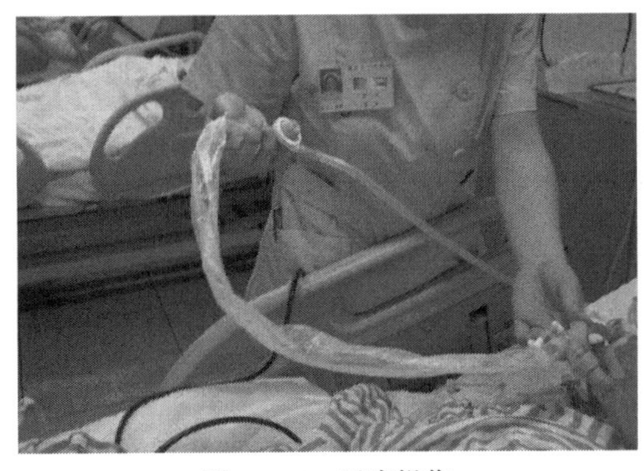

图 2-1-31　吸痰操作

(6) 拔出吸痰管后吸入生理盐水冲洗吸痰管。

(7) 拆卸吸痰管,脱手套包裹后放入污物桶;吸痰的玻璃接管插入呈有消毒液的试管中浸泡;关闭吸引器。

(8) 观察患者生命体征,有无缺氧;吸痰的效果;如气道通畅无缺氧时,调回吸氧流量。

(三) 操作后处理

(1) 协助患者擦净面部,清洁口腔,取舒适体位;整理床单位,清理用物;标本送检。

(2) 询问患者操作后感受及需求。

(3) 复查患者生命体征、肺部情况。

(4) 洗手,记录痰量、性质、气味、颜色;吸痰的效果等。

(四) 注意事项

(1) 按照无菌操作原则,吸痰用物每天更换 2 ~ 3 次,每吸痰一次应更换吸痰管,勤做口腔护理。

(2) 选择适当型号的吸痰管,粗细及软硬度均适宜。

(3) 插管动作轻柔,敏捷,防止呼吸道黏膜损伤。吸痰管不易插入过深,以防引起剧烈咳嗽。

(4) 吸引过口、鼻分泌物的吸痰管禁止进入气道。

(5) 吸痰前后应当给予高流量吸氧,吸痰时间不宜超过 15s,以免造成缺氧。患者若发生缺氧的症状如发绀、心率下降等症状时,应当立即停止吸痰,休息后再吸。

(6) 如痰液较多,需要再次吸引,应间隔 3 ~ 5min,患者耐受后再进行。

(7) 贮液瓶内吸出液应及时倾倒,不得超过 2/3。

(8) 使用注射器进行气管内滴药时,防止针头误入气道。

(9) 吸引过程中,注意观察病情变化和吸出物的性状、量等。

(10) 如患者痰液黏稠不易吸出,可以配合叩背、蒸汽吸入、雾化吸入,提高吸痰效果。

(五) 健康教育

(1) 向患者及家属介绍吸痰法的目的及注意事项。

(2) 教会患者正确配合吸痰。

【评价】

教师对学生的技能操作进行讲评,并记录成绩。

【技能考核】

(1) 学生态度认真,解释指导得当,与患者沟通良好。

(2) 程序清楚,动作正确,手法轻稳,操作连贯。

(3) 患者呼吸道通畅,呼吸改善。

(4) 吸痰彻底有效,无黏膜损伤,达到预期目标。

【复习题】

1. 选择题

(1) 吸痰时,要调节吸引器负压,成人应为(　　)kPa,儿童应该小于(　　)kPa。

A. 40～53.3,40　　B. 38～51.3,40　　C. 40～53.3,38　　D. 39～49.3,41

(2) 贮液瓶内吸出液应及时倾倒,不得超过(　　)。

A. 2/3　　B. 1/3　　C. 1/4　　D. 1/2

2. 问答题

(1) 电动吸引器吸引方法不当,可带来哪些后果?

(2) 吸痰法的目的是什么?

(3) 吸痰法的适应证有哪些?

(4) 吸痰法的禁忌证有哪些?

(5) 吸痰时应注意些什么?

(6) 病例分析

患者解某,男,63 岁,退休工人,烟龄 45 年,2 包/日,既往有慢性咳嗽、咳痰史,近 1 周来,患者发热、痰量增多、黏稠,不易咳出,自述咳嗽无力、呼吸困难。试述对此患者我们可以给予的促进呼吸功能的措施是什么?

实验指导二　胸腔穿刺术

【实验目的】

(1) 抽取积液,协助病因诊断。

(2) 排气或排液,缓解压迫症状,避免胸膜粘连增厚。

(3) 胸膜腔内注药治疗。

(4) 诊断和治疗胸外伤。

【适应证】

(1) 诊断性穿刺:胸部外伤后疑有血气胸,需进一步明确者。

胸腔积液性质待定,需穿刺抽取积液进行实验室检查者。

(2) 治疗性穿刺:大量胸腔积液(或积血)影响呼吸、循环功能,且尚不具备条件施行胸腔引流术时,或气胸影响呼吸功能者。

(3) 脓胸或恶性胸液需胸腔内注入药物者。

【禁忌证】

①病情危重。②有严重出血倾向。③大咯血。④穿刺部位有炎症病灶。⑤对麻醉药过敏。

【实验学时】

2 学时。

【实验器材】

1. 物品准备 无菌胸腔穿刺包(内含带乳胶管的胸腔穿刺针、镊子、5ml 注射器及针头、50ml 注射器、洞巾、无菌试管数支、敷贴、弯盘等)、无菌手套、换药碗(止血钳和无菌纱布)、碘伏、量杯、无菌棉球(棉签)、胶布等(图 2-2-1 至图 2-2-3)。

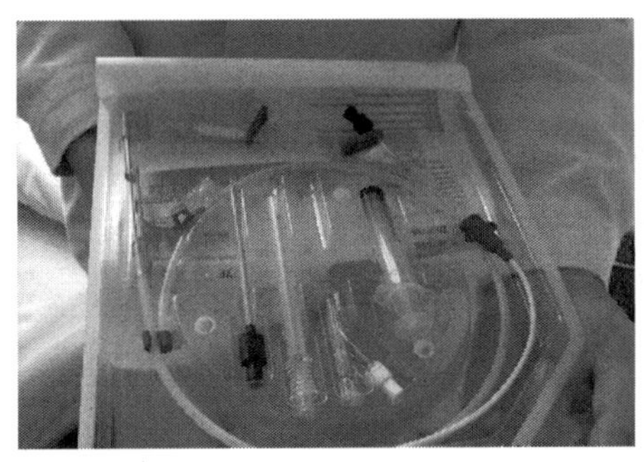

图 2-2-1 胸腔穿刺包内用物

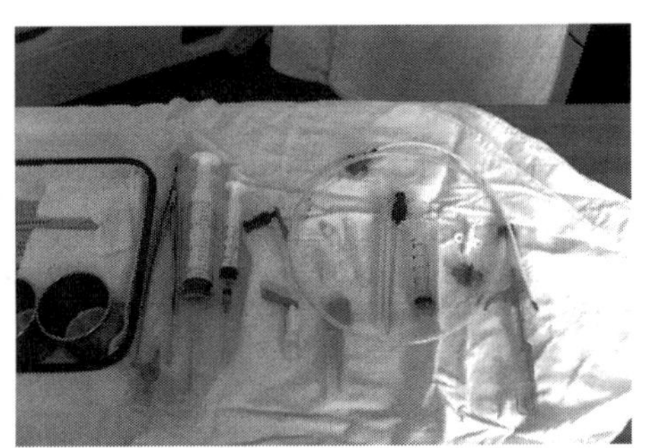

图 2-2-2 无菌胸腔穿刺包内用物

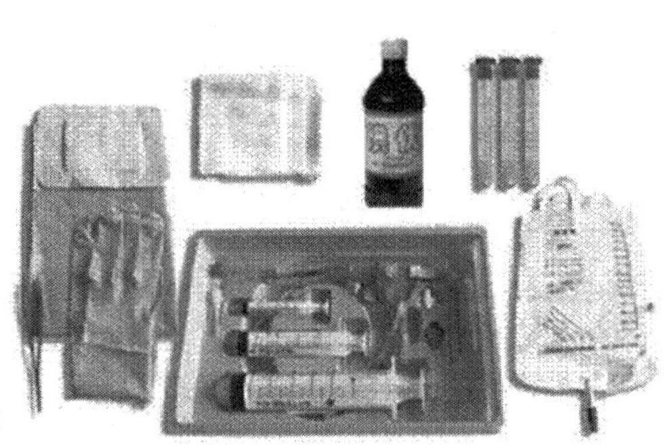

图 2-2-3 胸腔穿刺所需用物

2. 药品准备 2% 利多卡因。

【实验步骤】

(一) 操作前准备

1. 患者准备

(1) 评估患者

1) 术前患者应进行胸部 X 线和超声波检查,确定胸腔内有无积液或积气,了解液体或气体所在部位及量的多少,并标上穿刺记号。评估患者的呼吸、脉搏、血压等及治疗情况。

2) 意识状态,对治疗计划的了解,心理状态及合作程度。

(2) 向患者解释胸腔穿刺的目的、方法、注意事项及配合要点。

(3) 嘱咐患者排去大小便。

(4) 消除患者的紧张、恐惧心理;征得患者和家属的签字同意。

2. 护士自身准备 衣帽整洁,修剪指甲,洗手,戴口罩。

3. 用物准备

(1) 用物准备:同实验器材(图 2-2-1 至图 2-2-3)。

（2）检查无菌胸穿包、手套的有效期。

4. 环境准备

（1）室内环境清洁，光线、温湿度适宜；减少陪员。

（2）关闭门窗，必要时放置屏风。

（二）操作方法及程序

（1）携用物至患者床旁，核对患者床号、姓名、住院号（手腕带），向患者解释，并介绍使用方法。

（2）患者多取坐位，面向椅背，两手交叉抱臂，置于椅背，头枕臂上，使肋间隙增宽；不能坐起者，可采取半卧位，举起患侧上臂（图2-2-4，图2-2-5）。

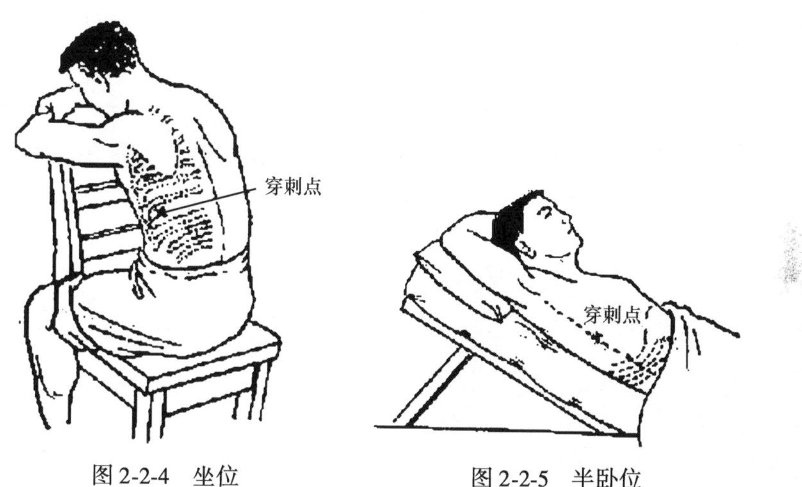

图2-2-4　坐位　　　　图2-2-5　半卧位

（3）胸腔积液的穿刺点在患侧肩胛线或腋后线第7～9肋间隙或腋中线第6～7肋间隙（图2-2-6）。

（4）常规消毒穿刺部位（螺旋式由内向外，直径为10cm）。

（5）护士打开无菌胸穿包外层，医生戴无菌手套后打开内层，检查穿刺针是否通畅、漏气，用物是否齐全等。

（6）护士协助医生铺上无菌洞巾和抽取麻醉药物（2%利多卡因），医生做逐层浸润麻醉（图2-2-7）。

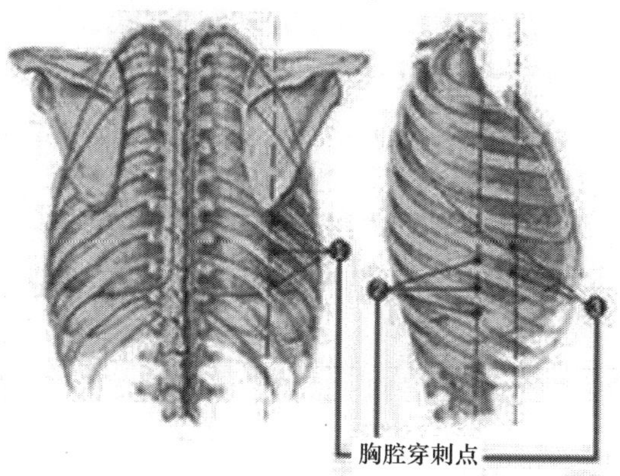

图2-2-6　胸腔积液穿刺点

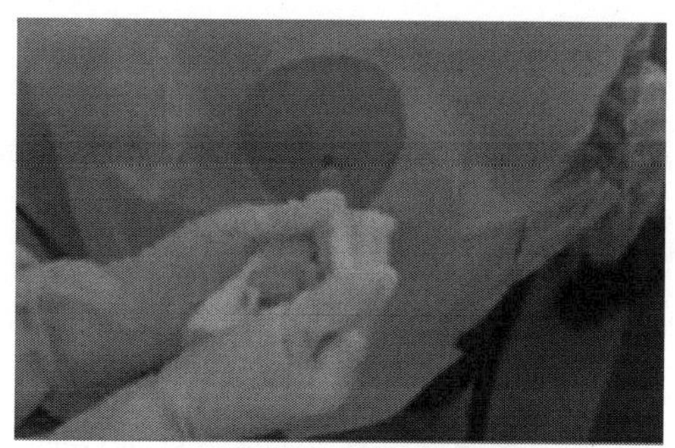

图2-2-7　逐层浸润麻醉

(7) 医生左手示指和拇指固定穿刺部位皮肤,右手将穿刺针在局麻处沿下位肋骨上缘缓慢刺入胸壁直达胸膜腔。

(8) 护士协助固定穿刺针,医生用注射器抽取胸腔积液或积气(图 2-2-8,图 2-2-9)。

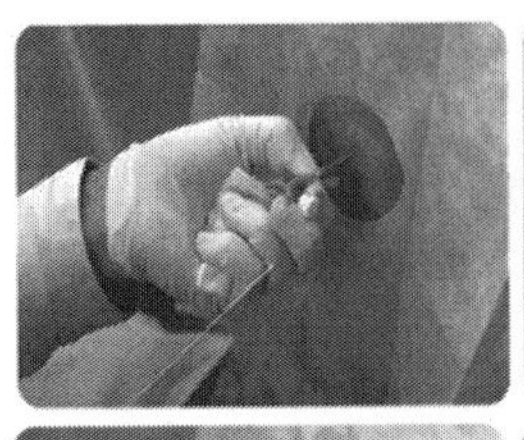
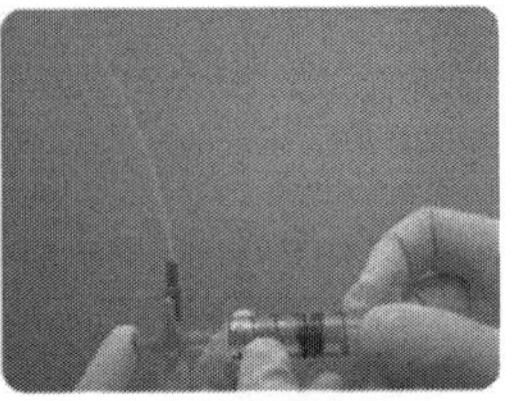
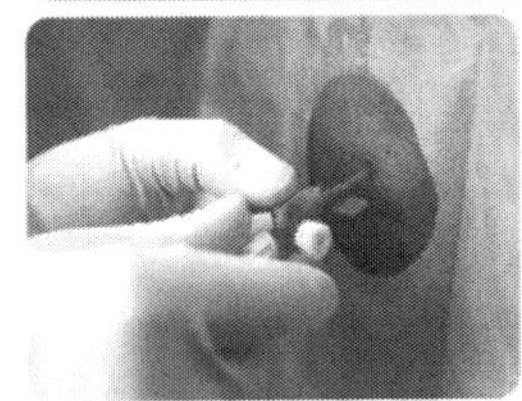
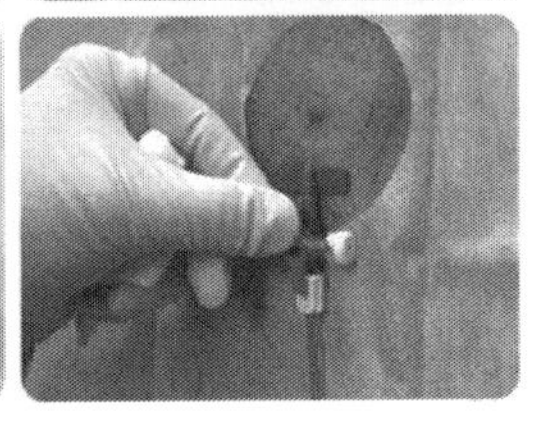

图 2-2-8 抽取胸腔积液或积气

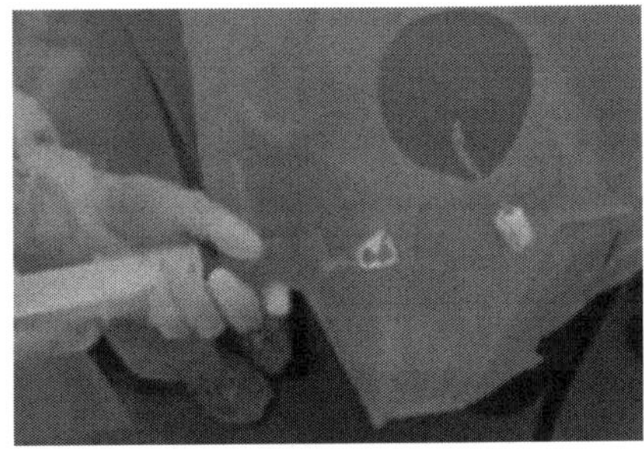

图 2-2-9 胸腔穿刺抽取胸腔积液或积气

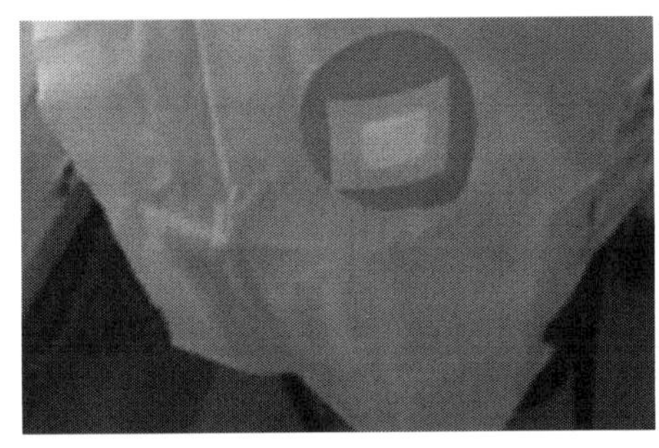

图 2-2-10 术后处理

(9) 分别向数支无菌试管中留取少量胸腔积液,做生化、常规、细胞学检查。

(10) 若患者出现头晕、心悸、冷汗、面色苍白、四肢发凉等“胸膜反应”,应立即停止抽吸,密切观察血压,防止休克。

(11) 术毕拔出穿刺针,消毒穿刺点;无菌纱布覆盖,压迫穿刺部位片刻,胶布固定(图 2-2-10)。

(三) 操作后处理

(1) 协助患者取舒适体位;整理床单位,清理用物;标本送检。

(2) 询问患者操作后感受及需求。

(3) 嘱患者静卧,24h 后方可洗澡,以免穿刺部位感染。

(4) 监测患者穿刺后反应,观察患者的脉搏和呼吸状况,注意血胸、气胸、肺水肿等并发症的发生。观察穿刺部位,如出现红、肿、热、痛,体温升高或液体溢出等及时通知医生。

(5) 洗手,记录穿刺的时间,抽气抽液的量,胸腔积液的颜色以及患者术中的状态等。

(四) 注意事项

(1) 严格无菌操作,操作中要防止空气进入胸腔,始终保持胸腔负压。

(2) 操作中应密切观察患者的反应,如有头晕、面色苍白、出汗、心悸、胸部压迫感或剧痛、昏厥等胸膜过敏反应,立即停止抽液,并皮下注射 0.1% 肾上腺素 0.3 ~ 0.5ml,或进行其他对症处理。

(3) 一次抽液或抽气不应过多、过快,诊断性抽液 50 ~ 100ml 即可;减压抽液或抽气,首次不超过 600ml,以后每次不超过 1000ml。

(4) 抽液后患者应卧床休息,必要时复查胸透,观察有无气胸等并发症。

（五）健康教育

（1）向患者及家属介绍胸腔穿刺的目的及注意事项。

（2）指导患者正确配合胸腔穿刺，勿在穿刺时咳嗽．说话．深呼吸；感到不适应立即告知术者。

【评价】

教师对学生的技能操作进行讲评，并记录成绩。

【技能考核】

（1）学生态度认真，解释指导得当，与患者沟通良好。

（2）程序清楚，动作正确，手法轻稳，操作连贯。

（3）穿刺一次成功，无不良反应和并发症。

（4）患者症状缓解，无不适。

【复习题】

1. 选择题

1. 胸腔穿刺的穿刺点是（　　）。

A. 锁骨中线第 5 肋间　B. 肩胛骨下第 7 ~ 9 肋间隙　C. 腋后线 7 ~ 9 肋间隙

D. 腋中线 8 ~ 9 肋间　E. 剑肋角

2. 胸腔穿刺时患者多采取（　　）。

A. 坐位　B. 半卧位　C. 仰卧位　D. 侧卧位　E. 俯卧位

2. 问答题

（1）胸腔穿刺的目的是什么？

（2）胸腔穿刺的适应证有哪些？

（3）胸腔穿刺的禁忌证有哪些？

（4）为什么胸腔穿刺需从肋骨上缘进针？

（5）为什么胸腔穿刺抽液量每次不应超过 1000ml？

（6）为什么胸腔穿刺抽液、抽气，选择穿刺部位应不同？

（7）胸腔穿刺有哪些并发症？如何处理？

（8）胸腔穿刺时应注意些什么？

（9）病例分析：某院住院患者行胸腔穿刺术发生并发症 19 例，其中男 13 例，女 6 例，年龄 15 ~ 66 岁。原发疾病包括结核性胸膜炎 8 例，癌性胸腔积液 5 例，自发性气胸 4 例，肝硬化并胸腔积液 1 例，肺炎并发胸膜炎、胸腔积液 1 例。并发症均治愈，无死亡病例。简述并发症及其发生的原因？

实验指导三　纤维支气管镜检查术

【实验目的】

（1）在直视下行活检或刷检、钳取异物、吸引或清除阻塞物。

（2）可做支气管肺泡灌洗，行细胞学或液体成分的分析。

（3）利用支气管镜可注入药物，或切除气管内腔的良性肿瘤等。

（4）诊断和治疗支气管、肺和胸腔疾病。

【适应证】

(1) 不明原因的咯血,尤其是40岁以上患者,持续1周以上的咯血或痰中带血。

(2) 不明原因的慢性咳嗽(支气管结核、气道良性和恶性肿瘤、异物吸入)。

(3) 不明原因的局限性哮鸣音(气道狭窄)。

(4) 不明原因的声音嘶哑(喉返神经损伤引起声带麻痹,咽喉或纵隔内新生物)。

(5) 痰中发现癌细胞或可疑癌细胞。

(6) X线胸片或CT检查异常者(肺不张、肺部块影、阻塞性肺炎、肺炎不吸收、肺部弥漫性病变、肺门或纵隔淋巴结肿大、气管支气管狭窄、原因不明的胸腔积液等)。

(7) 临床已诊断肺癌,决定行手术治疗前的检查(指导手术范围,估计预后)。

(8) 胸部外伤,怀疑有气管支气管裂伤或断裂。

(9) 肺或支气管感染性疾病的病因学诊断。

(10) 支气管镜引导下选择性支气管造影。

【禁忌证】

①活动性大咯血。②严重心肺功能障碍。③严重的高血压及心律失常。④全身情况极度衰竭。⑤不能纠正的出血倾向。⑥严重的上腔静脉阻塞综合征。⑦新近发生心肌梗死或有不稳定型心绞痛。⑧疑有主动脉瘤。⑨气管重度狭窄。⑩尿毒症或严重的肺动脉高压患者,行活检时可能发生严重的出血。

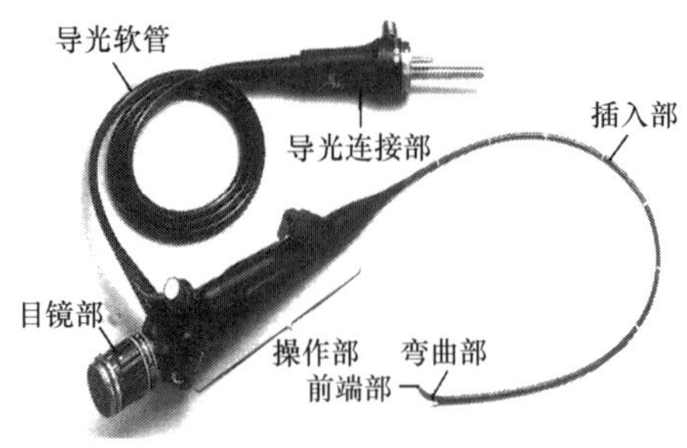

图2-3-1 纤维支气管镜的基本构造示意图

【实验学时】

2学时。

【实验器材】

1. 物品准备 纤维支气管镜检查仪器一套、吸引器、冷光源、活检钳、细胞刷、喉头喷雾器、针吸活检针、抢救设备等(图2-3-1至图2-3-3)。

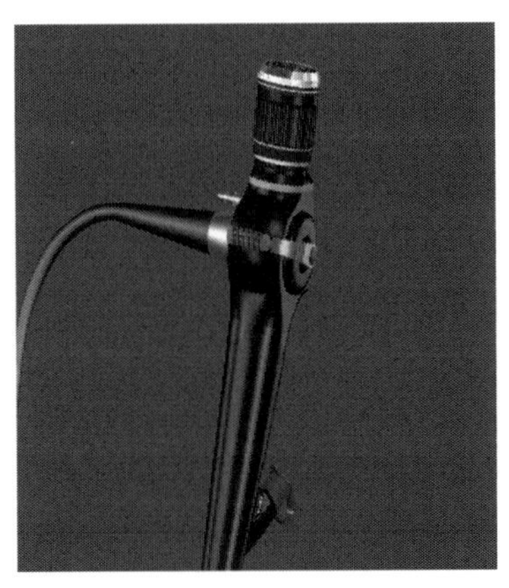

图2-3-2 毛刷

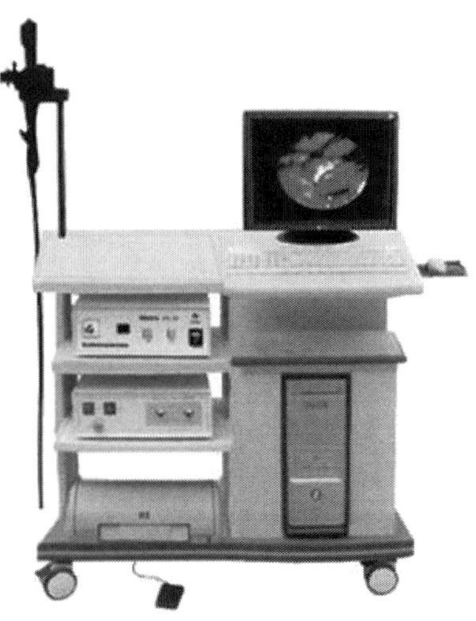

图2-3-3 纤维支气管镜

2. 药品准备　麻醉药、镇静药、生理盐水、抢救药等。

【实验步骤】

（一）操作前准备

1. 患者准备

（1）评估患者

1）病情及治疗情况。

2）患者意识状态，对治疗计划的了解，心理状态及合作程度。

（2）向患者说明上呼吸道的解剖示意图（图 2-3-4）。各肺段支气管开口位置（图 2-3-5，表 2-3-1），并解释纤维支气管镜检查的目的、方法、注意事项及配合要点。

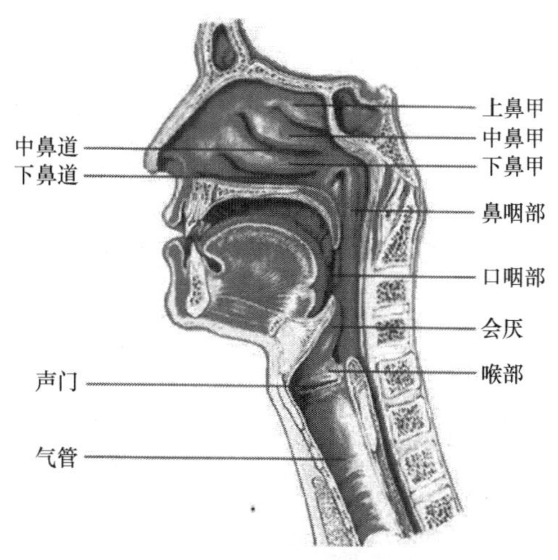

图 2-3-4　上呼吸道的解剖示意图

（3）要求患者术前 4h 禁食、禁水，以防误吸。患者若戴眼镜或义齿，应取下妥善放置。检查开始前嘱患者排空大小便。

（4）术前常规检查血常规、血小板、出血时间、凝血时间、凝血酶原时间、纤维蛋白原、肝功能、肾功能、心电图及必要时肺功能测定等；并进行胸部正侧位 X 线检查，必要时胸部 CT 扫描。

表 2-3-1　肺段与段支气管的对应关系

支气管	叶支气管	段支气管	肺段	肺叶	肺
左支气管	上叶支气管	尖后段支气管	尖后段	上叶	左肺
		前段支气管	前段		
		上舌段支气管	上舌段		
		下舌段支气管	下舌段		
	下叶支气管	上（背）段支气管	上（背）段	下叶	
		前内侧（基）底段支气管	前（基）底段		
		外侧（基）底段支气管	外侧（基）底段		
		后（基）底段支气管	后（基）底段		
右支气管	上叶支气管	尖段支气管	尖段	上叶	右肺
		后段支气管	后段		
		前段支气管	前段		
	中叶支气管	外侧段支气管	外侧段	中叶	
		内侧段支气管	内侧段		
	下叶支气管	上（背）段支气管	上（背）段	下叶	
		内侧（基）底段支气管	内侧（基）底段		
		前（基）底段支气管	前（基）底段		
		外侧（基）底段支气管	外侧（基）底段		
		后（基）底段支气管	后（基）底段		

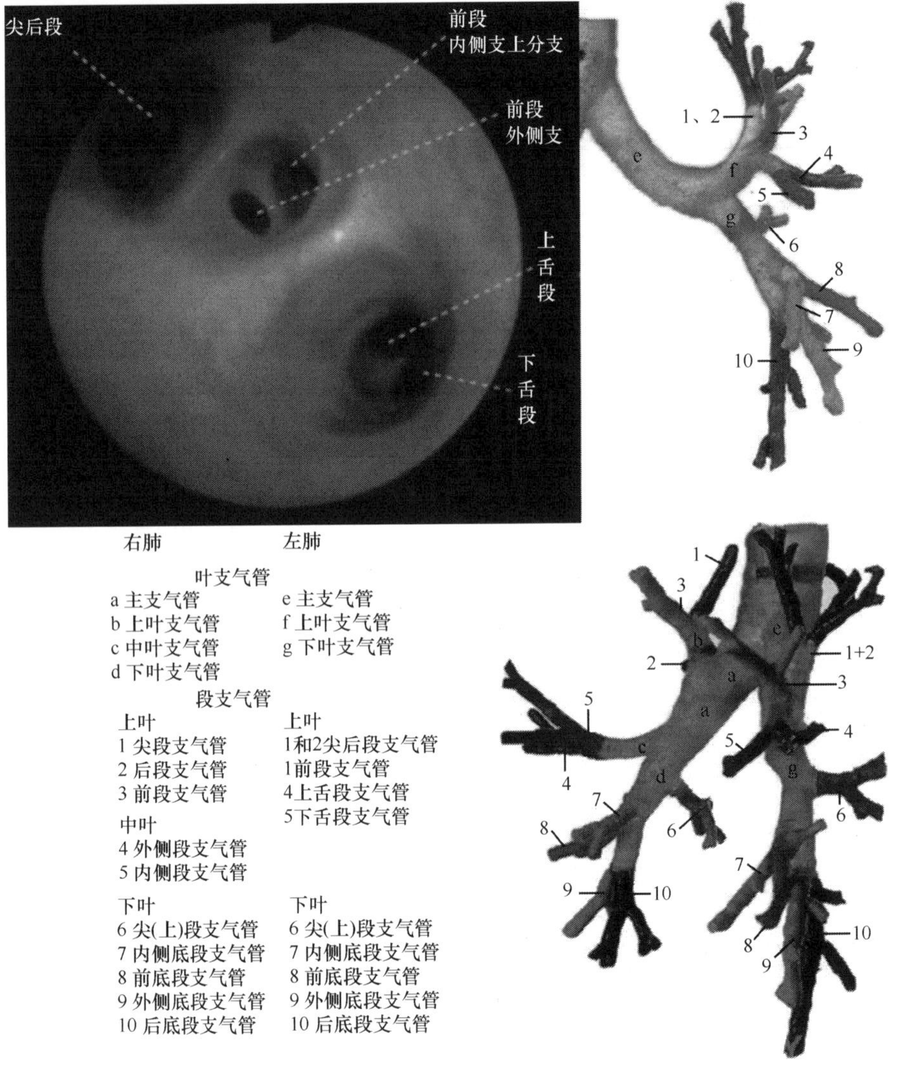

图 2-3-5 各肺段支气管开口位置

(5) 消除患者的紧张、恐惧心理;征得患者和家属的签字同意。

(6) 评估患者对消毒剂．局麻药或术前用药是否过敏,防止发生变态反应。术前半小时遵医嘱给予阿托品 1mg 或地西泮 10mg 肌内注射,以减少呼吸道分泌和镇静。

2. 护士自身准备 衣帽整洁,修剪指甲,洗手,戴口罩。

3. 用物准备 同实验器材。

4. 环境准备

(1) 环境清洁,安静,光线、温湿度适宜。

(2) 关闭门窗,必要时放置屏风。

(二) 操作方法及程序

(1) 携用物至患者床旁,核对患者床号、姓名、住院号(手腕带),向患者解释,并介绍使用方法。

(2) 患者常取仰卧位,不能平卧者,可取坐位或半坐位(图 2-3-6,图 2-3-7)。

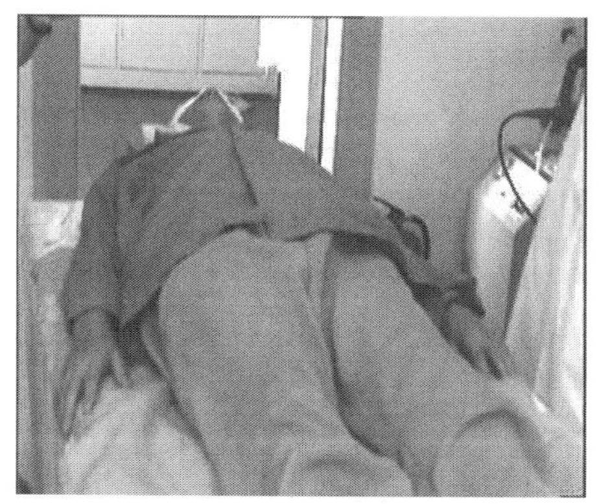

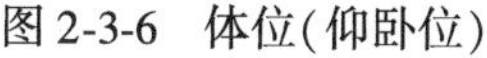

图 2-3-6　体位(仰卧位)

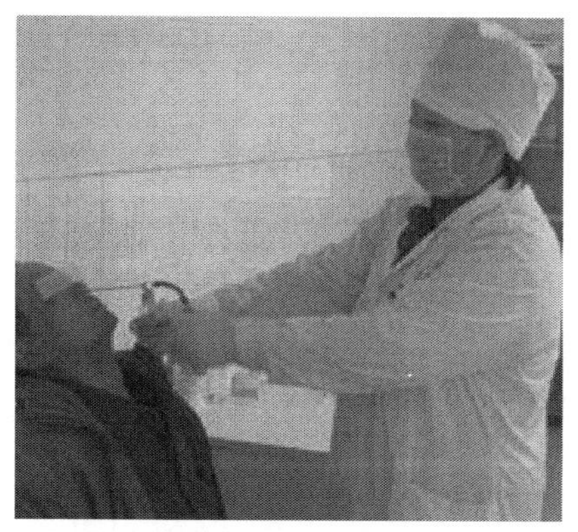

图 2-3-7　体位(坐位)

（3）一般采用黏膜表面麻醉。2% 利多卡因 10 ~ 20ml 雾化吸入麻醉，或用 1% ~ 2% 利多卡因加 0.5% 麻黄素混合液做鼻腔及咽喉部黏膜表面喷雾，每 2 ~ 3min 喷一次，共喷 3 次(图 2-3-8)。然后还可加用 2% ~ 4% 利多卡因行环甲膜穿刺。

（4）术者左手握纤维支气管镜的操纵部，调节角度钮，使插入部末端略向上翘起，用右手将镜徐徐插入鼻腔，然后将角度调节钮拨回原位，沿咽后壁滑入喉部，找到会厌与声门，观察声带活动情况(图 2-3-9)。经口腔插入，图 2-3-10。

（5）当声门开放时，将镜迅速送入气管，在直视下边向前推进边观察气管内腔，直达隆突，观察隆突形态和活动情况。确认两侧主支气管口后，一般先检查健侧，后检查患侧，若病灶部位不明确，一般先检查右侧后检查左侧(图 2-3-11)。

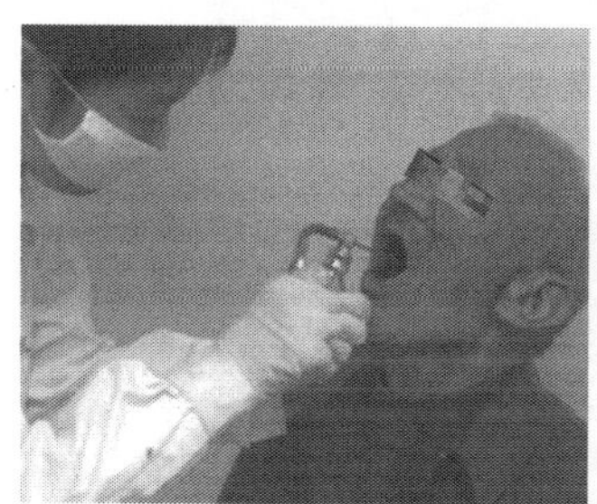

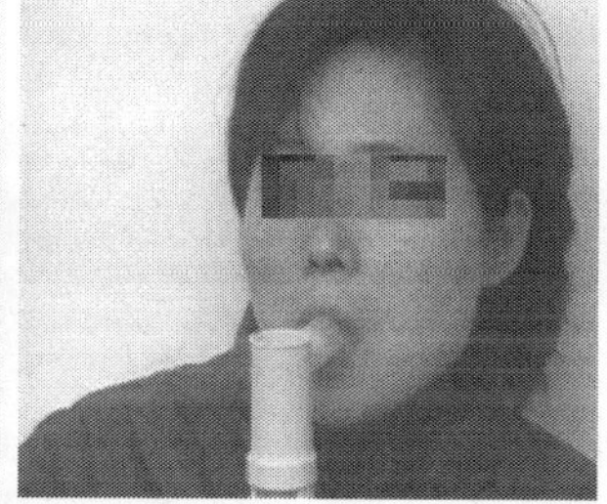

图 2-3-8　黏膜表面麻醉

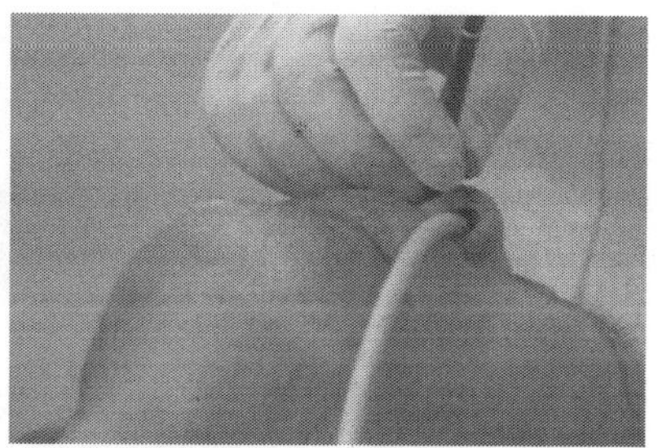

图 2-3-9　经鼻腔插入

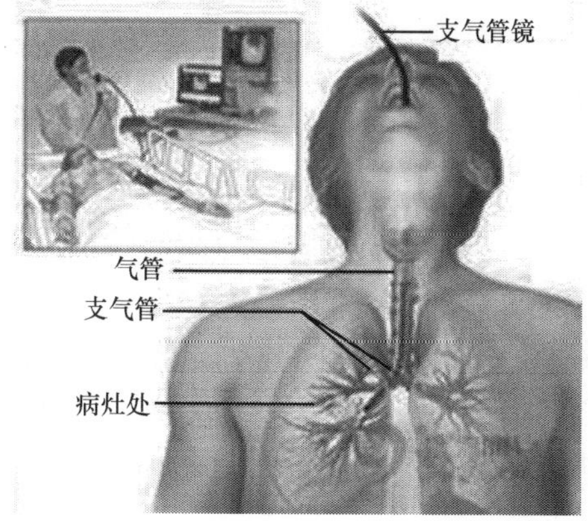

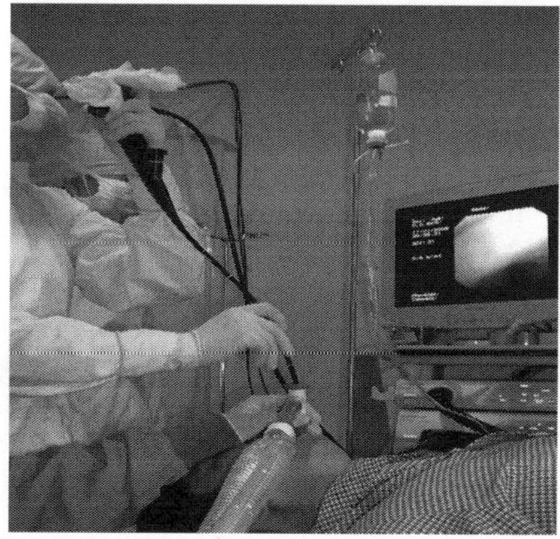

图 2-3-10　经口腔插入

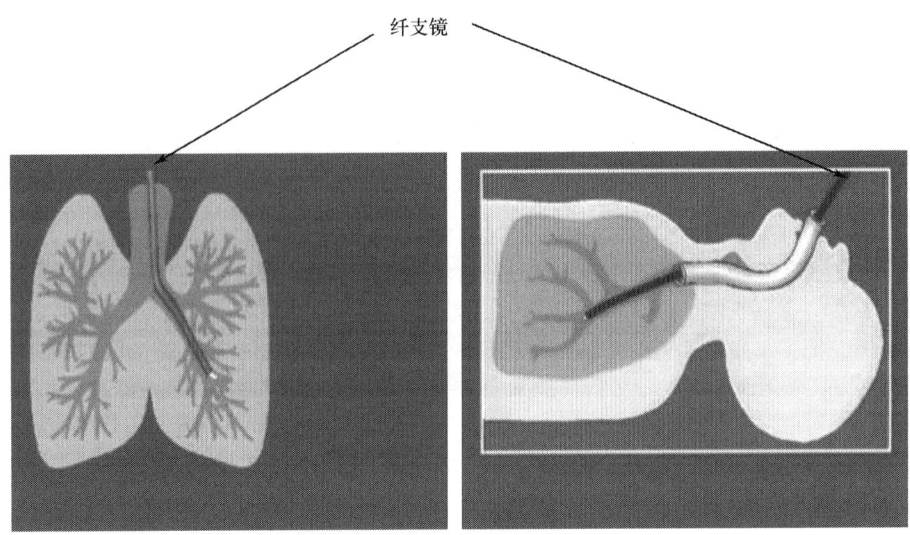

图 2-3-11 纤支镜插入位置

(6) 直视下自上而下依次检查各叶、段支气管。注意黏膜外观,有无溃疡、出血、充血、水肿,有无黏膜增厚浸润,管腔开口是否通畅,形态是否异常,有无新生物、异物、狭窄等,是否有分泌物及分泌物的情况等。

(7) 必要时行钳检、刷检或针吸活检送病理,纤支气管肺泡灌洗送细胞学、免疫学及生化学检查,在无菌条件下留取分泌物送微生物学检查(图 2-3-12)。

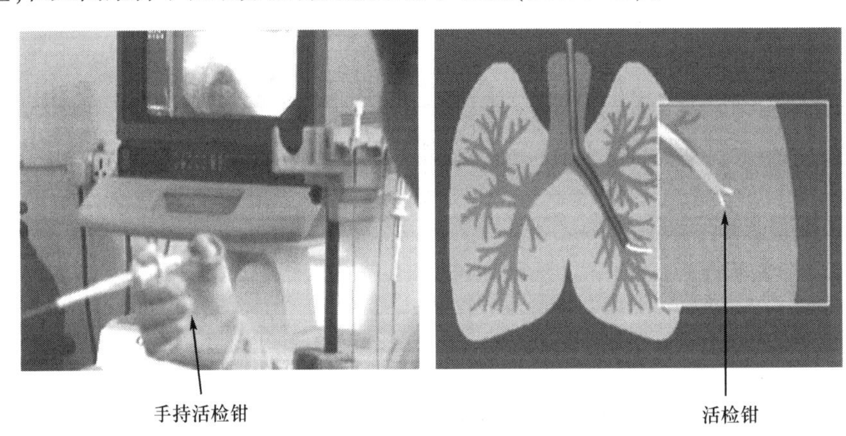

图 2-3-12 钳检、刷检或针吸活检

(三) 操作后处理

(1) 密切观察患者有无发热、胸痛、呼吸困难;观察分泌物的颜色和特征。向患者说明术后数小时内,特别是活检后会有少量咯血及痰中带血,不必担心,对咯血者应通知医生,并注意窒息的发生。

(2) 术后 2h 内禁食水。麻醉消失、咳嗽和呕吐反射恢复后可进温凉流质或半流质饮食。进食前试验小口喝水,无呛咳再进食。

(3) 术后数小时内避免吸烟、谈话和咳嗽,使声带得以休息,以免声音嘶哑和咽喉部疼痛。

（四）注意事项

（1）术前应详细了解病史和体格检查，对拟经插管的鼻腔行鼻窥镜检查；若经口插入，有义齿者应摘下。详阅胸部 X 线平片和胸部 CT 片，对病变准确定位。

（2）术前必须仔细检查器械各部、管道、吸引管是否通畅，调节弯曲角度是否灵活，插入部是否光滑，塑料软管有无破损，活检钳是否灵活、锐利，毛刷有无折断，透镜接上冷光源后视野是否清晰等。

（3）对老年和心血管疾病者，术前应做心电图检查。

（4）有呼吸困难、低氧表现，PaO_2<70mmHg 者，镜检时应给氧。

（5）术后 24 ~48 小时注意观察患者体温、肺部啰音，对已有肺部感染者，术前即应给予抗生素。

（五）健康教育

（1）向患者及家属介绍纤维支气管镜检查术的目的及注意事项。

（2）教会患者正确配合检查。

【评价】

教师对学生的技能操作进行讲评，并记录成绩。

【技能考核】

（1）态度认真，解释指导得当，与患者沟通良好。

（2）程序清楚，动作正确，手法轻稳，操作连贯。

（3）患者症状缓解，无不适，达到预期目标。

【复习题】

1. 选择题

（1）女性，68 岁。因咳嗽咯血 1 月余就诊。X 线检查拟诊右下叶中心性肺癌，痰病理细胞检查阴性。进一步检查首选（　　）。

A. 经皮穿刺肺活检　　B. 磁共振检查　　C. 纤维支气管镜检查
D. CT 扫描　　E. 放射性核素扫描

（2）纤维支气管镜检查时患者多采取（　　）。

A. 坐位　　B. 半卧位　　C. 仰卧位　　D. 侧卧位　　E. 半坐位

（3）纤维支气管镜检查要求患者术前（　　）小时禁食、禁水。

A. 2　　B. 4　　C. 6　　D. 8　　E. 12

2. 问答题

（1）纤维支气管镜检查的目的是什么？

（2）纤维支气管镜检查的适应证有哪些？

（3）纤维支气管镜检查的禁忌证有哪些？

（4）纤维支气管镜检查结果分析如何？

（5）纤维支气管镜检查正常值是多少？

（6）纤维支气管镜检查时应注意些什么？

实验指导四　腹腔穿刺术

【实验目的】

（1）抽取腹腔积液进行各种实验室检查，以寻找病因。

(2) 对大量腹水患者可抽放腹水,以缓解胸闷、气短等症状。

(3) 腹腔内注射药物,以协助治疗疾病。

【适应证】

(1) 抽液作化验及病理检查,以确定腹腔积液的性质及病原,协助诊断。

(2) 大量腹水时放液以减轻压迫症状。

(3) 行人工气腹作为诊断和治疗手段。

(4) 腹腔内注射药物。

(5) 进行诊断性穿刺,以明确腹腔内有无积液、积脓、积血。

【禁忌证】

①严重肠胀气。②腹腔慢性炎症广泛粘连。③妊娠后期。④有肝性脑病倾向者,不宜放腹水。⑤疑有卵巢囊肿、多房性肝包虫病。⑥弥散性血管内凝血。⑦躁动不能合作者。

【实验学时】

2 学时。

【实验器材】

1. 物品准备 无菌腹腔穿刺包(内含带乳胶管的腹腔穿刺针、镊子、5ml 注射器及针头、50ml 注射器、洞巾、无菌试管数支、敷贴、弯盘等)、无菌手套、换药碗(止血钳和无菌纱布)、碘伏、一次性引流袋、无菌棉球(棉签)、胶布等(图 2-4-1 至图 2-4-3)。

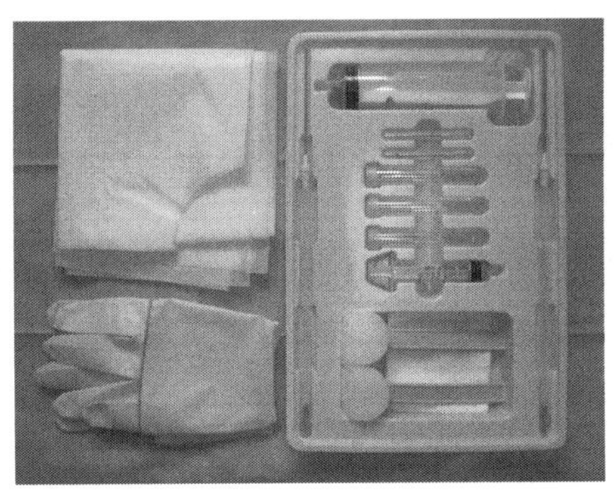

图 2-4-1 无菌腹腔穿刺包内用品

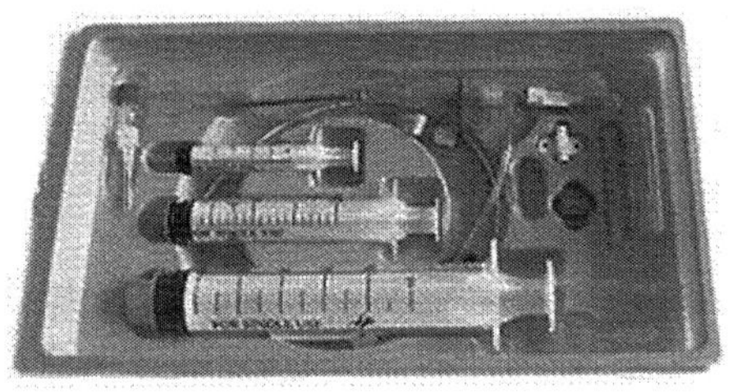

图 2-4-2 不同类型注射器

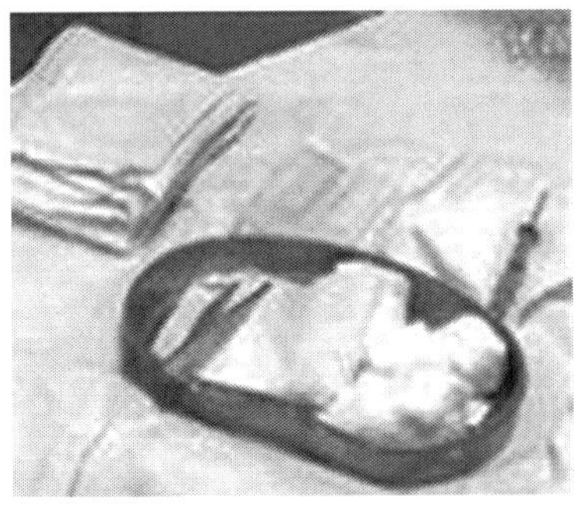

图 2-4-3 无菌腹腔穿刺包

2. 药品准备 2% 利多卡因。

【实验步骤】

(一) 操作前准备

1. 患者准备

(1) 评估患者

1) 病情(腹水的部位、量);呼吸、脉搏、血压等治疗情况。

2) 意识状态,对治疗计划的了解,心理状态及合作程度。

(2) 向患者解释腹腔穿刺的目的、方法、注意事项及配合要点。

（3）术前复核患者的肝功能、血常规、出凝血时间等。

（4）嘱咐患者排去大小便。

（5）消除患者的紧张、恐惧心理；征得患者和家属的签字同意。

2. 护士自身准备　衣帽整洁，修剪指甲，洗手，戴口罩。

3. 用物准备

（1）同实验器材。

（2）检查无菌腹穿包、手套的有效期。

4. 环境准备

（1）环境清洁，安静，光线．温湿度适宜。

（2）关闭门窗，必要时放置屏风。

（二）操作方法及程序

（1）携用物至患者床旁，核对患者床号、姓名、住院号（手腕带），向患者解释，并介绍使用方法。

（2）协助患者取平卧、半卧或稍左侧卧位（图 2-4-4）。如放腹水，背部先垫好腹带。如大量放腹水，应在放液前测量体重、血压、脉搏。

（3）穿刺部位：①脐与髂前上棘连线中外 1/3 交点处，此处不易损伤腹壁下动脉，通常选择左侧穿刺点；②侧卧位可取脐水平线与腋前线或腋中线交界处，此处常用于诊断性穿刺；③坐位可取脐与耻骨连线中点上方 1cm，偏左或偏右 1 ~ 1. 5cm 处，此处无重要器官且易愈合；④少量腹水进行诊断性穿刺时，穿刺前宜令患者先侧卧于拟穿刺侧 3 ~ 5min，如在 B 超引导下穿刺则更准确（图 2-4-5 至图 2-4-7）。

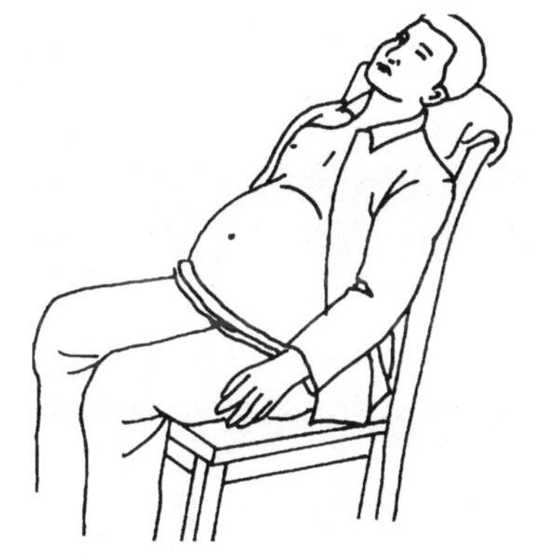

图 2-4-4　患者所取体位

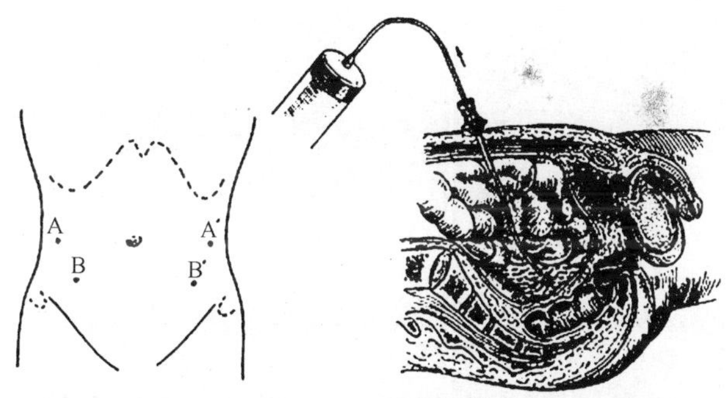

图 2-4-5　诊断性腹腔穿刺进针点及抽液方法

（4）常规消毒穿刺部位（螺旋式由内向外，直径为 10cm）。

（5）护士打开无菌腹腔穿刺包外层，医生戴无菌手套后打开内层，检查穿刺针是否通畅、漏气，用物是否齐全等。

（6）护士协助医生铺上无菌洞巾和抽取麻药（2% 利多卡因），医生做逐层浸润麻醉（图 2-4-8）。

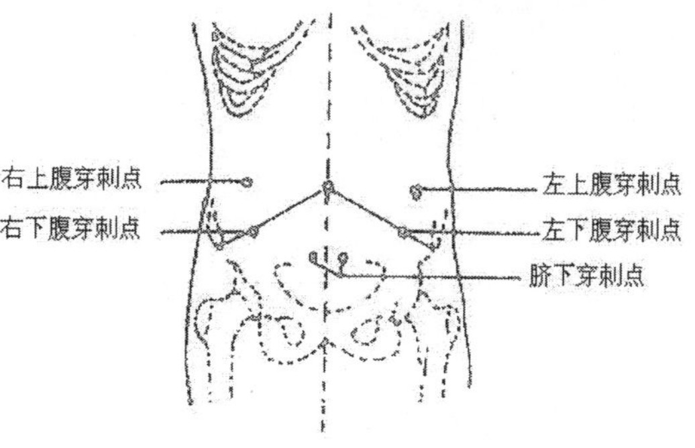

图 2-4-6　腹腔穿刺进针点

（7）医生左手固定穿刺部位皮肤，右

手将穿刺针经局麻处逐步刺入腹壁，待针尖抵抗感突然消失时，表明已进入腹腔。

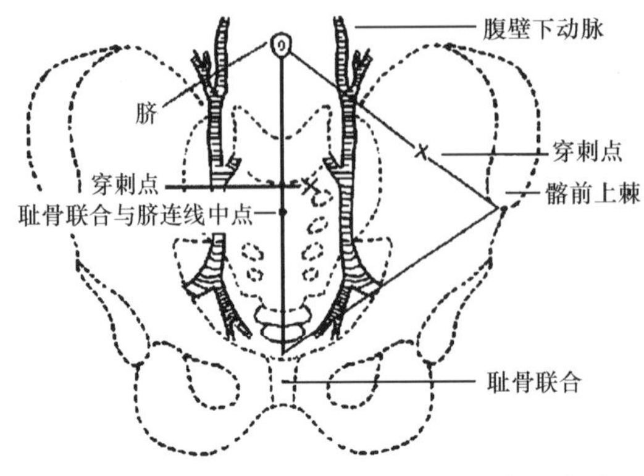

图 2-4-7　腹腔穿刺点及其腹壁下动脉的关系

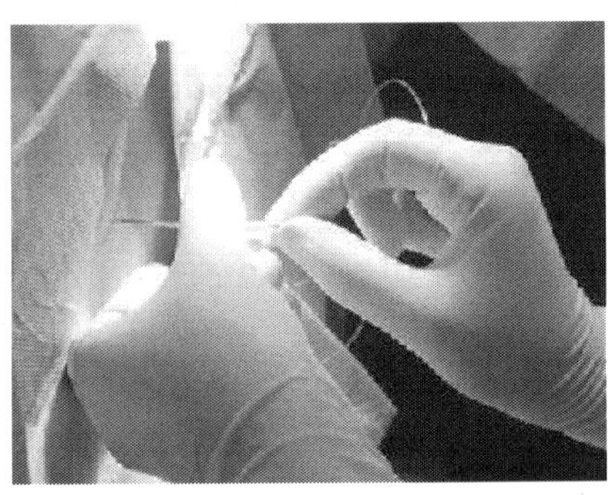

图 2-4-8　逐层浸润麻醉

(8) 护士协助固定穿刺针，医生用注射器抽取腹水(或连接引流袋，调整滴数)，如图 2-4-9 所示。

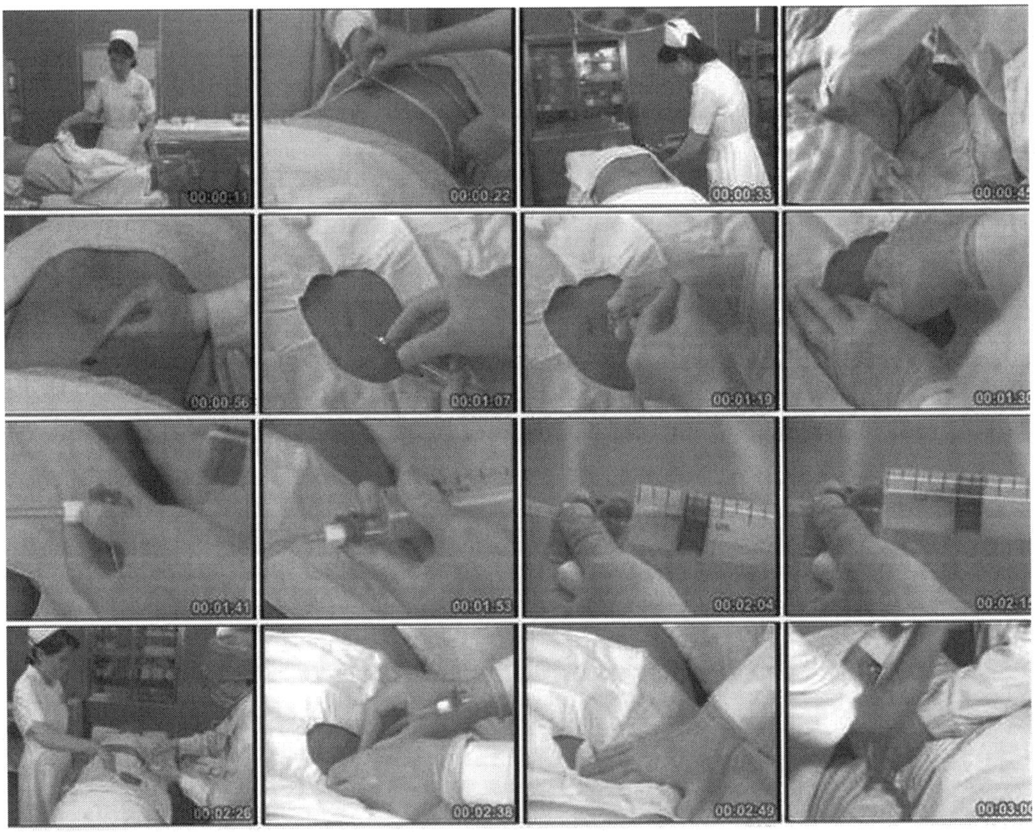

图 2-4-9　抽取腹水流程图

(9) 分别向数支无菌试管中留取少量腹水，做生化、常规、细胞学检查。

(10) 仔细观察，若患者出现头晕、心悸、冷汗、面色苍白、四肢发凉等“腹膜反应”，应立即停止抽吸，密切观察血压，防止休克。

(11) 术毕拔出穿刺针，消毒穿刺点；无菌纱布覆盖，压迫穿刺部位片刻，胶布固定；

并用多头绷带将腹部包扎(图 2-4-10)。

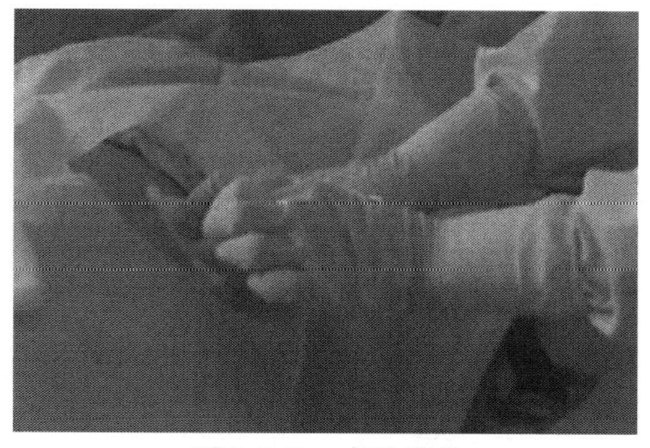

图 2-4-10　术后处理

(三) 操作后处理

(1) 协助患者取舒适体位;整理床单位,清理用物;详细记录腹水量、性质、颜色,标本及时送检。

(2) 询问患者操作后感受及需求。

(3) 嘱患者静卧,24h 后方可洗澡,以免穿刺部位感染。

(4) 测量腹围,观察腹水消长情况。

(5) 观察穿刺部位有无渗液、渗血,有无腹部压痛、反跳痛和腹肌紧张的腹膜感染征象。

(6) 洗手,记录穿刺的时间,抽出腹水的量、颜色以及患者术中的状态。

(四) 注意事项

(1) 术前嘱患者排尿,以免穿刺时损伤膀胱。

(2) 放液时要密切观察患者面色、脉搏、呼吸和血压等,如发生晕厥、休克应立即终止放液,并予以输液、扩容等对症治疗。

(3) 诊断性腹腔穿刺者,用注射器抽吸腹水 50 ~ 100ml 即可;放液为目的者,速度宜慢,初次放腹水不宜超过 3000ml。

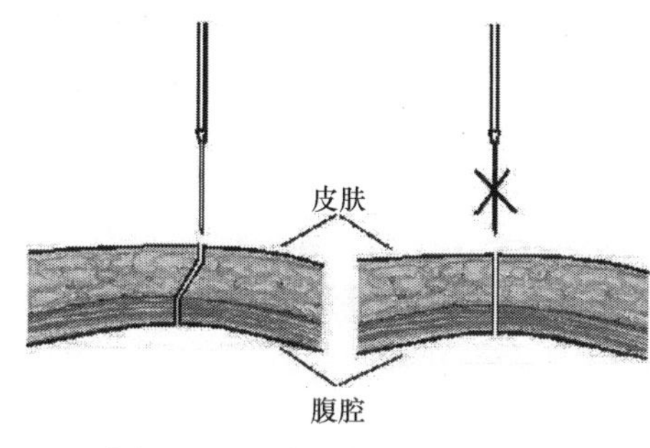

图 2-4-11　腹腔穿刺迷路穿刺法

(4) 大量放腹水者需束腹带,观察血压、脉率变化,以防腹压骤降,内脏血管扩张引起血压下降或休克。

(5) 腹水量多者,用迷路穿刺法,使针孔不在从皮肤到腹壁层的一条直线上,以防拔针后腹水自穿刺点漏出(图 2-4-11)。术后按压 1 ~ 2min。如拔针后仍有腹水自穿刺点漏出,可用蝶形胶布或火棉胶粘贴。

(6) 放腹水前后均应测量腹围、脉搏、血压,检查腹部体征,以观察病情变化。

(7) 穿刺点应视病情及需要而定,急腹症时穿刺点最好选择在压痛点及肌紧张最明显的部位。

(8) 勿在腹部手术瘢痕部位或肠袢明显处穿刺,妊娠时应在距子宫外缘 1cm 处穿刺。

(五) 健康教育

(1) 向患者及家属介绍腹腔穿刺的目的及注意事项。

(2) 指导患者正确配合腹腔穿刺,感到不适应立即告知术者。

【评价】

教师对学生的技能操作进行讲评,并记录成绩。

【技能考核】

(1) 学生态度认真,解释指导得当,与患者沟通良好。

(2) 程序清楚,动作正确,手法轻稳,操作连贯。

(3) 穿刺一次成功,无不良反应和并发症。

(4) 患者腹胀和呼吸困难症状减轻,无不适,达到预期目标。

【复习题】

1. 选择题

(1) 诊断性穿刺时常采取(　　)。

A. 坐位　B. 半卧位　C. 仰卧位　D. 侧卧位　E. 半坐位

(2) 放液为目的者,速度宜慢,初次放腹水不宜超过(　　)ml。

A. 3000　B. 2800　C. 2000　D. 3500　E. 2500

2. 问答题

(1) 腹腔穿刺术的目的是什么?

(2) 简述腹腔穿刺术的适应证有哪些?

(3) 简述腹腔穿刺术的禁忌证有哪些?

(4) 腹腔穿刺术的并发症及如何处理?

(5) 对所有新出现原因不明腹水的成年患者都应施行腹腔穿刺术的目的是什么?

(6) 对于业已存在腹水的患者,当怀疑发生自发性细菌性腹膜炎(SBP)时,也应施行诊断性腹腔穿刺术的目的是什么?

(7) 对于血流动力学状态稳定的张力性腹水患者,施行腹腔穿刺大量放腹水是因为什么?

(8) 腹腔穿刺时应注意些什么?

(9) 病例分析:患者女性,30 岁,近 2 个月来腹部逐渐膨隆,经检查为腹水,其原因不明,现需行诊断性穿刺,请问如何施行腹腔穿刺术? 诊断性穿刺抽出的腹水,应进一步进行哪些方面的检查?

实验指导五　三腔二囊管压迫止血术

【实验目的】

(1) 利用气囊压力,达到直接压迫止血的目的,用于抢救门静脉高压引起的食管-胃底静脉曲张破裂出血患者。

(2) 原因不明的上消化道出血,用三腔二囊管压迫后观察能否从胃管内抽出血液,以判断出血部位。

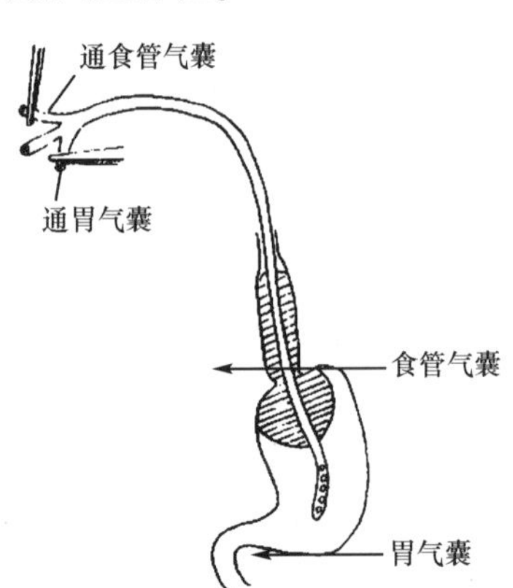

图 2-5-1　三腔二囊管

【适应证】

肝硬化门静脉高压引起食管-胃底静脉曲张破裂大出血。

【禁忌证】

①严重的心脏病或高血压。②胃穿孔。③食管狭窄、梗阻等。

【实验学时】

2 学时。

【实验器材】

(1) 治疗盘、治疗碗、三腔二囊管(图 2-5-1)、液状石蜡、镊子、血管钳、弹簧夹 1 ~ 3 只、50ml 注射器、纱布、胶布、棉签、治疗巾、弯盘、手电筒、血压计、听诊器。

（2）牵引架、滑轮、0.5kg 重砂袋(或盐水瓶)、牵引绳、手套、剪刀等。

【实验步骤】

（一）操作前准备

1. 患者准备

（1）评估患者

1）病情(出血原因、出血量、出血部位等)，治疗情况。

2）检查患者鼻腔有无鼻息肉、鼻甲肥厚和鼻中隔弯曲，选择鼻腔较大侧插管，清除鼻腔内的结痂及分泌物(图 2-5-2)。

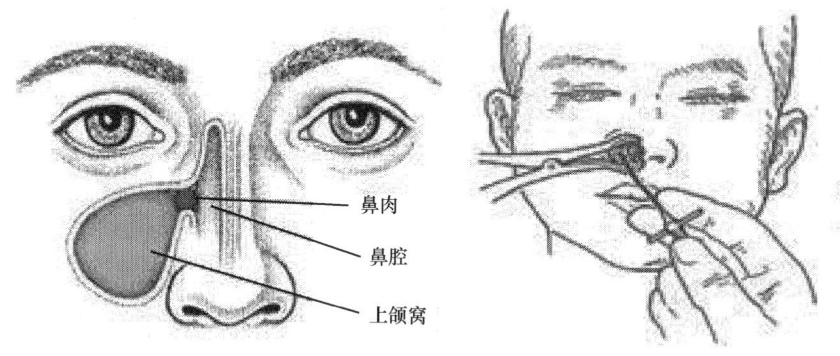

图 2-5-2　检查患者鼻腔

3）患者意识状态，对治疗计划的了解，心理状态及合作程度。

（2）向患者解释插管的目的、方法、注意事项及配合要点。

（3）要求患者检查前 12h 禁食。嘱患者术前排空大小便。

（4）指导患者练习吞咽及深呼吸动作；对躁动不安或不合作的患者，可肌内注射异丙嗪或地西泮；若戴眼镜或义齿，应取下妥善放置。

（5）消除患者的紧张、恐惧心理；征得患者和家属的签字同意。

2. 护士自身准备　衣帽整洁，修剪指甲，洗手，戴口罩。

3. 用物准备

（1）用物准备：同实验器材。

（2）检查三腔二囊管性能(图 2-5-3 至图 2-5-4)

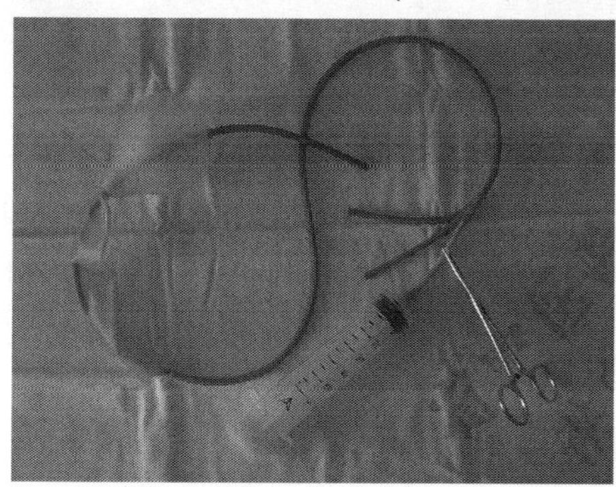

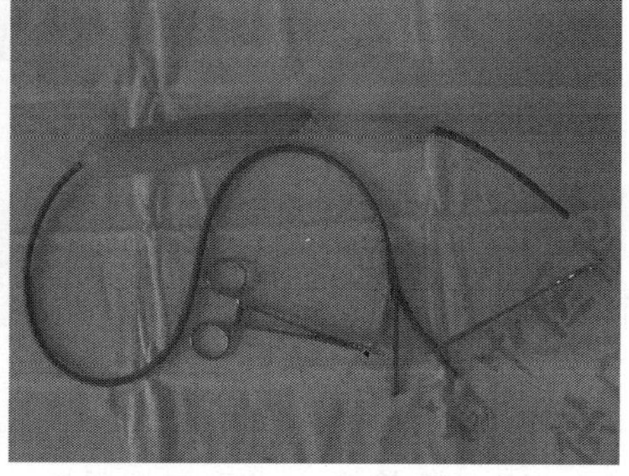

图 2-5-3　检查三腔二囊管性能

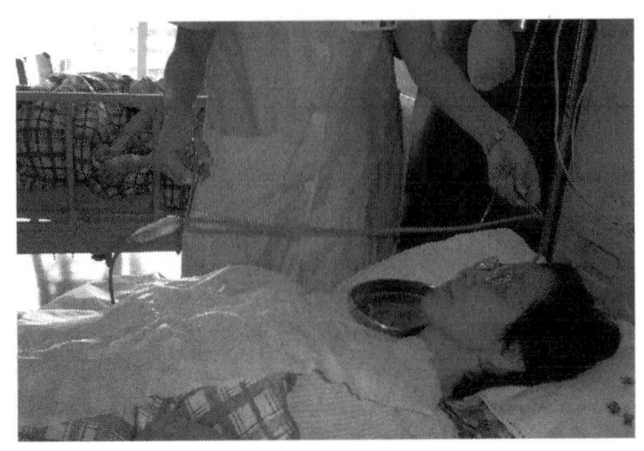

图 2-5-4 检查三腔二囊管性能

1）向胃气囊注气 200 ~ 300ml，压力维持 5.3 ~ 6.7kPa（40 ~ 50mmHg），食管气囊注气 150 ~ 200ml，压力维持 4.0 ~ 5.3kPa（30 ~ 40mmHg），用弹簧夹夹住管口后，检查胃管、食管囊管、胃囊管是否通畅，两气囊有无损坏、漏气或变形。

2）量长度。做好标记后，尽量抽瘪气囊；用液状石蜡充分润滑三腔二囊管备用。

4. 环境准备

（1）环境清洁，安静，光线、温湿度适宜。

（2）关闭门窗，必要时放置屏风。

（二）操作方法及程序

（1）携用物至患者床旁，核对患者床号、姓名、住院号（手腕带），向患者解释，并介绍使用方法。

（2）取半卧位或坐位，无法坐起者取右侧卧位或平卧位并将头偏向一侧。颌下铺治疗巾，置弯盘于口角边，清洁鼻腔。

（3）协助患者口服液状石蜡 20 ~ 30ml 后，抽尽气囊内空气。将已润滑好的三腔二囊管由鼻腔慢慢插入，嘱患者做深呼吸。插入至 10 ~ 15cm（咽喉部）时，嘱患者做吞咽动作，并顺势将三腔二囊管向前推进（图 2-5-5）。插入至 65cm 处，并在胃管内抽得胃液（或积血）时，提示三腔二囊管已达胃部（同确认胃管进入胃内的 3 种方法）。

（4）用注射器向胃囊内注入空气 200 ~ 300ml，压力维持 5.3 ~ 6.7kPa（40 ~ 50mmHg），将开口端反折，用弹簧夹夹住，防止气体漏出（图 2-5-6）。

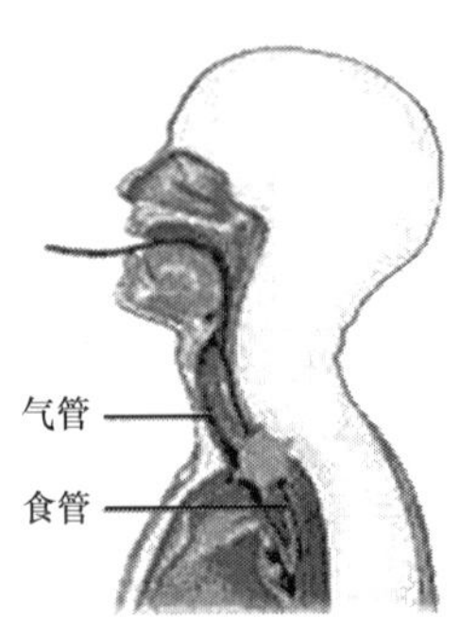

图 2-5-5 从鼻腔插入三腔二囊管

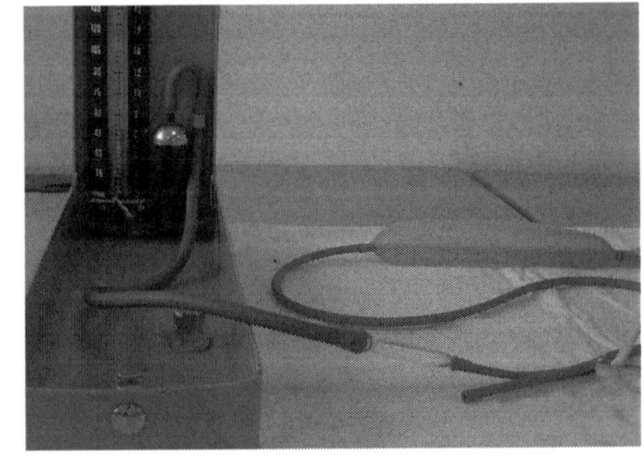

图 2-5-6 用注射器向胃囊内注入空气

（5）将牵引绳结扎在三腔二囊管尾端前 10 ~ 26cm 处，并将三腔二囊管向外牵拉至感到有中等阻力，表示膨胀的胃气囊已压迫胃底贲门部（图 2-5-7）。牵引绳另一端连接 0.5kg 重牵引物，经牵引架作持续牵引。牵引角度呈 45°左右，牵引物离地面约高 30cm。用宽胶布将三腔二囊管固定于患者面部（图 2-5-8）。

（6）若出血未能停止，则再向食管囊内注入空气，压力维持 4.0 ~ 5.3kPa（30 ~ 40mmHg），以压迫食管静脉；将开口端反折，用弹簧夹夹住。血压计连接气囊腔出口，松开止血钳,观察血压计水银波动(胃气囊 50 ~ 55mmHg,食管气囊 40mmHg)。证实气囊已达到有效的压力后,用止血钳夹紧管口,分离血压计,再向管口注入 5ml 气体,用止血钳夹紧管口。

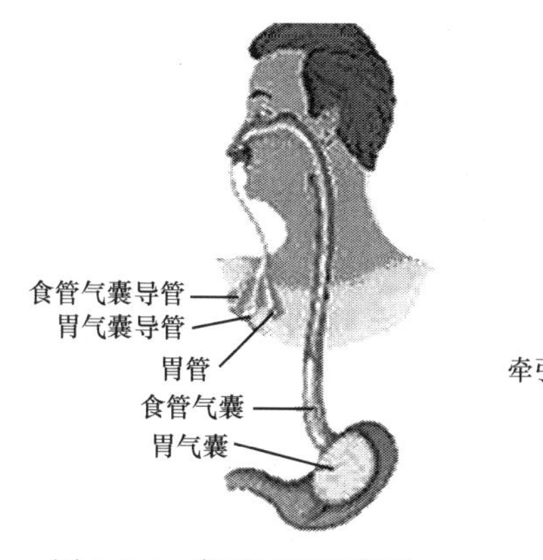

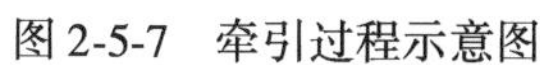
图 2-5-7　牵引过程示意图

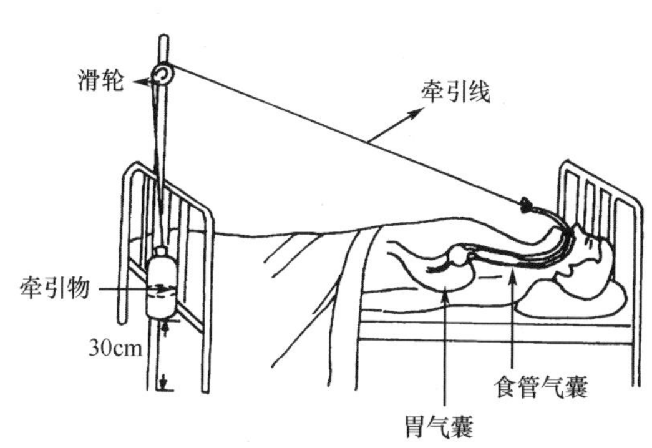

图 2-5-8　牵引示意图

(7) 用注射器抽吸胃内容液,冲洗(也可接引流袋),并可注入止血药液。

(8) 观察操作过程中患者的反应、生命体征,抽吸胃内容物的量、色、质等。

(9) 出血停止后,遵医嘱放松牵引,放出囊内气体,保留管道观察 24h,无继续出血后由医生决定拔管时间。

(10) 拔管前嘱患者口服液状石蜡 20 ~ 30ml,尽量抽瘪气囊,以缓慢、轻巧的动作拔管。

(11) 洗手,记录拔管时间,并继续观察有无再出血情况。

(三) 操作后处理

(1) 协助患者擦净面部,清洁口腔,取舒适体位;整理床单位,清理用物。

(2) 询问患者操作后感受及需求,并告知相关注意事项。

(3) 洗手,记录插管时间,操作过程中患者的反应、生命体征,抽吸胃内容物的量、色、质。

(四) 注意事项

(1) 用前应该检查管和囊的质量。气囊不通畅或漏气、橡胶老化或气囊充盈后形状偏移不成球形者不宜使用。食管气囊勿注水,预防食管-气管瘘的发生。

(2) 经常抽吸胃内容物,防止胃膨胀而引起呕吐及三腔二囊管脱出而再次出血。

(3) 注意口腔与鼻腔清洁,嘱患者不要将唾液、痰液咽下,以免误入气管引起吸入性肺炎。每日 2 次向鼻腔滴入少量液状石蜡,减少三腔二囊管对鼻黏膜的损伤。

(4) 留置三腔二囊管期间,应定时测气囊内压力,以防压力不足而不能有效止血,或压力过高而引起组织坏死。

(5) 留置三腔二囊管期间,食管气囊每 12 ~ 24h 应放气一次,同时将三腔二囊管向胃内送入少许,使胃底也减轻压力,并抽取胃内容物了解有无出血。一般放气 30min 后可再充气。

(6) 留置三腔二囊管期间,密切观察患者面色、脉搏、呼吸、血压、心律以及抽出液的颜色变化等。胃囊充气不足、漏气或牵引过大,三腔二囊管会向外滑脱,气囊压迫咽喉部,导致患者呼吸困难甚至窒息,应紧急处理。

(7) 三腔二囊管固定后,不可随意拉动,以免气囊从填塞部位滑入胃腔内或向上滑脱,引起再出血或挤压心脏引起期前收缩(早搏)。更严重时,滑脱至咽喉部而引起窒息时,必须立即放气或解除牵引。

(8) 三腔二囊管压迫,一般以 3 ~5 天为限,如有继续出血,可适当延长填塞时间。再出血停止 24h 后,应在放气状态下再观察 24h,如仍无出血,方可拔管。

(五) 健康教育

(1) 向患者及家属介绍三腔二囊管压迫止血的目的及注意事项。

(2) 教会患者正确配合插管。

【评价】

教师对学生的技能操作进行讲评,并记录成绩。

【技能考核】

(1) 学生态度认真,解释指导得当,与患者沟通良好。

(2) 程序清楚,动作正确,手法轻稳,操作连贯。

(3) 操作中能密切观察病情变化及出血情况。

(4) 患者症状缓解,无不良反应和并发症,达到预期目标。

【复习题】

1. 选择题

(1) 协助患者口服液状石蜡(　　)ml 后,抽尽气囊内空气。

A. 20 ~30　B. 25 ~35　C. 15 ~20　D. 15 ~30　E. 30 ~40

(2) 将已润滑好的三腔二囊管由鼻腔慢慢插入,嘱患者做深呼吸。插入至(　　)cm 咽喉部时,嘱患者做吞咽动作,并顺势将三腔二囊管向前推进。

A. 10 ~15　B. 12 ~18　C. 15 ~20　D. 12 ~15　E. 15 ~25

2. 问答题

(1) 三腔二囊管压迫止血的目的是什么?

(2) 三腔二囊管压迫止血术的适应证有哪些?

(3) 三腔二囊管压迫止血术的禁忌证有哪些?

(4) 三腔二囊管压迫止血术检查漏气的方法有哪些?

(5) 三腔二囊管胃囊、食管囊内压力分别是多少?

(6) 怎样拔除三腔二囊管?

(7) 三腔二囊管使用过程中的并发症及如何处理?

(8) 三腔二囊管压迫止血有效的指征是什么?

(9) 昏迷患者如何插管?

(10) 如何预防血液堵塞三腔二囊胃管?

(11) 三腔二囊管压迫止血时应注意些什么?

实验指导六　上消化道内镜检查术

【实验目的】

（1）有上消化道症状，而胃、十二指肠 X 线检查未能发现病变，不确定病变性质者。

（2）怀疑上消化道炎症、溃疡、肿瘤、息肉。

（3）原因不明的上消化道出血者。

（4）胃溃疡或胃癌术后复查。

【适应证】

（1）上腹不适，疑为上消化道病变，临床又不能确诊者。

（2）急性及原因不明的慢性上消化道出血。

（3）X 线检查发现胃部病变不能明确性质者。

（4）需要随诊的病变如溃疡、萎缩性胃炎、癌前病变、术后胃等。

（5）需要通过内镜进行治疗者。

（6）食管及胃内的异物，可经胃镜取出。

【禁忌证】

（1）严重的心脏病，如严重心律失常、心肌梗死活动期、重度心力衰竭。

（2）严重肺部疾病、哮喘、呼吸衰竭不能平卧者。

（3）精神失常不能合作者。

（4）急性重症咽喉部疾患、腐蚀性食管炎、胃炎急性期。

（5）食管、胃、十二指肠穿孔的急性期。

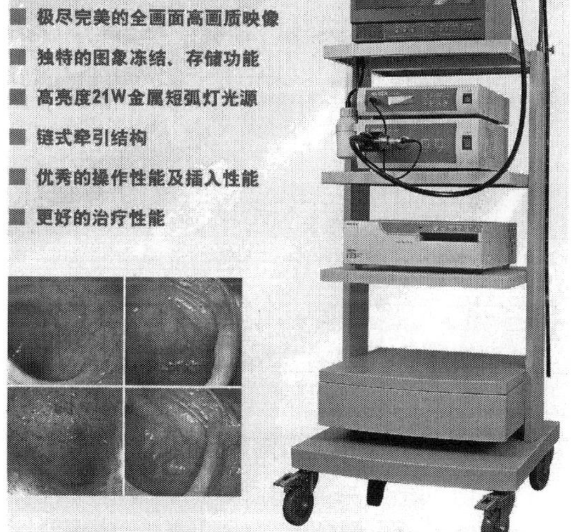

图 2-6-1　电子内镜

【实验学时】

2 学时。

【实验器材】

1. 物品准备　胃镜检查仪器一套（图 2-6-1 至图 2-6-2）、喉头麻醉喷雾器、无菌注射器及针头、无菌手套、弯盘、牙垫、润滑剂、酒精棉球、纱布、甲醛固体液标本瓶、纸巾、治疗巾。

2. 药品准备　2% 利多卡因、地西泮、肾上腺素等。

【实验步骤】

（一）操作前准备

1. 患者准备

（1）评估患者

1）病情及治疗情况。

2）患者意识状态，对治疗计划的了解，心理状态及合作程度。

（2）向患者解释胃的分布（图 2-6-3），胃镜检查的目的、方法，注意事项及配合要点。

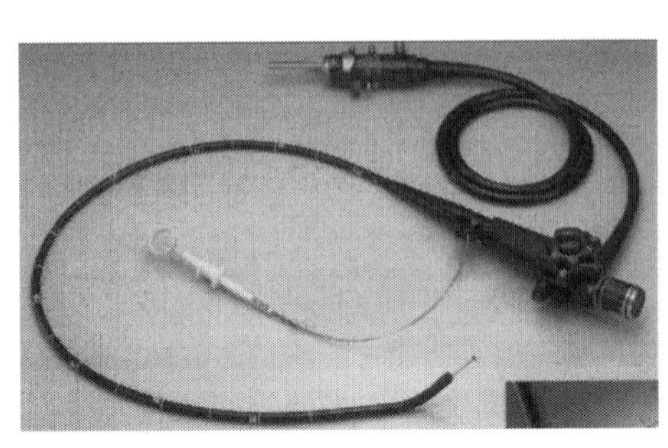

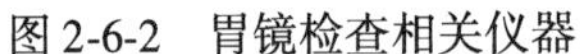

图 2-6-2　胃镜检查相关仪器

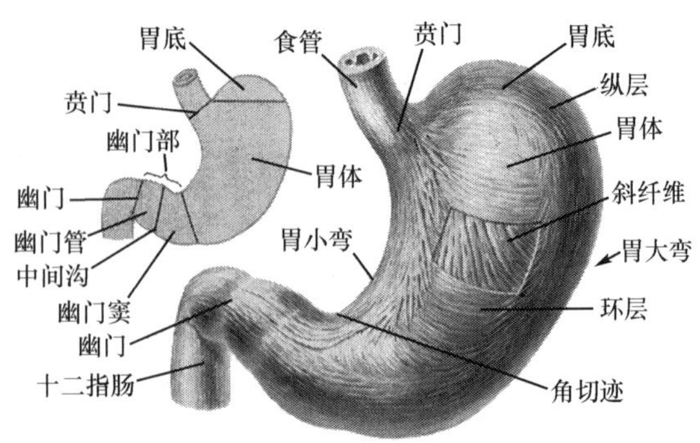

图 2-6-3　胃的肌层和分布

（3）询问有无青光眼、高血压、心脏病及药物过敏史。

（4）术前需检查肝功能、表面抗原、心电图检查。要求患者检查前 1 天晚进流质饮食，晚 9 点后禁食，术前 1 天禁烟，检查当日禁食水。

（5）指导患者练习吞咽及深呼吸动作；对过分紧张的患者，可遵医嘱给予地西泮 5～10mg 肌内注射或静脉注射；为减少胃蠕动和胃酸分泌，可于术前半小时遵医嘱给予山莨菪碱 10mg 或阿托品 0.5mg 静脉注射。

（6）若戴眼镜或义齿，应取下妥善放置，解开衣领、腰带。

（7）消除患者的紧张、恐惧心理；征得患者和家属的签字同意。

2. 护士自身准备　衣帽整洁，修剪指甲，洗手，戴口罩。

3. 用物准备　同实验器材。

4. 环境准备

（1）环境清洁，安静，光线、温湿度适宜。

（2）关闭门窗，必要时放置屏风。

（二）操作方法及程序

（1）携用物至患者床旁，核对患者床号、姓名、住院号（手腕带），向患者解释，并介绍使用方法。

（2）用 2% 利多卡因溶液喷咽部 3 次，每次间隔 3～5min，每次 0.5～1ml（见图 2-3-9）。

（3）协助患者取左侧卧位，颈部垫以软枕，头稍向前，松开领口。胸前铺治疗巾，颌下置一弯盘。松解裤袋，双下肢半屈曲，放松腹肌，以减低腹压（图 2-6-4）。

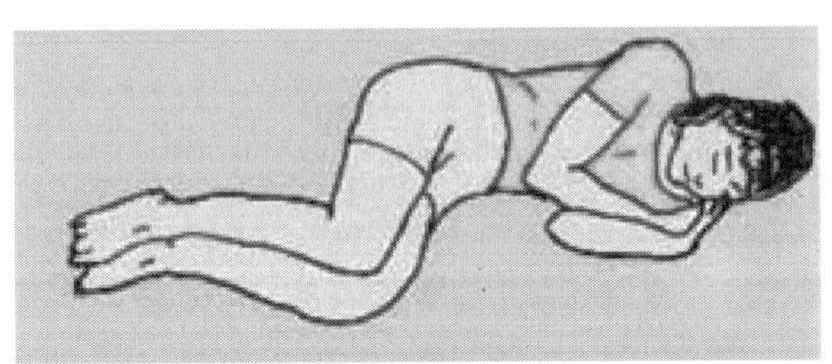

图 2-6-4　患者所取体位

（4）将润滑剂涂于胃镜弯曲处，先嘱患者咬住牙垫，将胃镜通过牙垫轻轻插入咽部，嘱患者做吞咽动作，插入食管上段，将胃镜慢慢送入（图2-6-5至图2-6-7）。

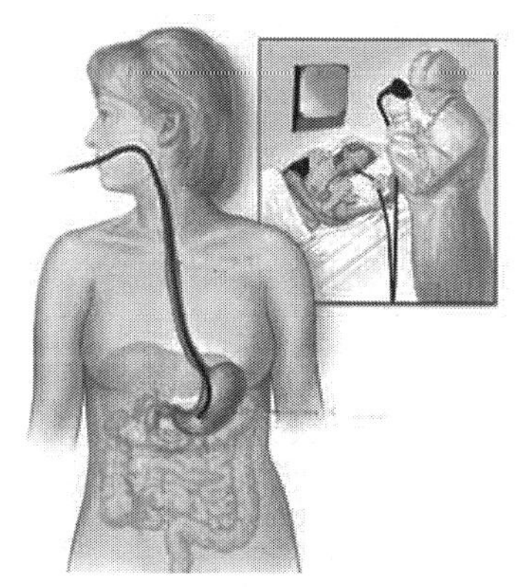
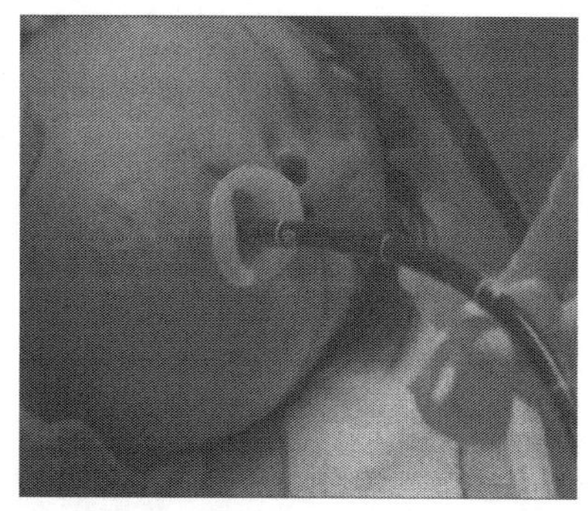

图2-6-5　经口插入胃镜

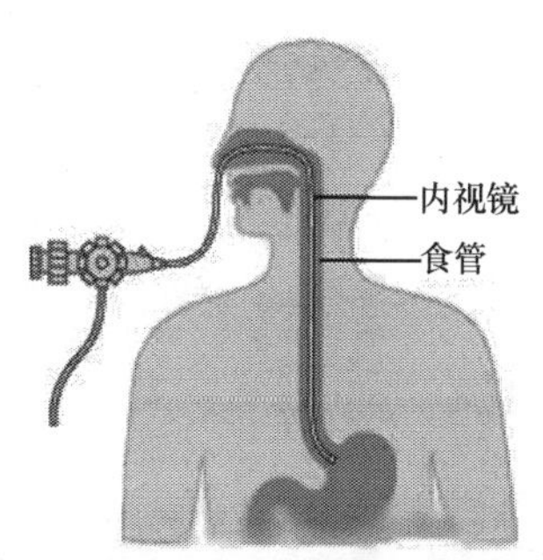

图2-6-6　胃镜插入各部位示意图

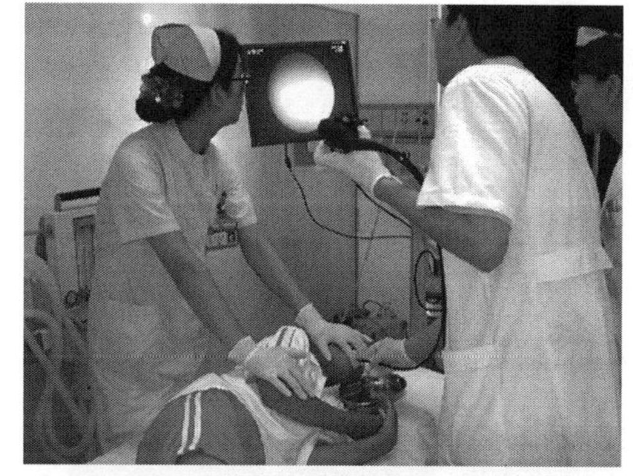

图2-6-7　胃镜插入显示结果图

正常进入距门齿18cm左右，即开始观察前进，观察贲门、胃体、胃窦部、幽门、胃内各部黏膜及十二指肠病变部情况（图2-6-8至图2-6-17）。

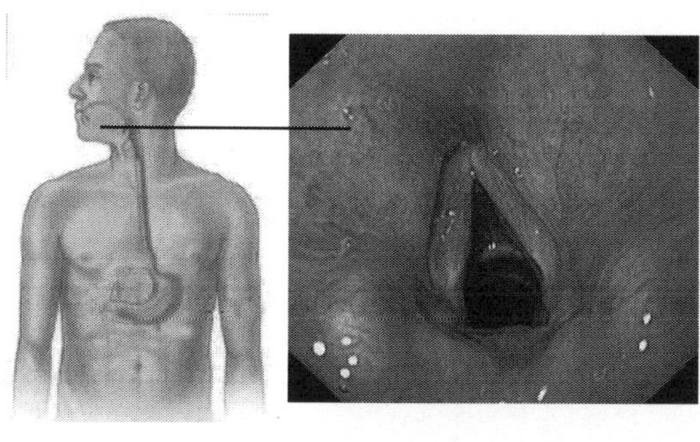

图2-6-8　会厌

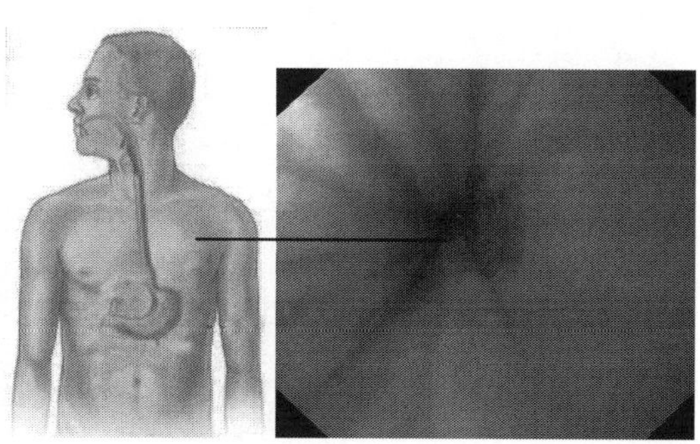

图2-6-9　食管

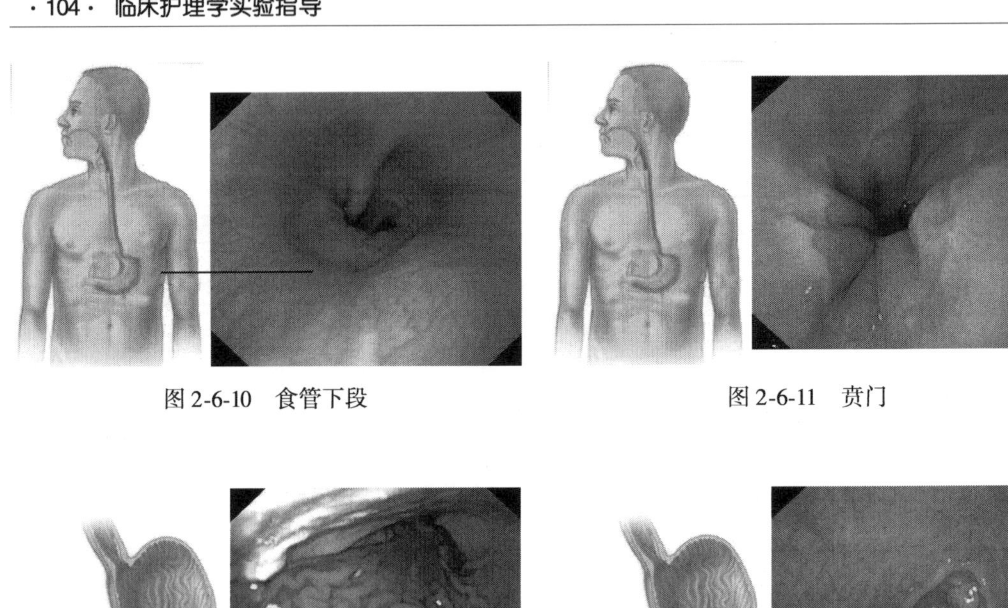

图 2-6-10　食管下段

图 2-6-11　贲门

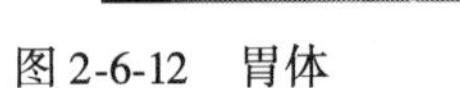

图 2-6-12　胃体

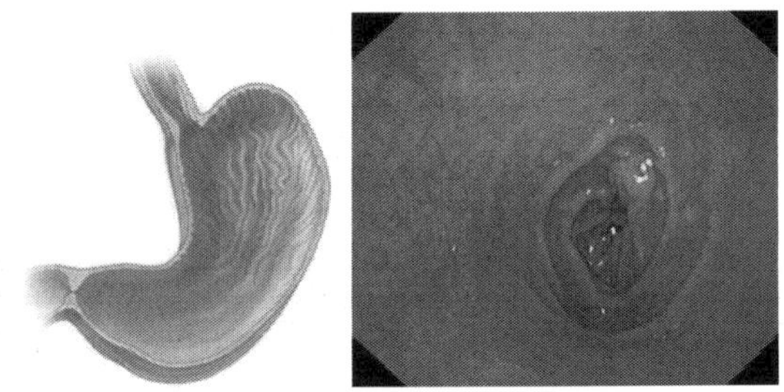

图 2-6-13　球部

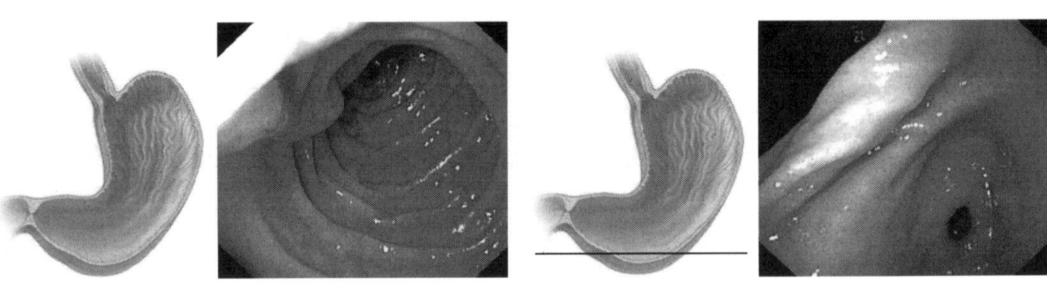

图 2-6-14　降部(可见乳头)

图 2-6-15　胃角、胃窦

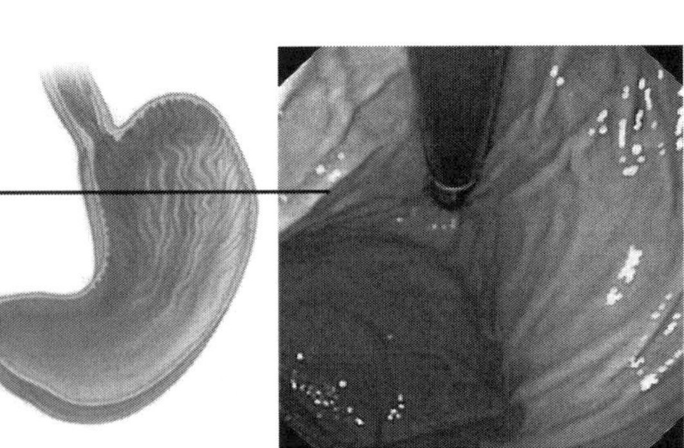

图 2-6-16　胃底

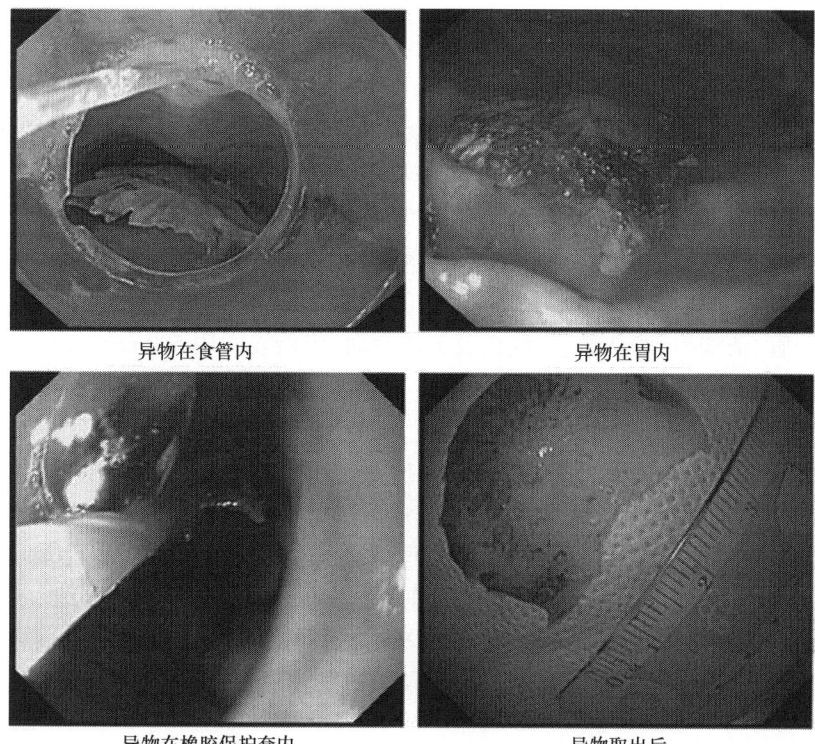

图 2-6-17　异物在不同部位显示结果

(5) 检查完毕退出内镜时尽量抽气,以防止患者腹胀,并手持纱布将镜身外粘附的黏液,血迹擦净(图 2-6-18)。

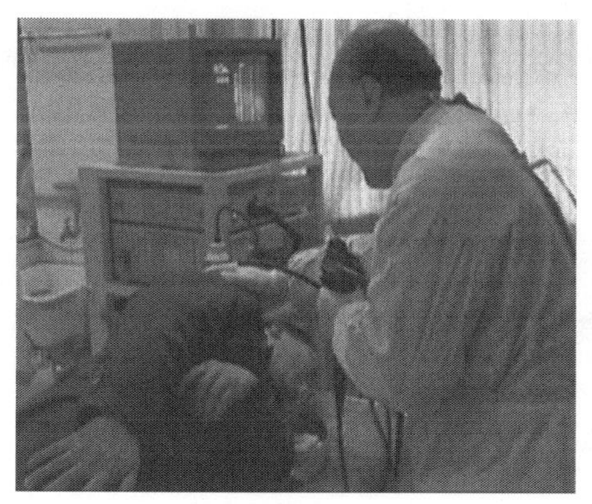

图 2-6-18　胃镜检查完后对患者的处理

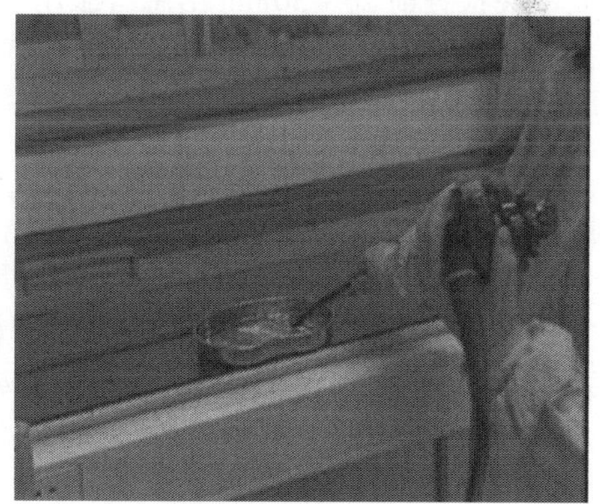

图 2-6-19　检查完毕后对内镜的处理

(三) 操作后处理

(1) 协助患者擦净面部,清洁口腔,取舒适体位;整理床单位,清理用物。对内镜进行严格的清洗及消毒。

(2) 询问患者操作后感受及需求,并告知相关注意事项。

(3) 洗手,记录检查时间,操作过程中患者的反应、生命体征等。

(4) 电子胃镜的清洗、消毒与保养

1）清洗：每例胃镜检查完毕后，立即用湿纱布擦去外表污物，并反复交替注气、注水至少 10s，取下胃镜并装好防水盖，置合适的容器中送清洗消毒室。将胃镜和附件放入清洗槽内，用流动水清洗镜身、活检橡皮盖、吸引按钮、送气送水按钮及管道 30s 以上，同时用毛刷刷洗管腔 3 次以上。用小刷刷洗钳瓣内面和关节处。将水洗完后的胃镜和附件擦干后再置于酶洗槽内，用上述方法再彻底清洗，附件还需在超声清洗器内清洗 5 ~ 10min。酶洗后的胃镜用水枪或注射器彻底冲洗外表面和各管道，再排出管道内的水分。

2）消毒：将清洗完的胃镜放入自动清洗消毒机里，严格按照使用说明进行消毒。附件放入 2% 碱性戊二醛中浸泡 10h 以上，再用无菌水清洗干净。每日诊疗工作结束后，必须对吸引瓶、吸引管、清洗槽、酶洗槽、冲洗槽及工作台面、仪器表面用 500mg/L 含氯消毒剂进行消毒，再清洗干净。

3）保养：每日诊疗工作结束后，用 75% 乙醇对消毒后的胃镜各管道进行冲洗、干燥，用拭镜纸轻轻擦拭物镜、导光窗，再蘸硅蜡轻轻擦拭镜头表面。把胃镜储存于专用洁净柜或镜房内。镜体应悬挂，将光源接头部承起，弯角固定钮应置于自由位。不要用搬运箱保管胃镜，保管场所要清洁、干燥、通风好、温度适宜，要避开阳光直射、高温、潮湿和 X 线照射的地方。送气、送水按钮、吸引按钮、活检钳瓣在清洗、消毒、干燥后，涂上硅油。附件要尽量采用开放保管（悬挂或平放），盘曲直径不要少于 20cm。胃镜需要送维修中心修理时，要使用原有的搬运箱，建立胃镜使用登记卡档案，及时记录使用、损坏及维修情况。

（四）注意事项

（1）检查前两天应适当减食和停止一切经口药物，前一天禁食牛奶，最好食软质流食，检查当天早晨要做到禁食、禁水、禁药，如近日有发热、咳嗽、鼻塞、流涕应暂缓检查；检查前应告知医生既往病史及药物过敏史。

（2）为消除患者的紧张情绪，减少胃液分泌及胃蠕动，驱除胃内的泡沫，使图像更清晰，必要时在检查前 20 ~ 30min 给患者服用镇静剂、解痉剂。

（3）为了使胃镜能顺利地通过咽部，做胃镜检查前一般要用咽部麻醉药，用药时患者应按医生的要求进行。

（4）检查前一天禁止吸烟，以免检查时因咳嗽影响插管；禁烟还可减少胃酸分泌，便于观察。

（5）检查前患者至少要空腹 6h 以上。如当日上午检查，前一日晚餐后要禁食，当日免早餐；如当日下午检查，早餐可吃清淡半流质食物，中午禁食。重症及体质虚弱禁食后体力难以支持者，检查前应静脉注射高渗葡萄糖液。

（6）做完胃镜检查半小时内，咽部麻醉药仍在起作用，此期间不要喝水、进食，以免误入气管引起呛咳或发生吸入性肺炎。

（7）检查 2h 后可进食流质食物，如无呛咳可进食粥面；检查 3h 内需有人陪护；4h 后可普通饮食；检查后 3 日内停服一切药物，避免刺激。

（五）健康教育

（1）向患者及家属介绍上消化道内镜检查术的目的及注意事项。

（2）教会患者正确配合检查。

【评价】

教师对学生的技能操作进行讲评，并记录成绩。

【技能考核】

(1) 学生态度认真,解释指导得当,与患者沟通良好。

(2) 程序清楚,动作正确,手法轻稳,操作连贯。

(3) 患者症状缓解,无不适,达到预期目标。

【复习题】

1. 选择题

(1) 上消化道内镜检查时患者多采取(　　)。

A. 坐位　B. 半卧位　C. 仰卧位　D. 左侧卧位　E. 半坐位

(2) 上消化道内镜检查前患者至少要空腹(　　)小时以上。

A. 6　B. 2　C. 4　D. 8　E. 12

(3) 上消化道内镜检查前患者应禁食(　　)小时,术后(　　)小时才能进食。

A. 6,4　B. 8,2　C. 10,4　D. 12,2　E. 12,4

2. 问答题

(1) 上消化道内镜检查的目的是什么?

(2) 上消化道内镜检查术的适应证有哪些?

(3) 上消化道内镜检查术的禁忌证有哪些?

(4) 上消化道内镜检查时应注意些什么?

(5) 上消化道内镜检查会出现哪些并发症?

(6) 典型反流性食管炎的镜下表现是什么?

(7) 慢性萎缩性胃炎的镜下表现是什么?

实验指导七　骨髓穿刺术

【实验目的】

(1) 协助诊断各种血液系统疾病。

(2) 某些传染病需行骨髓细菌培养者或某些寄生虫病需骨髓涂片寻找原虫者。

(3) 恶性肿瘤疑骨髓转移者。

【适应证】

(1) 各类血液病的诊断及治疗随访。

(2) 不明原因的红细胞、白细胞、血小板增多或减少及形态学异常。

(3) 不明原因发热的诊断,可进行骨髓培养、骨髓涂片找寄生虫等。

(4) 部分恶性肿瘤的诊断,如多发性骨髓瘤、淋巴瘤、骨髓转移瘤等。

(5) 了解骨髓造血功能,指导抗癌药及免疫抑制剂的使用。

(6) 骨髓干细胞培养或骨髓移植。

(7) 骨髓液做细菌培养,如伤寒、败血症。

【禁忌证】

(1) 严重出血的血友病禁忌做骨髓穿刺。

(2) 有出血倾向或凝血时间明显延长者不宜做骨髓穿刺,但为明确诊断疾病也可做,穿刺后必须局部压迫止血 5～10 分钟。

(3) 晚期妊娠的妇女慎做骨髓穿刺。

(4) 小儿及不合作者不宜做胸骨穿刺。

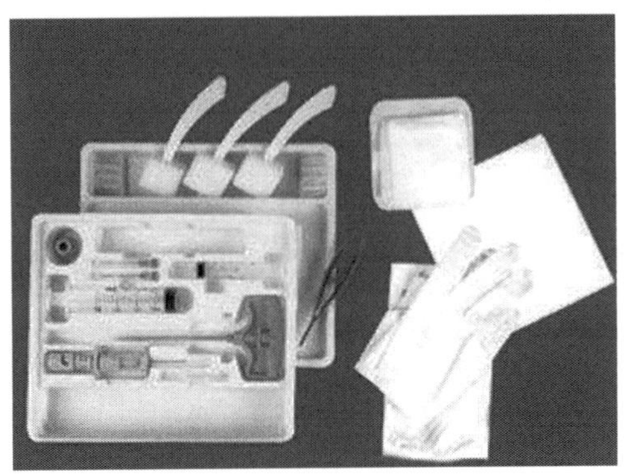

图 2-7-1 骨髓穿刺包

【实验学时】

2 学时。

【实验器材】

1. 物品准备 无菌骨髓穿刺包(内含骨髓穿刺针、镊子、10m 或 20ml 注射器、7 号针头、纱布、孔巾、敷贴等)、无菌手套、1% 碘伏、玻片、培养基、酒精灯、火柴、无菌棉球(棉签)、胶布等(图 2-7-1,图 2-7-3)。

2. 药品准备 2% 利多卡因。

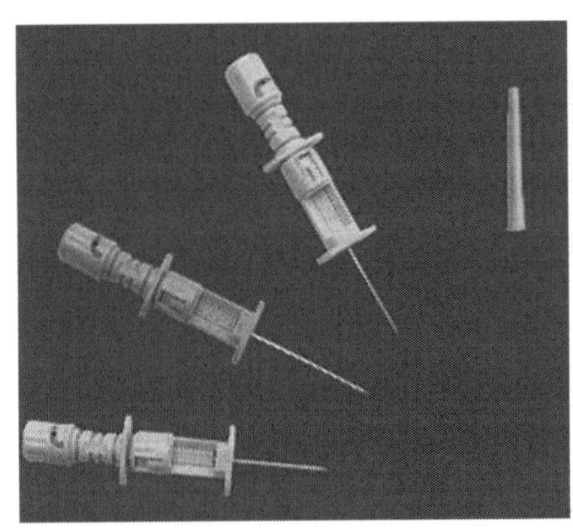

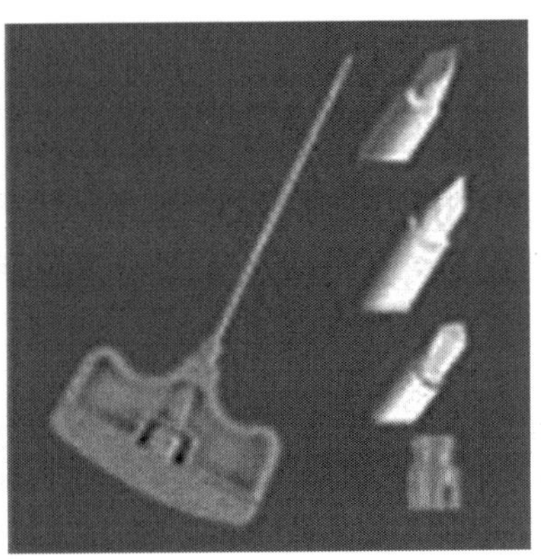

图 2-7-2 骨髓穿刺针

【实验步骤】

(一) 操作前准备

1. 患者准备

(1) 评估患者

1) 病情(有无出凝血功能异常;呼吸、脉搏、血压等),治疗情况。

2) 意识状态,对治疗计划的了解,心理状态及合作程度。

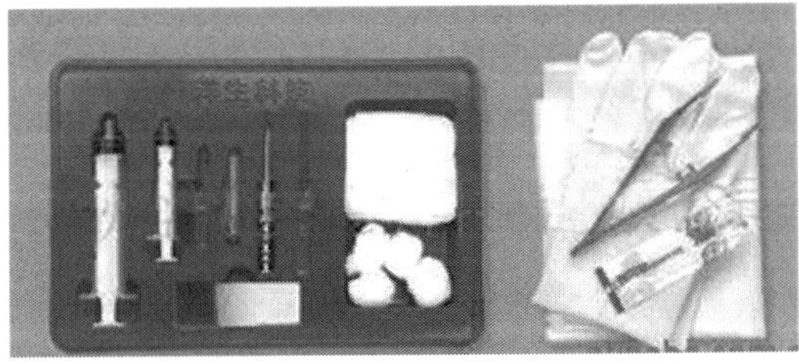

图 2-7-3 无菌骨髓穿刺包和手套

(2) 向患者解释骨髓穿刺的目的、方法,注意事项及配合要点。

(3) 嘱咐患者排去大小便。

(4) 消除患者的紧张、恐惧心理;征得患者和家属的签字同意。

2. 护士自身准备 衣帽整洁,修剪指甲,洗手,戴口罩。

3. 用物准备

(1) 用物准备:同实验器材。

(2) 检查无菌骨髓穿刺包和手套的有效期。

4. 环境准备

(1) 环境清洁,安静,光线、温湿度适宜。

(2) 关闭门窗,必要时放置屏风。

(二) 操作方法及程序

(1) 携用物至患者床旁,核对患者床号、姓名、住院号(手腕带),向患者解释,并介绍使用方法。

(2) 体位由穿刺部位决定:髂前上棘穿刺点(仰卧或侧卧位)、胸骨穿刺点(仰卧位)、髂后上棘(侧卧位、俯卧位)、腰椎棘突穿刺点(坐位、侧卧位)(图 2-7-4 至图 2-7-7)。一般以前三者多见。

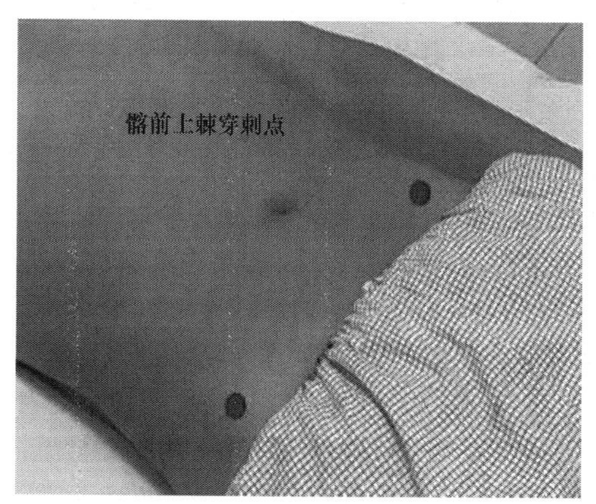

图 2-7-4　髂前上棘穿刺点

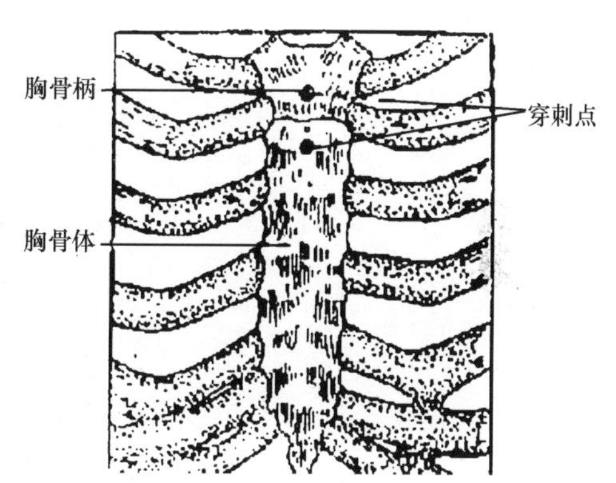

图 2-7-5　胸骨穿刺点

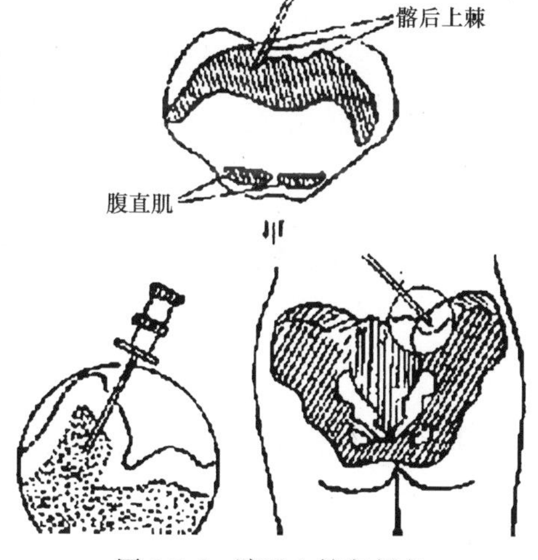

图 2-7-6　髂后上棘穿刺点

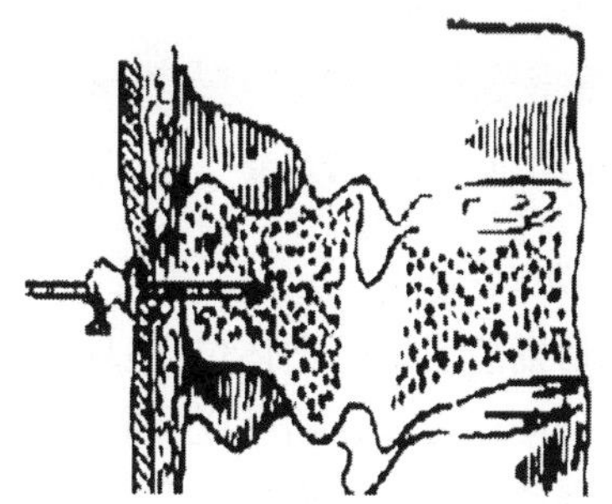

图 2-7-7　腰椎棘突穿刺剖面

(3) 常规消毒穿刺部位(螺旋式由内向外,直径为 10cm,图 2-7-8)。

(4) 护士打开无菌骨穿包外层,医生戴无菌手套后打开内层,检查穿刺针是否通畅. 紧密,用物是否齐全等。

(5) 护士协助医生铺上无菌洞巾和抽取麻药(2% 利多卡因),医生做逐层浸润麻醉。

(6) 医生将骨髓穿刺针固定器固定在一定长度,右手持针向骨面垂直刺入,当针尖接

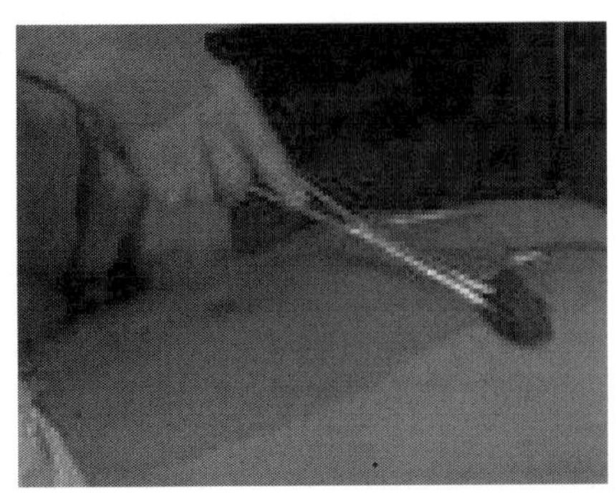

图 2-7-8　消毒穿刺部位

触骨质后则将穿刺针左右旋转，缓缓钻刺骨质（图 2-7-9）。

（7）穿刺成功后取出针芯，接上干燥的 10ml 或 20ml 注射器（图 2-7-10），适当用力抽吸骨髓液 0.1 ~ 0.2ml 滴于载玻片上，迅速涂片送检（有核细胞计数、形态学以及细胞化学染色检查，图 2-7-11）。如要做培养，需再抽取 1 ~ 2ml。

（8）仔细观察患者的呼吸、脉搏、神志及面色等的变化，询问有无不适感。

（9）抽吸完毕重新插入针芯，用无菌纱布置于针孔处，拔出穿刺针，按压 1 ~ 2min 后，胶布固定。

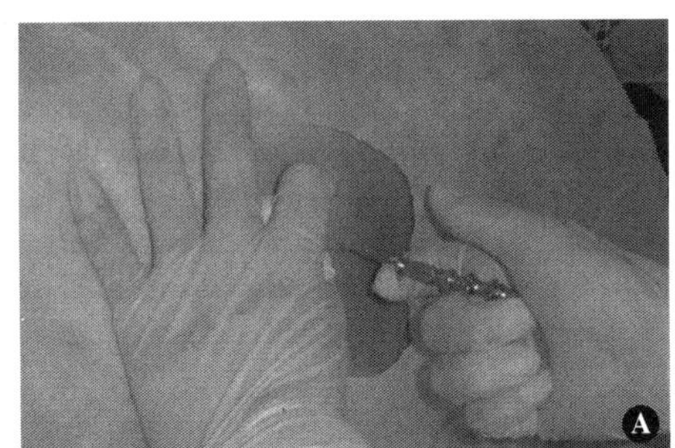

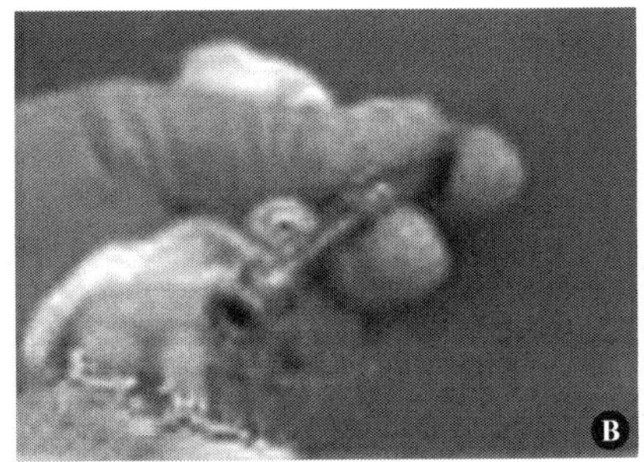

图 2-7-9　骨髓穿刺

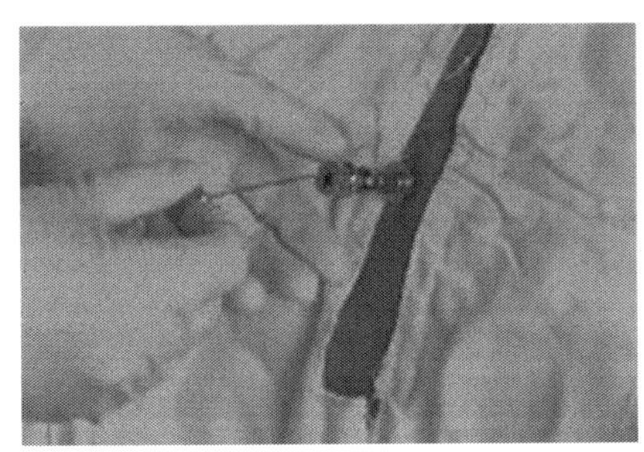

图 2-7-10　抽吸骨髓液

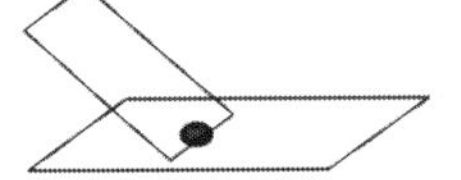

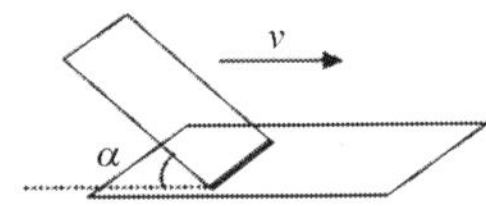

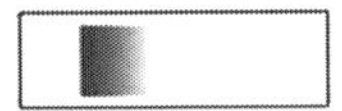

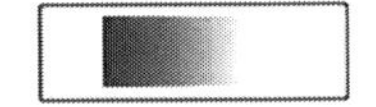

图 2-7-11　涂片技巧示意图

（三）操作后处理

（1）协助患者取舒适体位；整理床单位，清理用物；标本送检。

（2）询问患者操作后感受及需求。

（3）嘱患者静卧，48 ~ 72h 后方可洗澡，以免穿刺部位感染。

（4）向患者说明术后穿刺处疼痛是暂时的，不会对身体有影响。

（5）观察穿刺部位有无出血，如有渗血，应立即更换无菌纱布，并压迫伤口直至无渗血为止。

（6）洗手，记录穿刺的时间，抽出骨髓液的量、颜色以及患者术中的状态等。

（四）注意事项

（1）骨髓穿刺前应检查出血时间和凝血时间，有出血倾向者应特别注意，血友病患者禁止骨髓穿刺检查。

(2) 穿刺部位的选择一般首选髂后上棘。胸骨皮质薄,邻近心脏和大血管,操作应格外谨慎。

(3) 玻片应用去污剂清洗并冲洗擦干,避免用乙醇溶液清洗。

(4) 骨髓穿刺针和注射器必须干燥,以免发生溶血。

(5) 穿刺针针头进入骨质后要避免过大摆动,以免折断穿刺针。胸骨穿刺时不可用力过猛、穿刺过深,以防穿透内侧骨板而发生意外。

(6) 做骨髓细胞形态学检查(即涂片)时,抽取的骨髓液不可过多,以免影响骨髓增生程度的判断、细胞计数和分类结果。

(7) 同时要做涂片及培养者,应先抽骨髓少许涂片,再抽骨髓培养,不可并做一次抽出。取下注射器时,应迅速插回针芯,以防骨髓外溢。

(8) 由于骨髓液中含有大量的幼稚细胞,极易发生凝固。因此,穿刺抽取骨髓液后应立即涂片。

(9) 抽吸困难或干抽的主要原因及对策,表2-7-1。

表2-7-1　抽吸困难或干抽的主要原因及对策

原因	对微
穿刺深度过浅或过深	少量退针或进针
穿刺部位欠佳(如正好穿刺在髂前上棘上面)	更换部位
注射器负压不足/漏气	更换(更大容量的)注射器
穿刺针前端被骨渣堵塞	拔出穿刺针用针芯清理或更换穿刺针
骨髓增生过度活跃	更换更大容量注射器或用活检针(内径较大)抽吸
骨髓纤维化	换部位或骨髓活检
个人体质	换部位或骨髓活检

(五) 健康教育

(1) 向患者及家属介绍骨髓穿刺的目的及注意事项。

(2) 指导患者正确配合骨髓穿刺,感到不适应立即告知术者。

【评价】

教师对学生的技能操作进行讲评,并记录成绩。

【技能考核】

(1) 学生态度认真,解释指导得当,与患者沟通良好。

(2) 程序清楚,动作正确,手法轻稳,操作连贯。

(3) 穿刺一次成功,达到预期目标,患者无不良反应和并发症。

【复习题】

1. 选择题

(1) 骨髓穿刺需迅速涂片送检,应适当用力抽吸骨髓液(　　)ml滴于载玻片上。

A. 0.2～0.3　B. 0.3～0.4　C. 0.4～0.5　D. 0.1～0.2　E. 0.5～0.6

(2) 骨髓穿刺时若采用胸骨穿刺进针,常取(　　)。

A. 坐位　B. 俯卧位　C. 仰卧位　D. 侧卧位　E. 半卧位

2. 问答题

(1) 骨髓穿刺的目的是什么?

(2) 骨髓穿刺术的适应证有哪些?

(3) 骨髓穿刺术的禁忌证有哪些?

(4) 骨髓穿刺时穿刺部位应如何选择？

(5) 骨髓穿刺术不同穿刺点应采取什么体位？

(6) 骨髓穿刺时应注意些什么？

实验指导八　血 糖 监 测

【实验目的】

(1) 监测血糖水平,评价代谢指标。

(2) 为健康体检、胰岛素治疗、糖尿病患者的血糖控制等提供依据。

【适应证】

(1) 各型糖尿病患者。

(2) 高危人群(有家族糖尿病史、肥胖、高血压、血脂异常、脂肪肝、冠心病等)。

【禁忌证】

有皮肤疾病、皮肤过敏或传染性疾病者慎用。

【实验学时】

1 学时。

【实验器材】

(1) 血糖仪、血糖试纸(必须与血糖仪型号相同)、采血笔和采血针、记录单、笔。

(2) 注射盘一套:75% 乙醇(酒精棉片)、干棉球(或棉签)、弯盘(图 2-8-1 至图 2-8-5)。

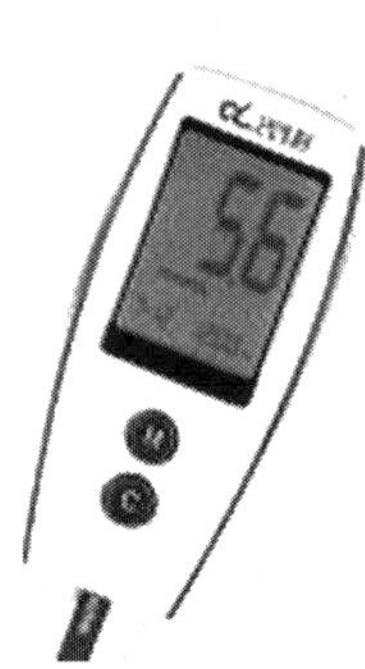

图 2-8-1　血糖仪

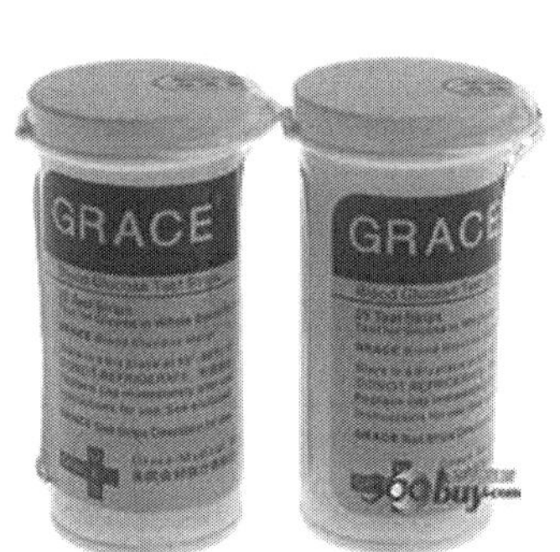

图 2-8-2　血糖试纸

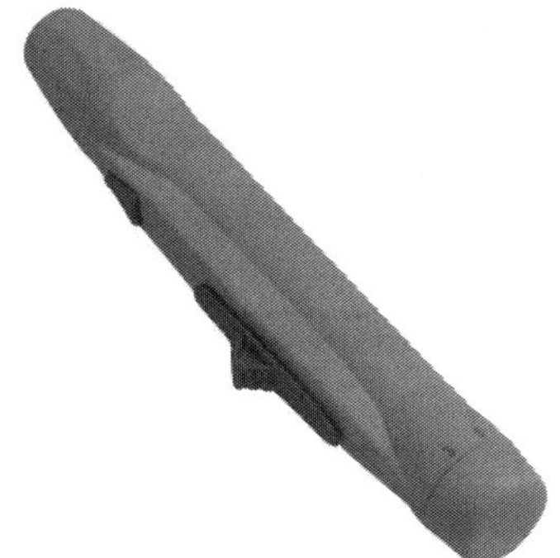

图 2-8-3　采血笔

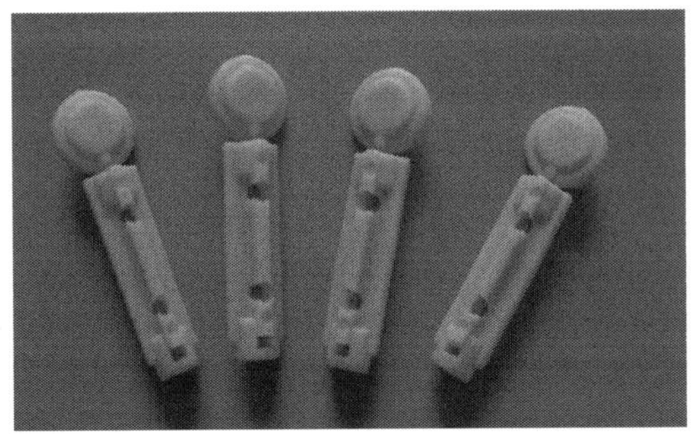

图 2-8-4　采血针

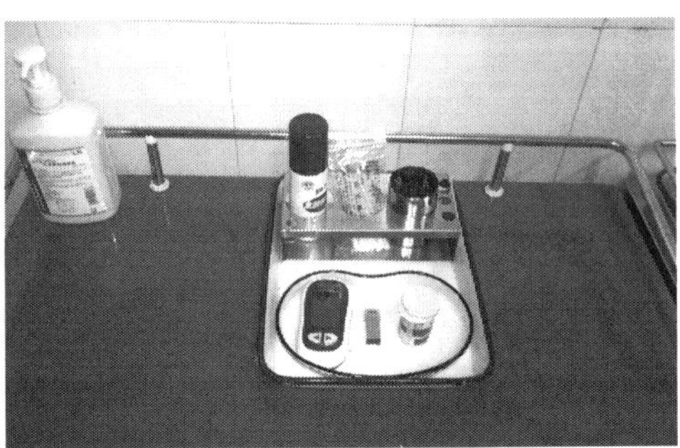

图 2-8-5　无菌注射盘

【实验步骤】

（一）操作前准备

1. 患者准备

（1）评估患者

1）病情（血糖水平等），治疗情况。

2）意识状态，对治疗计划的了解，心理状态及合作程度。

（2）向患者说明正常人的血糖参考值及各时段血糖监测的意义，并解释监测血糖的目的、方法、注意事项及配合要点。

正常人的血糖参考值：空腹血糖，3.9～6.2mmol/L；餐后1h：7.8～9.0mmol/L；餐后2h：3.9～7.8mmol/L。

各时段血糖监测的意义：

1）空腹血糖（6:30）：主要反映在基础状态下（最后一次进食后8～10h）、没有饮食负荷时的血糖水平，是糖尿病诊断的重要依据。

2）餐后2h的血糖（9:30）：反映胰岛细胞储备功能的重要指标。测餐后2h的血糖能发现可能存在的餐后高血糖。很多2型糖尿病患者空腹血糖不高，而餐后血糖高。说明基础分泌尚可，餐后的大剂量释放欠佳。同时餐后2h的血糖能较好的反映进食与使用降糖药是否合适，这是空腹血糖不能反映的。

3）睡前血糖（21:30）：反映胰岛B细胞对进食晚餐后高血糖的控制能力，是指导夜间用药或注射胰岛素剂量的依据。为了解睡前血糖的控制情况和夜间是否需要加餐或使用胰岛素，应监测睡前血糖。

（3）天气寒冷时，嘱患者用温水洗手。

（4）患者舒适体位，情绪稳定。

2. 护士自身准备　衣帽整洁，修剪指甲，洗手，戴口罩。

3. 用物准备　同实验器材。

4. 环境准备　环境清洁，安静，光线、温湿度适宜。

（二）操作方法及程序

（1）携用物至患者床旁，核对患者床号、姓名、住院号（手腕带），向患者解释，并介绍使用方法。

（2）协助或指导患者用肥皂和温水洗手。

（3）取出新采血针，插入笔身的固定器中，取下针头保护帽，盖上笔帽（图2-8-6）。

（4）根据要求安装采血笔（按动采血笔上的按钮，听到“咔”的一声，即安装完毕，每种采血笔的安装方法不一样）。根据需要调节采血笔的扎针深度。

（5）开启血糖仪，确定屏幕显示密码数字，与试纸筒上密码数字一致。

（6）用75%乙醇消毒指尖皮肤，待手指完全干燥后方可采血（图2-8-7）。

（7）检查试纸的有效期，并查看试纸表面有无受潮或受其他污染，禁用手触摸试纸条表面。

（8）将试纸尖端插入血糖仪试纸支撑区的底部，确认血糖仪处于等待吸血状态后采血。

（9）采血笔头紧靠患者指尖的一侧皮肤，按下开关键，待血液自然流出（图2-8-8，图2-8-9）。

（10）将一滴血滴入橘红色的试纸测试区（血量应适中，覆盖整个测试区），立即用无菌棉球（棉签）按压进针处，嘱患者按压1～2min。

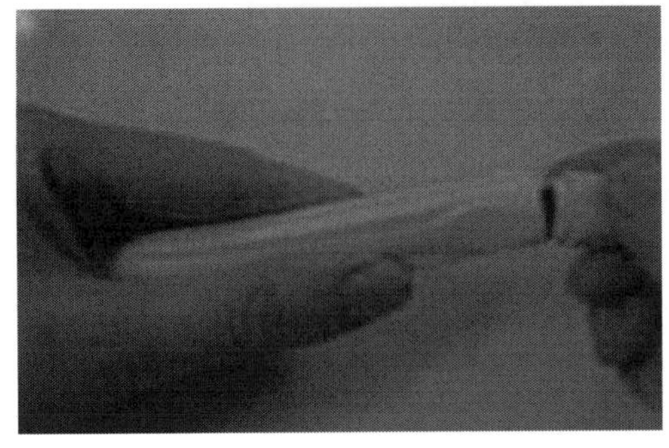

图 2-8-6 安装采血针

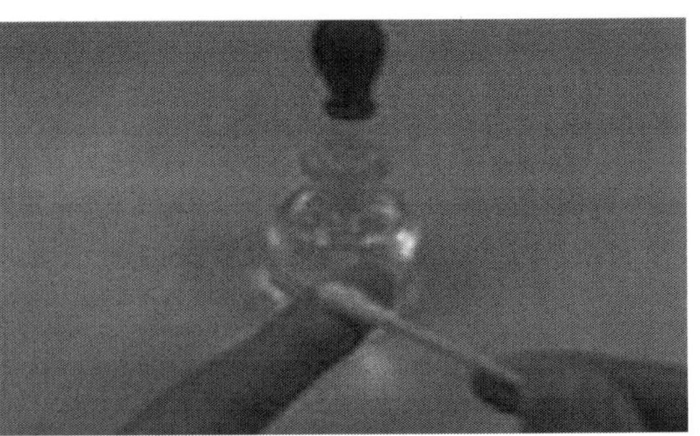

图 2-8-7 消毒指尖皮肤

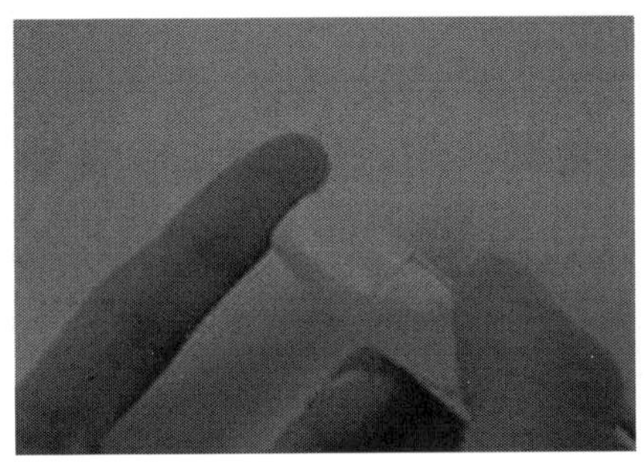

图 2-8-8 指尖采血

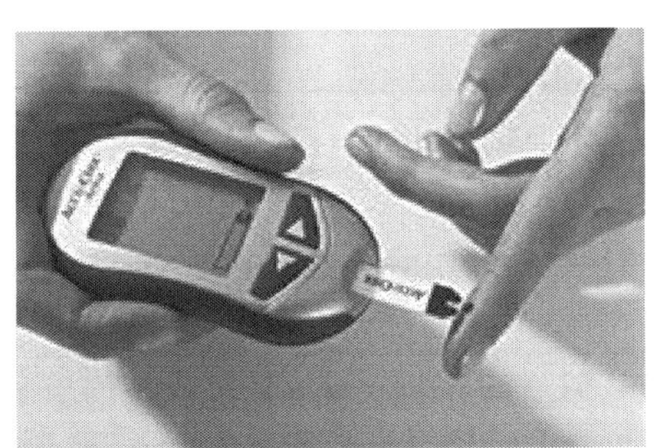

图 2-8-9 采血示意图

(11) 持续 10 ~ 15s(根据不同机型而定),显示屏将会出现带日期和时间的测试结果,测试结果会自动储存到储存器中。记录结果后关机。

(12) 取出采血针和血糖试纸丢弃。

(三) 操作后处理

(1) 协助患者取舒适体位;整理床单位,清理用物。

(2) 询问患者需求。

(3) 洗手,记录血糖值。

(四) 注意事项

(1) 在整个过程中应严格执行无菌操作原则。

(2) 核对试纸编号,应与血糖仪显示代码相同。

(3) 取血部位乙醇消毒后,须等乙醇挥发后再采血,以避免乙醇与试纸条上的物质发生化学反应,导致血糖检测值不准确。不能用碘酊消毒。

(4) 采血量必须能够完全覆盖试纸的整个测试区。血量不足会导致检测失败或测值偏低;如血量太多溢出测试区,不但会污染仪器,还会引起检测结果误差;也不可反复滴入血液。

(5) 避免局部挤压取血,挤压可导致组织液渗出稀释血液,引起结果偏低。

(6) 采血针不可反复使用,以免感染;别人使用过的采血针,绝对不可再使用。可用肥皂和水清洁采血笔及笔盖。

(7) 使用血糖试纸,要仔细检查代码 CODE 和有效期。手不要接触测试孔,瓶装试纸应盖好盖子,测试孔应该是白色或象牙白色,没有裂缝和折痕。

(8) 使用前需要标准试纸校准的情况有:第一次使用新血糖仪;每次使用新的一瓶试纸条时;怀疑血糖仪或试纸条出现问题时;当测试结果未能反映出自己感觉的身体状况时;

血糖仪摔跌后。

（五）健康教育

（1）向患者及家属介绍血糖监测的目的及注意事项。

（2）对需要长期监测血糖的患者，教会其血糖监测的方法。

（六）常见不良反应

（1）糖尿病患者普遍存在白细胞趋化能力降低．免疫力低下，容易感染等特点。所以，采血时应该严格消毒，严禁反复多次使用同一采血针采血。如有感染应及时有效的治疗。

（2）浅感觉及痛感觉减退或丧失：监测时若反复刺破同一手指会导致该手指的浅感觉及痛感觉的减退或丧失。所以，建议首选环指作为采血点，多次采血检测应该更换手指或部位。

（3）血液传播疾病：指端采血时若给患有血液传播疾病的患者采血后未及时更换采血针，即给其他患者采血极易导致血液传播疾病，如肝炎、艾滋病等。故不同患者采血时应注意及时更换采血针头，采血器要定时进行消毒。

【评价】

教师对学生的技能操作进行讲评，并记录成绩。

【技能考核】

（1）学生态度认真，解释指导得当，与患者沟通良好。

（2）程序清楚，动作正确，手法轻稳，操作连贯。

（3）患者对血糖监测的理解合作程度及糖尿病相关知识的了解程度达到了预期目标。

【复习题】

1. 选择题

（1）空腹血糖的正常值是（　　）。

A. 3.9～6.2mmol/L　B. 3.8～6.2mmol/L　C. 3.9～6.0mmol/L
D. 3.5～6.2mmol/L　E. 3.2～5.8mmol/L

（2）餐后1h血糖的正常值是（　　）。

A. 7.5～9.0mmol/L　B. 7.8～9.0mmol/L　C. 7.2～9.0mmol/L
D. 7.8～9.3mmol/L　E. 7.8～9.5mmol/L

（3）餐后2h血糖的正常值是（　　）。

A. 3.9～7.5mmol/L　B. 3.9～7.2mmol/L　C. 3.9～7.8mmol/L
D. 3.6～7.8mmol/L　E. 3.8～7.8mmol/L

2. 问答题

（1）血糖监测的目的是什么？

（2）血糖监测的适应证有哪些？

（3）血糖监测常见的不良反应有哪些？

（4）血糖监测时应注意些什么？

（5）控制好血糖就可以避免产生并发症吗？

（6）测血糖为什么要用乙醇消毒？

实验指导九　腰椎穿刺术

【实验目的】

(1) 诊断性穿刺

1) 测定脑脊液压力,了解蛛网膜下隙有无阻塞。

2) 进行脑脊液常规、生化、细胞学、免疫学和细菌学等检查。

3) 可向蛛网膜下隙注入造影剂,进行空气或碘水脊髓造影。

(2) 治疗性穿刺

1) 引流血性脑脊液、炎性分泌物等。

2) 向蛛网膜下隙注入各种药物(麻醉药、化疗药、抗生素、激素等)。

3) 依病情注入液体或放出脑脊液以调整颅内压平衡,改善临床症状。

【适应证】

(1) 脑和脊髓炎症性病变的诊断。

(2) 脑和脊髓血管性病变的诊断。

(3) 区别阻塞性和非阻塞性脊髓病变。

(4) 气脑造影和脊髓腔碘油造影。

(5) 早期颅高压的诊断性穿刺。

(6) 鞘内给药。

(7) 蛛网膜下隙出血放出少量血性脑脊液以缓解症状。

【禁忌证】

(1) 颅内占位性病变,尤其是后颅窝占位性病变。

(2) 脑疝或疑有脑疝者。

(3) 腰椎穿刺处局部感染或脊柱病变。

【实验学时】

2 学时。

【实验器材】

1. 物品准备　无菌腰椎穿刺包(内含腰椎穿刺针、镊子、10ml 或 5ml 注射器、无菌试管数支、测压管及三通管、纱布、洞巾、敷贴等)、无菌手套、碘伏、压力表包、无菌棉球(棉签)、胶布、50ml 注射器、酒精灯、火柴等(图 2-9-1,图 2-9-2)。

2. 药品准备　2% 利多卡因、鞘注药物。

【实验步骤】

(一) 操作前准备

1. 患者准备

(1) 评估患者

1) 病情(评估患者是否适合接受腰椎穿刺术;呼吸、脉搏、血压等)治疗情况。

2) 意识状态,对治疗计划的了解,心理状态及合作程度。

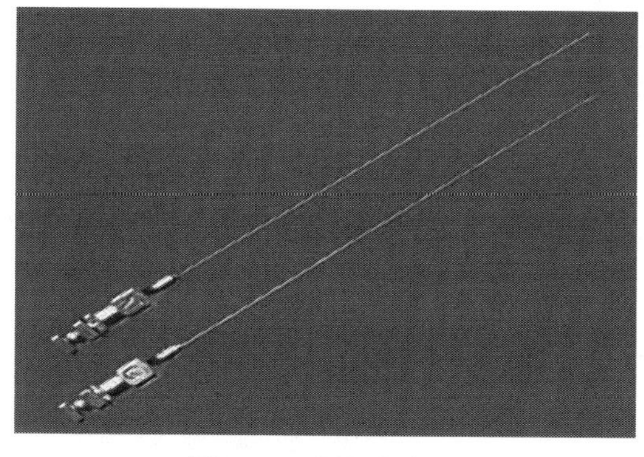

图 2-9-1　腰椎穿刺针

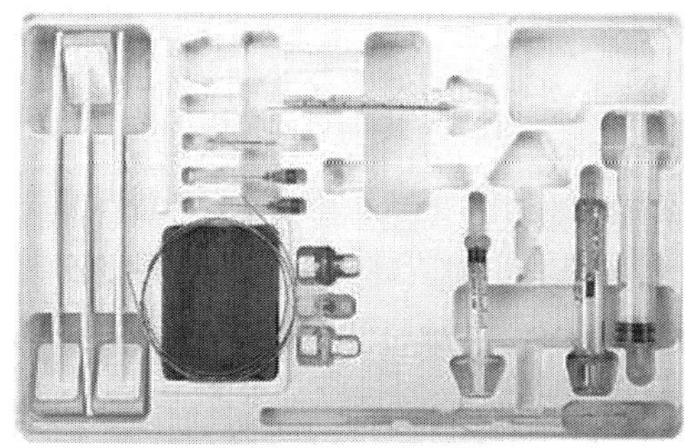

图 2-9-2　腰椎穿刺包

（2）向患者解释腰椎穿刺的目的、方法、注意事项及配合要点。

（3）嘱咐患者排去大小便，在床上静卧 15～30min。

（4）消除患者的紧张、恐惧心理；征得患者和家属的签字同意。

2. 护士自身准备　衣帽整洁，修剪指甲，洗手，戴口罩。

3. 用物准备

（1）用物准备：同实验器材。

（2）检查无菌腰穿包、手套的有效期。

4. 环境准备

（1）环境清洁，安静，光线、温湿度适宜。

（2）关闭门窗，必要时放置屏风。

（二）操作方法及程序

（1）携用物至患者床旁，核对患者床号、姓名、住院号（手腕带），向患者解释，并介绍使用方法。

（2）协助患者去枕侧卧，背齐床沿，屈颈抱膝，使脊柱尽量前屈，以增加椎间隙宽度，以利进针（图 2-9-3）。

（3）穿刺定点通常选在第 3～4 腰椎棘突间隙或第 4～5 腰椎棘突间隙，并做好标记（图 2-9-4）。

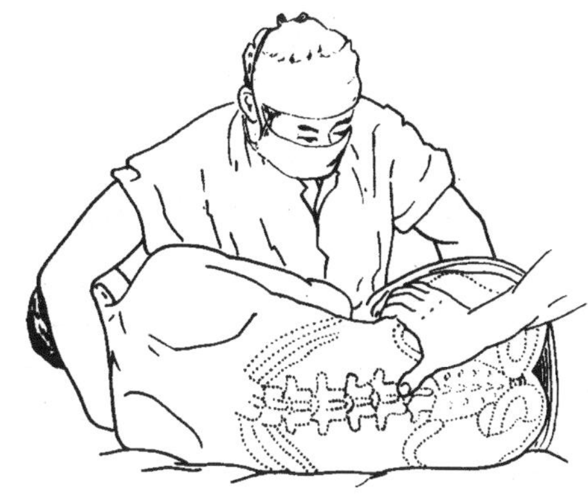

图 2-9-3　患者所取体位

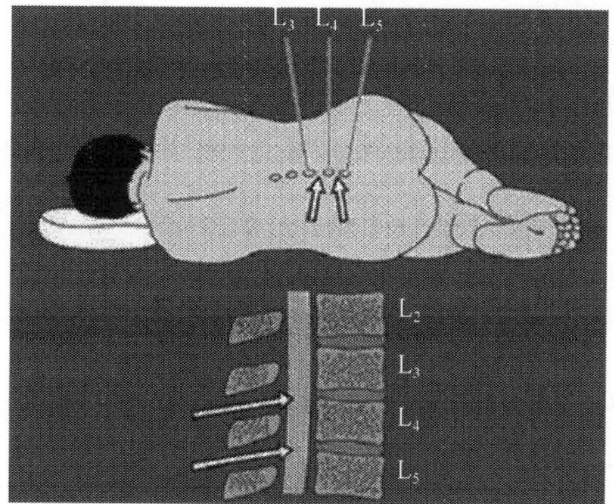

图 2-9-4　穿刺点

（4）常规消毒穿刺部位（螺旋式由内向外，直径为 10cm）。

（5）护士打开无菌腰椎穿刺包外层，医生戴无菌手套后打开内层，检查穿刺针是否通畅、紧密，用物是否齐全等。

(6) 护士协助医生铺上无菌洞巾和抽取麻药(2% 利多卡因)，医生做逐层浸润麻醉。

(7) 医生左手固定穿刺点周围皮肤，右手持穿刺针(套上针芯)沿腰椎间隙垂直进针(针头斜面向上)，推进4～5cm(儿童2～3cm)深度或感阻力突然降低时，提示针尖已进入蛛网膜下隙。可慢慢拔出针芯，让脑脊液自动滴出(图2-9-5至图2-9-8)。

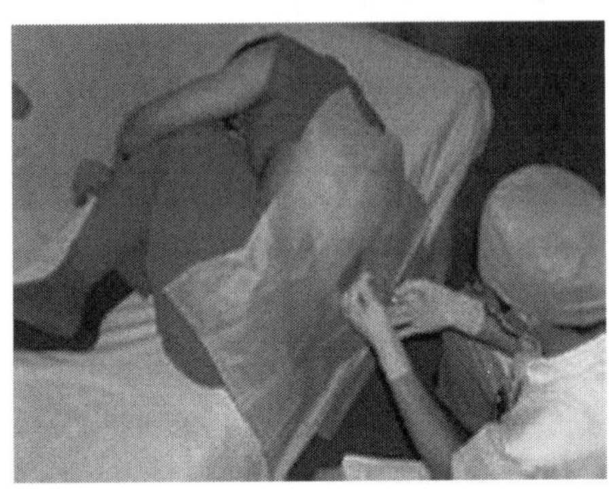

图2-9-5　腰椎穿刺过程

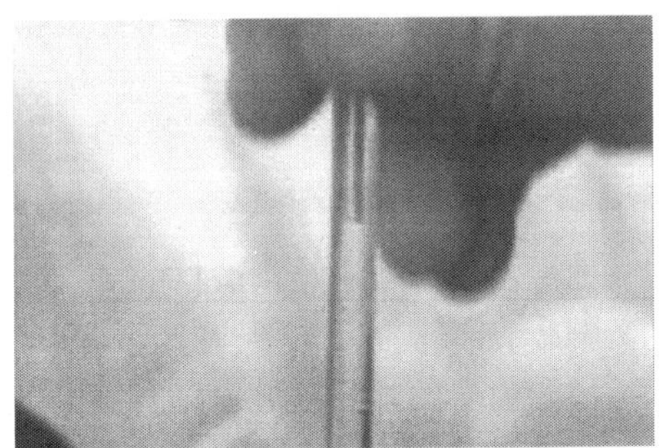

图2-9-6　读取脑脊液压力数值

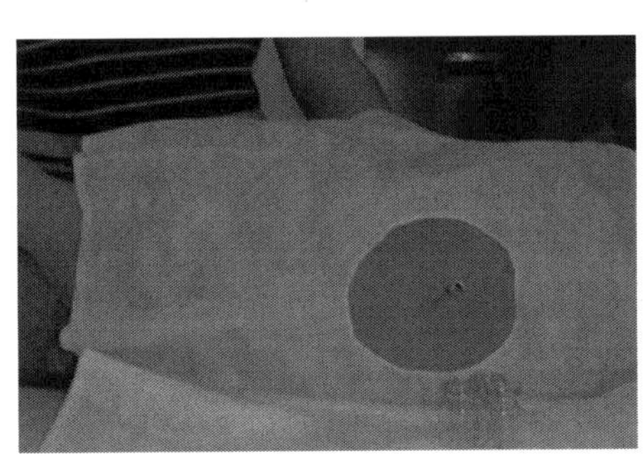

图2-9-7　收集脑脊液标本

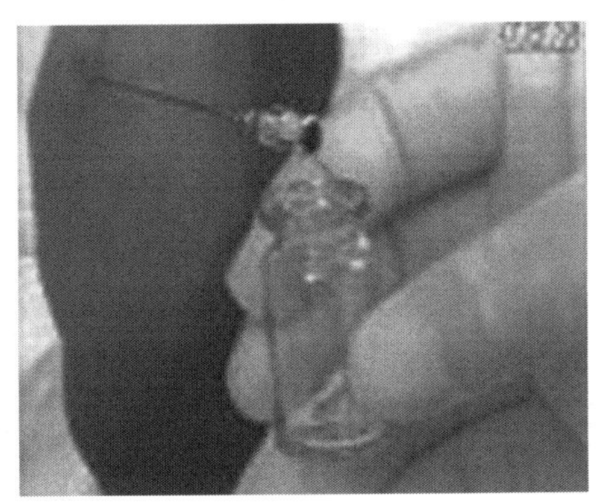

图2-9-8　收集脑脊液标本送检

(8) 医生接上测压管测压，护士协助患者放松身体，缓慢伸直头及下肢，脑脊液在玻璃管内随呼吸轻微波动，此时的读值即为患者脑脊液压力的数值(正常值80～180mmHg)。

(9) 协助医生用无菌试管收集2～5ml脑脊液标本送检；若需进行细菌培养，试管口及棉塞应用酒精灯火焰灭菌。

(10) 观察患者的呼吸、脉搏、神志及面色等的变化，询问有无不适感。

(11) 重新插入针芯，用无菌纱布置于针孔处，拔出穿刺针，按压1～2min后，胶布固定。

(三) 操作后处理

(1) 协助患者去枕平卧4～6h，24h内不宜下床活动；告知卧床期间不可抬高头部，可适当转动身体；整理床单位，清理用物；标本送检。

(2) 询问患者操作后感受及需求。

(3) 嘱患者静卧，24h后方可洗澡，以免穿刺部位感染。

(4) 指导患者多进饮料、多饮水；并遵医嘱静滴生理盐水。

(5) 观察患者有无头痛、腰背痛、脑疝及感染等穿刺后并发症；穿刺部位有无渗液、渗血等。

(6) 洗手，记录穿刺的时间，脑脊液的压力、颜色、性状以及患者术中的状态。

（四）注意事项

（1）严格掌握禁忌证，凡疑有颅内压升高者必须先做眼底检查，如有明显视乳头水肿或有脑疝先兆者，禁忌穿刺。凡患者处于休克、衰竭或濒危状态、局部皮肤有炎症、颅后窝有占位性病变者均列为禁忌。

（2）穿刺时患者如出现呼吸、脉搏、面色异常等症状时，应立即停止操作，并进行相应处理。

（3）鞘内给药时，应先放出等量脑脊液，然后再予以等量置换性药液注入。

（4）针头刺入皮下组织后进针要缓慢，以免用力过猛时刺伤马尾神经或血管，以致产生下肢疼痛或使脑脊液混入血液影响结果的判断。

（5）早期颅高压的诊断性穿刺时要预先降颅压，且要小心操作，不宜将针芯全部拔出。

（6）防止因放液过多、穿刺针过粗，脑脊液自穿刺孔处外漏或过早起床所引起的低压性头痛。低颅压者可于腰椎穿刺放出脑脊液后，注入等量生理盐水，防止加重。

（7）损伤性出血多为穿刺不顺利所致，血性脑脊液数分钟后可自凝。非损伤性出血如蛛网膜下隙出血通常不自凝。

（五）健康教育

（1）向患者及家属介绍腰椎穿刺的目的及注意事项。

（2）指导患者正确配合腰椎穿刺，感到不适应立即告知术者。

【评价】

教师对学生的技能操作进行讲评，并记录成绩。

【技能考核】

（1）学生态度认真，解释指导得当，与患者沟通良好。

（2）程序清楚，动作正确，手法轻稳，操作连贯。

（3）穿刺一次成功，达到预期目标，患者无不良反应和并发症。

【复习题】

1. 选择题

（1）腰椎穿刺术检查时患者多采取（　　）。

A. 坐位　B. 半卧位　C. 仰卧位　D. 侧卧位　E. 半坐位

（2）腰椎穿刺时穿刺定点通常选在（　　）腰椎棘突间隙，并做好标记。

A. 3～4　B. 5～6　C. 7～8　D. 2～3　E. 8～9

2. 问答题

（1）腰椎穿刺的目的是什么？

（2）腰椎穿刺术的适应证有哪些？

（3）腰椎穿刺术的禁忌证有哪些？

（4）脑脊液的正常压力是多少？

（5）压腹试验的意义何在？

（6）从脑脊液外观怎样区别穿刺损伤？

（7）试述压颈试验的意义和方法。

（8）腰椎穿刺失败的原因有哪些？

（9）腰椎穿刺时应注意些什么？

（张延霞　马玉霞）

第三篇 外科护理学实验指导

实验指导一 常用手术器械及使用方法

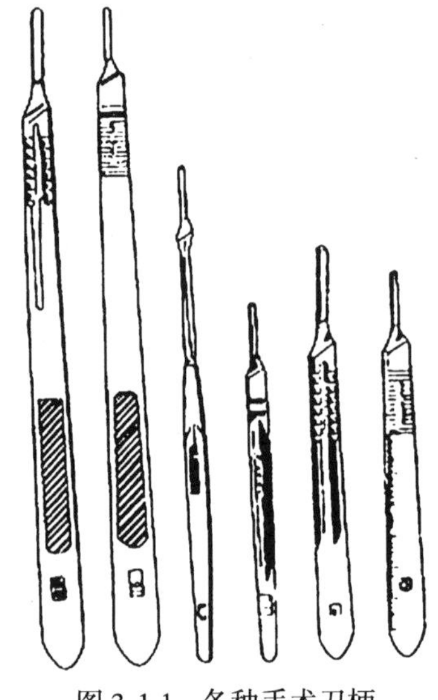

图 3-1-1 各种手术刀柄

【实验目的】

(1) 辨识各种手术用器械。

(2) 了解各种手术器械的使用范围。

(3) 掌握器械正确传递方法。

【实验用物】

手术刀柄、手术刀片、持针钳、手术剪、手术镊、血管钳、布巾钳、组织钳、海绵钳、缝合针、手术线、牵开器、吸引器。

【实验内容】

1. 手术刀 手术刀由刀柄和可装卸的刀片两部分组成。刀柄一般根据其长短及大小来分型(图 3-1-1),刀柄可以安装不同型号的刀片。刀片的种类较多,按其形态可分为圆刀、弯刀和三角刀等。按其大小可分为大刀片、中刀片和小刀片(图 3-1-2)。

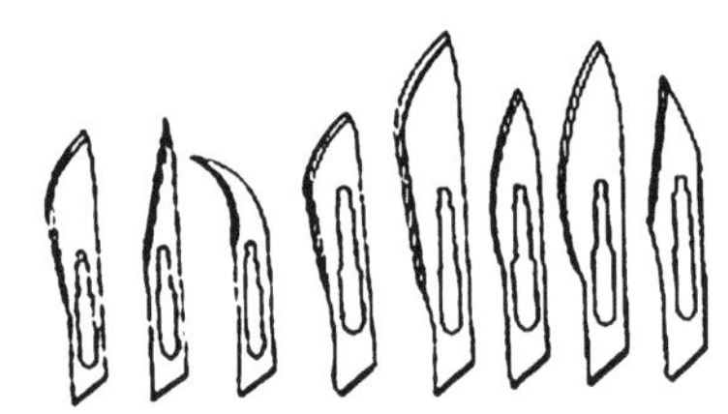

图 3-1-2 各种手术刀片

手术时根据实际需要,选择合适的刀柄和刀片。刀柄通常与刀片分开存放和消毒。刀片应用持针钳安装,切不可徒手操作,以防割伤手指。装载刀片时,用持针钳夹持刀片前端背部,使刀片的缺口对准刀柄前部的槽缝推进即可装上。取下时,用持针钳夹持刀片下端背部,稍用力抬起刀片向前推即可卸下(图 3-1-3,图 3-1-4)。手术刀主要用于切开或解剖组织,刀柄还可做钝性分离组织。

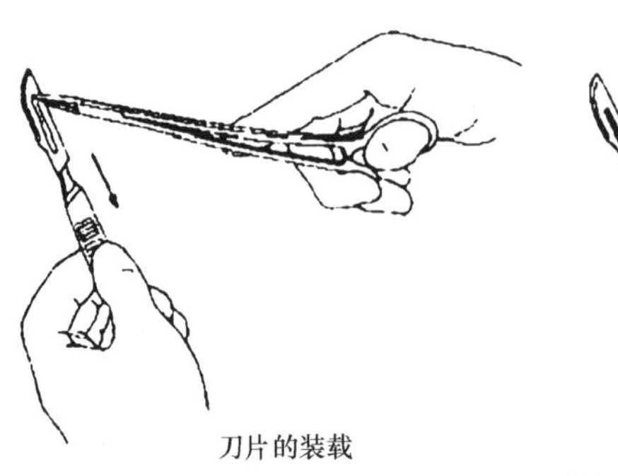

刀片的装载　　刀片的卸下

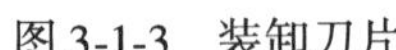

图 3-1-3 装卸刀片

器械护士在传递手术刀时，先要装载好刀片然后传递。要注意锐器的传递既要避免割伤术者还要避免损伤自己。传递时，器械护士应握住刀柄和刀片衔接处的背部，将刀柄尾端送至术者的手里(图 3-1-5)。

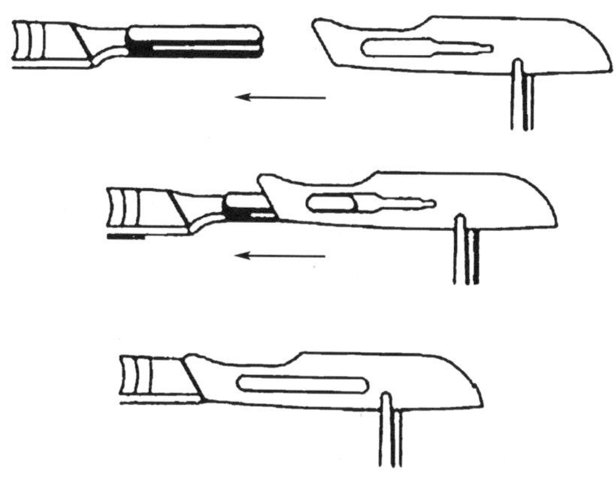

图 3-1-4　(细节)装载刀片卡刀柄槽缝

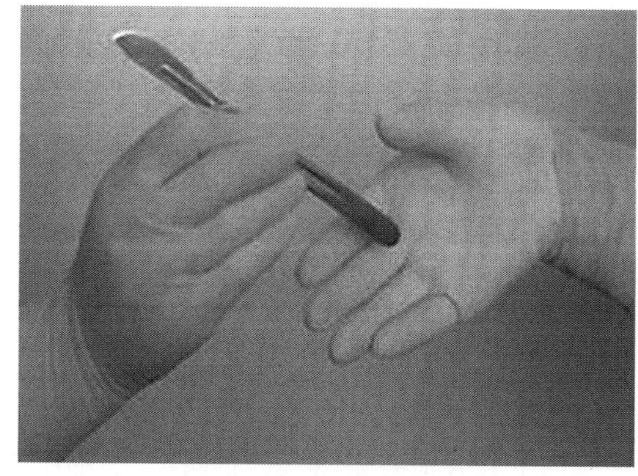

图 3-1-5　手术刀的传递

2. 手术剪　分为组织剪和线剪两大类。组织剪刀薄、锐利，有直、弯两型，大小长短不一(图 3-1-6)，主要用于分离、解剖和剪开组织。通常浅部手术操作用直组织剪，深部手术操作一般使用中号或长号弯组织剪。线剪多为直剪，又分剪线剪和拆线剪。组织剪的刃较薄，线剪的刃较顿厚，使用时不能用组织剪代替线剪，以免损坏刀刃，缩短剪刀的使用寿命。拆线剪的结构特点时一页钝凹，一页尖直。

3. 手术镊　用以夹持或提取组织，便于分离、剪开和缝合。也可用来夹持缝针或辅料等。其种类较多，有不同长度，镊子尖端分为有齿和无齿(平镊)，还有为专科设计的特殊手术镊(图 3-1-7，图 3-1-8)。

(1) 有齿镊：前端有齿，齿分为粗齿和细齿。粗齿镊用于提起皮肤、皮下组织、筋膜等坚韧组织；细齿镊用于肌腱缝合、整形等精细手术，夹持牢固，但对组织有一定的损伤作用。

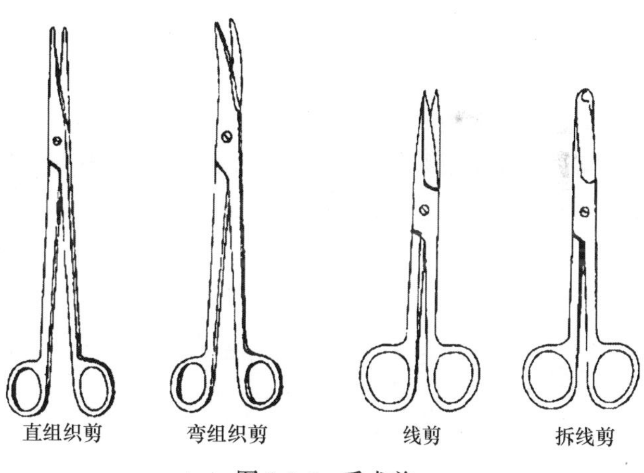

图 3-1-6　手术剪

(2) 无齿镊：前端平，其尖端无钩齿，分尖头和平头两种，用于夹持组织脏器和敷料。浅部操作时用短镊，深部操作时用长镊。无齿镊对组织的损伤较轻，用于脆弱组织、脏器的夹持。尖头镊用于神经、血管等精细组织的夹持。

4. 血管钳　主要用于止血的器械，故也称止血钳。此外，还具有分离、解剖、夹持组织，也可用于牵引缝线、拔出缝针或带镊使用。带镊使用时不宜夹持皮肤、脏器、及较脆弱的组织，切不可扣紧钳柄上的齿扣，以免损伤组织。临床上血管钳的种类很多，其结构特点是前端平滑，依齿槽床的不同分为弯、直、直角、弧形、有齿和无齿等。钳柄处均有扣锁钳的齿槽。临床上常用的有以下几种。

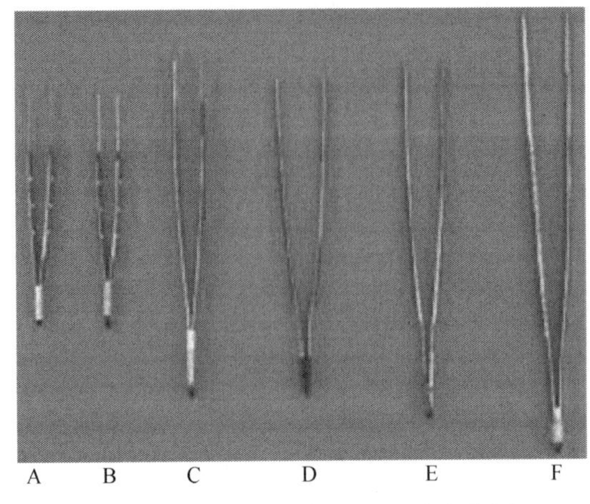

图 3-1-7　各种手术镊(B、D、E 为有齿镊)

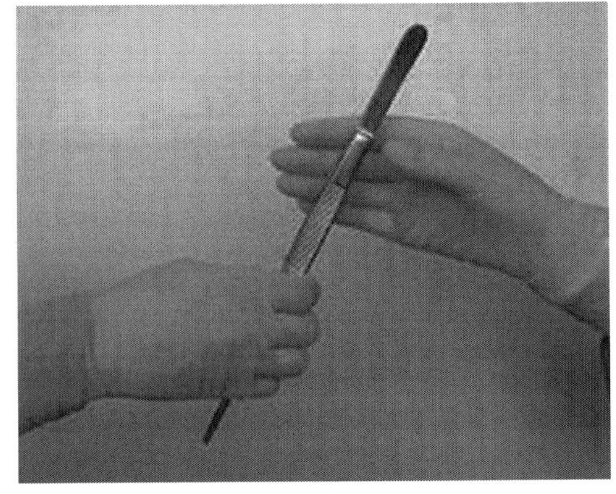
图 3-1-8　镊子的传递

(1) 蚊式血管钳:有弯、直两种,为细小轻巧的血管钳,可作微细解剖或钳夹小血管,不宜用于大块组织的钳夹,用于脏器、面部及整形等手术的止血。

(2) 直血管钳:用以夹持皮下及浅层组织出血,协助拔针等。

(3) 弯血管钳:用以夹持深部组织或内脏血管出血。有大、中、小三种型号。

(4) 有齿血管钳:用以夹持较厚组织及易滑脱组织内的血管出血,如肌肉、肠系膜、大网膜等。也可用于切除组织的夹持牵引。注意前段钩齿可防止滑脱,对组织的损伤较大,不能用作一般的止血(图 3-1-9)。

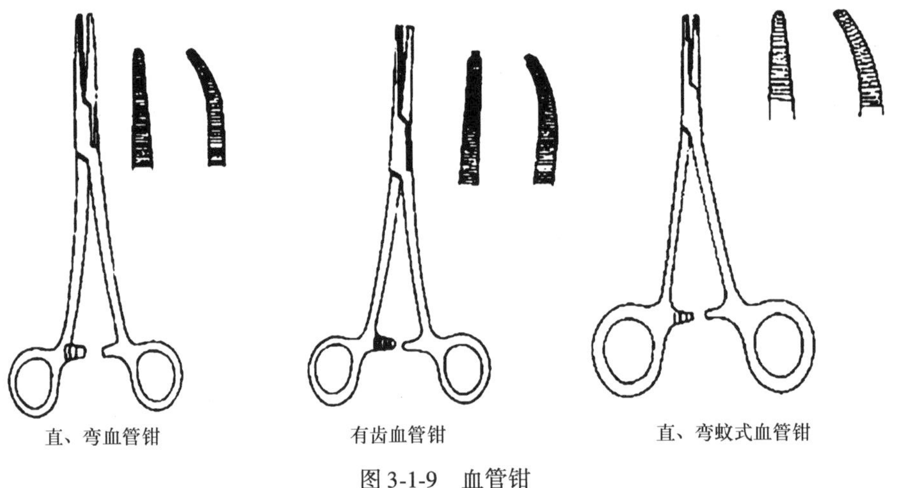

图 3-1-9　血管钳

血管钳传递时,术者掌心朝上,拇指外展,其余四指并拢伸直,器械护士握血管钳前端,以柄环端轻敲术者手掌,传递至术者手中(图 3-1-10)。

5. 持针钳　又称持针器,主要用于夹持缝合针来缝合组织、上卸刀片,有时也用于器械打结,基本结构与血管钳类似。持针器的钳头较宽短,柄长,钳内有交叉齿纹,使夹持缝针稳定,不易滑脱。使用时将持针器的尖端夹住缝针的中、后 1/3 交界处为宜。

持针器通常是和缝针、缝线一起传递,在传递持针器前要钳夹好缝针,并穿好线。传递时器械护士握住持针器的中部,缝针朝上,将钳柄递给术者。在整个过程中要避免刺伤自己和术者(图 3-1-11)。

6. 其他常用钳类器械　其他常用钳类器械有以下几种，如图 3-1-12。

（1）布巾钳：简称巾钳，前端弯而尖，似蟹的大爪，能交叉咬合，主要用以夹持固定切口巾。有时也用于骨及其他坚韧组织的牵引，以防手术中移动或松开。注意使用时勿夹伤正常皮肤组织。

（2）组织钳：又称鼠齿钳和爱力士钳。其前端稍宽，有一排细齿似小耙，闭合时互相嵌合，弹性好，对组织的压榨较血管钳轻，创伤小，一般用以夹持组织，不易滑脱，如皮瓣、筋膜或即将被切除的组织，也用于钳夹纱布垫与皮下组织的固定。

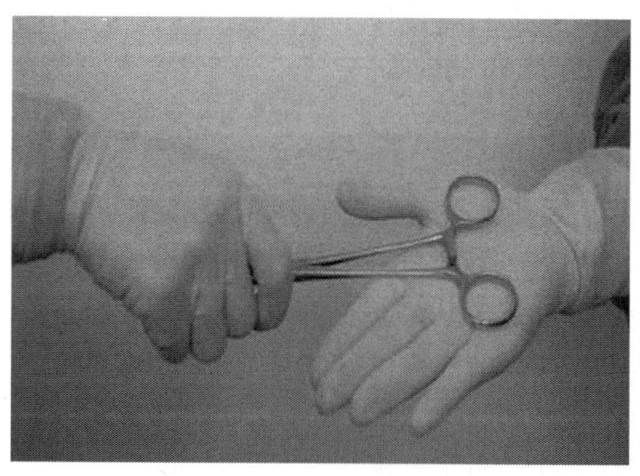

图 3-1-10　血管钳的传递

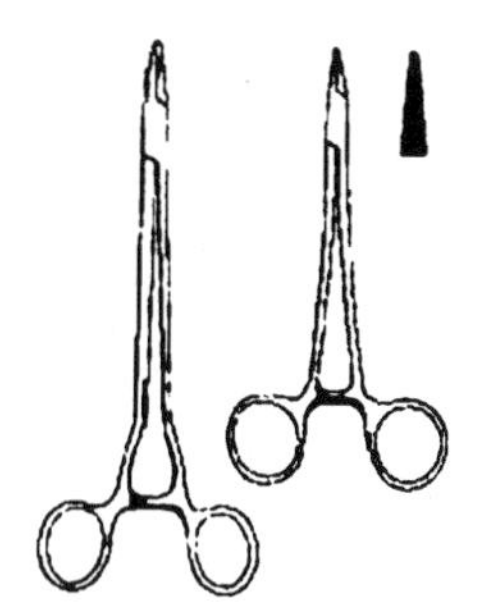
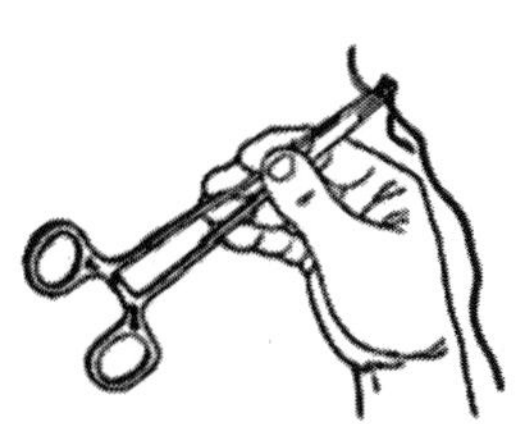
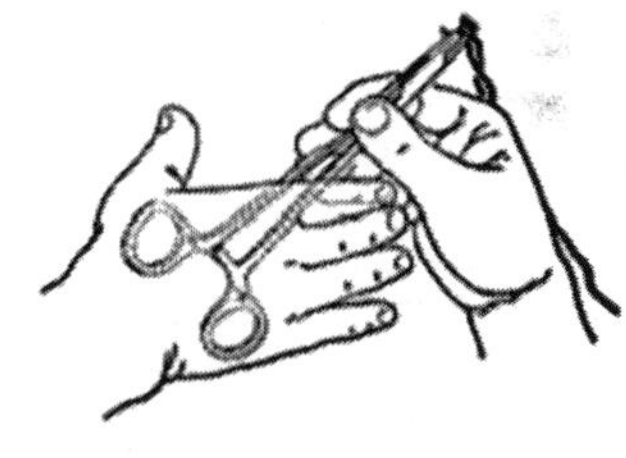

图 3-1-11　持针钳及其传递方法

（3）海绵钳：又称持物钳，钳的前部呈环状，分有齿和无齿两种。有齿环钳主要用以夹持、传递已消毒的器械、缝线、缝合针及引流管等，也用于夹持敷料做手术区域的皮肤消毒或用于手术深处拭血或协助显露、止血。无齿环钳主要用于夹提肠管、阑尾、网膜等脏器组织。夹持组织时，一般不必将钳口关闭。

（4）直角钳：用于游离和绕过重要血管及管道等组织的后壁，如胃左动脉、胆道、输尿管等。

（5）肠钳：有直、弯两种，钳叶扁平有弹性，咬合面有细纹，无齿，其壁较薄，轻夹时两钳叶

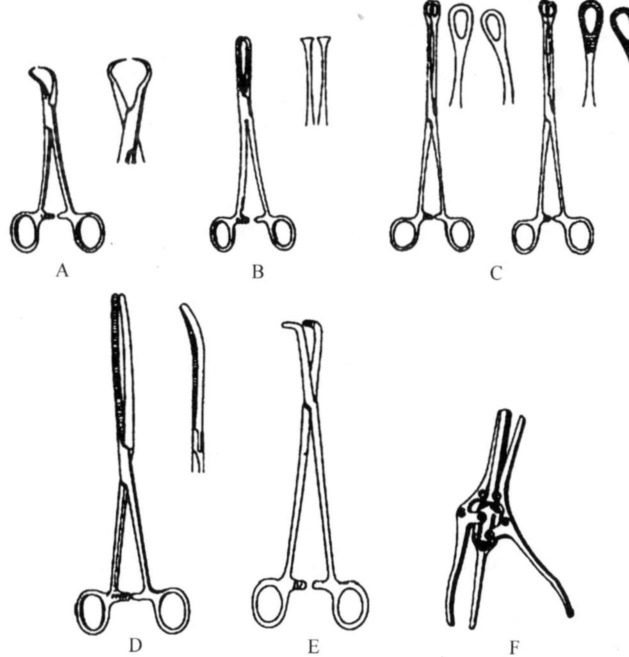

图 3-1-12　其他常用钳类

A. 布巾钳；B. 组织钳；C. 海绵钳；D. 肠钳；E. 直角钳；F. 胃钳

间有一定的空隙，钳夹的损伤作用很小。可用以暂时阻止胃肠壁的血管出血和肠内容物流动，常用于夹持肠管。

（6）胃钳：有一多关节轴，压榨力强，齿槽为直纹，且较深，夹持组织不易滑脱，常用于钳夹胃或结肠。

（7）肾蒂钳、脾蒂钳和肺蒂钳分别在术中夹持肾蒂、脾蒂和肺蒂时使用。

7. 缝合针 简称缝针，适用于各种组织缝合的器械。它由针尖、针体和针尾三部分组成。针尖形状有圆头、三角头及铲头三种。针体的形状有近圆形、三角形及铲形三种。一般针体前半部分为三角形或圆形，后半部分为扁形，便于持针器牢固夹紧。针尾的针眼时供引线所用的孔。临床上根据针尖与针尾中间有无弧度，将缝针分为直针、半弯针和弯针；按针尖横断面的形状分为三角针和圆针。

（1）直针：适合于宽敞或浅部操作时的缝合，如皮肤及胃肠道黏膜的缝合，有时也用于肝脏的缝合。

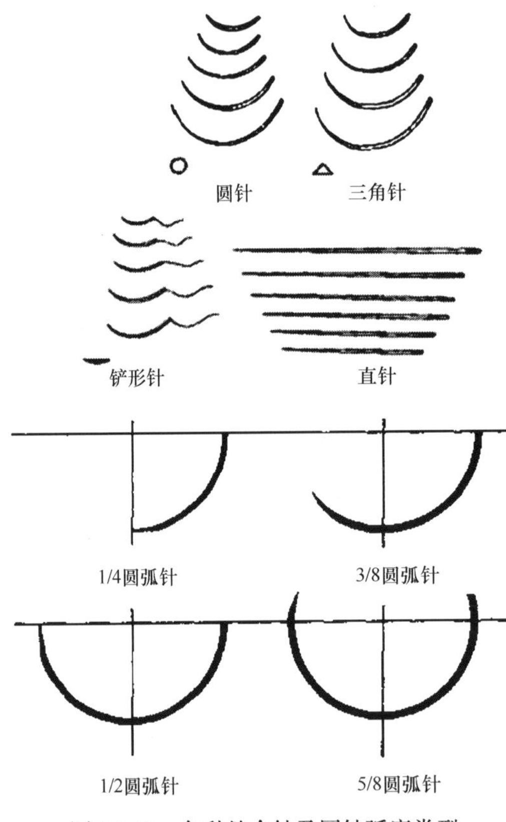

图 3-1-13　各种缝合针及圆针弧度类型

（2）弯针：临床应用最广，适用于狭小或深部组织的缝合。根据弧弯度不同分为1/2、3/8弧度等。几乎所有组织和器官均可选用不同大小、弧度的弯针缝合。

（3）圆针：针尖及针体的截面均为圆形，用于缝合一般软组织，如胃肠壁、血管、筋膜、腹膜和神经等。

（4）三角针：针尖前面呈三角形（三棱形），能穿透较坚硬的组织，用于缝合皮肤、韧带、软骨和瘢痕组织等不宜用于颜面部的皮肤缝合。

（5）无损伤缝针：主要用于小血管、神经、黏膜等纤细组织的吻合和缝合。

临床上应根据需要，合理选择缝针，原则上应选用针径较细损伤较小的缝针（图 3-1-13）。

8. 手术用线 用于缝合组织和结扎血管。手术所用的线应具有以下条件：有一定的张力、易打结、组织反应小、无毒、不致敏、无致癌性、易灭菌和保存。手术用线分为可吸收线和不可吸收线两大类。

（1）可吸收缝线：主要有肠线及合成纤维线。

肠线由绵羊的小肠黏膜下层制成。因属于异种蛋白，在人体内可引起较明显的组织反应，因此使用过多、过粗的肠线时，创口炎性反应较重。肠线有普通和铬制两种。普通肠线在体内约经1周左右开始吸收，多用于结扎和缝合皮肤。铬制肠线2～3周后开始吸收，用于缝合深部组织。各种组织对肠线的吸收速度不同，腹膜吸收最快，肌肉次之，皮下组织最慢。肠线的粗细通过编号来表示，正号数越大越粗，“0”数越多越细。一般多用4/0～2号肠线，直径为0.02～0.6mm，相邻的编号之间直径多相差0.08mm。肠线可用以缝合不适宜有异物长期存留的组织，以免形成硬结、结石等;也用于感染的深部创口缝合。临床上肠线主要用于内脏(如胃、肠、膀胱、输尿管、胆道等)黏膜层缝合,一般用1/0～4/0的铬制肠线。较粗的(0～2号)铬制肠线常用于缝合深部组织或感染的腹膜。在感染的创口中使用肠线,可减小由其他不吸收缝线所造成的难以愈合的窦道。使用肠线应注意:①肠线质地较硬,使用前应用盐水浸泡,带变软后再用。但不可用热水浸泡或浸泡时间过长,以免肠线肿胀易折,影响质量。②不能用持针钳或血管钳钳夹肠线,也不可将肠线扭折,以免撕裂易断。③肠线一般较硬、较粗、较滑,结扎时需要三重结,剪线时留的线头应长一些,否则线结易松脱。一般用连续缝合,以免线结太多,致手术后异物反应较严重。④胰腺手术时,不用肠线结扎或缝合,因肠线可被胰酶消化吸收,从而引起继发出血或吻合口破裂。⑤尽量选用细肠线。⑥肠线价格比丝线贵。

合成纤维线为高分子化合物,优点有组织反应轻,抗张力较强,吸收时间长,有抗菌作用。这类线因富有弹性,打结时要求以四重或更多重打结法作结。

(2)不吸收缝线:有桑蚕丝线、棉线、不锈钢丝、尼龙线、钽丝、银丝和亚麻线等数十种。根据缝线张力强度及粗细的不同亦可分为不同型号。正号数越大表示缝线越粗,张力强度越大。"0"数越多的线越细,最细显微外科无损伤缝线编号为12个"0"。以3/0、0、4和7号较常用。

丝线和棉线:为天然纤维制成,表面常涂有蜡或树脂。丝线是目前临床上最常用的手术用线,其优点是组织反应小,质软,易打结而不易滑脱,抗张力强,能耐高温灭菌,价格低。缺点是为组织内永久性异物,伤口感染后易形成窦道;胆道、泌尿道缝合可致结石形成。棉线的用处和抗张力均不及丝线,但组织反应较轻,抗张力保持较久,用法和丝线相同。根据需要选用。0～3/0为细丝线,适用于一般的结扎与缝合;5/0～7/0为最细丝线,用于血管神经的缝合;1～4号常称中号丝线,多用于皮肤、皮下组织、腹膜、筋膜等的缝合;4号以上为粗丝线,常用于结扎大血管,减张缝合等。

金属线:为合金制成,有不锈钢丝和钢丝,具备灭菌易、刺激小、抗张力大等优点,但不易打结。常用于缝合骨、肌腱、筋膜,减张缝合或口腔内牙齿固定等。

9. 牵开器　又称拉钩,用以牵开组织,显露手术野,便于探查和操作,可分为手持拉钩和自动拉钩两类。有各种不同的形状和大小的规格,可根据手术需要选择合适的拉钩。常用拉钩有以下几种(图3-1-14,图3-1-15):

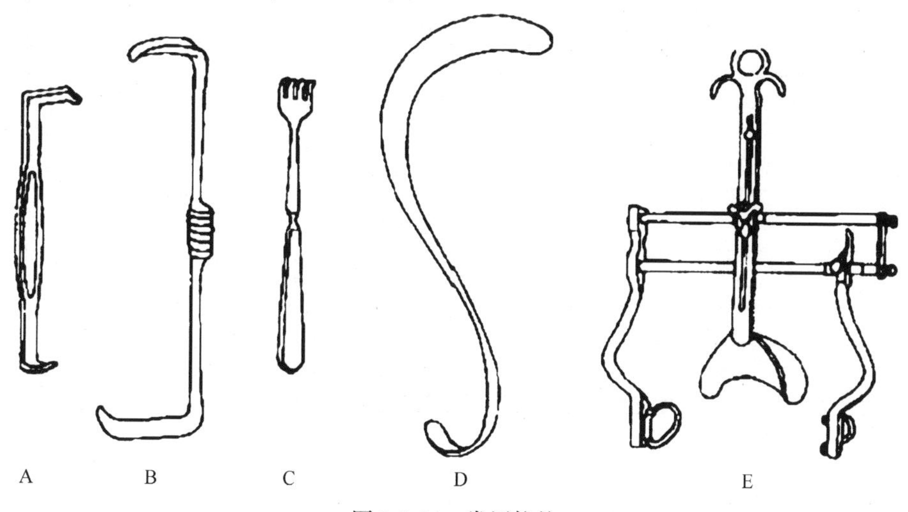

图3-1-14　常用拉钩

A. 甲状腺拉钩;B. 腹腔平头拉钩;C. 皮肤拉钩;D. "S"形拉钩;E. 自动拉钩

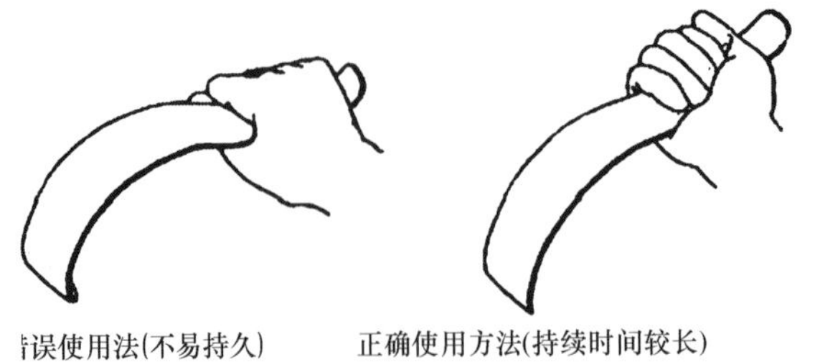

图 3-1-15 “S”形拉钩正确使用方法

(1) 甲状腺拉钩:又称直角拉钩,为平钩状,常用于甲状腺部位牵拉暴露,也常用于其他手术,可牵开皮肤、皮下组织、肌肉和筋膜等。

(2) 腹腔平头拉钩:又称方钩,为较宽大的平滑钩状,用于腹腔较大的手术。

(3) 皮肤拉钩:又称爪形拉钩,外形如耙状,用于浅部手术的皮肤牵开。

(4) “S”形拉钩:又称弯钩,是一种“S”形腹腔深部拉钩,用于胸腹腔深部手术,有大、中、小、宽、窄之分。

(5) 自动拉钩:为自行固定牵开器,也称自持性拉钩,如二叶式、三叶式自动牵开器,腹腔、胸腔、盆腔、腰部、颅脑等部位的手术均可使用。

拉钩一般成对出现,器械护士在传递时,两个一起递出。使用拉钩时,其下方应衬垫盐水纱布垫或湿治疗巾,特别是在使用腹腔拉钩时更应注意。辅料衬垫可以帮助显露手术野,保护周围器官及组织免受损伤。

10. 吸引器 用于吸引手术野中的出血、渗出物、脓液、空腔脏器中的内容物、冲洗液,使手术野清楚,减少污染机会。吸引器由吸引头、橡皮管、玻璃接头、吸引瓶及动力部分组成。动力又分马达电力和脚套板吸筒两种。吸引头结构和外形有多种,金属或一次性硬塑料双套管、单管(图 3-1-16)。双套管的外管有多个孔眼,内管在外套管内,尾部以橡皮管接于吸引器上,多孔的外套管可防止内管吸引时被周围的组织堵塞,保持吸引通畅。

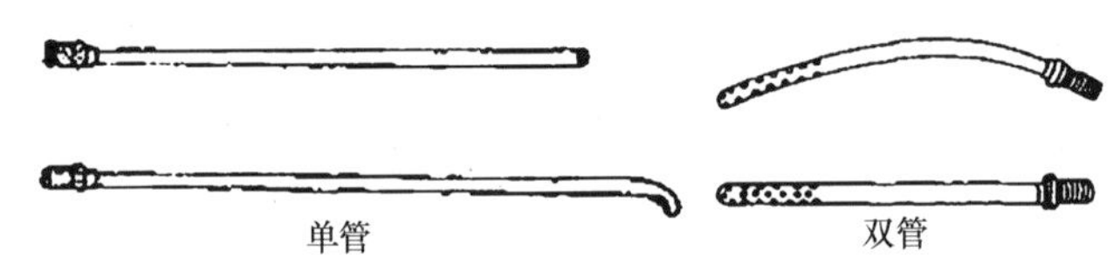

图 3-1-16 吸引器头

11. 穿针引线(一针一线发)的操作流程 图 3-1-17 所示。

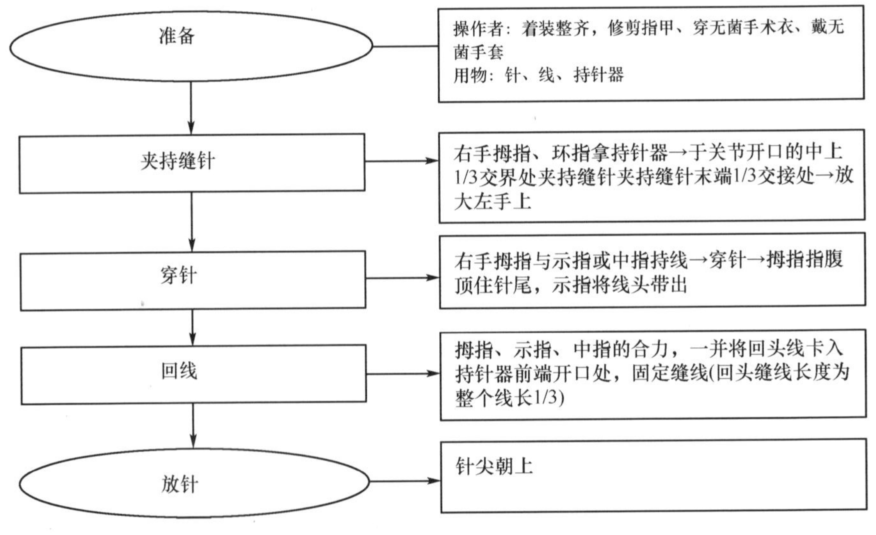

图 3-1-17 器械护士准备缝针操作流程

【课后作业】

完成实验报告。

实验指导二　外科打结的技术与技巧

【实验目的】

(1) 了解外科打结的种类及要点。

(2) 掌握方结单手打结的方法。

(3) 掌握方结器械打结的方法。

(4) 理解打结时必须遵循的原则。

【实验用物】

丝线。

【实验内容】

(一) 相关理论知识

手术中的缝合要打结,止血要结扎。打结技术是外科手术中最常用和最基本的操作之一。外科打结好坏及水平高低,取决于速度及质量。打结的速度及质量不仅影响手术时间长短,而且也会影响到整个手术的安全及质量,影响患者的预后,给患者带来痛苦甚至危及患者的生命。血管结扎不牢固、不可靠,可导致术后线结滑脱和松结引起出血;打结不牢固可使缝合的组织裂开继发感染及吻合口漏等。

1. 外科打结的种类及要点

(1) 方结:是外科手术中最常用的结,也是最基本的结,适用于各种结扎止血和缝合。它是由两个相反方向的单结重叠构成,结扎后线圈内张力越大,结扎线越紧,不易自行变松或自行滑脱。如果方法不当,结的方向及两手力不均匀,均可酿成节的滑脱。

(2) 三重结:在方结的基础上,再做一个与第二个单结方向相反的结,即为三重结,使结变得更为牢固、安全及可靠。三重结主要用于结扎重要组织和较大的血管以及张力较大时的组织缝合。如果结扎线是羊肠线或合成线,结扎时宜多用此结。它唯一的缺点是:有时基于安全打成四重结、五重结,造成很大的结扎线头,使较大异物遗留在组织中。

(3) 外科结:虽名为外科结,却在外科手术中不常用。因打此结比较费时用的较少。打第一个结时将线圈绕两次,然后打一个方向相反的单结,不易滑脱和松动。比较牢固可靠,用于结扎大血管及肾蒂、脾蒂等,还用于有张力的组织结扎或固定引流管。

(4) 假结:又名顺结、"十字结"。它由两个方向相同的单结构成,结扎后易自行松散和滑脱。手术中不宜使用,尤其是在重要部位的结扎时忌用。

(5) 滑结:也是由两个方向相反的单结构成,与方结相同。打结时两手用力不均匀,一侧线牵拉过紧,只用了另外一侧线头打结。此结极易滑脱,比假结有更大的危险性,在外科手术操作中,必须予以避免。避免额方法主要是要注意两手拉线力量要均匀及方向要正确。

综上所述,方结和三重结是外科手术操作中常用的结;而假结、滑结在外科手术中不安全,甚至会酿成严重后果,必须高度重视避免(图 3-2-1)。

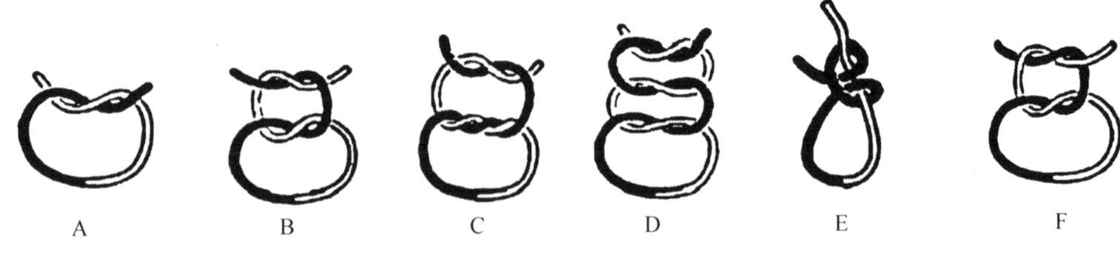

图 3-2-1 结的种类

A. 单结;B. 方结;C. 外科结;D. 三重结;E. 滑结;F. 假结

2. 打结时必须遵循的原则

(1) 两手用力均匀:在打结的过程中,两手的用力一定要均匀一致,这一点对结的质量及安全性至关重要。否则,可能导致为滑结。

(2) 三点在一线:尤其在深部打结时更是如此。如果这三点不在一线,必然会导致对打结部位组织的牵拉,由此可酿成撕裂、撕脱等,甚至可能造成严重后果(图 3-2-2)。

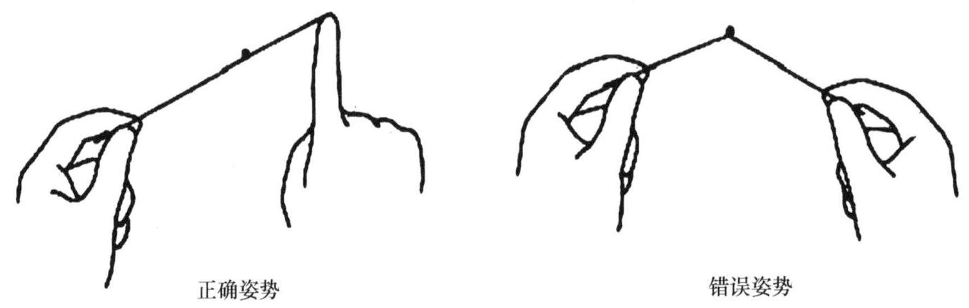

图 3-2-2 三点在一线

(3) 方向要正确:在打结的过程中,方向是决不可忽视的。如果做结的方向错误重复,即便是方结也同样可能变成假结。当然,在实际做结的过程中,做结的方向可因术野及操作部位的要求而又范围较小的方向性改变。但是这种改变,应在小于 90°范围之内,如果大于 90°或接近 180°,就会造成滑结、割线或折断线的可能。

(4) 防止滑脱出血:结扎时,助手先把血管钳竖起以便术者将线绕过,随即放低血管钳使尖端稍翘起,待第一个结打好后,在助手松开移去血管钳的同时,将结继续扎紧,再打第二个结扣,否则结扎不牢固,易滑脱造成出血。

(5) 力求直视下操作:在做结时原则上要直视下操作,这样即可使做结者能够在直视下根据结扎组织及结扎部位来掌握结扎的松紧程度,又可以使术者或其他手术人员了解做结及结扎的确切情况。即便是对某些较深部位的结扎,也应尽量暴露于直视下操作。如果有些部位难于暴露充分或难于是大家都能看到做结的结果,此刻依赖于手感进行操作是十分重要的。

(6) 其他:根据结扎部位及结扎组织大小不同,选择质量好及粗细不同的缝线。根据线的粗细不同决定用力大小,过大易拉断,过小易造成结扎不牢靠。结扎时的线,器械护士要用生理盐水浸湿,以增加线间的摩擦系数,抗拉力增强。这样会使线结不易松脱又不易拉断。

(二) 单手打结法

单手打结法(方结)是一种简便而迅速的打结方法,易学易懂,术中应用最广泛。以一手(左右均可)为主进行,适合于各部位的结扎(图 3-2-3,图 3-2-4)。

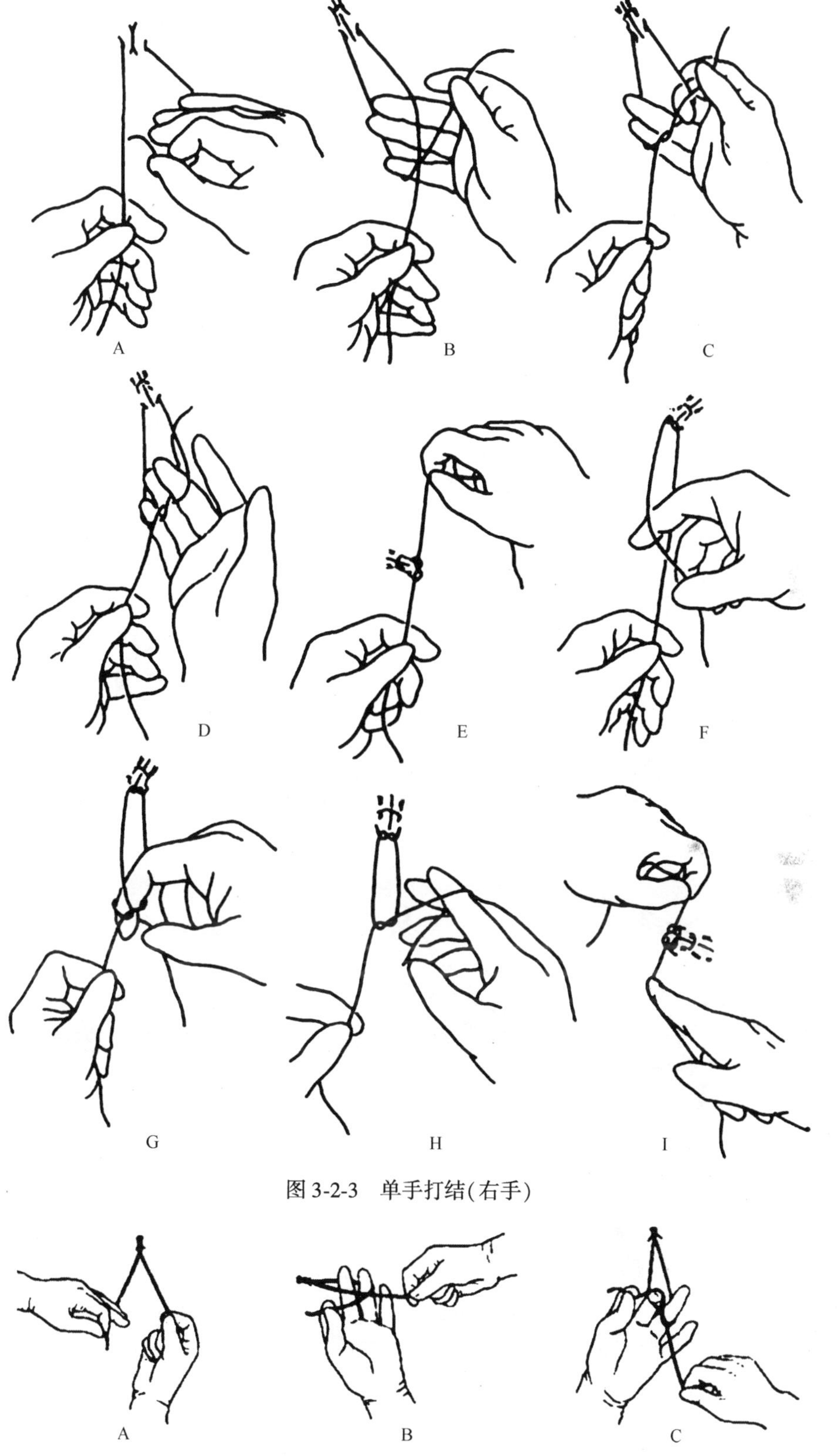

图 3-2-3　单手打结(右手)

图 3-2-4　单手打结(左手)

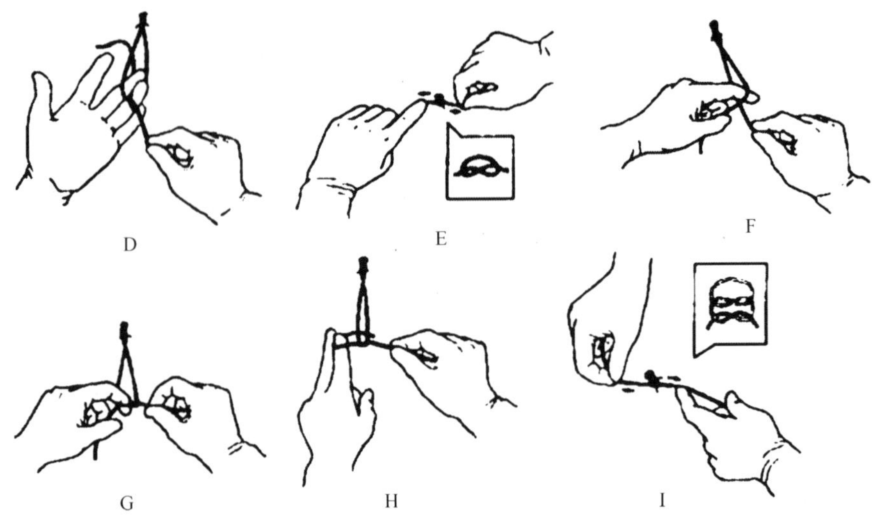

图 3-2-4　单手打结(左手)(续)

（三）器械打结法

用持针器或止血钳进行做结操作，使用方便，容易掌握，节省缝线及节省穿线时间。适合于浅部、深部结扎及线头较短，徒手打结有困难时(图 3-2-5)。

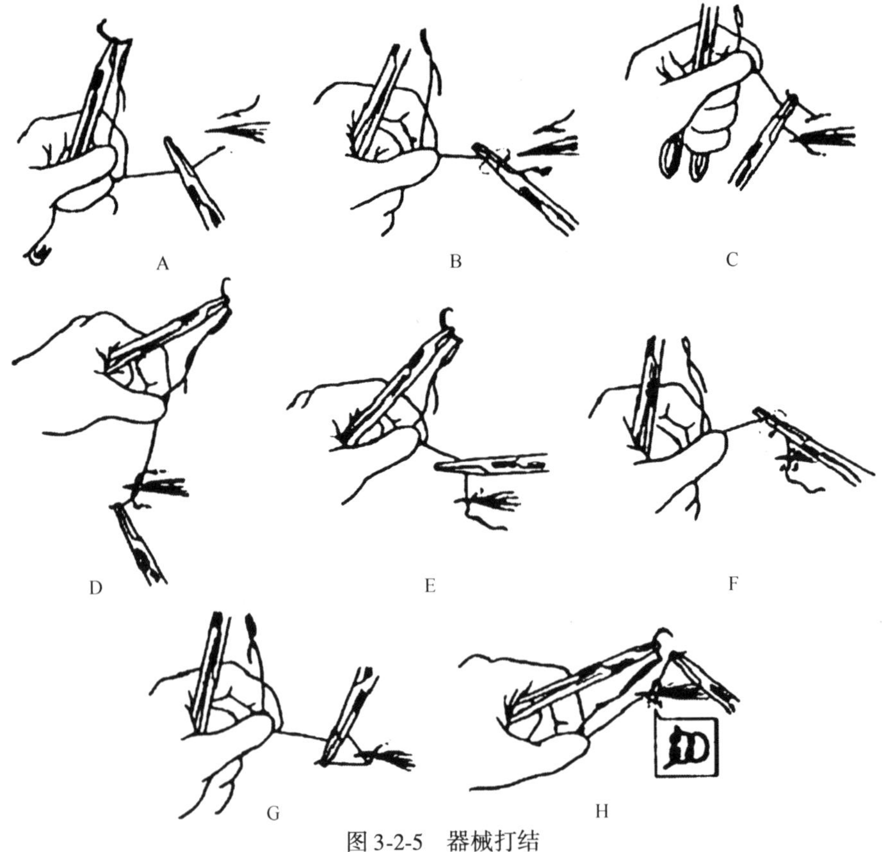

图 3-2-5　器械打结

【作业】

完成实验报告。

实验指导三　剪线和拆线

【实验目的】

掌握剪线和拆线的动作要领。

【实验用物】

缝合组织模型、丝线、线剪、拆线剪、镊子。

【实验内容】

1. 剪线　结扎血管和缝合组织后做的线头，均应剪断。打结完成后，应将双线提起偏向一侧，以免妨碍剪线者的视线。剪线者用“靠、滑、斜、剪”四个动作剪线。

步骤（图 3-3-1）：手心朝下，微张开剪尖 → 一侧剪刃靠紧提起的线 → 向下滑至线结处 → 剪刀倾斜 → 剪线。

2. 拆线　步骤（图 3-3-2）：左手用镊子夹起线头 → 右手执拆线剪插进线与皮肤之间的空隙 → 剪线 → 将线抽出。

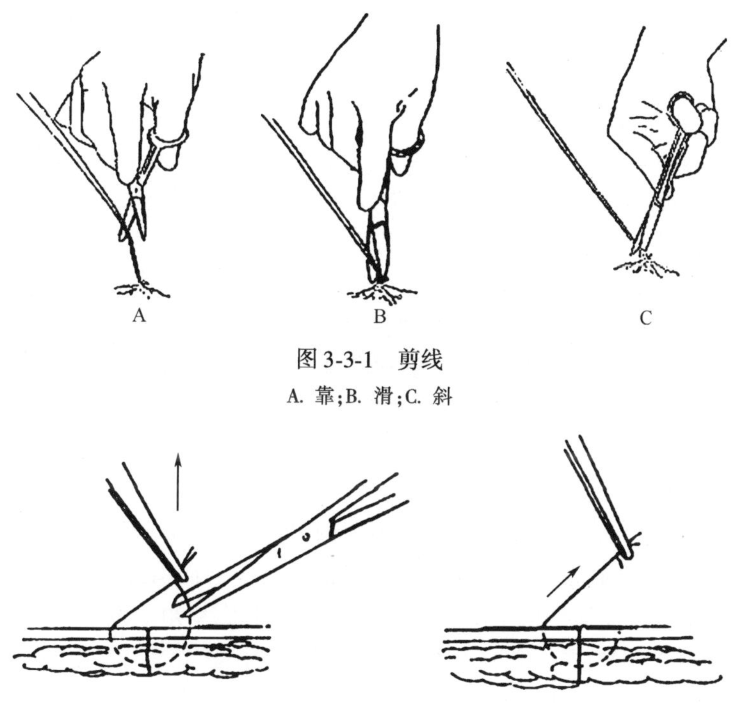

图 3-3-1　剪线

A. 靠；B. 滑；C. 斜

图 3-3-2　拆线

【作业】

完成实验报告。

实验指导四　外科手术无菌技术

【实验目的】

（1）了解手术野细菌来源和控制途径。

（2）了解外科手术区域消毒方式。

（3）熟悉手术区域消毒范围。

（4）熟悉外科手术区域消毒原则。

（5）掌握外科洗手技术和穿脱手术衣及戴无菌手套方法。

（6）掌握外科手术患者备皮方法和原则。

（7）掌握术前配和铺巾技术。

（8）掌握器械桌铺置流程。

（9）通过实验学习树立无菌观念。

【实验相关理论知识】

（一）手术野的细菌来源和控制途径

为了防止细菌进入手术野或伤口，必须对细菌的来源有所了解，才能有针对性地采取措施。细菌的来源大致有五个方面。

1. 人体体表上的细菌 人体体表上的细菌主要是指附着在皮肤表面及其附属腺上的细菌，其次是附着在头发上的细菌。常见细菌有：葡萄球菌、链球菌和铜绿假单胞菌（绿脓杆菌）等。

皮肤上附有大量的细菌，这些细菌可以由于外伤性皮肤破裂进入伤口，也可以通过医护人员在治疗工作中（手术、换药等）传播到患者的伤口而引起感染。皮肤上的细菌不仅存在于皮肤的表面（称暂存菌），而且还可以深居于毛囊、汗腺、皮脂腺或皮肤皱纹处（称常住菌），其上有皮脂覆盖。暂存菌存在于皮肤上一定时期后，可深入毛囊、汗腺、皮脂腺或皮肤皱纹处转化成常住菌；常住菌可随出汗、皮脂分泌而移行至皮肤表面转化为暂存菌。

因此，医护人员的手如果接触患者创口脓液或其他污物后，应立即用肥皂洗手，为的是不使存在于皮肤表面的暂存致病菌转化为常住菌，而给自己和其他患者带来危害。另外：①皮肤有开放性化脓性病灶时，可以由此散播大量致病菌，是危险的感染来源。所以，皮肤有化脓性病灶的医护人员不应进入手术室和其他要求无菌隔离的地区。②患者皮肤上的细菌也是自身感染的可能来源。为此，手术区的皮肤在手术前应进行清洁处理，手术当时还需要进行彻底的抗菌消毒处理。③头发也附有细菌。所以每一个外科工作人员应勤洗头发，并戴好工作帽，不让头发外露。

2. 鼻咽部的细菌 人的鼻咽部有大量的细菌，这些细菌每当深呼吸、说话、咳嗽、打喷嚏时随着飞沫排到空气内，落在伤口或伤口接触的物品上面而引起感染。

戴口罩是防止飞沫播散细菌的有效方法，阻菌效果可达90%以上，发挥口罩最大阻菌效果要做到以下几点：①口罩应盖住鼻孔和口。②戴的松紧要适当。过松则飞沫可能不完全附着在口罩上而折向空气内，过紧则妨碍呼吸，引起不适。③口罩潮后能降低阻挡飞沫的效力，必须及时更换。④口罩戴过一段时间，即使不潮湿也应该经常更换，否则，细菌遗留在口罩上，越积越多，很容易播散到空气中。⑤在大声讲话、嬉笑、咳嗽、喷嚏时会有大量细菌透过口罩，所以手术中要避免高声谈笑。不得已咳嗽或喷嚏时应背向无菌区，面向地面。⑥有急性呼吸道感染者不能进入手术室参观手术或参加手术操作。

3. 空气中的细菌 空气中的细菌除附着于飞沫外，主要附着于空气中的微尘上，飞沫中的细菌最终也必然附着于微尘。当微尘落到伤口何与伤口接触的器械、物品上，就会进入伤口而有可能引起感染。在新鲜的空气内细菌数量少，但在扫地或过多人走动微尘飞扬时，细菌明显增多。在手术室内，微尘的主要来源是工作人员的衣物、患者的用物（包括被褥）以及从门窗吹进的风带入。因此,要减少室内尘土和避免尘土飞扬的具体措施有:①保持室内清洁、门窗紧闭。②工作人员进入手术前须更换衣、裤、鞋、帽及口罩。③室内人数不宜过多,动作须轻巧。④患者进手术室前,亦应更换手术室衣、鞋,戴好手术室专门帽子,特别是病室的被褥禁止带入手术室内。⑤外科病室应保持清洁,用湿式清扫清除室内墙地和物品的尘埃。

控制空气中细菌还可采取通气措施和采用物理化学的方法。前者是与室外新鲜空气交换,用新鲜空气代替室内浑浊空气;后者是用紫外线照射、药物喷雾(新洁尔灭、苯酚)或气体熏蒸(乳酸)等杀灭或减少空气中的细菌。为了消除空间的尘粒和减少其中细菌数,现在可以用过滤通气的层流法。手术间建筑成完全或半完全封闭的空间,外界空气经过滤装置通向手术间或手术台周围。滤过的空气所含微粒(包括微生物)可少至每升35个以下。空间换气为间歇性,每小时20~25次,故称"层流"。采用这种净化方法的手术间可称"超净手术间"。由于建设费用较高昂,超净手术间目前尚未普及。

由于空气中含有细菌,无菌物品只有在不与大气交流的条件下,才能在一定时间内保持无菌。从这个概念出发,保存无菌物品时必须注意不透气。密闭的程度如何,决定着无菌物品可以保存无菌状态的时间。一般认为,以双层布包的无菌包,可保存7~10天,如须继续保持,应重新灭菌;以金属或玻璃、搪瓷等容器盛放并加盖储存的,可保存15~30天;以金属或玻璃器材密封灭菌后原封保存,如注射液、罐头可保存一年。保存的无菌物品启包或揭盖后,虽再包好或加盖,仍需及早用完,不能储存。

4. 器械、用品、药物、溶液等带入的细菌 这些物品都可以灭菌或抗菌等处理达到无菌,一般情况下不应该成为感染细菌的来源。但在下列情况下,这些物品仍可成为感染的来源。例如:①个别工作人员责任心不强,没有按照操作规程进行灭菌消毒处理;②灭菌器发生故障或消毒溶液失效而未及时发现;③使用了过期的灭菌物品;④灭菌后又被污染。医护人员要加强责任心,严格遵守规章制度,杜绝上述感染来源。

5. 感染病灶或空腔脏器内容物中的细菌 这些细菌是手术后感染的重要来源,一般不可能用灭菌消毒的方法达到无菌状态。只能在手术操作时严格遵守隔离技术,避免污染;污染的器械用品应与无菌物品分开;污染的手套应用无菌生理盐水冲洗或更换无菌手套;手术结束时,用等渗盐水反复冲洗污染手术区域和切口。

(二)手术室的条件及管理制度

1. 手术室的条件 医院和门诊部都设有手术室,一个现代化的手术室应具有以下几个基本条件:

(1) 安静:手术室的地点,首先要有安静的环境,使手术人员能专心进行手术。

(2) 清洁:最为重要。自天花板到地面上的一切用具,都需要彻底保持清洁,各种建筑和用具的质料应坚固耐洗。地面须有一定的倾斜度,并设有排水地漏。墙角及其与天花板相接处应呈圆角,便于清洁。安装双层窗户,室内不应有不必要的装置或凹凸雕刻。总之,手术室的一切构造力求不积灰尘又便于清洗。

(3) 采光:手术室内的采光甚为重要,是保证手术顺利进行的重要因素之一。室内应避免日光直接射入,以免手术时影响视力,一般在手术台上方的室顶悬吊可转动的无影灯,并备有能搬动的照明立式灯。无影灯的光源经多方面的反射到手术区,操作时不会挡住灯光,便于进行手术。且无影灯产生的热量较少,不致影响室温,因而可减少手术人员出汗。

(4) 通风与调温设备:手术室内应有良好的通风设备和调温设备,温度以20~25℃为宜,而湿度以48%左右为宜。

(5) 手术间及其附属用房：一般来说，手术房间的多少根据外科床位的数字决定。例如，100 张床左右，最好有 3 ~ 4 间。除手术房间以外，手术内应有一些附属用房，如办公室、更衣室、器械室、辅料室、洗手室、消毒室、麻醉室、复苏室等。

2. 手术室的管理制度

(1) 凡进入手术室人员必须换上手术室准备的鞋、帽、衣裤和口罩，参观手术人员数目不宜太多，一般为 2 人以内，参观人员应待手术准备完毕后方可进入。

(2) 无菌手术和有感染的手术必须严格分开，在不同的房间内施行。同一日内一个手术房间里须做数个手术时，应先做无菌手术，后做感染手术。

(3) 手术室工作人员必须遵守时间，一般应提前半小时进入手术室，进行必要的准备。

(4) 手术室必须经常保持清洁。每次手术完毕后和每日工作结束时，都应彻底洗净地上污液，清除地上的敷料及其他杂物，擦洗手术台及器械台。每星期应进行大扫除一次，彻底清洁墙角、窗台、房顶、橱顶等处。

(5) 手术室内应定期进行空气消毒，常用方法有：①乳酸消毒法，按每 $100m^3$ 空间 80% 乳酸 12ml 倒入锅内，再等量的水，将锅置于三脚架上，架下点燃酒精灯加热蒸发。加热后所产生的气体能杀灭空气中细菌。蒸发完毕后，将火熄灭，紧闭门窗 30min。从加热后手术间要封闭 4 ~ 6h。②紫外线消毒法，多用悬吊紫外线灯管（电压 220V，波长 253.7mm，功率 30W），距离 1m 处，强度>$70\mu W/cm^2$，每立方米空间用量>115W，照射时间大于 30min。室温宜在 20 ~ 35℃，湿度小于 60%。使用过程中灯管紫外线强度逐渐降低，一般有效期为 1000h，因此需有消毒效果监测记录。③福尔马林熏蒸法已经在《医院感染管理规范》中废止。

(6) 患有急性感染或上呼吸道感染者，不得进入手术室。

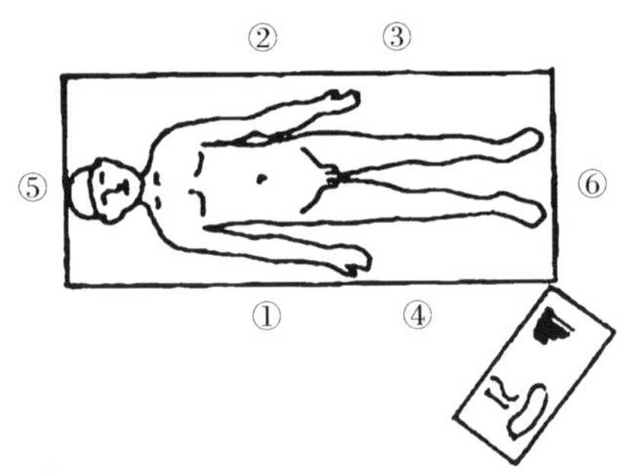

图 3-4-1 手术各人员站位（腹部手术）
①术者（主刀）；②第一助手；③第二助手；④器械护士；⑤麻醉师；⑥巡回护士

(7) 现代手术室还应用空气过滤器、高效能的空气调节装置、层流装置、电子监护仪器等先进设备仪器，护士要熟悉其使用和保养方法，保障手术的安全。

（三）手术人员的分工和配合

1. 手术人员的分工 手术人员为统一的整体，在手术进行过程中既要有明确的分工以完成各自的工作任务，又必须做到密切配合，以发挥整体的力量，共同完成手术学实习任务。外科手术实习小组中，除术者和第一助手外，另有一人兼任第二助手和器械护士；一人兼任麻醉师和巡回护士（图 3-4-1）。参加手术人员的基本分工如下：

(1) 术者（主刀）：对所进行的手术全面负责。术前必须详细全面地了解病情，拟定手术方案并了解和落实术前准备情况。术者右手持刀，一般站在易于看清手术野和有利于操作的位置，如进行上腹部手术时，术者一般站在患者的右侧；进行盆腔手术时，术者则站在左侧。术者负责切开、分离、止血、结扎、缝合等项操作。手术完毕后书写手术记录。在手术过程中如遇到疑问或困难时，应征询带教老师或上级医生和其余参加手术人员的意见，共同解决问题。

(2) 第一助手：术前检查对患者，摆好手术体位。应先于术者洗手，负责手术区域皮肤的消毒与铺巾。手术时站在手术者的对面，为术者创造有利的操作空间。负责显露手术野、止血、拭血、结扎等。全力协助手术者完成手术。手术完毕后负责包扎伤口，如有特殊情况,术者因故离去,应负责完成手术。负责手术后的医嘱处理及病理检查申请单的填写,也可在术者授权后完成手术记录。

(3)第二助手:依据手术的需要,可以站在手术者或第一助手的左侧。负责传递器械、剪线、拉钩、吸引和保持手术野整洁等工作。

(4)器械护士:最先洗手,在手术开始之前,与巡回护士一起清点好手术器械后整理器械桌(图 3-4-2)。在手术过程中,器械护士一般站在术者右侧,负责供给和清理所有的器械和敷料。术者缝合时,将针穿好线并正确地传递手术器械。此外,在手术结束之前,认真详细地核对器械和敷料数目(图 3-4-3)。

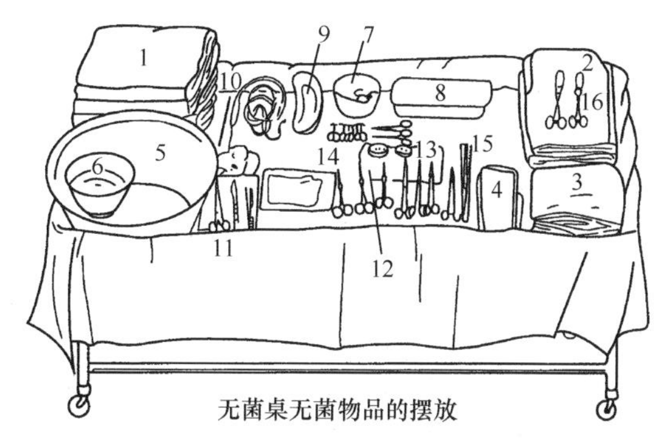

图 3-4-2 无菌器械桌

1. 手术衣 2. 手术单类 3. 手术巾 4. 纱垫纱布 5. 大盆 6. 盐水 7. 酒精碗 8. 标本盘 9. 弯盘 10. 吸管及橡皮管 11. 手术刀、剪子及镊子 12. 针盒(内置各式缝针、盒盖内置线轴)13. 持针器及线剪 14. 布手巾钳 15. 平镊及大号血管钳 16. 皮肤灭菌拭子

(5)麻醉师:负责接送患者。实施麻醉并观察和管理手术过程中患者的生命特征,如呼吸或循环的改变,如有变化应立即通知术者并设法急救。

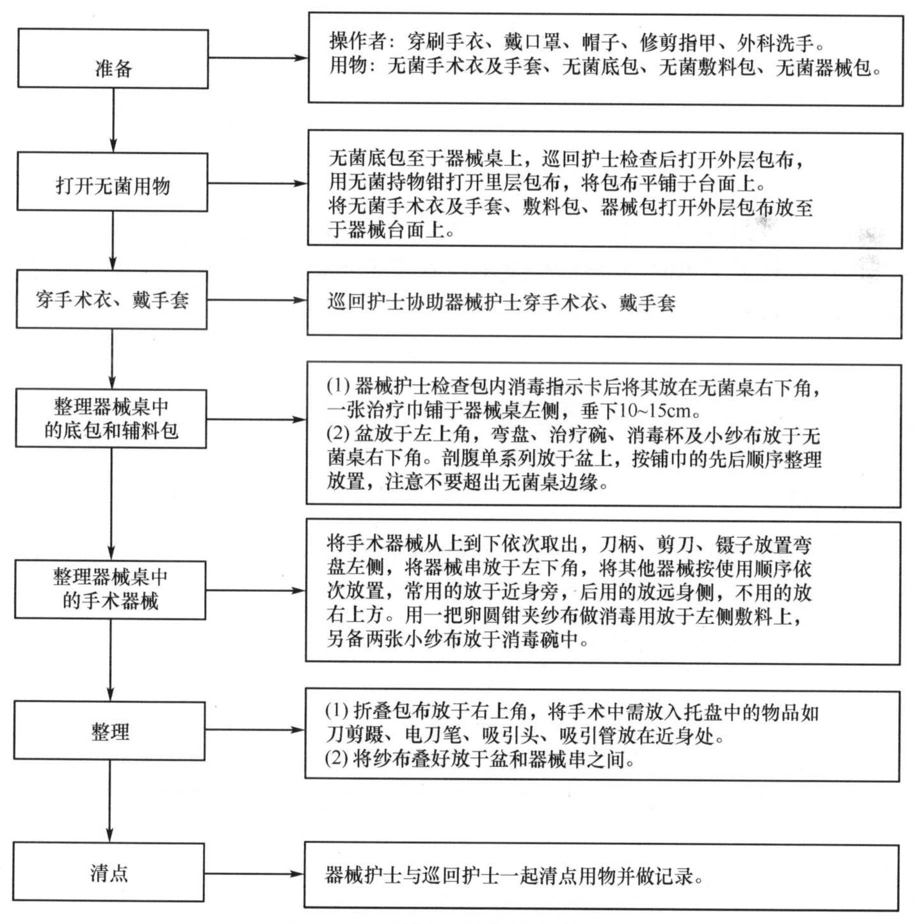

图 3-4-3 铺置无菌器械桌流程图

（6）巡回护士：负责准备和供应工作。摆好体位，打开手术包，准备手套，协助手术人员穿好手术衣，随时供应手术中需要添加的物品。清点、记录与核对手术器械、缝针和纱布，负责手术污染物的处理及手术室的清洁和消毒等。

尽管以上列出了参加手术人员明确具体的分工，但是在临床上给患者实施的手术，实际上是以患者为中心，顺利完成高质量手术为目的的手术小组的集体活动。参加手术人员切不可拘泥分工的教条，而应该相互尊重、相互帮助、团结一致、精诚合作、默契配合。

实验一　患者手术区皮肤清洁、消毒与铺巾(单顺)序

手术要通过患者一定区域的皮肤（或黏膜）做切口，进入病变部位进行操作。为了防止皮肤上的细菌进入手术创口内，手术区域一定要作特殊的准备，包括五个步骤：手术区皮肤清洁，消毒，铺无菌巾（单）隔离，切开皮肤前再次消毒以及用无菌巾（单）保护切口。

患者进入手术前均按护理常规在手术区剃除毛发并清洁皮肤，有的用滑石粉涂搽后剃毛备皮；有的用肥皂温水清洗，剃除毛发，因此后者清洗程度为佳，故常用。

（一）手术区皮肤清洁

术前剃毛约始于 1850 年，20 世纪初已列为常规。但是对于它的价值，有人提出了质疑。有研究发现：术前剃刀备皮者，术后有 5.6% 的感染率，而使用脱毛剂或不做备皮者伤口感染率仅为 0.6%，两者相差近 10 倍（$P=0.02$）。还有研究分析了 18 090 例不同术前手术区皮肤清洁方式，发现剃毛和剪毛两种不同的备皮方法术后伤口感染率分别为：2.3% 和 1.7%。1983 年，有研究发现：术晨剃毛并不优于隔夜剃毛，而术前晚剃毛的伤口感染率却低于任何时间剃毛者。

现在认为术前不必一律剃毛，如擦洗比较彻底，毛发并不带有多量细菌。但切口位于腋窝部、会阴部或头部者，必须剃除该部毛发和粗汗毛，以免阻碍清洁和消毒剂涂擦。如须剃毛，剃毛时间以接近手术时间为佳，但又不应在手术室进行。剃毛时严禁损伤皮肤，即使是显微镜下可见的破口亦可导致感染。

【实验用物】

一次性刀架、肥皂水、一次性中单、纱布、汽油、治疗巾、棉签、手电筒、脸盆（盛热水）、无菌巾等。

【实验步骤】

（1）患者应先洗头、沐浴、修剪指甲，一般在手术前一天进行手术区的剃毛及清洗。

（2）铺好中单及治疗巾，暴露手术野，注意保暖。

（3）用纱布蘸肥皂擦涂局部。

（4）一手用纱布绷紧皮肤，另一手持剃须刀逆汗毛行走方向刮汗毛。分区剃净，切勿剃破皮肤。

（5）剃毕，用手电筒照射或利用阳光，仔细检查毛发是否剃净，皮肤有无损伤。

（6）先用卫生纸擦净毛发，再用毛巾浸温水洗净局部。再以毛巾浸热水洗尽。腹部手术，应以棉签清除脐部污垢后再消毒皮肤。凡四肢手术者入院后每天泡洗手脚 20min，备皮后指导用消毒液泡洗 30min。

【各部位手术备皮范围】

(1) 颅脑手术术前 2h 剃尽头部及项部的毛发,保留眉毛。

(2) 颈部手术前面自唇下至乳头连线,侧面至斜方肌前缘。

(3) 胸部手术上至锁骨上部,下至髂嵴,前自健侧腋前线或乳头线,后背过正中线,前后包括患侧胸、上腹、上臂、腋下。

(4) 上腹手术自乳头至耻骨联合平面,两侧到腋后线。下腹部手术自剑突到大腿上 1/3 前内侧及外阴部,两侧到腋后线。

(5) 腹股沟手术自脐平面至大腿上 1/3,包括外阴部。肾手术自患侧乳头平面至耻骨联合,前后均过患侧正中线。

(6) 会阴及肛门手术自髂前上棘至大腿上 1/3,包括会阴。四肢手术以切口为中心上下方 20cm 以上,一般多为整个肢体备皮。

(二) 手术区皮肤消毒

观看实验教学片。

一般由第一助手在手臂消毒后,未穿手术衣和未戴手套前进行。器械护士从器械台拿取有齿卵圆钳夹折叠纱布块(或棉球)蘸碘伏递给第一助手。器械护士在传递时要注意无菌操作,不能接触第一助手手臂,以免污染双手。

1. 消毒原则　由清洁区向相对不清洁区消毒。具体分两种情况,如果是清洁手术,消毒液应自手术中心部(切口处)向四周涂擦,通常称为离心性消毒;如系肛门会阴部即感染伤口的手术,消毒顺序与之相反,即消毒液应由外周向中心部涂擦,通常称为向心性消毒。

2. 消毒范围　至少在已确定手术切口处向四周延伸到周径 15～20cm 的区域。这样既可以预防因手术巾单移动或手术时患者流汗而污染手术区,也为必要时延长或改变切口留有余地。

3. 消毒方式　有环形或螺旋形消毒和平行消毒两种。前者适合于小手术,后者适用于大手术。以腹部正中切口为例,腹部手术消毒范围一般是:上达乳头水平下达耻骨联合,两侧达腋中线。消毒方法如图 3-4-4,首先自上而下涂擦手术切口部位,然后依次向手术切口两侧自上而下对称涂擦,最后涂擦手术区的外周皮肤。注意,已经接触外周部位的纱布或棉球不要再返回中心区域,涂擦时注意不留空白点。

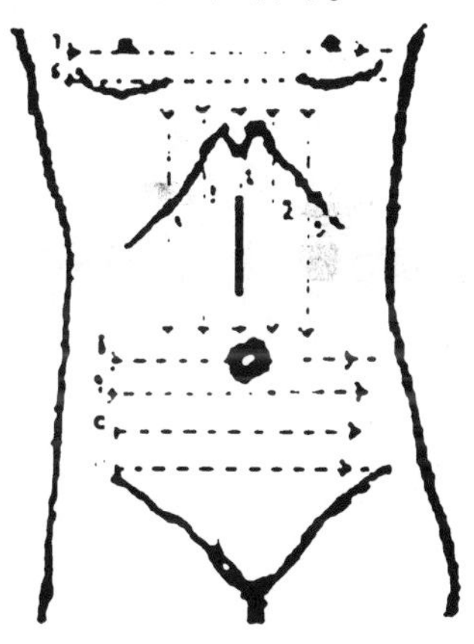

图 3-4-4　消毒操作步骤

4. 注意事项　①每次纱布或棉球浸蘸的消毒液不可过多,以免消毒液流散四周,损伤组织。涂擦、消毒皮肤时适当用力,以增加消毒液的渗透力。②进行皮肤消毒时,双手与患者皮肤或其他有菌物体接触。③涂擦要严格遵守消毒原则,由切口上、下、两侧顺次对称进行,不留空白区,消毒范围宜大不宜小。

(三) 铺无菌巾(单)

皮肤消毒后需要铺无菌巾(单),用来分隔有菌区与无菌区。铺单的原则是:先遮盖相对"脏"处,后盖"干净"处。不同部位的手术,铺单的方法不一样。现以腹部手术为例,总共铺三层巾单:第一层铺四块切口巾;第二层铺两条中单;第三层铺一条有孔大被单(图 3-4-5)。

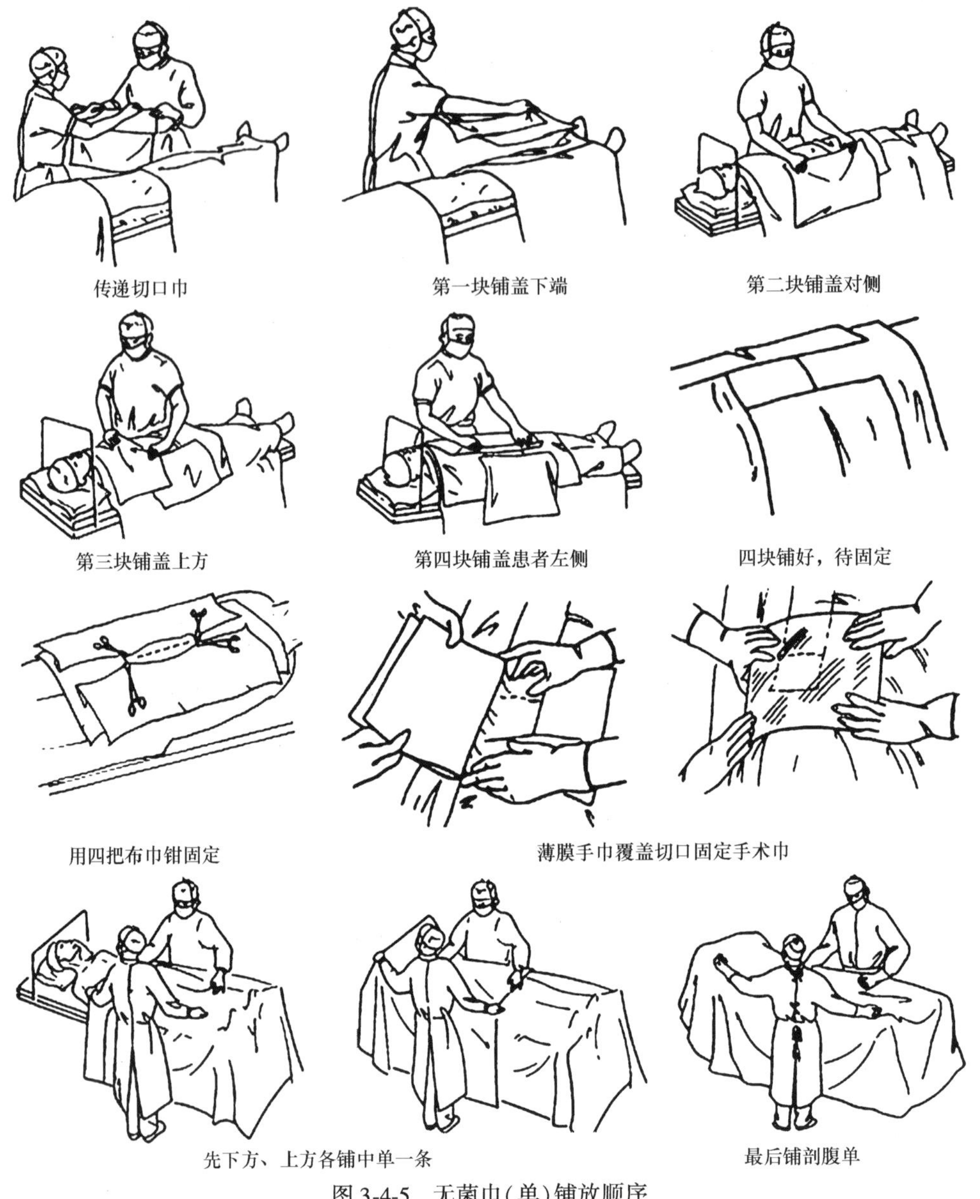

图 3-4-5　无菌巾(单)铺放顺序

1. 四块切口巾的铺序与铺法　一般由第一助手在手臂消毒后,未穿手术衣未戴手套前站于患者右侧或左侧进行。切口巾置于无菌器械桌上,由器械护士拿取传递给第一助手。在手术区域皮肤消毒后即开始铺切口巾。器械护士在传递切口巾时,要先将其一边向下折叠1/4,手拿折边传递。铺巾顺序为切口下方(脚侧)→第一助手对侧→上方(头侧)→第一助手近侧。也可以按如下顺序铺巾:脚侧→头侧→第一助手对侧→第一助手近侧。铺巾最主要的是遵守无菌原则,选取任一一种顺序均可。切口巾边缘距切口的距离为控制在3cm。铺好后,用四把布巾钳分别夹住无菌巾围成的四边孔的交角处。或者用薄膜手术巾覆盖手术区域并固定切口巾。

器械护士在传递切口巾时,要注意:①切口巾的第一、二、三块的短折边要朝向第一助手,第四块的短折边朝向自己。这样可以方便第一助手铺巾。②虽然第一助手手臂已消毒，但是没有戴无菌手套，与器械护士相比其双手有菌的。所以，在传递时，器械护士拿切口巾时尽量捏住两边，减少与第一助手双手碰触的概率。③四把布巾钳在传递时，器械护士应四把一起传递给第一助手，不可四把分开传递。

2. 铺中单的方法　由穿好手术衣、戴好手套的第一助手和器械护士共同执行。先铺下方，再铺上方。

3. 铺有孔大被单（双层）　由铺中单的人员执行。先将有孔被单的孔对准手术切口部，然后将被单向手术床两侧展开，再向手术床两端（脚、头端）展开。被单上端改过患者头部和麻醉架，下端遮盖过器械托盘，两侧和足端应垂下手术床缘30cm。

4. 铺放无菌巾（单）**注意事项**　①铺无菌巾（单）时，操作者双手应保持在手术台和腰部平面以上进行，不得进入有菌区。②无菌巾（单）遮盖范围的大小层次，因手术性质和部位而不同。例如，表浅小手术（浅表小肿瘤切除）仅需铺一层无菌巾或小孔巾；稍大手术在手术区域周围，一般应有3～4层无菌巾单遮盖，其外周至少有2层。③无菌巾（单）铺下后，只允许将无菌巾（单）自手术区向外移动不允许向内移动，以免污染手术区。④无菌巾（单）已经被水或血渗湿，则失去无菌隔离作用，因此，应另外加无菌巾（单）遮盖，不能忽视。

（四）切开皮肤前要再次消毒

一般用有齿镊子夹取70%乙醇棉球进行，消毒范围仅限于切口及其附近。目的是杀灭铺巾（单）过程中由空气新落入切口区的细菌。器械护士注意传递正确的器械。

（五）无菌巾保护切口

当皮肤、皮下组织切开后，用止血钳钳夹各出血点，用细丝线结扎。应在切口两侧各置无菌巾一块，以遮盖切口周围的皮肤，并用巾钳或缝合法固定，严密隔离和保护切口，其目的是为了防止皮肤附件（毛囊、汗腺、皮脂腺）中隐藏的细菌进入创口引起感染。

实验二　手术人员术前准备——手臂消毒

参加手术的人员在进行手术之前，要做好准备工作，包括洗手前准备、洗手（手臂消毒）和穿无菌手术衣、戴无菌手套三个步骤。

洗手前准备：手术人员在洗手前必须要更换手术室专用衣、裤、鞋，戴好消毒口罩、帽子（图3-4-6）。口罩必须遮住口与鼻孔，帽子完全遮住头发。修剪指甲、倒刺，除去甲缘下积垢。将双侧衣袖卷至上臂上1/3处，上衣的下摆塞在裤腰内，然后进入洗手间。如遇冬季寒冷季节，戴眼镜者为了防止呼吸时的水蒸气使镜片模糊，可在镜片上涂少许肥皂液，让后用布擦干，或用宽胶布将口罩之上缘粘于面部皮肤，效果良好。

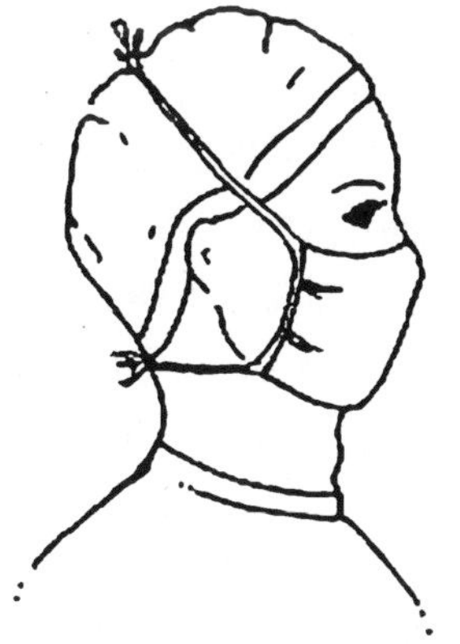
图3-4-6　戴口罩、帽子

手术人员洗手方法（手臂消毒方法）：洗手的目的是消灭手及手臂部皮肤表层与深层细菌。手臂消毒的方法很多，本节主要掌握并练习肥皂洗刷酒精浸泡法。

肥皂刷洗酒精浸泡法：是利用机械刷洗及皂化作用使皮肤浅表细菌的数量大为减少。刷手后再浸泡化学消毒剂消灭深层细菌。

【实验用物】

肥皂、无菌毛刷、消毒肥皂液、无菌小毛巾、泡手桶、75%乙醇。

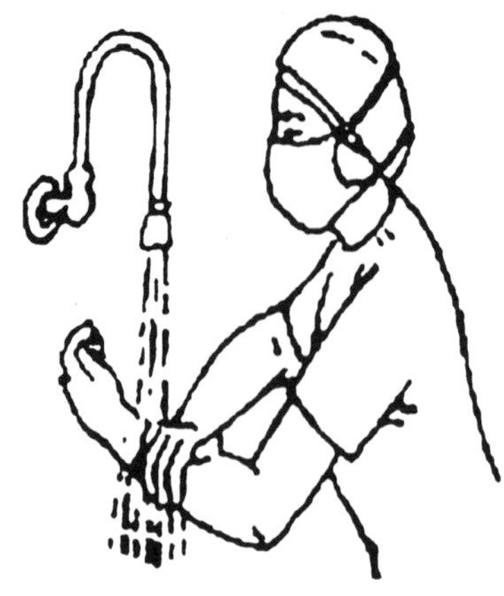

图 3-4-7　普通洗手

【实验方法】

(1) 洗手前先换好洗手衣裤，将衣袖卷至肘上 10cm 处，剪指甲，去除指甲内污垢。用肥皂和清水按普通洗手法清洗手及手臂一遍(图 3-4-7)。

(2) 用无菌手刷沾消毒肥皂液刷手。按顺序双手交替刷洗双手指尖、手指、手掌、手臂、前臂、肘部及肘部以上 10cm。应特别注意刷洗甲缘、指蹼、掌纹及腕部的皮肤褶皱处。刷洗动作要稍用力并稍快，刷完一遍后用自来水冲洗干净。在刷洗和冲洗的过程中，应保持手指在上，手部高于肘部，使污水顺肘部流下，以免污水污染手部(图 3-4-8)。

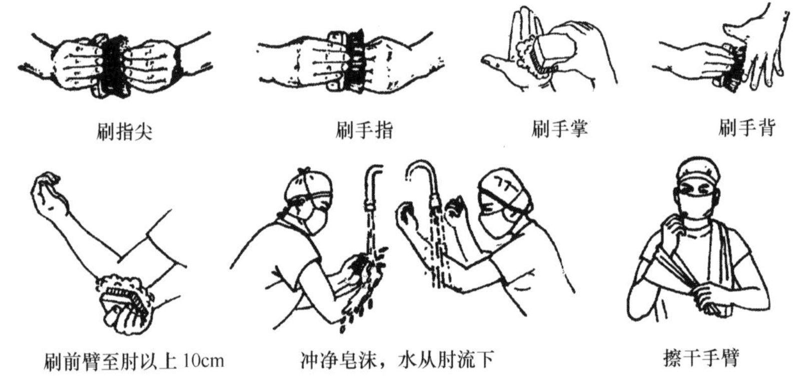

图 3-4-8　肥皂刷洗手臂步骤

(3) 更换毛刷，按上法再刷洗两遍，即前后共刷洗三遍，刷洗三遍时间共计 10min。

(4) 用无菌毛巾自手指向上臂方向依次拭干已刷过的部位。

(5) 将手和手臂浸泡于 75% 乙醇中 5min，浸泡范围到肘上 6cm。

(6) 浸泡毕，悬空举起双手前臂，是手上的酒精沿手肘流入手桶中，双手上举胸前呈拱手姿势。手要远离胸部 30cm 以外，向上不能高过下颌，向下不能低于剑突(图 3-4-9)。进入手术间，穿手术衣、戴手套。担任对患者皮肤消毒者，应在消毒皮肤与铺巾后再在酒精泡手桶中浸泡 1 ~ 3min 后，穿手术衣、戴手套。

(7) 临床多采用简化的泡手臂消毒法，如刷手后用无菌毛巾拭干后涂擦灭菌液后即可穿无菌手术衣、戴手套。

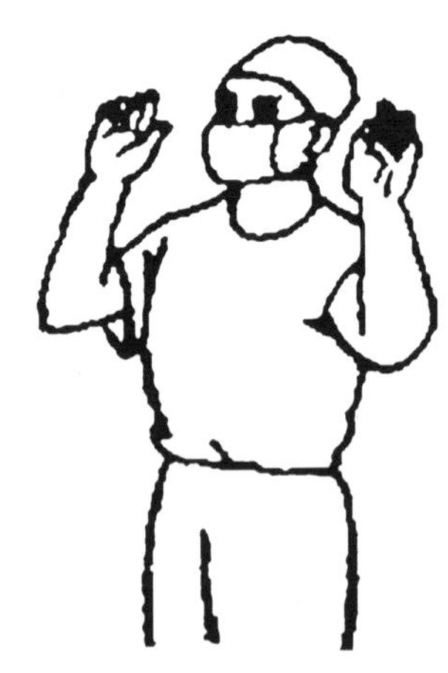

图 3-4-9　悬空手臂

【注意事项】

(1) 毛刷蘸取肥皂液时，要一次蘸饱，在刷手过程中禁止再蘸取，以免污染整盒无菌肥皂液。

（2）在刷手时可将整个手和手臂分为三段，每刷一段后交替换另外一侧手臂，要注意刷完一段后，进入下一段刷洗后不可反回刷洗上一段。

（3）泡手前将手及手臂上的水拭干目的是不将水分带入泡手桶以免降低桶内消毒液的浓度。擦手时注意如果有两块小毛巾，两侧手臂各一块；如果只有一块，则毛巾的两面各擦拭一侧手臂。具体方法为，擦拭干净手后，将小毛巾折成三角形搭在手臂上，直角朝向手，拉住另外两角向上擦拭。

（4）将手臂伸入泡手桶时要注意不要触碰桶的边缘。手在桶内要五指张开、悬空，并时时移动。

（5）泡手毕，取出双臂，待水分自然晾干后穿手术衣戴手套，不可用毛巾擦拭。

实验三　手术人员术前准备——穿无菌手术衣、戴无菌手套

任何一种洗手的方法，都不能完全消灭皮肤深处的细菌（常住菌），这些细菌在手术过程中逐渐移行到皮肤表面并迅速繁殖生长，故洗手后必须穿上无菌手术衣、戴上无菌手套，方可进行手术，以减少伤口污染。

一、穿无菌手术衣

【实验用物】

无菌手术衣。

【实验方法】

1. 巡回护士打开无菌包。
2. 从包内取出一件折好的无菌手术衣，看清衣服的上下和正反。
3. 在手术室找一较空旷地方，提起衣领两角抖开，使无菌手术衣内面朝向自己。
4. 看准袖筒的入口，将无菌手术衣轻轻抛起，双手同时插入袖筒，手向前伸。待巡回护士从后面拉紧领带，系领结，双手即可伸出袖口。巡回护士系好后侧其余绑带。
5. 双手在体前交叉提起腰带。
6. 巡回护士在后侧捏住腰带两端再身后系好。帮助调整舒适（图 3-4-10）。

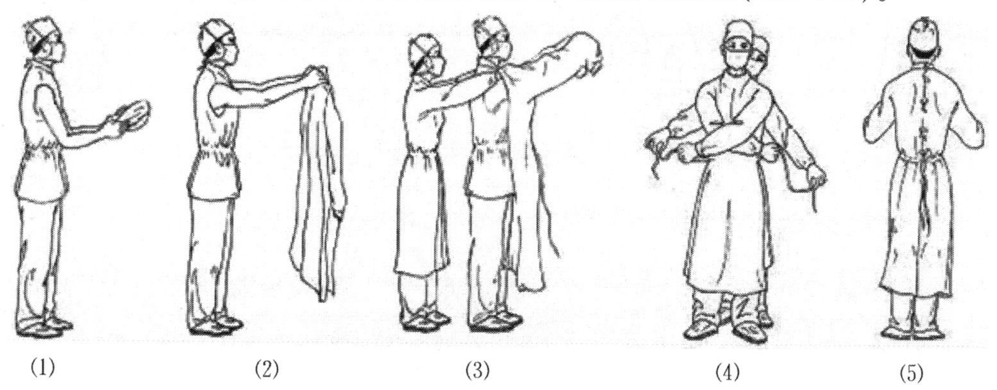

图 3-4-10　穿无菌手术衣

（1）自无菌器械桌上拿取一件手术衣；（2）找一相对空旷的地方沿着手术衣衣领打开，找到肩部下方的空洞；（3）轻抛手术衣双手伸人袖子，巡回护士在身后协助穿衣；（4）双手交叉将腰间系带递于巡回护士；（5）完成

【注意事项】

1. 穿手术衣找手术室内较空旷的地方可防止手术衣的触碰到室内物品被污染。

2. 手术衣将内侧朝外折叠打包消毒。拿起手术衣展开不能将手术衣的外面对着自己。

3. 拿起腰带传递时注意,可将身体稍向前倾,避免双手触碰到手术衣外面。巡回护士在接过腰带时要注意不要触碰其双手。

4. 手术衣潮湿,破损必须更换。

5. 手术衣穿好后肩以上,背部、腰以下均视为污染区。

二、戴无菌手套

穿好手术衣后,戴无菌手套,防止污染伤口。

【实验用物】

无菌手套。

【实验方法】

1. 告诉巡回护士自己合适的手套号码,并请其帮助打开手套外包装。

2. 取出滑石粉包并在双手均匀涂好,减少摩擦,便于佩戴。

3. 捏住手套反折面取出手套。将两只手套使双侧拇指相对指向前方并靠拢。一手提起,另一手插入手套戴好。

4. 戴好手套的手指插入另一手套的反折部下,另一手插入戴好。最后将两只手套的反折部翻转包盖于手术衣袖口上。

5. 巡回护士协助,用无菌盐水冲去手套上的滑石粉。以免刺激组织,产生异物反映(图3-4-11)。

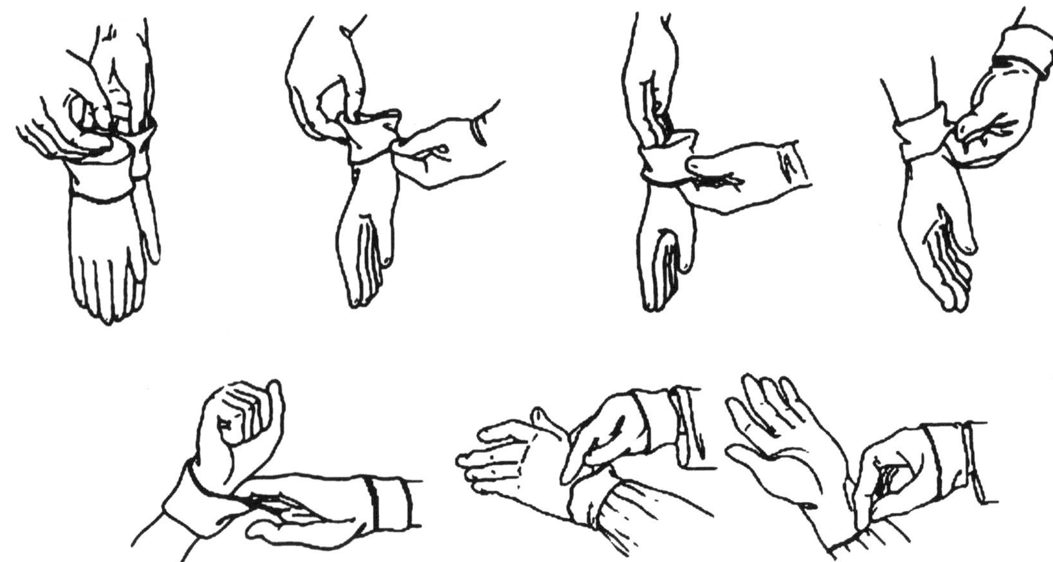

图 3-4-11 戴手套法

【注意事项】

1. 手术人员应根据自己手的大小选择合适的手套。
2. 未戴手套的手不可触及手套外面,戴好手套的手不可触及手套的反折面及皮肤。
3. 手套破损须更换时,应以手套完整的手脱去应更换的手套,但勿触及该手的皮肤。

实验指导五　清　创　术

【实验目的】

(1) 通过活体动物模拟手术实验,感受一台手术中各手术人员之间的配合。

(2) 体验外科手术无菌技术和外科基本操作在手术中的应用。

(3) 对器械护士和巡回护士的工作流程有进一步认识。

【实验用物】

外科手术器械包、手术衣、无菌手套、家兔、麻醉药、器械桌。

【背景知识】

1. 定义　正确应用手术方法处理污染伤口,修复重要组织,使开放污染的伤口变为清洁伤口的措施称为清创术。

2. 创口的分区　从创口的清理解剖特点来看,一般可将创口分为三个区:

第一区:暴力打击的中心部。直接与外界相交通,除受到伤器不同程度直接污染外,可能还有泥土、布片、毛发、木屑、弹片等异物的存留,并有不同程度的细菌污染。

第二区:中心部的边缘。主要是挫伤、缺血或坏死的各种组织,如皮下组织、肌肉和肌腱等。其本身不仅构成异物,同时与创口内的渗液、血肿和其他异物构成细菌入侵、生长和繁殖的良好基地。

第三区:指伤口外侧的组织震荡反应区。此区组织呈现细胞水肿、渗出、变性、血管痉挛,局部抵抗力降低,从而使感染容易扩散。

综上,一个开放性伤口,如没有进行早期而适当地清创,势必造成创口严重化脓性感染,导致病情进一步恶化,可发生毒血症、败血症、中毒性休克,威胁患者生命。相反,即使一个污染较严重的创口,经过及时早期彻底清创,常可获得一期愈合。

3. 清创时限　清创术必须在伤口发生感染之前尽早进行,否则应按感染伤口处理。一般认为伤后 6 ~ 8 小时内,伤口上的细菌仅停留在伤口表面没有进入细胞和组织,是一个感染伤口,可以通过清创术可清除伤口内的病原微生物。但是,由于受伤部位、损伤程度、污染程度、受伤环境条件、地区和气温等条件的不同,清创术的时限可以延长,甚至缩短。污染程度是影响清创十分重要的因素,污染严重,伤口 3 ~ 4h 即可发生感染,相反污染较轻,超过 24h,亦可进行彻底清创。

4. 清创前的准备　清创前应对伤员的伤情做一全面了解。首先积极处理的应该是危及伤员生命的外伤,如大血管破裂、张力性气胸等。并且,现场急救以稳定患者生命体征、避免进一步损伤为目的。送入医院后,经有效治疗患者生命体征稳定,彻底清创。

(1) 迅速进行某些必要检查,了解伤员全面伤情。

(2) 积极抗休克治疗,防治体液代谢失衡。

(3) 使用抗生素和肌内注射破伤风抗毒素(TAT)1500U。

(4) 根据伤员全身情况、受伤部位、损伤程度选择合适的麻醉方式。

【实验步骤】

由于是动物实验模拟清创术,具体步骤与清创术不同,以下先阐述的是清创术的具体步骤,再阐述实验清创步骤。

(一) 清创术步骤(图 3-5-1 至图 3-5-3)

1. 皮肤和创口的清洗与灭菌步骤

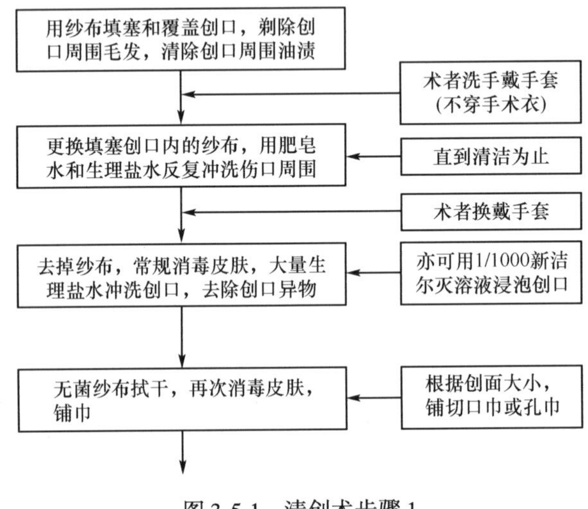

图 3-5-1 清创术步骤 1

2. 清创步骤

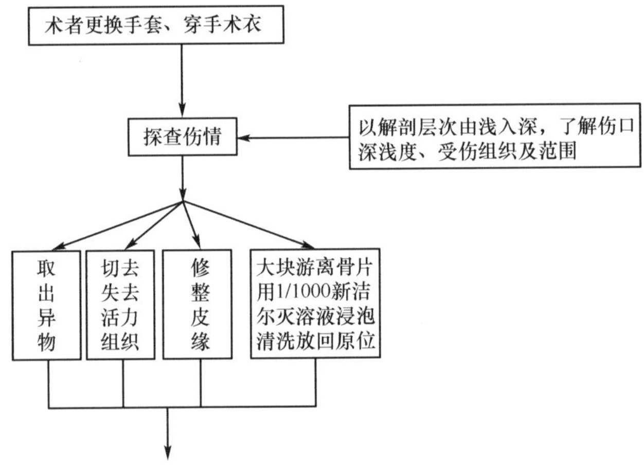

图 3-5-2 清创术步骤 2

3. 修复损伤组织与缝合创口步骤(图 3-5-4)

(二) 实验步骤

1. 造模

(1) 各组承担麻醉师和巡回护士职责的两位同学抓取试验用家兔,固定在手术台上。各组自行选定造伤口的部位(家兔大腿内侧解剖层次简单,推荐),剪去覆盖其上的兔毛。

术者再次更换手套、器械和消毒巾单
修复损伤组织与缝合创口
用生理盐水或消毒液冲洗衣创口
一期缝合
肌腱——修整缝合
血管——一般血管，结扎
重要血管，修补吻合，短缺者血管移植或架桥
神经——缝合修复
骨折——内固定或外固定

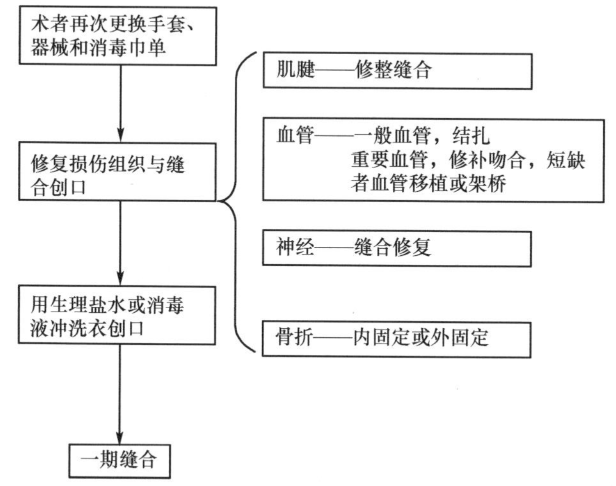

图 3-5-3　清创术步骤 3

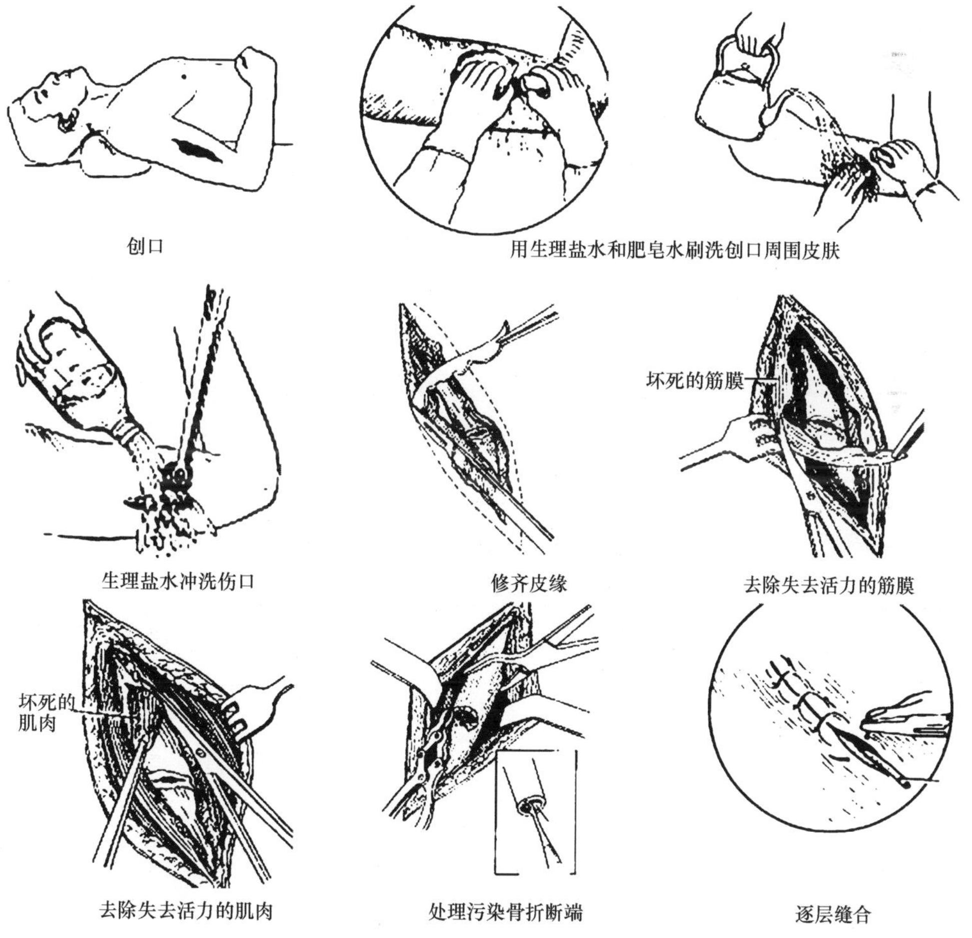

创口
用生理盐水和肥皂水刷洗创口周围皮肤
坏死的筋膜
生理盐水冲洗伤口
修齐皮缘
去除失去活力的筋膜
坏死的肌肉
去除失去活力的肌肉
处理污染骨折断端
逐层缝合

图 3-5-4　清创缝合术(部分)

（2）麻醉师在欲造成伤口的周围做局部浸润麻醉。

(3) 用锐器(手术刀)在麻醉区域造创口。

2. 清创步骤操作过程 图 3-5-5。

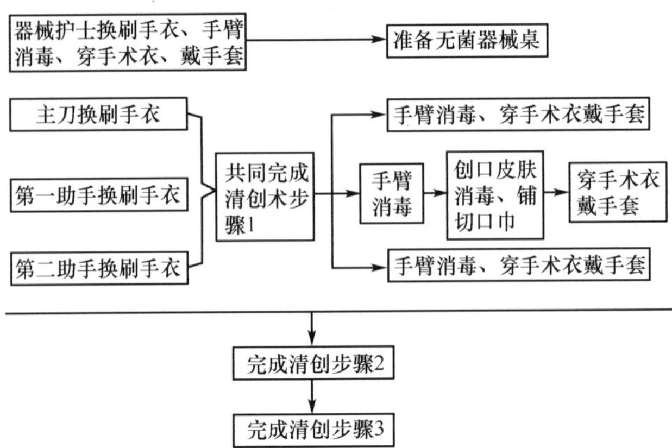

图 3-5-5 实验中清创步骤操作过程

【作业】

完成实验报告。

(马 慧 赵 晋)

第四篇　妇产科护理学实验指导

实验指导一　妊娠期妇女的护理

【实验目的】

(1) 识别妊娠生理模型,说出胎儿附属物形成。

(2) 演示胎产式、胎先露和胎方位。

(3) 扮演孕妇角色完成骨盆外测量。

(4) 利用模型演示腹部四步触诊法。

(5) 具有认真勤奋的学习态度,严谨求实的工作作风。

【实验学时】

4 学时。

【实验器材】

妊娠生理模型、骨盆、胎儿模型、护理床、模型人、听筒、胎心监护仪、骨盆测量器。

【实验内容及方法】

1. 胚胎的发育及胎儿的附属物

(1) 用物准备:妊娠生理模型、胚胎发育模型、胎盘模型。

(2) 实验方法:①辨别胚胎发育各个时期;②辨别胎儿附属物(图 4-1-1,图 4-1-2);③辨认胎盘形状、大小。

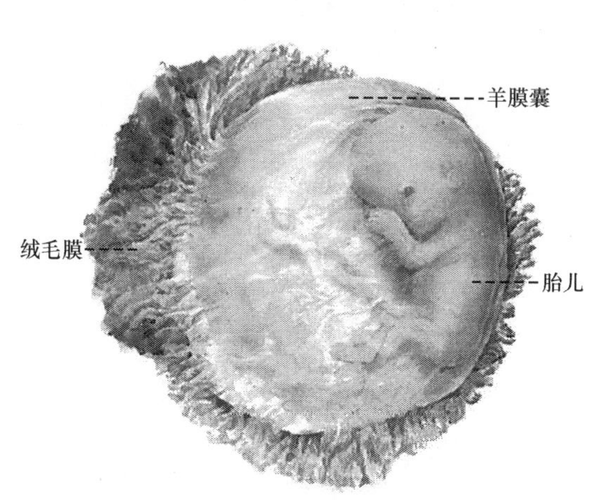

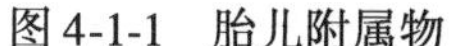

图 4-1-1　胎儿附属物

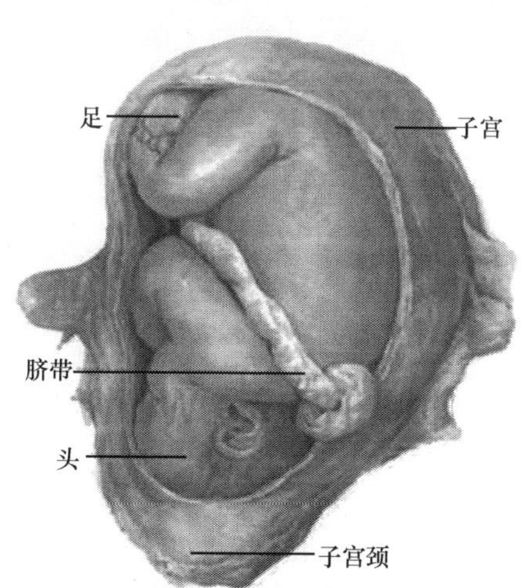

图 4-1-2　胎儿附属物

2. 胎姿势、胎产式、胎先露及胎方位

(1) 用物准备:骨盆、胎儿模型每人一个。

(2) 实验方法

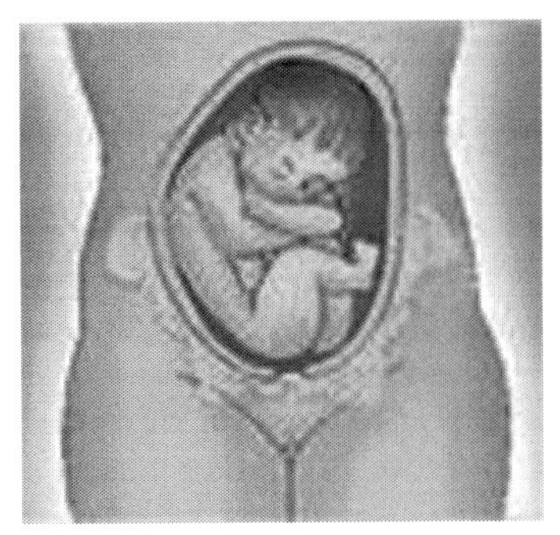

图 4-1-3 胎姿势

1）胎姿势（图 4-1-3）：胎头俯屈，颏部贴近胸壁，脊柱略前弯，四肢屈曲交叉于胸腹前，其体积与体表面积均明显缩小，整个胎体成为头端小、臀端大的椭圆形，以适应妊娠晚期椭圆形宫腔形状。

2）胎产式：①纵产式（图 4-1-4），母体纵轴与胎体纵轴平行；②横产式（图 4-1-5），母体纵轴与胎体纵轴垂直；③斜产式，母体纵轴与胎体纵轴交叉成角度，斜产式是暂时的，多数于分娩时转成纵产式，偶尔转为横产式。

3）胎先露：①头先露（图 4-1-6），可因胎头屈伸程度不同分为枕先露、前囟先露、额先露和面先露；②臀先露，（图 4-1-7）可分为混合臀先露、单臂先露和足先露；③复合先露，为头先露或臀先露与胎手或胎足同时入盆；④肩先露（图 4-1-8）。

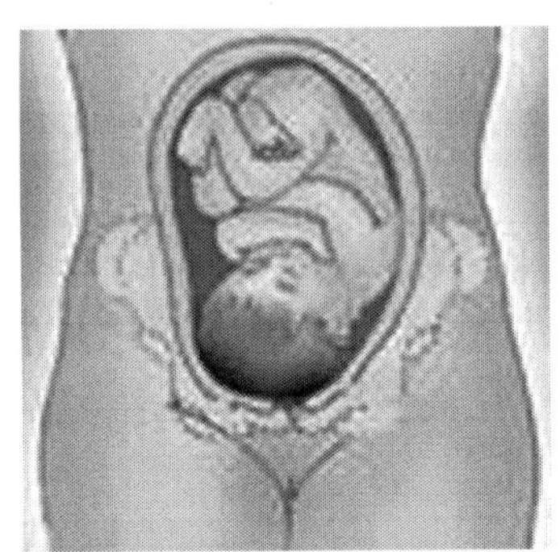

图 4-1-4 纵产式

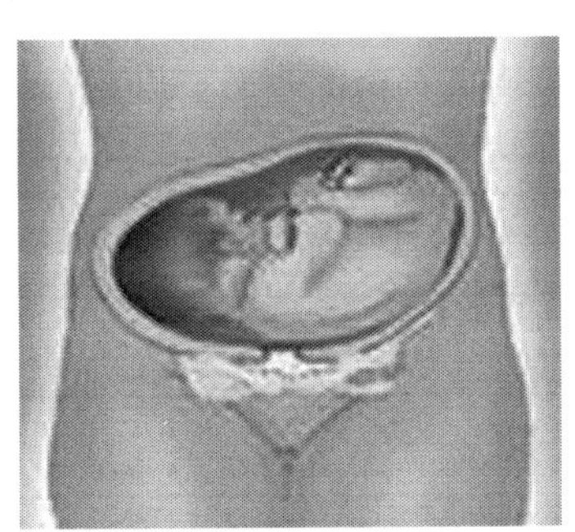

图 4-1-5 横产式

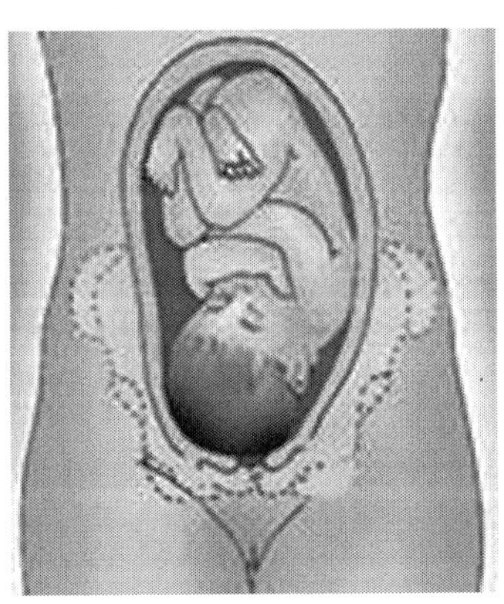

图 4-1-6 头先露

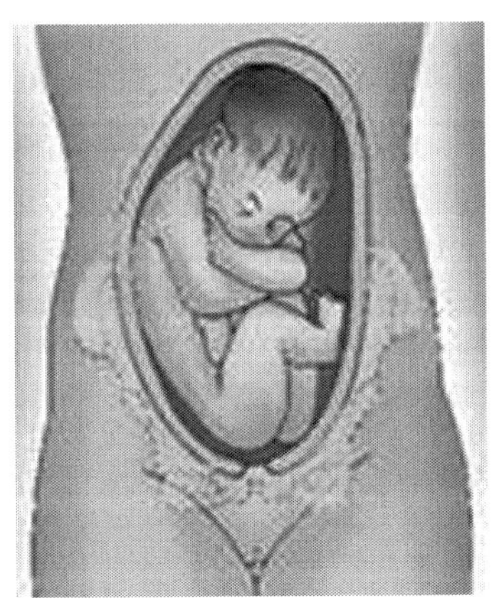

图 4-1-7 臀先露

4）胎方位：胎先露指示点与母体骨盆的位置关系（表 4-1-1）。

枕先露指示点：枕骨，缩写字母为“O”。

面先露指示点：颏骨，缩写字母为“M”。

臀先露指示点：骶骨，缩写字母为“S”。

肩先露指示点：肩胛骨，缩写字母为“Sc”。

表 4-4-1　胎产式、胎先露和胎方位的关系及种类

胎产式	胎先露		胎方位
纵产式	头先露	枕先露	枕左前(LOA)、枕左横(LOT)、枕左后(LOP)
			枕右前(ROA)、枕右横(ROT)、枕右后(ROP)
		面先露	颏左前(LMA)、颏左横(LMT)、颏左后(LMP)
			颏右前(RMA)、颏右横(RMT)、颏右后(RMP)
	臀先露		骶左前(LSA)、骶左横(LST)、骶左后(LSP)
			骶右前(RSA)、骶右横(RST)、骶右后(RSP)
横产式	肩先露		肩左前(LScA)、肩左右(LScP)
			肩右前(RScA)、肩左右(RScP)

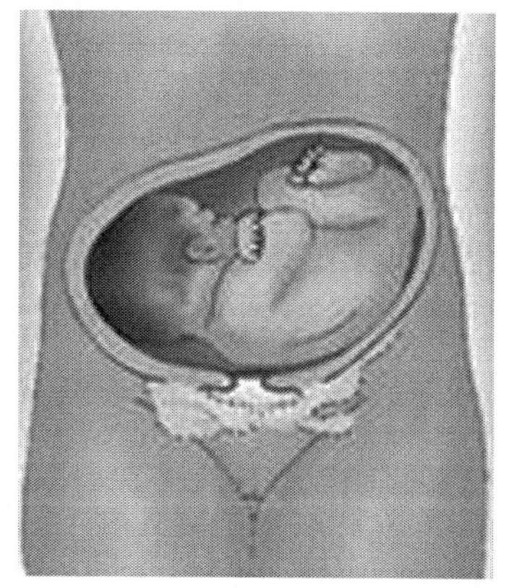

图 4-1-8　肩先露

3. 腹部检查

（1）用物准备：腹部检查模型 6 套，木制胎心听筒 6 个，多普勒胎心仪 1 台。

（2）操作步骤

1）检查前准备：向孕妇做出解释，然后让孕妇排空膀胱后仰卧于检查床上，暴露腹部、双腿略屈曲分开，放松腹肌，检查者站于孕妇右侧。

2）视诊：观察腹部大小、形状，有无妊娠纹、手术瘢痕及水肿，并注意有无悬垂腹。

3）运用腹部四步触诊法（图 4-1-9）了解胎儿大小、胎产式、胎方位、胎先露及羊水情况等。做前三步检查手法时，检查者面对孕妇，做第四手法时面向孕妇足部。

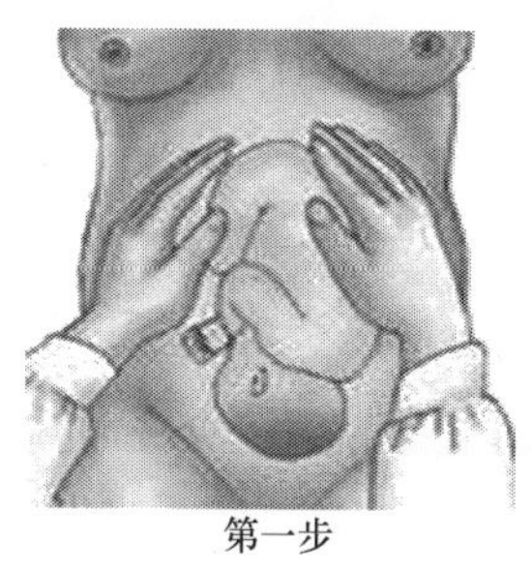

第一步

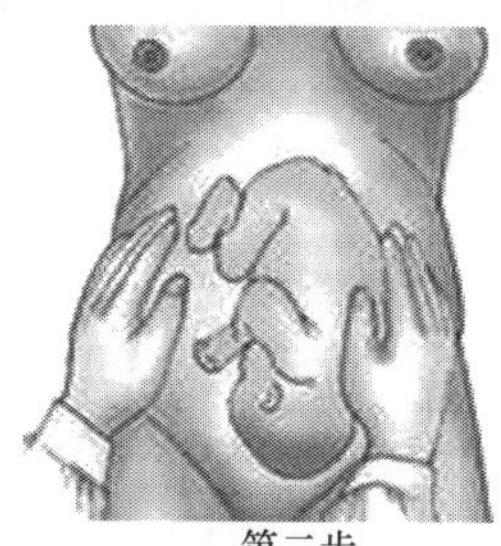

第二步

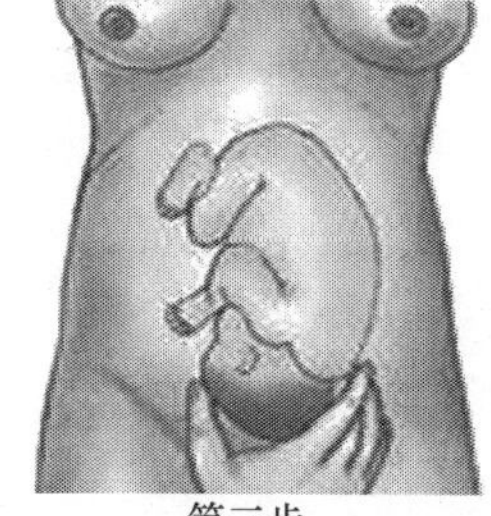

第三步

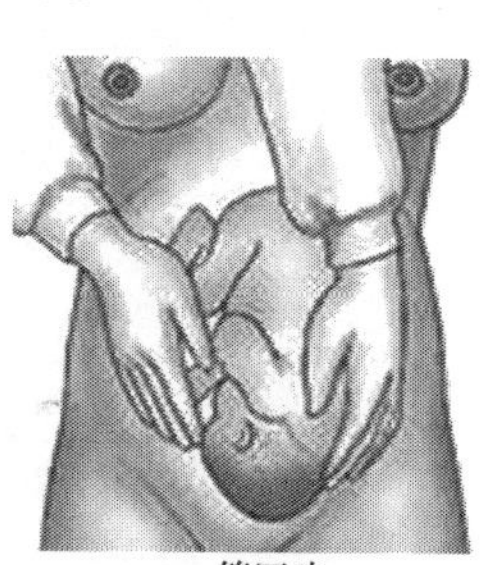

第四步

图 4-1-9　腹部四步触诊法

第一步：检查者双手置于子宫底部，了解子宫外形并测得宫底高度，估计胎儿大小与妊娠周数是否相符。然后以双手指腹相对轻推，判断子宫底部的胎儿部分，若为胎头则硬而圆，且有浮球感，若为胎臀则软而宽，且形状略不规则。

第二步：检查者双手分别置于孕妇腹部左右侧，一手固定，另一手轻轻深按检查，两手交替，仔细分辨胎背及胎儿四肢的位置。平坦饱满者为胎背，可变形的高低不平部分为胎儿四肢，有时感到胎儿肢体活动，更易判断。

第三步：检查者右手拇指与其余四指分开，置于耻骨联合上方握住胎儿先露部，进一步查清是否已经衔接。若仍浮动，表示尚未入盆；若已衔接，则先露部不能被推动。

第四步：检查者左右手分别置于胎先露部的两侧，向骨盆入口方向向下深按，再次核对胎先露部的诊断是否正确，并确定胎先露部入盆的程度。

4）听诊：即听诊胎心音（图 4-1-10）。可在胎儿背部侧的母体腹壁上，清楚地听到胎心音。头先露时在脐下两侧，臀先露时在脐上两侧，横位者则在靠近脐部下方听得最清楚。听诊时应注意胎心音的速率及有无脐带杂音。

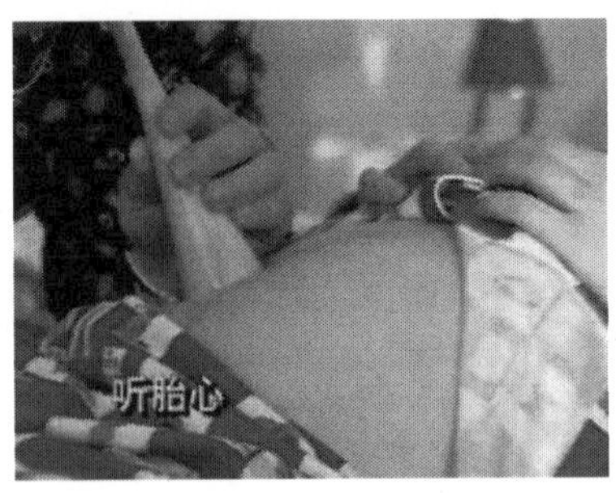

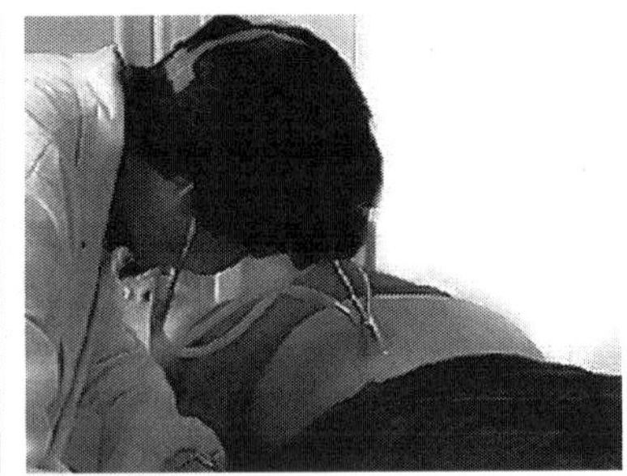

图 4-1-10 听诊胎心音

4. 尺测耻上子宫高度与腹围

(1) 用物准备:腹部检查模型 6 套,皮尺 6 个。

(2) 操作步骤:①检查前准备,向孕妇做出解释,然后让孕妇排空膀胱后仰卧于检查床上,暴露腹部、放松腹肌,检查者站于孕妇右侧。②用一个软尺沿子宫弧度测量子宫底到耻骨联合上缘中点的距离,即为子宫底的高度(图 4-1-11)或者手测子宫底的高度(图 4-1-12)。③用软尺经脐平测量腹周径即腹围(图 4-1-13)。

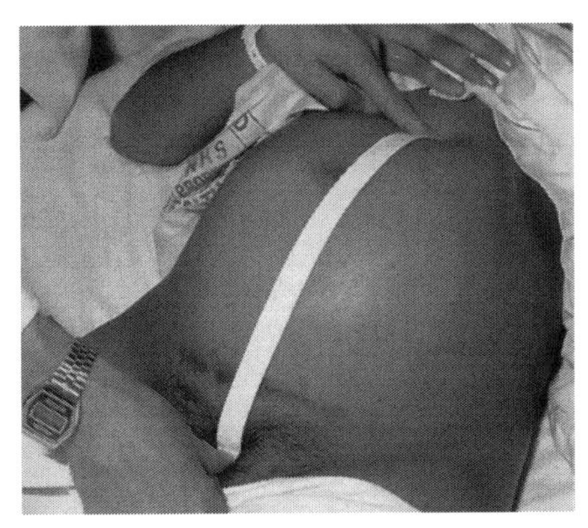

图 4-1-11 软尺测子宫底高度

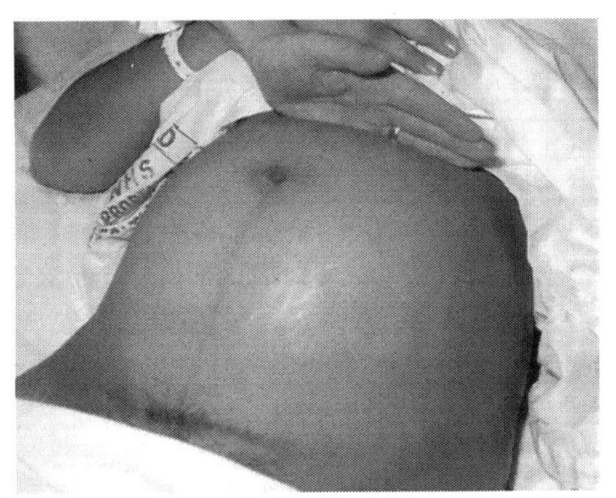

图 4-1-12 手测子宫底高度

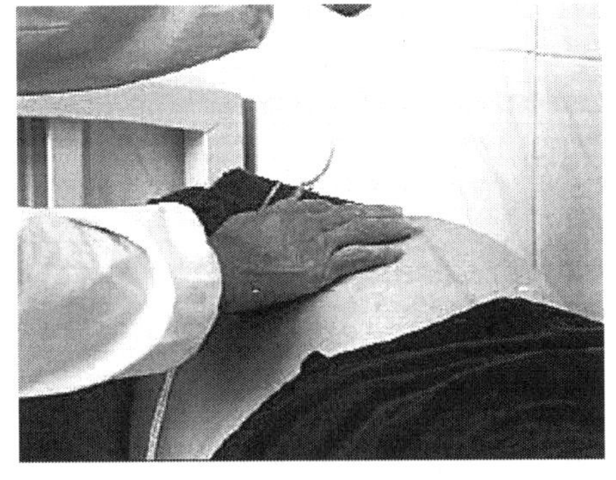

图 4-1-13 腹围

5. 骨盆外测量

(1) 用物准备:骨盆外测量器 6 个,检查床 6 个。

(2) 操作方法:①髂棘间径(interspinal diameter,IS),孕妇取伸腿仰卧位,测量两髂前上棘外缘间的距离(图 4-1-14)。正常值为 23 ~ 26cm。②髂嵴间径(intercristal diameter,IC),孕妇取伸腿仰卧位,测量两髂嵴外缘间最宽的距离(图 4-1-15)。正常值为 25 ~ 28cm。以上两径线可以间接推算骨盆入口横径的长度。③骶耻外径(external conjugate,EC),孕妇取左侧卧位,右腿伸直,左腿屈曲(图 4-1-16)。测量第 5 腰椎棘突下至耻骨联合上缘中点的距离。正常值为 18 ~ 20cm。第 5 腰椎棘突下,相当于米氏菱形窝(Michaelisrhomboid)的上角或相当于髂嵴后连线中点下 1.5cm。此径线可以间接推测骨盆入口前后径的长度,是骨盆外测量中最重要的径线。④出口横径(transverse outlet,TO),孕妇取仰卧位,两腿弯曲,双手抱双膝,测量两坐骨结节内侧缘的距离,正常值为 8.5 ~ 9.5cm(图

4-1-17)。也可用检查者的拳头测量,若其间能容纳成人的手拳,则一般大于8.5cm,即属正常。⑤耻骨弓角度(angle of subpubic arch),用两手拇指尖斜着对拢,放置在耻骨联合下缘,左右两拇指平放在耻骨降支上面,测量两拇指间的角度即为耻骨弓角度,正常值为90°,小于80°则为异常(图4-1-18)。此角度可以反映骨盆出口横径的宽度。

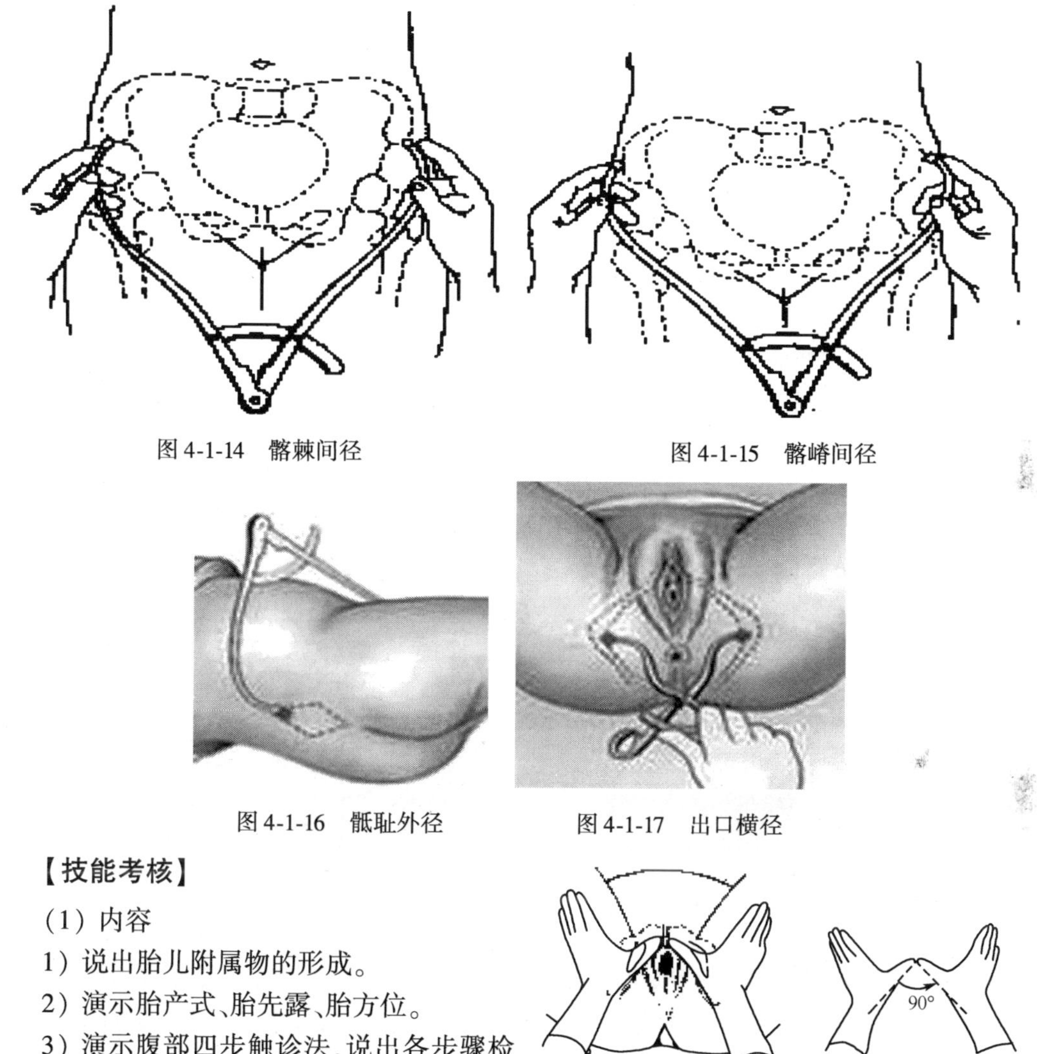

图4-1-14　髂棘间径

图4-1-15　髂嵴间径

图4-1-16　骶耻外径

图4-1-17　出口横径

图4-1-18　耻骨弓角度

【技能考核】

(1) 内容

1) 说出胎儿附属物的形成。

2) 演示胎产式、胎先露、胎方位。

3) 演示腹部四步触诊法,说出各步骤检查的目的。

4)行骨盆外测量,说出外测量径线与真骨盆径线的关系。

(2) 方法:每一个实验项目分别在四个实验组中抽出四位学生进行演示胎产式、胎先露、胎方位、四步触诊法、骨盆外测量。每个学生只参与一个实验项目。

(3) 评价:教师对学生的技能操作进行讲评,并记录成绩。

实验指导二　分娩期妇女的护理

【实验目的】

(1) 了解分娩机制的全过程。

(2) 熟练掌握接生准备、外阴冲洗、外阴消毒、接生用物准备。

(3) 学会正常分娩接生及新生儿护理全过程。

(4) 对产妇具有关爱、体贴、呵护之情。

【实验学时】

4 学时。

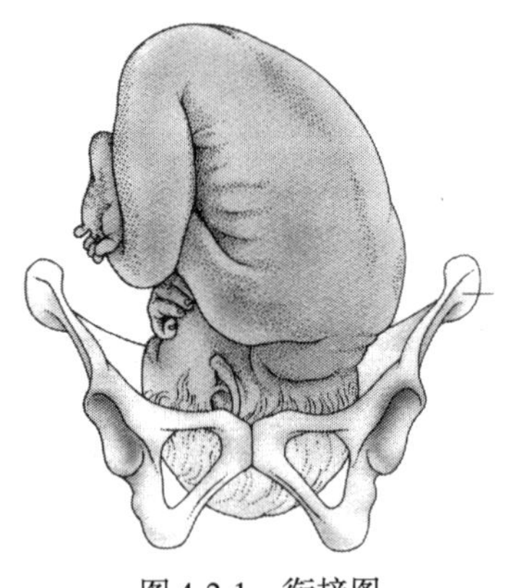

图 4-2-1　衔接图

【实验器材】

分娩机制模型、接生模型、接生包、骨盆、胎儿模型、冲洗器具、敷料缸、纱布、脐带卷、消毒液。

【实验内容及方法】

1. 枕左前位(LOA)分娩机制

(1) 用物准备:分娩机制模型 6 套。

(2) 操作步骤

1) 衔接(图 4-2-1):胎头双顶径进入骨盆入口平面,或者胎头颅骨最低点接近或达到坐骨棘水平,称衔接。

2) 下降(图 4-2-2):胎头沿骨盆轴前进的动作,称下降。下降贯穿在分娩全过程中,与其他动作相伴随。临床上注意观察胎头下降程度,作为判断产程进展的重要标志之一(图 4-2-3)。

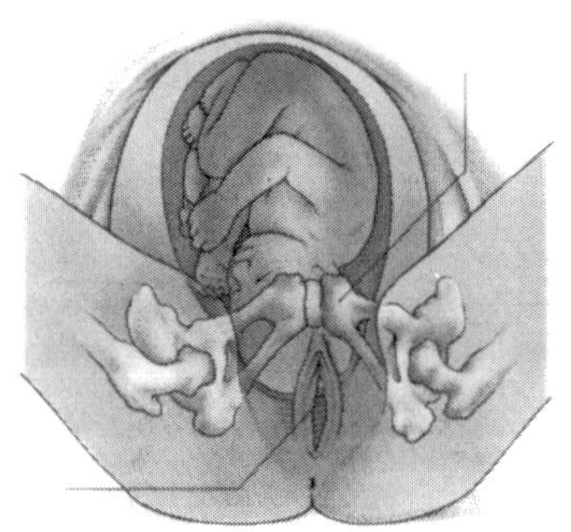

图 4-2-2　下降

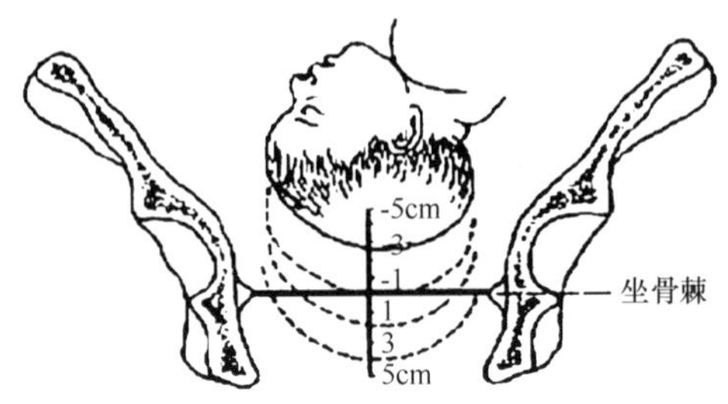

图 4-2-3　胎头高低的判断

3) 俯屈(图 4-2-4):当胎头以枕额径进入骨盆腔,继续下降至骨盆底时,处于半俯屈状态的胎头枕部遇肛提肌阻力,借杠杆作用进一步俯屈,使下颏接近胸部,变胎头衔接时的枕额径为枕下前囟径,以适应产道的最小径线,有利于胎头进一步下降。

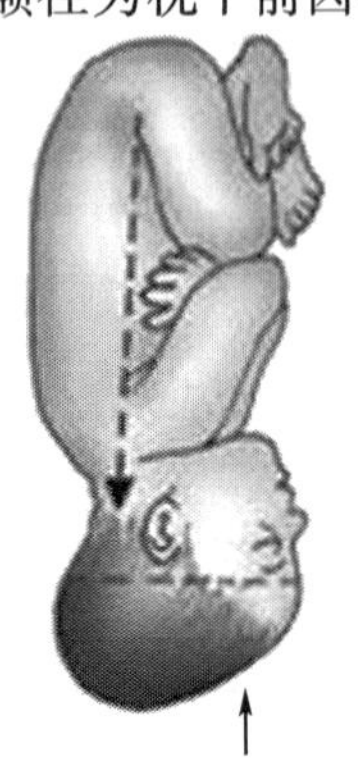

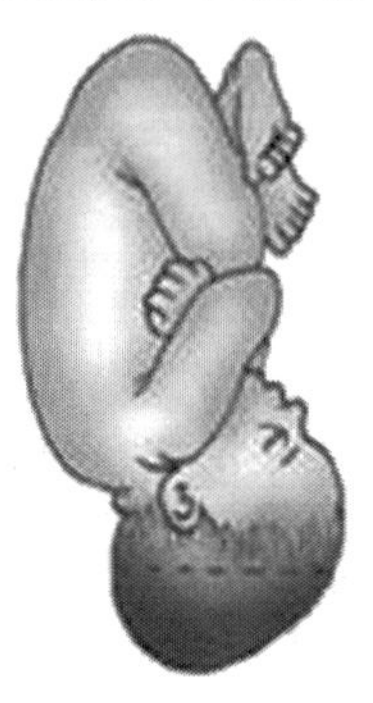

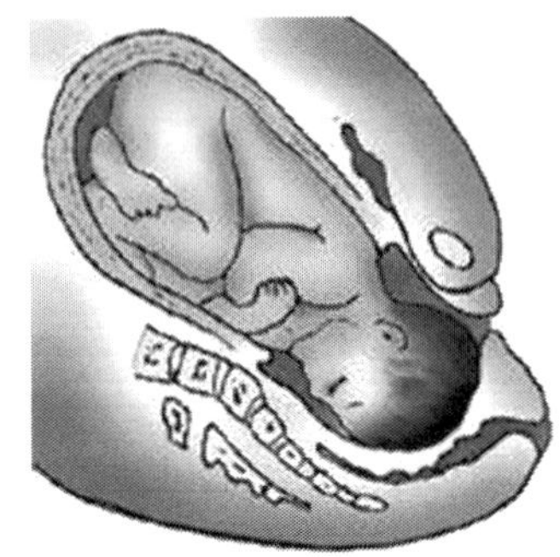

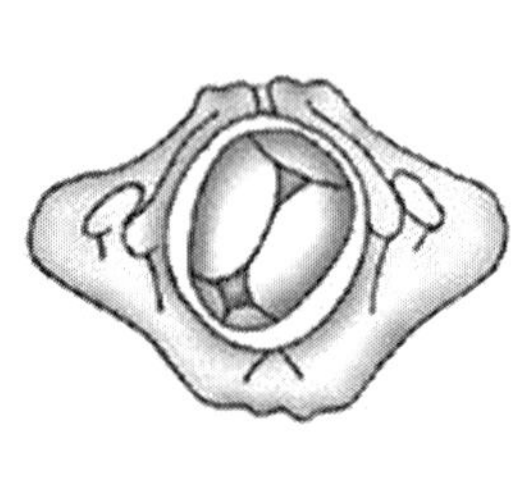

图 4-2-4　俯屈

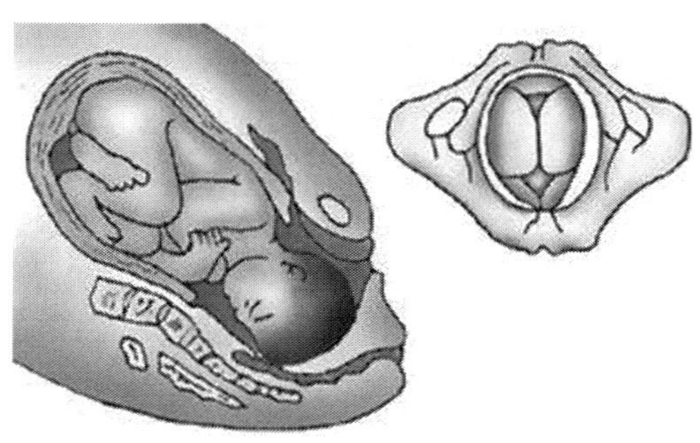
图 4-2-5 内旋转

4）内旋转(图 4-2-5)：胎头为适应骨盆轴而旋转，使其矢状缝与中骨盆及出口前后径相一致。枕左前位的胎头向前旋转 45°，胎头向前向中线旋转 45°时，后囟转至耻骨弓下方。胎头于第一产程末完成内旋转动作。

5）仰伸(图 4-2-6)：完成内旋转后，胎头下降达阴道外口时，胎头枕骨下部达耻骨联合下缘时，以耻骨弓为支点，使胎头逐渐仰伸，胎头的顶、额、鼻、口、颏相继娩出。当胎头仰伸时，胎儿双肩径沿左斜径进入骨盆入口。

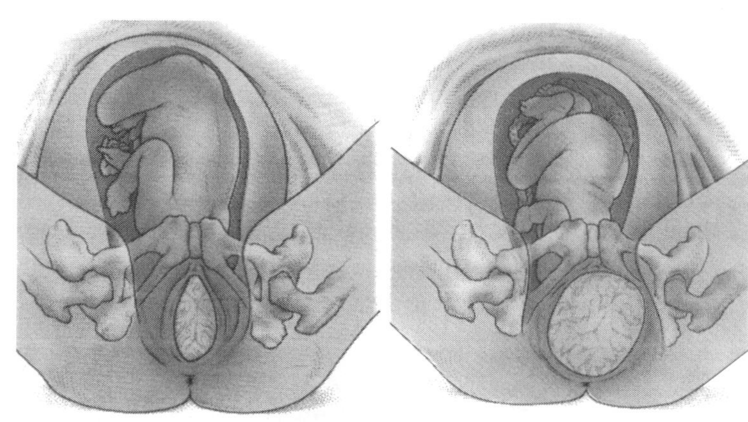
图 4-2-6 仰伸

6）复位及外旋转(图 4-2-7)：胎头娩出后，为使胎头与胎肩恢复正常关系，胎头枕部向左

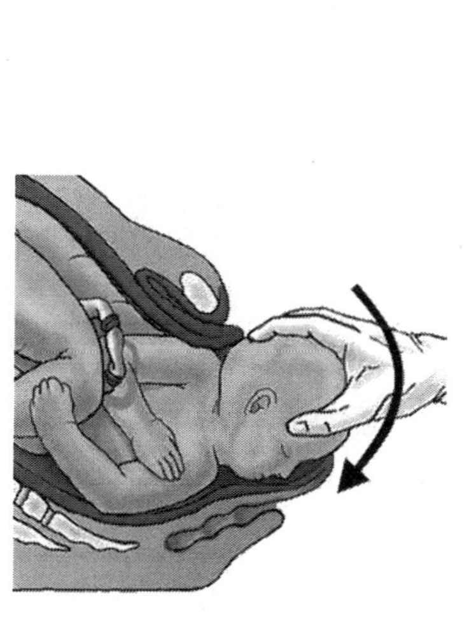
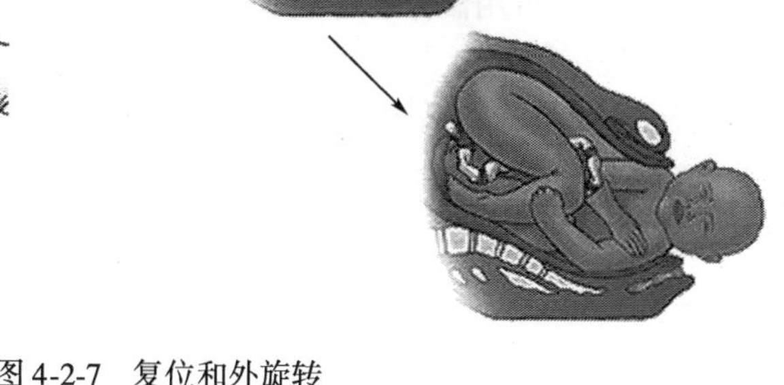
图 4-2-7 复位和外旋转

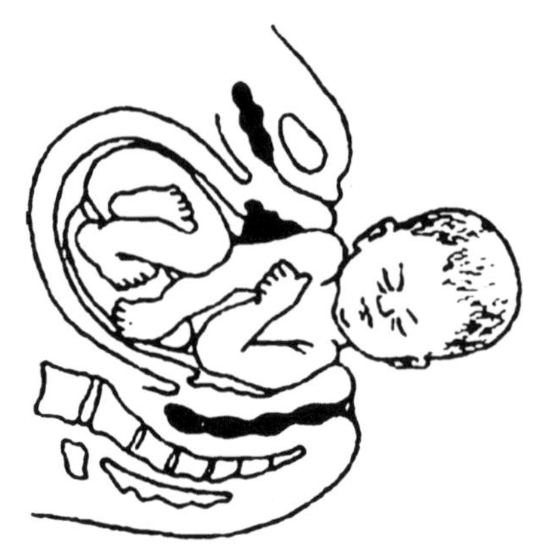
图 4-2-8　胎儿娩出

旋转 45°，称复位。胎肩在盆腔内继续下降，前(右)肩向前向中线旋转 45°时，胎儿双肩径转成与出口前后径相一致的方向，胎头枕部需在外继续向左旋转 45°，以保持胎头与胎肩的垂直关系，称外旋转(图 4-2-8)。

7) 胎儿娩出：胎头完成外旋转后，胎儿前(右)肩在耻骨弓下先娩出，随即后(左)肩从会阴前缘娩出。胎儿双肩娩出后，胎体及胎儿下肢随之顺利娩出。

2. 正常分娩

(1) 用物准备：产床、接生模型、接生包、胎心听筒或胎心监护仪、胎儿模型、外阴冲洗消毒用物、温肥皂水、0.5% 强力碘、纱布若干、棉签、脐带卷等。

(2) 操作步骤

1) 观察产程进展、密切监护胎心音方法：以手掌放于产妇腹壁上观察(图 4-2-9)，宫缩时宫体部隆起变硬，间歇期松弛变软。定时连续观察宫缩持续时间、强度、规律性以及间歇期时间，并予以记录。听胎心音方法：用听筒于宫缩间歇时听胎心音(图 4-2-10)，通常 5 ~ 10 分钟听 1 次，也可用胎心监护仪连续监护。

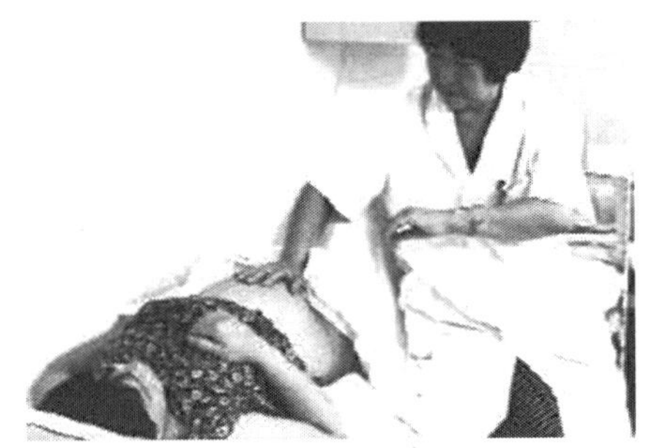
图 4-2-9　观察产程

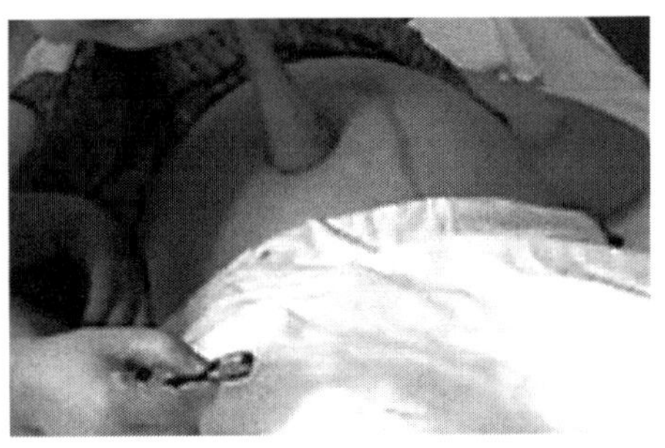
图 4-2-10　听胎心音

2) 外阴冲洗与消毒：初产妇宫口开全、经产妇宫口扩张 3cm 且宫缩规则有力时，应将产妇送至产房做好接生准备工作。让产妇仰卧于产床上，两腿屈曲分开，露出外阴部，用消毒肥皂水纱球擦洗外阴部，顺序是大小阴唇、阴阜、大腿内侧上 1/3、会阴及肛门周围。然后用温开水冲去肥皂水，为防止冲洗液进入阴道，用消毒干纱球盖住阴道口，最后以 0.5% 强力碘冲洗，随后取下阴道口的纱球，用消毒干纱球按以上顺序擦干外阴部，铺以消毒巾于臀下(图 4-2-11)。

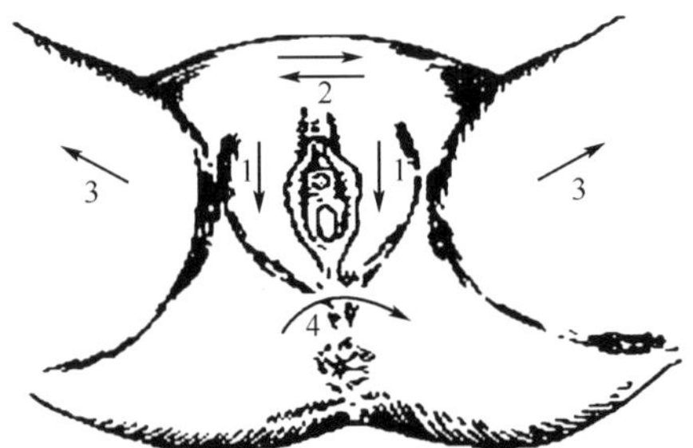

图 4-2-11　外阴冲洗与消毒

3) 接生准备：接生者以无菌操作常规洗手后戴手套及穿手术衣后，打开产包，铺好消毒巾准备接生。

4) 指导产妇屏气：宫口开全后指导产妇运用腹压，方法是让产妇双足蹬在产床上，两手握住产床上的把手，一旦出现宫缩，先深吸气屏住，然后如解大便样向下用力屏气以增加腹压。于宫缩间歇时，产妇全身肌肉放松安静休息。宫缩再现时，再作同样的屏气动作，以加速产程进展。

5）保护会阴：接生者站在产妇右侧，当胎头拨露使阴唇后联合紧张时，开始保护会阴（图 4-2-12）。具体的方法是：在会阴部盖上一块消毒巾，接生者右肘支在产床上，右手拇指与其余四指分开，利用手掌大鱼际肌顶住会阴部。每当宫缩时，向上内方托压，同时左手应轻轻下压胎头枕部，协助胎头俯屈和使胎头缓慢下降。宫缩间歇时，保护会阴的右手稍放松，以免压迫过久引起会阴水肿。当胎头枕部在耻骨弓下露出时，左手应按分娩机制协助胎头仰伸。此时如宫缩强，应嘱产妇张口哈气，解除腹压的作用，让产妇在宫缩间歇时稍向下屏气，使胎头缓慢娩出。胎头娩出后，右手仍应注意保护会阴，不要急于娩出胎肩，而应以左手自鼻根向下颏挤压，挤出口鼻内的黏液和羊水，然后协助胎头复位和外旋转。接生者的左手将胎儿颈部向下轻压，使前肩自耻骨弓下先娩出，继之再托胎颈向上，使后肩从会阴前缘缓慢娩出。胎儿娩出以后，在产妇臀下放一弯盘接血，以计算出血量。

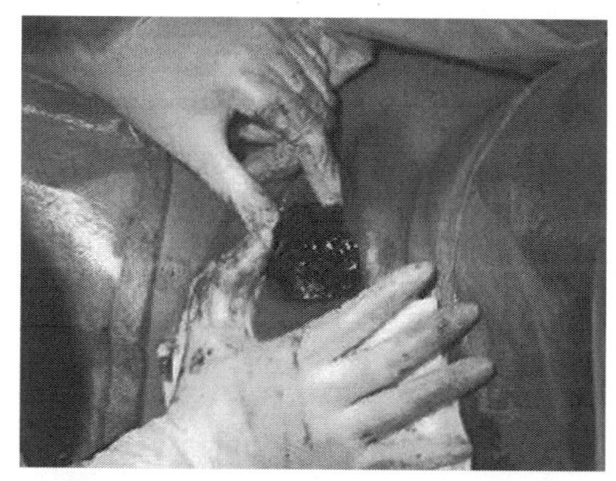

图 4-2-12　保护会阴

6）新生儿呼吸道清理：胎儿娩出断脐后，继续清除呼吸道的黏液和羊水，用新生儿吸痰管或导尿管轻轻吸除新生儿咽部及鼻腔的黏液和羊水，以免发生吸入性肺炎。当确认呼吸道黏液和羊水已吸净而仍未啼哭时，可用手轻拍新生儿足底，新生儿大声啼哭，表示呼吸道已通畅。

7）阿普加评分（Apgar score）：新生儿阿普加评分法用于判断有无新生儿窒息及窒息的严重程度，是以出生后 1 分钟时的心率、呼吸、肌张力、喉反射及皮肤颜色 5 项体征为依据，每项为 0 ~ 2 分。满分为 10 分。8 ~ 10 分属正常新生儿；4 ~ 7 分属轻度窒息；0 ~ 3 分属重度窒息（表 4-2-1）。

表 4-2-1　新生儿阿普加评分法

体征	得分		
	0 分	1 分	2 分
每分钟心率	0	小于 100 次	100 次及以上
呼吸	0	浅慢且不规则	佳
肌张力	松弛	四肢稍屈	四肢活动
喉反射	无反射	有些动作	咳嗽、恶心
皮肤颜色	苍白	青紫	红润

8）脐带处理：胎儿娩出后，先清理新生儿呼吸道，通常约需 30s，随后用 75% 乙醇消毒脐带根部周围，在脐轮处用粗丝线结扎第一道，再在结扎线外 2 ~ 3cm 处结扎第二道。必须

扎紧防止脐出血,但应避免用力过猛造成脐带断裂。在第二道结扎线外 0.5cm 处剪断脐带,挤出残余血液,用碘酒消毒脐带断面。药液切不可接触新生儿皮肤,以免发生皮肤灼伤。待脐带断面干后,以无菌纱布包盖好,用脐带卷固定。目前还有用气门芯、脐带夹、血管钳等方法取代双重结扎脐带法。

9) 协助胎盘娩出:当确认胎盘已完全剥离时,于宫缩时以左手握住子宫底(拇指置于子宫前壁,其余四指放于子宫后壁)并按压,同时右手轻拉脐带,协助胎盘娩出。当胎盘娩出至阴道口时,接生者用双手捧住胎盘,向一个方向旋转并缓慢向外牵拉,协助胎膜完全剥离排出。如胎膜排出过程中发现胎膜部分断裂,可用血管钳夹住断裂上段的胎膜,再继续向原方向旋转,直至胎膜完全娩出。

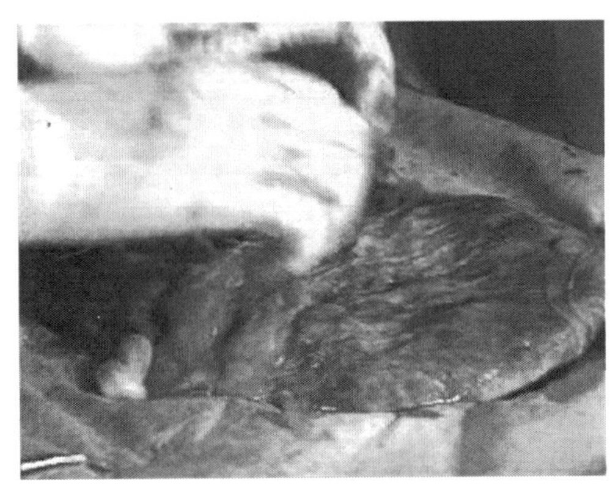

图 4-2-13 检查胎盘

10) 检查胎盘(图 4-2-13):胎盘胎膜娩出以后,将胎盘铺平,先检查胎盘母体面的胎盘小叶有无缺损,然后将胎盘提起,检查胎膜是否完整,再检查胎盘胎儿面边缘有无血管断裂,能及时发现副胎盘。

11) 检查软产道并缝合:胎盘娩出后,应仔细检查会阴、小阴唇内侧、尿道口周围、阴道及宫颈有无撕裂。如有撕裂应立即缝合。观察产后一般情况:注意子宫收缩、子宫底高度、膀胱充盈、阴道流血量、会阴、阴道有无血肿等,并测量血压、脉搏。换上干净臀垫,穿上衣物,注意保暖。如阴道流血量不多,但子宫收缩不良,子宫底上升者,提示宫腔内有积血,应挤压子宫底排出积血,并给予子宫收缩剂。如产妇自觉有肛门坠胀感,多提示有阴道后壁血肿,应行肛查,确诊后给予及时处理。留产妇在产房观察 2 小时。

12) 清理用物、打接生包。

【技能考核】

(1) 内容

1) 分娩机制。

2) 接生包准备、外阴准备。

3) 穿无菌衣、铺巾、正常接生。

4) 新生儿护理全过程。

(2) 方法:每一个实验项目分别在四个实验组中抽出四位学生进行演示操作,每个学生只参与一个实验项目。

(3) 评价:教师对参与技能操作的学生进行讲评,并记录成绩。

实验指导三 新生儿沐浴

【实验目的】

(1) 清洁皮肤,协助皮肤排泄和散热,预防皮肤感染。

(2) 促进血液循环,活动肌肉和肢体,使新生儿舒适。

(3) 了解并观察全身情况

【实验学时】

2 学时

【实验器材】

1. 用物准备　磅秤，床单、被套、枕套、指甲刀、棉签、纱布、弯盘以及脐部、臀部和皮肤护理的用物、尿布、衣被、大毛巾、浴巾、婴儿皂、水温计、浴盆内备 2/3 温热水或温流动水。

2. 环境准备　调节室温于温暖状态，关闭门窗，但采光要好，以便对新生儿观察；浴台铺上套好布套的台垫。

【实验内容及方法】(图 4-3-1)

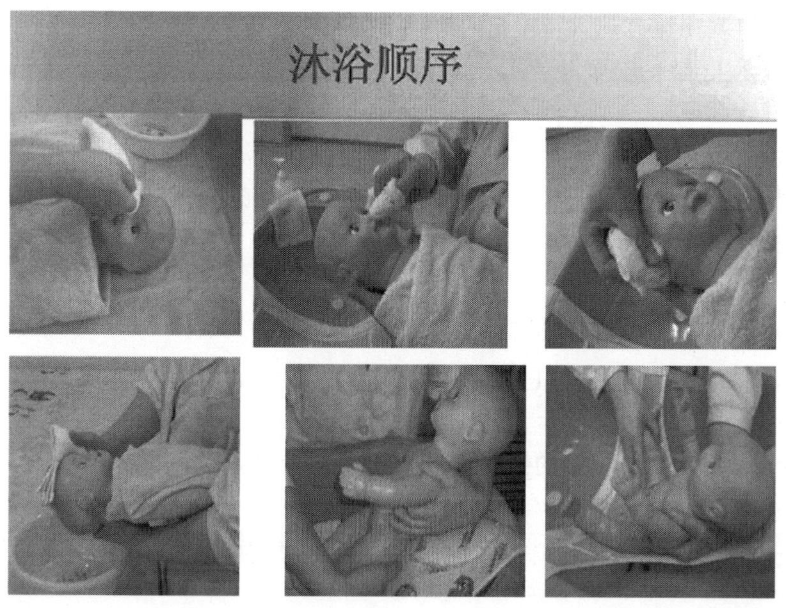

1. 沐浴前

(1) 按使用顺序摆放好用物，调试水温(包括流动水)至所需温度。

(2) 检查新生儿手圈，核对床号、姓名、性别、日龄。

(3) 在浴台上脱去新生儿衣服，按护理常规测量体重，检查全身情况并记录，然后用大毛巾包裹新生儿全身(保留尿布)。

2. 沐浴

(1) 用单层面巾擦眼(由内眦→外)，同法擦另一眼、耳和脸部(额头→鼻翼→面部→下颏)，禁用肥皂；根据情况用棉签清洁鼻孔。

(2) 抱起新生儿，用左手掌托住头颈部，左拇指与中指分别将新生儿双耳廓折向前方，并轻轻按住，堵住外耳道口，左臂及腋下夹住新生儿臀部及下肢，将头移近盆边，右手搓皂洗头、颈、耳后，然后用清水冲净，擦干头发。

(3) 解开大毛巾，平铺于浴台上，去掉尿布，以左手掌、指握住新生儿左肩及腋窝处，使头颈部枕于操作者前臂，用右手握住新生儿左大腿，使其臀部位于操作者右手掌上，轻放水中。松开右手，取浴巾湿水或流动水淋湿新生儿全身，擦肥皂，边洗边冲净，依次为颈下、前胸、腋下、腹、手、臂、后颈、背腰、腿、脚、会阴及臀部，然后将新生儿抱起放于大毛巾中，迅速包裹擦干水份。

3. 沐浴后

(1) 检查全身各部位,根据新生儿情况进行必要的脐部、臀部和皮肤护理,必要时清洁女婴大阴唇及男婴包皮处污垢。

(2) 穿好衣服,兜好尿布,视情况修剪指甲。

4. 安置新生儿,清理用物,必要时更换床单元。

【注意事项】

(1) 注意保暖,动作轻快。

(2) 沐浴时注意不污染脐带,勿使水或肥皂沫进入耳、眼内。

(3) 头顶部有皮脂结痂时,可涂石蜡油浸润,次日轻轻梳去结痂,再予以洗浴。

(4) 沐浴过程中注意观察新生儿的精神反应和呼吸等情况。

(5) 若新生儿有头皮血肿、颅内出血、Apgar 评分 5 分以下以及病情不稳定者暂不沐浴。

(6) 沐浴于喂奶前或喂奶后 1 小时进行,以防呕吐和溢奶。

(7) 严格执行一人一巾一盆,一用一消毒,不得交叉混用

【技能考核】

1. 内容

(1) 新生儿沐浴的流程。

(2) 脐部、臀部和皮肤护理正确。

2. 方法 随机选取 2 位学生上台演示操作。

3. 评价 教师对 2 位学生的操作,进行评价考核,记入平时成绩。

实验指导四 妇科患者护理计划的制定

【实验目的】

(1) 学会采集妇科患者的病史。

(2) 了解盆腔检查注意事项。

(3) 掌握窥阴器检查、双合诊检查、三合诊检查及直肠-腹部诊检查。

(4) 学会记录盆腔检查结果。

(5) 具有严谨求实的工作作风。

【实验学时】

2 学时。

【实验器材】

盆腔检查模型、窥阴器、长摄子、手套、载玻片、刮板、液状石蜡、消毒液等(图 4-4-1)。

【实验内容及方法】

1. 采集妇科患者的病史

(1) 收集资料方法:采用询问、听取、阅读、观察及检查等方法。

(2) 病史内容

1) 一般内容:姓名、性别、年龄、民族、住址等。

2）主诉：列举主要症状及病程。

3）现病史：包括疾病的发生发展及变化全过程。

4）月经史：书写方式为初潮年龄、经期、周期，如14-6 28-30（14）表示14岁第一次来月经，月经周期28～30天，经期6天。

5）婚育史：记录方式为足月产次-早产次-流产次-现存子女数，如3-0-1-2，表示足月产3次，无早产，流产1次，现存子女数2人。

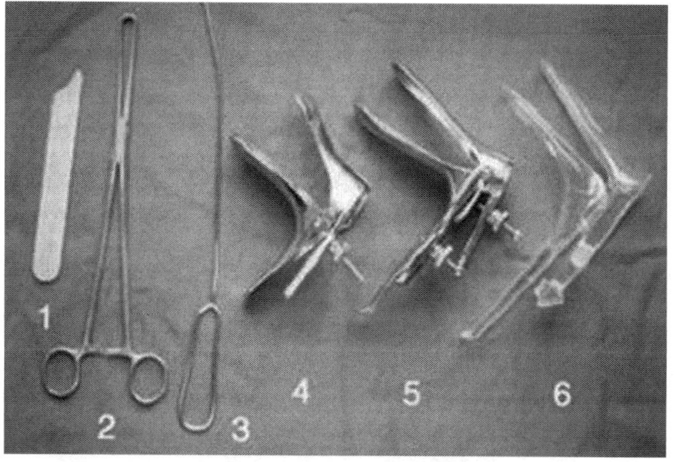

图4-4-1　妇科护理器械

1. 竹制宫颈刮片；2. 宫颈钳；3. 宫腔探针；4. 鸟嘴窥器；5. 鸭嘴窥器；6. 一次性塑料窥器

6）既往史：既往健康状况、曾患的疾病。

7）个人史：包括生活起居、出生地、个人嗜好等。

8）家庭史：家庭成员健康状况。

（3）每个学生在妇科病史记录表格内填写相关项目，演练采集妇科病史。

2. 盆腔检查注意事项

（1）检查者要关心患者，态度要严肃认真，语言亲切，动作要轻柔，检查仔细，检查部位准确，并及时向患者做好解释工作。

（2）检查前嘱患者排空膀胱，不能自解小便者应导尿，大便充盈者应排空。

（3）患者取膀胱截石位，臀部置检查床边缘，臀下垫棉垫或治疗巾，两手放于身体两侧或放于胸部，使腹肌放松便于检查。每人使用一套检查器械，如窥阴器、镊子、手套等。

（4）月经期、阴道出血时一般不做阴道检查。如必须检查时，检查者应给患者外阴消毒，检查时使用无菌手套。

（5）未婚者限做直肠-腹部诊检查，禁做双合诊，禁用窥阴器。确需检查者，应与患者家属说明并经同意后方可检查。

（6）男医生检查时必须有第三者在场。

（7）如患者腹直肌紧张，可边检查边与患者交谈，使其张嘴呼吸而使其腹肌放松。

3. 窥阴器检查

（1）放置窥阴器（图4-4-2）：将窥阴器两叶合拢，旋紧中部螺丝，放松侧部螺丝，用液状石蜡润滑窥阴器两叶前端，左手拇指与示指分开两侧小阴唇，暴露阴道口，右手持准备好的窥阴器避开尿道口周围斜行插入阴道口，沿阴道侧后壁缓慢插入阴道内，然后向上向后推进，边推进边将两叶转平，并逐渐张开两叶，直至完全暴露宫颈。固定窥阴器于阴道内。

（2）检查宫颈（图4-4-3）：观察宫颈大小、颜色、外口形状、有无糜烂、撕裂、囊肿、息肉、肿瘤、赘生物，宫颈内有无出血、分泌物的量、性状、颜色。采集宫颈管的分泌物和宫颈刮片。

（3）检查阴道：旋松窥阴器侧部螺丝，旋转窥阴器，观察阴道前后壁、侧壁黏膜颜色，皱襞多少，有无畸形、裂伤、炎症、溃疡、囊肿，注意阴道分泌物的量及性状。

（4）取出窥阴器：宫颈阴道检查后放松侧部及中部螺丝，将两叶合拢，再旋紧窥阴器中部螺丝,缓慢退出。

4. 双合诊检查(图 4-4-4) 即阴道、腹壁联合检查。主要检查阴道、宫颈、子宫、输卵管及宫旁组织。用右手戴好消毒手套,示指、中两指涂润滑剂后,轻轻通过阴道口沿后壁放入阴道,检查阴道通畅度和深度,有无畸形、肿块、结节及阴道壁情况。触及宫颈大小、形态及宫颈外口情况,有无接触性出血及宫颈举痛;检查子宫时,将阴道内两指放在宫颈后方,左手掌心朝下手指平放在患者的腹部平脐处,当阴道内手指向上向前方抬举宫颈时,腹部手指往下往后按压腹壁,并逐渐移向耻骨联合部。通过内、外手指相互配合,可扪清子宫的大小、位置、形态、活动度、硬度以及有无压痛。检查附件时,将阴道内两指由宫颈后方移至一侧穹隆部,另一手自同侧下腹壁髂嵴水平开始,由上往下按压腹壁,与阴道内手指相互配合以触摸该侧子宫附件有无肿块、压痛、增厚等。同样方法检查对侧附件。

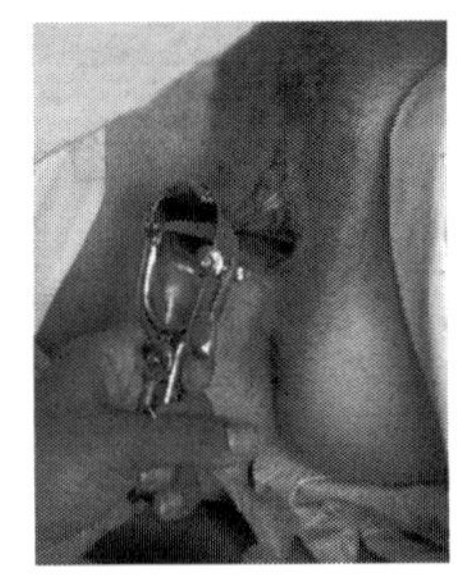

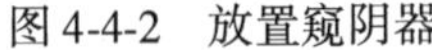

图 4-4-2 放置窥阴器

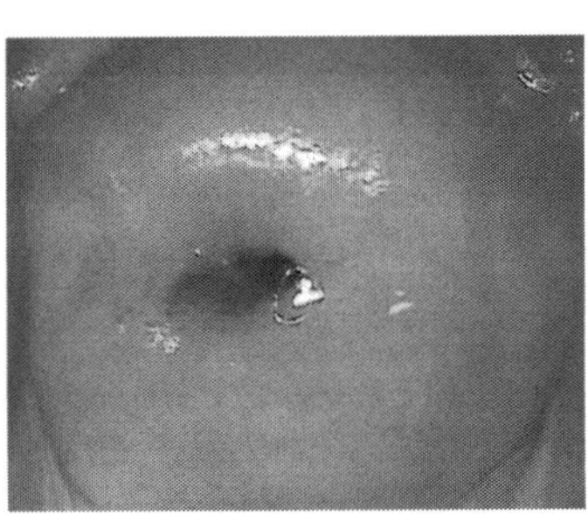

图 4-4-3 检查宫颈

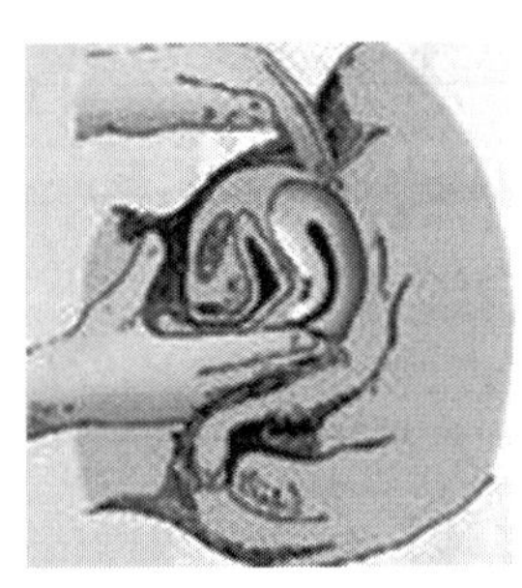

图 4-4-4 双合诊检查

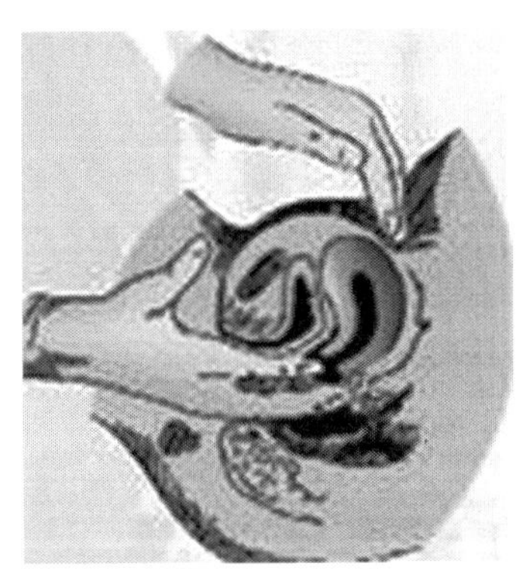

图 4-4-5 三合诊检查

5. 三合诊检查(图 4-4-5) 即腹部、阴道、直肠联合检查。检查者一手示指放入阴道,中指放入直肠内,另一手在腹部配合,多在双合诊后即进行。主要检查子宫位置及子宫后壁、直肠子宫陷凹、宫骶韧带、盆腔后壁、直肠阴道隔、骶骨前方及直肠内有无病变。

6. 直肠-腹部诊检查(图 4-4-6) 检查者一手示指伸入直肠内,另一手在腹部配合,检查内容同双合诊和三合诊,适用于未婚女性或阴道闭锁不宜做双合诊者。

7. 盆腔检查结果记录

(1) 外阴:发育情况及婚产式,发现异常应详细描述。

(2) 阴道:是否通畅、黏膜情况、分泌物量、色、形状、气味。

(3) 宫颈:大小、硬度、有无糜烂、撕裂、息肉、腺囊肿、有无接触性出血,举痛及其他赘生物。

(4) 子宫:位置、大小、硬度、活动度、形态、有无压痛。

(5) 附件:两侧分别记录,有无肿块、增厚及压痛,有肿块者要记录其大小、位置、硬度、表面是否光滑、活动度,有无压痛,疼痛的性质及部位,与子宫及盆壁的关系。

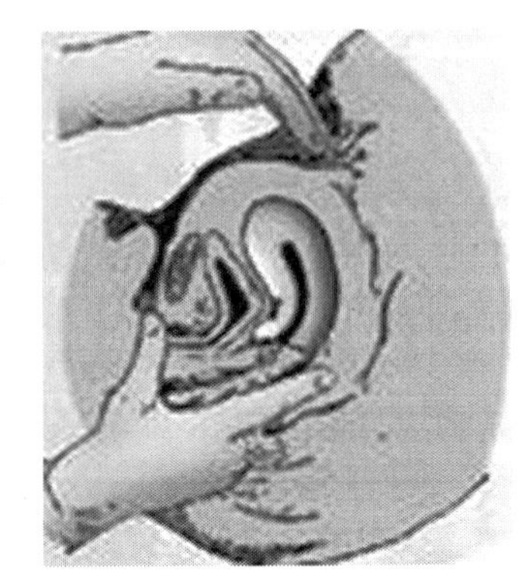

图 4-4-6 直肠-腹部诊检查

【技能考核】

(1) 内容

1) 窥阴器检查操作。

2) 双合诊检查操作。

3）盆腔检查结果记录。

（2）方法：随机选取2位学生上台演示操作，另选1位学生记录检查结果。

（3）评价：教师对2位学生的操作及1位学生的记录，进行评价考核，记入平时成绩。

实验指导五　计划生育妇女的护理

【实验目的】

（1）会识别避孕药物和避孕工具的种类、名称，掌握使用的方法。

（2）会进行经腹输卵管结扎术、人工流产术、依沙吖啶（利凡诺）引产术的手术用物准备。

（3）学会放置、取出宫内节育器的术前准备。

（4）会利用模型进行各种计划生育手术的操作。

（5）增强无菌观念，培养严谨细致的工作作风。

【实验学时】

6学时。

【实验器材】

计划生育指导模型8个，输卵管绝育包、人工流产包、利凡诺引产包、节育器放置取出包各4个，人工流产电动吸引器、负压瓶1套，避孕药物及工具避孕器若干份。

【实验内容及方法】

1. 宫内节育器放置术

（1）术前准备

1）器械：弯盘1个，窥阴器1个，宫颈钳1把，长止血钳1把，探针1个，宫颈扩张条（4～6号）各1根，放取环器各1个，剪刀1把，节育器1个（图4-5-1，图4-5-2），酒杯1个。

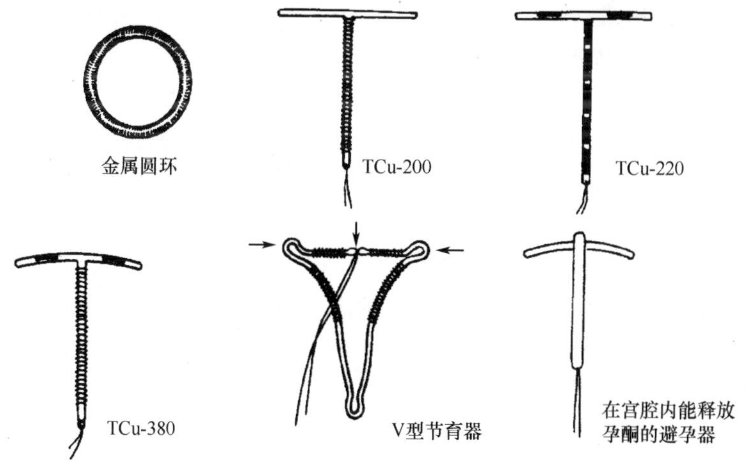

图4-5-1　国内常用的宫内节育器

2）敷料：双层大包布1块、孔巾1块，小纱布3～4块，干棉球数个，长棉签2支。

3）受术者：自解小便，取膀胱截石位，冲洗外阴及阴道。

（2）手术步骤

1）常规外阴消毒、铺巾。

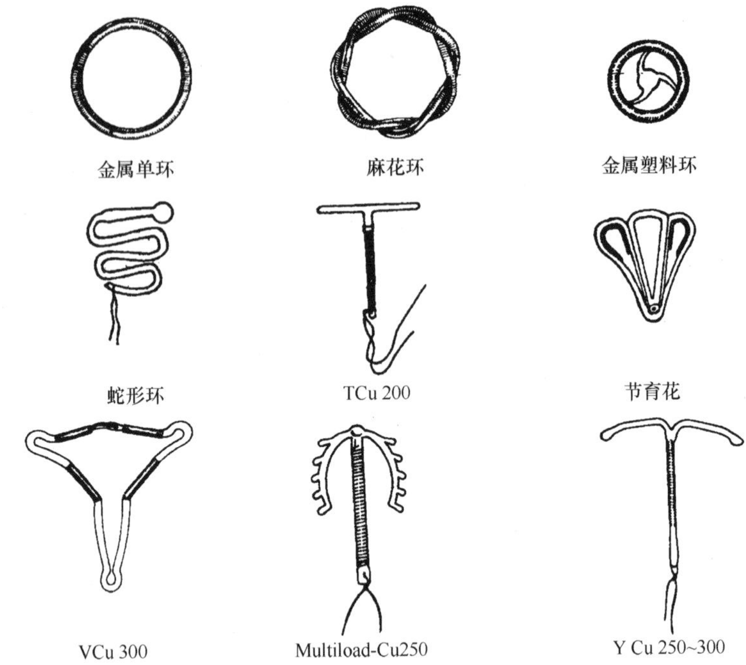

图 4-5-2　第一代及第二代宫内节育器

2）行妇科双合诊检查子宫大小、位置及附件情况。

3）窥阴器暴露宫颈，消毒宫颈，根据子宫位置钳夹宫颈前唇或后唇。

4）用探针测子宫腔深度，按顺序用宫颈扩张器依次（4～6 号）扩张宫颈至 6 号。

5）用放环器将环送入宫腔达宫底，带尾丝的在宫口外 2cm 处剪断尾丝。

6）取下宫颈钳及窥阴器。

2. 宫内节育器取出术

（1）术前准备：同放置术。

（2）手术步骤：操作方法与放环术相同，只需将放环器换为取环钩。放 T 型环者用血管钳夹住尾丝后缓慢取出。圆形环者用取环钩钩住环的下缘缓慢拉出。

3. 人工流产术

（1）术前准备

1）用物准备：双层大包布 1 块，孔巾 1 块，纱布 4 块，干棉球数个，长棉签 2 支，无菌手套 1 副。换药碗 1 个，消毒钳 1 把，弯盘 1 个，阴道窥器 1 个，宫颈钳 1 把，探针 1 个，宫颈扩张条 4～10 号各 1 根，吸管 5～8 号各 1 根，小头卵圆钳 1 把，小刮匙 1 个，连接胶管 1 根，10ml 注射器 1 具。

2）有关药品：宫缩素、麦角新碱、阿托品、肾上腺素、强心药、50% 葡萄糖液、氧气。

3）受术者：自解小便，取膀胱截石位，冲洗外阴及阴道。

（2）操作步骤

1）常规外阴、阴道消毒，铺巾。行双合诊检查，查清子宫大小、位置及附件情况。

消毒宫颈：用窥阴器暴露宫颈，重新消毒。

2）探宫腔、扩宫颈：用宫颈钳钳夹前唇（或后唇），用探针顺子宫屈向探测宫腔深度。以执笔式手法持宫颈扩张条按子宫屈向扩张，顶端超过宫颈管内口，自 4 号起逐步扩张至大于所用吸管半个号或1个号。

3）吸刮(图4-5-3)：连接好吸管试吸无误后，将吸管插入宫腔，按顺时针方向吸宫腔1～2周，最大负压不得超过600mmHg(79.8kPa)，当感觉宫壁粗糙、宫腔缩小出现少量血性泡沫时，表示已吸干净。退出吸引管后用小刮匙轻轻绕宫腔刮1周，特别注意两侧宫角及宫底部。将吸刮物清洗过滤，仔细检查有无绒毛及胎儿组织，肉眼观有异常者送检。

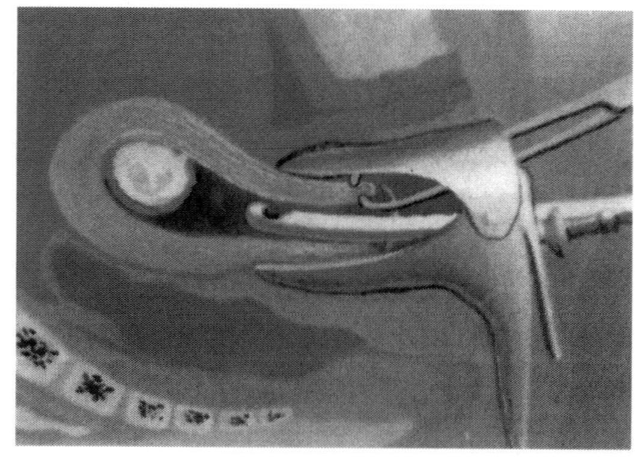

图4-5-3　人工流产吸宫术

4）人工流产钳刮术：适用于妊娠11～14周者。术前24h常规消毒后用牛膝扩张棒插入颈管内或手术前3～4小时在阴道后穹隆部放置前列腺素栓剂。①探测宫腔：妊娠11～12周者，宫腔深11～13cm，妊娠13～14周者，宫腔深13～15cm。②扩张宫颈管：置牛膝棒者例外，其操作方法同人工流产术。③用有齿卵圆钳逐步钳出胎儿组织，余同吸引术。

【技能考核】

(1) 内容：以下手术包的打包法。

1）宫内节育器放置取出包。

2）人工流产包。

3）输卵管结扎包。

4）利凡诺引产包。

(2) 方法：分别在四个实验组中抽出四位学生上台，以竞赛的形式进行四种手术包准备的演示操作。

(3) 评价：教师对四个组的同学的技能操作进行评价考核，并根据成绩评出等级名次。

实验指导六　妇产科常用护理技术

【实验目的】

(1) 熟练掌握会阴擦洗、阴道冲洗、会阴湿热敷及阴道宫颈上药的护理操作方法。

(2) 会进行会阴擦洗、阴道冲洗、会阴湿热敷及阴道宫颈上药的用物准备。

(3) 能运用所学知识解释会阴擦洗、阴道冲洗、会阴湿热敷及阴道宫颈上药的护理要点。

【实验学时】

6学时。

【实验器材】

妇科检查模型8套，会阴擦洗用物8套，冲洗器8个，会阴湿热敷8套。

【实验内容与方法】

实验一 会阴擦洗

【实验目的】

保持会阴及肛门部清洁，促进患者舒适和会阴伤口愈合，防止生殖系统、泌尿系统的逆行感染。

【适应证】

①长期卧床，生活不能自理患者。②妇产科术后留置导尿管者。③会阴有伤口者。④患有急慢性外阴炎者。

【实验用物】

(1) 棉垫或橡皮布或一次性会阴垫一块。

(2) 会阴擦洗盘 1 个，盘内盛下列物品：消毒弯盘 1 个，卵圆钳 1 把，长镊子 1 把，浸有 0.5% 活力碘或 1∶5000 高锰酸钾溶液棉球若干个，无菌纱布 2 块，干棉球若干个，清洁卫生巾一块。

【操作步骤】

(1) 向患者做好解释工作，以取得配合。

(2) 操作时请病房内多余人员(特别是异性)暂时回避，以减轻患者心理压力。

(3) 嘱患者排空膀胱，取膀胱截石位，床上取屈膝仰卧位。

(4) 将会阴擦洗盘放于床边，暴露外阴部，注意为患者保暖、遮挡。患者臀下垫好棉垫、橡皮垫或一次性会阴垫，用长镊子夹取浸有消毒药液棉球，用卵圆钳擦洗，一般擦洗 3 遍。第 1 遍擦洗净外阴血迹、分泌物或其他污垢，其顺序是自上而下，由外向内。第 2 遍以伤口、阴道口为中心，逐渐向外，以防伤口、阴道口、尿道口被污染，其顺序是自内向外，擦洗时，均应注意最后擦洗肛周和肛门。第 3 遍顺序同第 2 遍，可据患者情况增加擦洗次数，直至擦净，最后用干纱布擦干。

(5) 擦洗完毕，为患者换上清洁卫生巾，并整理好床单位。

【护理要点】

(1) 擦洗时应注意观察会阴及会阴伤口周围情况，包括红肿及分泌物性质和伤口愈合情况，发现情况及时记录并向医师汇报。

(2) 凡留置导尿管者，要将尿道口周围反复擦洗干净，并注意尿管是否通畅或脱落。

(3) 护理人员每完成一次擦洗后均应清洁双手，然后再护理下一位患者，并注意将有感染者安排在最后擦洗，以免交叉感染。

实验二 阴道灌洗

【实验目的】

(1) 阴道灌洗可改善阴道血液循环。

(2) 减少阴道内分泌物。

(3) 减轻局部组织充血，可控制和治疗阴道炎、宫颈炎。

(4) 是妇科手术前常规阴道准备内容之一。

【实验用物】

（1）物品：橡皮布 1 块，一次性手套 1 副，治疗巾 1 块，冲洗筒 1 个，带调节夹的橡皮管 1 根，冲洗头 1 个，弯盘 1 个，便盆 1 个，窥阴器 1 个，消毒干纱布 2 块。

（2）冲洗液：常用的冲洗液有 1∶5000 高锰酸钾溶液、4% 硼酸溶液、2% ~4% 碳酸氢钠溶液、生理盐水等。如为霉菌性阴道炎用碱性冲洗液；滴虫性阴道炎用酸性冲洗液；非特异性感染者用生理盐水或一般消毒液。

【操作步骤】

（1）向患者说明操作目的、方法、可能的感受，以取得患者合作。

（2）患者排空膀胱后，取膀胱截石位，暴露外阴，臀下放好橡皮布及便盆。

（3）按需要配制 500 ~1000ml 的冲洗液于冲洗筒内，将冲洗筒挂于距床沿 60 ~70cm 的高处，先排出管内空气，试水温适当后备用。

（4）右手持冲洗头，先冲洗外阴，然后用左手分开小阴唇将冲洗头沿阴道侧壁缓缓插入达穹隆部，边冲洗边在阴道内上下左右轻轻移动冲洗头，当冲洗液约剩 100ml 时，夹紧皮管，抽出冲洗头，再次冲洗外阴部，扶起患者坐在便盆上，使阴道内残留的液体流出，撤去便盆，用纱布擦干外阴部并整理用物及床单位，协助患者采取舒适体位。

【护理要点】

（1）冲洗筒距床沿距离不得超过 70cm，以免压力过大，水流过速，使污液进入宫腔或冲洗液与局部作用时间过短。

（2）冲洗液温度不能过高或过低，一般以 41 ~43℃为宜，温度过低使患者不适，温度过高则会造成烫伤。

（3）冲洗过程中动作要轻柔，冲洗头弯头应向上，避免刺激后穹隆引起不适或损伤局部组织引起出血。

（4）排除禁忌证对宫颈癌有活动性出血者、月经期、产后或人工流产术后宫口未闭者不宜冲洗，以防引起上行性感染。产后 10 天后或妇产科手术 2 周后患者，若合并阴道分泌物混浊、有臭味、阴道伤口愈合不良、黏膜感染坏死等，可进行低位阴道冲洗，冲洗筒的高度不得超过床沿 30cm，避免污液进入宫腔或损伤阴道残端伤口。

（5）必要时可在妇科检查床上，用窥阴器扩开阴道，直视下冲洗效果会更好。冲洗时，应轻轻转动窥阴器，使冲洗液能达到阴道各部。

实验三　会阴湿热敷

【实验目的】

（1）会阴湿热敷可改善局部血液循环，提高组织活力，增强白细胞的吞噬功能。

（2）有利于局部脓肿的局限和吸收、促进局部组织的生长和修复。

（3）常用于会阴水肿、血肿、伤口硬结及早期感染等患者。

【实验用物】

方盘内盛：橡皮布 1 块，治疗巾 1 块，干纱布 2 块，棉垫 2 块，医用凡士林。有盖搪瓷缸盛煮沸的 50% 硫酸镁溶液，内有纱布若干。

【操作步骤】

(1) 介绍外阴湿热敷的目的、方法、效果及预后,鼓励患者积极配合。

(2) 行会阴擦洗,清洁局部伤口污垢。

(3) 先在局部涂一薄层凡士林,盖上无菌纱布。

(4) 将塘瓷缸中热纱布用镊子拧至不滴水敷上,再盖上棉布垫保温。

(5) 每 3 ~ 5min 更换热敷垫一次,亦可将热水袋放在棉垫外,延长更换敷料时间,一次热敷 15 ~ 30min。

(6) 热敷结束,更换新会阴垫,整理床铺。

【护理要点】

(1) 热敷面积为病灶范围的 2 倍。

(2) 湿热敷温度一般为 41 ~ 48℃。注意防止烫伤,对休克、虚脱、昏迷及术后感觉不灵敏者尤应警惕。

(3) 在热敷过程中,护士应随时评价热敷效果,并提供患者一切生活护理。

实验四　阴道宫颈上药

【实验目的】

用以治疗阴道炎、宫颈炎及术后阴道残端感染。

【实验用物】

(1) 窥阴器、阴道冲洗用品 1 套,长镊子 1 把,一次性手套一双,干棉球若干。

(2) 药品常用药品有 20% ~ 50% 硝酸银溶液,20% ~ 50% 铬酸溶液,1% 甲紫,2% 碘甘油,喷雾剂及阴道栓剂等。

【操作步骤】

(1) 查对姓名及操作部位,介绍其目的方法,以取得患者合作。

(2) 阴道后穹隆塞药患滴虫性阴道炎、念珠菌性阴道炎、老年性阴道炎及慢性宫颈炎者常用此法。常用药物灭滴灵、制霉菌素及阴道栓剂。首先行阴道冲洗或坐浴,将药物置于阴道后穹隆处。可教会患者自行放置。指导患者于临睡前上药,以保证药物局部作用的时间,每月 1 次,10 次为 1 疗程。上药前需洗净双手或戴上一次性手套,用一手示指将药片向阴道后壁推进至示指完全伸入为止,药片推进至阴道后穹隆处。

(3) 喷雾器上药阴道各种粉剂和消炎药喷撒,如磺胺嘧啶、呋喃西林、土霉素、乙底酚等。使药物粉末均匀散布于炎性组织表面上。

(4) 腐蚀性药物上药多用于慢性宫颈炎。用长棉签蘸 20% ~ 50% 硝酸银溶液涂遍宫颈糜烂面,再插入宫颈管内,深约 0.5cm,稍候用生理盐水棉球洗去表面多余的药液。最后用干棉球吸干,每周 1 次,1 个月一次疗程。

(5) 宫颈棉球上药适用于宫颈亚急性或急性炎症伴有出血者,常用药物有止血药粉或抗生素等,用带有线尾的棉球蘸药后塞至子宫颈处,将线尾置于阴阜侧上方并用胶布固定,嘱患者于放药 12 ~ 24h 后取出。

【护理要点】

(1) 应用腐蚀性药物时必须由护士操作,在窥阴器扩开阴道直视下进行,只涂于宫颈病灶局部,不得涂于病灶以外的正常组织,以免造成不必要的损伤,上药前应将纱布或小棉球垫于阴道后壁及后穹隆部,以免药液下流灼伤正常组织,涂好后,即应如数取出所垫纱布或棉球,宫颈上如有腺囊肿,应刺破,并挤出黏液擦净后再上药。

（2）月经期及子宫出血者不应从阴道给药。

（3）用药后禁止性生活。

（4）阴道栓剂最好晚上或休息时上药,以免活动时脱出,影响治疗效果。

（5）棉签上的棉花必须捻紧,涂药须顺同一方向转动,以防药棉落入阴道难以取出。

未婚妇女用药,不要使用窥阴器。

【技能考核】

（1）内容

1）会阴擦洗用物准备及操作

2）阴道冲洗用物准备及操作。

3）会阴湿热敷用物准备及操作。

（2）阴道宫颈上药用物及操作。

1）方法:在四个实验组中分别抽出四位学生演示,以竞赛的形式进行,请小组长记录时间,操作完成后请其他同学指出操作中的错误之处。

2）评价:教师对四组同学的技能操作进行考核评价,修正错误操作,并根据成绩评出等级名次。清点实验器材,无误,还交实验员,打扫实验室。

实验指导七　妇产科诊疗及手术患者的护理

【实验目的】

（1）掌握会阴切开缝合术的用物准备、护理要点及手术操作方法。

（2）学会胎头吸引术、产钳术的用物准备和护理要点,了解手术操作方法。

（3）学会剖宫产术的用物准备和护理要点,了解手术操作方法。

（4）了解会阴切开缝合术、阴道助产术、剖宫产术的适应证和禁忌证。

（5）学会宫颈活组织检查的用物准备和护理要点。

【实验学时】

2 学时。

【实验器材】

会阴切开缝合包 8 个,会阴侧切缝合模型,接生模型 4 套,胎头吸引术包 4 个,短弯型产钳 4 副,宫颈活组织检查用物 4 套,刮宫手术包 4 个。

【实验内容及方法】

实验一　会阴切开缝合术

【适应证】

①初产妇需胎头吸引、产钳助产或臀位助产时。②子宫收缩乏力,第二产程延长者。③缩短第二产程,如妊娠高血压综合征、胎儿宫内窘迫等。④预防早产儿颅内出血。

【实验用物】

会阴切开缝合包内物品：会阴侧切剪刀 1 把，10ml 空针 1 具，长穿刺针头 1 个，血管钳 4 把，巾钳 4 把，持针器 1 把，0 号可吸收性合成缝合线，弧度圆针长 35mm，0.25% ~0.5% 普鲁卡因 20ml，治疗巾 4 块，纱布 10 块。

【操作步骤】

局部浸润麻醉或阴部神经阻滞麻醉。麻醉起效后操作。模拟操作，在接生模型上演示：

(1) 切口：切开部位有侧-斜切开和正中切开两种。一般侧-斜切开术多用。会阴侧-斜切开术：左手示指、中两指伸入胎先露和阴道侧后壁之间，保护胎儿并指示切口位置，右手持剪刀自会阴后联合处向左下方与上中线成 45° ~60°(会阴越膨隆角度越大）等宫缩时剪开会阴，切口大小依需要定，一般长 3 ~4cm。

(2) 止血：切口用消毒纱布压迫止血，小动脉出血时应结扎止血。

(3) 缝合：胎盘完整排出、阴道检查其他部位无撕裂后，阴道内置一带尾纱布团、阻止宫腔血液外流，以便看清手术野，利于缝合。方法：阴道内黏膜采用连续缝合法，从切口顶端上 0.5 ~1cm 进针，连续缝合至处女膜缘处打结。外阴部肌肉及皮下组织一起间断缝合，进针尽量贴近皮内组织，但不能穿透皮内全层缝合，不留无效腔，出针点需紧靠对侧皮内组织，不宜穿过真皮。针距一般 0.8 ~1cm；如果患者比较肥胖，针距需近些，以防会阴部血肿及脂肪液化致组织坏死，又达到缩小切口，减轻切口张力作用。伤口过深者，注意不要穿过直肠壁。

(4) 术毕取出阴道纱布团，常规肛门检查。

【护理要点】

①学生讨论。②老师点拨。

【术后注意事项】

(1) 卧位：一般取左侧切口，故产妇以右侧卧位为佳，以免恶露浸渍切口，影响愈合。

(2) 定期观察切口有无渗血、血肿，发现异常立即报告医生。

(3) 每天擦洗切口 2 次，并观察有无水肿或硬结，如有可给予湿热敷。

(4) 如发现有感染征象，立即报告医生做出相应处理。

实验二　胎头吸引术

【适应证】

①缩短第二产程，常用于有妊娠高血压综合征、心脏病或胎儿宫内窘迫者。②宫缩乏力，第二产程延长者。③曾有剖宫产史或子宫壁有瘢痕者。

【实验条件】

①无头盆不称。②宫口开全或接近开全。③先露为头(除额先露、面先露者）且在坐骨棘平面以下。④胎膜已破。

【实验用物】

胎头吸引术包 4 个。包内物品：胎头吸引器 1 个、50ml 空针 1 具、止血钳 1 把、治疗巾 2 块、无菌纱布 4 块。

【操作步骤】

(1) 产妇取膀胱截石位,外阴常规消毒,导尿,阴道检查宫口扩张程度,胎头位置及高低。

(2) 放置胎头吸引器:左手示指、中指撑开阴道后壁,右手持涂好润滑油的吸引器,沿阴道后壁轻轻放入,使整个胎头吸引器滑入阴道内,其边缘与胎头紧贴。以右手示指沿吸引器检查1周,了解吸引器是否紧贴胎头皮,是否吸住宫颈或阴道壁。检查无误后调整吸引器横柄,使之与胎头矢状缝方向一致。作为旋转胎头的标记。

(3) 抽吸空气形成负压:用空针抽出吸引器内空气 150 ~ 180ml。每次抽气后,用血管钳把接连吸引的橡皮管夹紧,不使漏气,造成负压,然后用血管钳夹紧橡皮管,取下注射器,等候 2 ~ 3 分钟。

(4) 牵引:如为枕前位,宫缩屏气时,顺骨盆轴方向,按正常胎头娩出机制牵引,使胎头俯屈、仰伸、娩出胎头。然后打开血管钳,吸入空气,消除负压,取下吸引器。胎儿其他部分的娩出与正常分娩相同。在胎头娩出过程中保护好会阴。

【护理要点】

同学讨论、教师点拨。

【注意事项】

(1) 牵引时间不宜过长,一般不超过 20min。

(2) 避免反复牵引。操作时不得有漏气,避免滑脱。牵引时用力要均匀,滑脱两次者应改用产钳助产。

(3) 术毕检查宫颈及阴道,有裂伤时立即缝合。

(4) 观察胎儿有无产伤,检查胎头有无血肿,头皮损伤及颅内出血征象。

(5) 预防感染,母儿术后常规用抗生素。

以上操作在模型上演示,注意护理配合、操练。

实验三 产钳助产术

【适应证】

①同胎头吸引术。②胎头吸引术失败者。③臀位分娩后出胎头困难者。

【实验条件】

需宫口开全外,其他条件同胎头吸引术。

【实验用物】

短弯型产钳 4 副。

【操作步骤】

重点演练手术中的护理配合,了解产钳结构。

(1) 放置左叶:手术者以右手掌面四指伸入阴道后壁和胎头之间,左手持左叶钳柄,使钳叶呈垂直凹面朝前,将左叶沿手掌伸入手掌与胎头之间。在右手引导下将钳叶缓缓向头左侧及深部推进,将钳叶置于胎头左侧,钳叶与钳柄处于同一水平面上,由助手将钳叶固定。

(2) 放置右叶:手术者右手持右叶柄,左手四指伸入阴道后壁与胎头之间,引导产钳右叶至胎头右侧,达产钳左叶对应位置。

(3) 合拢产钳:一般情况下,右叶在上,左叶在下,两钳叶柄平行交叉,扣含锁扣,钳柄对合。

(4) 检查产钳放置情况:产钳扣合后,须行阴道检查,了解钳叶与胎头之间有无产道软组织或脐带夹入。两钳叶应分别置于胎儿面颊部,胎头矢状缝应在两钳叶正中。

(5) 牵引:宫缩时术者握住钳柄先向外,稍向下,然后向外平行牵拉,当胎头着冠时逐渐将钳柄上提,使胎头仰伸娩出。

(6) 取下产钳:当胎头额部外露,双顶径已经越过骨盆出口时,松解产钳,即可沿胎头的弯曲,先取下右叶、后取下左叶。然后按正常分娩助产娩出胎儿。胎盘娩出后,应详细检查会阴、阴道、宫颈等处有无裂伤。会阴切开者例行缝合。

【护理要点】

同胎头吸引术。

实验四　剖 宫 产 术

【适应证】

(1) 产道异常:骨盆狭窄或畸形,相对性头盆不称,试产失败者,严重宫颈水肿不能扩张者,子宫或卵巢肿瘤阻塞产道者。

(2) 胎位异常:横位、初产臀位、颜面位等。

(3) 羊水过少。

(4) 胎儿宫内窘迫。

(5) 妊娠合并症:重度妊高征治疗无效、引产失败者。

【实验用物】

剖宫产手术包 4 个,包内物品:25cm 不锈钢盆 1 个,弯盘 1 个,圆钳 12 把,刀柄 4、7 号各 1 把,解剖镊 2 把,小无齿镊 2 把,大无齿镊 2 把,18cm 止血钳 18 把,16cm 上血钳 12 把,艾力斯钳 8 把,巾钳 7 把,持针器 3 把,吸引器头 3 个,阑尾拉钩 2 个,压肠板 1 个,S 状拉钩 1 个,腹腔双头拉钩 1 个,刀片 3 个,手术刀柄 3 个,4m×6m 双层大包布 2 块,双层剖腹单 1 块,3m×3m 双层中包布 1 块,手术衣 6 件,治疗巾 10 块,纱布垫 6 块,纱布 20 块,手套 10 副,1 号、4 号、7 号、10 号线团各 1 个。合成线 2 管。

【操作步骤】

1. 麻醉　持续硬膜外麻醉为主,个别产妇用全麻。

2. 操作

(1) 打开剖宫产手术包,辨认包内物品,说明器械名称,清点用物。

(2) 打开手术包。

(3) 看 The Misgav-Ladach-Method 新式剖宫产术 VCD 碟,了解手术操作方法。

【护理要点】

(1) 讨论术前护理要点,教师点拨。

(2) 讨论术中护理要点,教师点拨。

(3) 讨论术后护理要点,教师点拨。

实验五 宫颈活组织检查术

【适应证】

(1) 肉眼观察宫颈有溃疡或赘生物需明确诊断者。

(2) 宫颈脱落细胞学检查巴氏Ⅲ级及以上者。

(3) 宫颈细胞学检查已查到癌细胞,需进一步确定浸润范围者。

(4) 特异性宫颈炎,如阿米巴或可疑子宫颈癌者。

【实验器材】

宫颈活组织检查包4个,包内物:弯盘1个、卵圆钳1把、窥阴器1个、活检钳1把、刀柄1把、尖刀片1个、纱布4块、干棉球若干个、标签瓶6个。

【操作步骤】

(1) 打开宫颈活组织检查包,辨认器械,清点物品。

(2) 给装标本瓶做标签。

(3) 打包。

【护理要点】

(1) 讨论术前护理。

(2) 讨论术中护理。

(3) 讨论术后护理。

【术后注意事项】

(1) 注意外阴清洁。

(2) 禁止性生活2周。

(3) 出血多时要随诊。

【技能考核】

1. 内容

(1) 辨认器械,说出名称,数量及其他用物(会阴切开缝合术、胎头吸引术、产钳术、宫颈活检术、剖宫产术)。

(2) 会阴切开缝合术的手术操作方法,模拟完成整个手术过程。

2. 方法 在四个实验组中分别抽出四位学生上台,以竞赛的形式进行辨认器械,打手术包。另抽四位同学上台,模拟完成会阴左斜切开术,缝合术口。

3. 评价 教师对四组8位同学的技能操作进行考核评价,并根据成绩评出等级名次。

清点实验器材,无误,还交实验员,打扫实验室。

(马卫红 郭裕临)

第五篇　儿科护理学实验指导

实验指导一　更换尿布法

【实验目的】

保持臀部皮肤的清洁、干燥、舒适,预防尿布皮炎发生或使原有的尿布皮炎逐步痊愈。

【实验计划】

(1) 物品准备尿布,以白色、柔软、易吸水的棉布或一次性尿布为宜;尿布带;小盆及温水1盆(有尿布皮炎时备1∶5000高锰酸钾溶液);小毛巾;按臀部皮肤情况准备治疗药物(如油类、软膏、抗生素)及烤灯等。

(2) 环境准备病室环境温度适宜(24~28℃),避免穿堂风。

(3) 护士准备了解患儿诊断,臀部皮肤情况,评估常见的护理问题,操作前洗手。

【操作步骤】

(1) 将用物携带至床旁,放下床栏,揭开盖被,解开尿布带,露出臀部,以原尿布上端两角洁净处轻拭会阴部及臀部,并以此盖上污湿部分垫以臀部下面。

(2) 如有大便,用温水洗净,轻轻吸干。

(3) 用一手轻轻提起双足,使臀部略抬高,另一手取下污尿布,再将清洁尿布垫于腰下,放下双足,尿布的底边两角折到腹部,双腿中的一角上拉,系好尿布带,结带松紧适宜,拉平衣服,盖好被子,整理单位。

(4) 若为腹泻患儿,更需勤换尿布,注意及时清洁臀部,并涂植物油保护皮肤。若有尿布皮炎,可采用暴露法、灯光照射法或吹氧法,使局部皮肤干燥,再涂以紫草油、硼酸软膏、鱼肝油软膏或氧化锌软膏等。严重者可给予抗菌药物,以防感染。

(5) 打开污尿布,观察大便性质(必要时留取标本送检)后放入尿布桶内。

(6) 操作结束后洗手,做好记录。

【评价】

(1) 物品准备齐全、环境准备符合要求。

(2) 操作者了解病情,准确估计和处理常见护理问题。

(3) 操作熟练、敏捷,防止过多暴露患者。

(4) 患儿臀部皮肤清洁、舒适,单位整洁。

实验指导二　婴儿沐浴法

【实验目的】

使患儿皮肤清洁,协助皮肤排泄和散热,预防皮肤感染,促进血液循环,活动患儿肢体,使之感到舒适,并可观察全身皮肤情况。

【实验计划】

（1）物品准备：浴盆、水温计、热水、婴儿皂、大毛巾、小面巾、浴巾、衣服、尿布、护理托内放液状石蜡、1% 甲紫、2% 碘酊、70% 乙醇、爽身粉、小剪刀、棉签及皮肤护理用物等，必要时备磅秤。

（2）环境准备：浴台铺上套上布套的海棉垫，护理托置于浴台的一侧。调节室温于 25 ~ 28℃为宜，关闭门窗，但采光要好，以便对患儿的观察。

（3）护士准备：了解患儿诊断、病情、体温、全身皮肤情况，估计患儿常见的护理问题。

（4）患者准备：应在喂奶前或喂奶后 1h 进行，以防止呕吐或溢奶。

【操作步骤】

（1）浴盆内盛半盆热水（水温 38 ~ 40℃为宜）。

（2）将盖被三折至床尾，抱起患儿平放于浴台上，脱衣，保留尿布，用大毛巾包裹患儿全身。按护理常规要求测体重并记录。

（3）用小面巾洗眼，从外眦向内眦擦拭；耳廓；鼻（有分泌物可用清水棉捻清洗鼻孔）；然后洗脸（额部→鼻翼→面部→下颏）。

（4）抱起患儿，用左手掌托住头颈部，左拇指与中指分别将患儿双耳廓折向前方，并轻轻按住，堵住外耳道口，左臂及腋下夹住患儿臀部及下肢，将头移近盆边，右手搓皂洗头、颈、耳后，然后用清水冲洗干净，并用大毛巾擦干头发。

（5）解开大毛巾，平铺于浴台上，去掉尿布，以左手掌、指握住患儿左肩及腋窝处，使头颈部枕于操作者前臂，用右手握住患儿左大腿，使其臀部位于操作者右手掌上，轻轻放入水中。

（6）松开右手，取小浴巾湿水淋湿患儿全身，擦肥皂、冲洗、边洗边冲净，依次为颈下、前胸、腋下、腹、手、臂、后颈、背腰、腿、脚、会阴及臀部，然后将患儿抱起放于大毛巾中，迅速包裹并擦干水分。

（7）将女婴阴唇分开，用棉签蘸清水或液状石蜡由上至下轻轻擦洗；如是男婴则将包皮往后推，暴露尿道外口，用棉签蘸清水或液状石蜡环形擦洗干净后再将包皮恢复原状。

（8）皮肤有粘膏痕迹处用液状石蜡擦净，颈部、腋窝、腹股沟等皱稽处撒上少许爽身粉。

（9）全过程注意观察全身、四肢活动情况及皮肤有无红肿、糜烂等感染灶。若有异常应及时报告及时处理。

（10）穿好衣服，兜好尿布，视需要修剪指甲，抱回病床。必要时更换床单、被套、枕套，整理单位，清理用物。操作后洗手，做好记录。

【评价】

（1）物品、环境及患者准备符合要求。

（2）了解病情，准确估计常见护理问题。

（3）操作熟练，顺序正确，患儿清洁舒适，准确观察患儿情况，及时正确处理护理问题。

（4）全过程确保患儿安全，注意保暖，避免受凉。

实验指导三　约束保护法

【实验目的】

防止因患儿不合作而导致碰伤、抓伤或坠床等意外，以保证患儿的安全及治疗护理操作的顺利进行。

【实验计划】

(1) 物品准备根据患儿约束的部位准备物品。

1) 全身约束:凡能包裹患儿全身的物品皆可使用,如大单、大毛巾、童毡等。

2) 手或足约束:手足约束带或用棉垫与绷带。

3) 肘部约束:肘部约束带,压舌板 4 ~5 支。

4) 手部约束:布质并指手套。

(2) 护士准备了解患儿的诊断、约束的目的及家长的心理,做好解释说服工作,尽量取得理解和合作,注意避免引起患儿情绪不安。估计常见的护理问题。

【操作步骤】

1. 全身及身体各个不同部位的约束方法

(1) 全身约束法将大单折成自患儿肩至踝的长,抱患儿置于中间,用靠近操作者一侧的大单紧包患儿同侧上肢、躯干和双脚,至对侧腋窝处整齐地塞于其后背,再用上法将另一侧肢体包裹好,将大单剩余部分塞于近侧肩背下,若患儿过于躁动,可外加布带固定。

(2) 手或足约束法用约束带的 A 端系于手腕或足踝部,B 端系于床边空隙处。

(3) 肘部约束法将压舌板放于肘部约束带的间隔内,带的顶端覆盖于装压舌板的开口处。脱去患儿外衣,整理内衣袖子,将约束带开口端朝向手部平放在肘部,包裹肘部,系好带子,不要过紧,注意防止上下滑动,以免摩擦患儿腋窝及腕部。

(4) 手部约束法并拢五指,套上手套,在腕部系好带子,必要时固定在床边空隙处。

2. 约束的注意事项

(1) 约束带捆扎松紧要适宜,定时松解。

(2) 定时观察局部皮肤血液循环状况。

(3) 避免皮肤损伤,必要时局部按摩。

【评价】

1. 物品准备符合要求。

2. 了解病情,明确约束的目的,准确估计和处理常见护理问题。

3. 掌握注意事项,约束效果好。

实验指导四　头皮静脉输液法

【实验目的】

(1) 纠正、维持体内电解质和酸碱平衡。

(2) 输入液体和药物,达到治疗疾病、排毒、控制感染的目的。

(3) 补充营养,维持热量。

(4) 纠正血容量不足,维持循环血量。

【实验计划】

(1) 护士准备:评估患儿病情、年龄、意识状态、对输液的认识程度、心理状态,穿刺部位的皮肤及血管状况;估计存在和潜在的护理问题;洗手、戴口罩。

(2) 物品准备

1）治疗台：一次性输液器、液体、药物、无菌持物镊、砂轮、启瓶器、网套。

2）治疗盘：皮肤消毒剂、输液卡、止血带、棉签、胶布或无菌敷贴、硅胶管头皮针、持针器、治疗巾、夹板、绷带或约束带、弯盘。

3）其他物品：备皮刀、滑石粉或肥皂、纱布、输液架（有天轨输液架则不备）、便盆。

4）患儿准备剃去局部毛发（如所选静脉在发际内，顺头发方向剃净局部头发），用肥皂水和清水洗净，纱布擦干。为小婴儿更换尿布，协助幼儿排尿。

5）环境准备：清洁、宽敞。操作前半小时停止扫地、更换床单。

【操作步骤】

（1）在治疗室内核对、检查药液、输液器，按医嘱加入药物，并将输液器针头插入输液瓶塞内，关闭调节器。

（2）将治疗盘携带至患儿床旁，核对患儿姓名。根据患儿的年龄，做好说服、解释工作。

（3）再次查对药液，无误后将输液瓶挂于输液架上，排尽空气。

（4）将枕头放在床沿，使患儿横卧于床中央，头下垫治疗巾。必要时全身约束患儿。

（5）如两人操作，则一人固定患儿头部，另一人穿刺。穿刺者立于患儿头端，消毒皮肤，排净气体，一手绷紧皮肤，另一手持针，在距静脉最清晰点向后移0.3cm处将针头沿静脉向心方向平行进针，然后沿静脉走向徐徐刺入，见回血后推液少许，如无异常，开放调节器，用胶布固定。

（6）将输液器管道弯成弧形，用一长胶布固定于患儿肢体适当位置，约束患儿。根据患儿病情、年龄、药物性质调节输液速度。

（7）将患儿抱回原处，必要时头部两旁用沙袋固定。

（8）整理用物，记录输液时间、输液量及药物并签名。

（9）定时巡视，观察输液情况和病情变化。如速度是否合适，局部有无肿胀，针头有无移位、脱出，瓶内溶液是否滴完，各连接处有无漏液等，观察有无输液反应发生。

【评价】

（1）物品、环境及患者准备符合要求。

（2）了解病情，准确估计常见护理问题。

（3）操作熟练，顺序正确，准确观察患儿情况，及时正确处理护理问题。

（4）全过程确保患儿安全，注意保暖，避免受凉。

实验指导五 静脉穿刺法

【实验目的】

（1）作诊断性检查，如检查肝、肾功能时采血等。

（2）急救时加压输液和输血。

（3）建立长期静脉输液通道。

【实验计划】

（1）护士准备：评估患儿病情、年龄等一般情况，穿刺部位的皮肤、血管状况；根据患儿的年龄，做好说服、解释工作；洗手、戴口罩。

(2) 物品准备:治疗盘:内置皮肤消毒液、棉签、弯盘、胶布,无菌巾、注射器、治疗单或化验单。

(3) 环境准备:治疗台清洁、宽敞。

【操作步骤】

1. 颈外静脉穿刺法

(1) 必要时按全身约束法约束患儿。

(2) 助手使患儿平卧,肩部与治疗桌平齐,头部转向一侧并下垂。助手固定患儿头部,露出颈外静脉。

(3) 穿刺者立于患儿头端,消毒穿刺部位皮肤后,进针采血或注射。尽量做到一次成功。

(4) 操作完成后,用无菌棉球压迫穿刺部位,至出血停止。然后用敷贴固定,防止感染。

(5) 整理用物。

(6) 注意事项

1) 操作过程中应随时观察患儿面色及呼吸情况,如有异常,应立即停止操作。

2) 操作应迅速,避免患儿头部下垂时间过长,影响头部血液回流。

3) 因颈部软组织、血管较多,刺破后易引起血肿,若穿刺失败,应加压止血后再换对侧血管。

2. 股静脉穿刺法

(1) 将患儿取仰卧位,脱去一侧裤腿,垫高穿刺侧腹股沟处,用尿布覆盖会阴处,以免排尿污染穿刺部位。

(2) 分开患儿两腿呈蛙腿状,助手用手臂轻压患儿上臂,双手固定患儿膝部和下肢。

(3) 穿刺者立于患儿右侧,消毒穿刺部位皮肤后,消毒自己左手示指,在患儿腹股沟中1/3和内1/3交界处,用左手示指触摸股动脉搏动点,右手持针在股动脉搏动点内侧垂直穿刺,然后逐渐向上提针,同时抽吸,见回血即停止提针,固定采血。尽量做到一次成功。如穿刺失败,最好不在同侧反复穿刺。

(4) 操作完成后,用无菌棉球压迫穿刺部位,至出血停止。然后用敷贴固定,防止感染。

(5) 整理用物。

(6) 注意事项

1) 注意观察局部有无出血。如穿刺失败,不宜再于同侧穿刺,以免形成血肿。

2) 如有出血倾向或凝血功能障碍者,禁用此方法,以免引起出血。

3) 如抽出血为鲜红色,系股动脉血液,应立即拔针,并用棉球压紧局部5~10min,放松后仍需观察有无血肿。

【评价】

1. 物品、环境及患者准备符合要求。
2. 了解病情,准确估计常见护理问题。
3. 操作熟练,顺序正确,准确观察患儿情况,及时正确处理护理问题。
4. 全过程确保患儿安全,注意保暖,避免受凉。

实验指导六　光照疗法

【实验目的】

光照治疗是一种通过荧光灯照射治疗新生儿高胆红素血症的辅助疗法。主要作用是使4Z,15Z-胆红素转变成4Z,15E-胆红素异构体(C_{15}处双键旋转180°)和光红素异构体,从而易于从胆汁和尿液中排出体外。

【实验器材】

(1) 光疗箱:一般采用波长420~470nm的蓝色荧光灯最为有效,还可用绿光或白光照射,光亮度160~320W为宜。分单面和双面光疗箱,单面光疗可用20W灯管6~8支,平列或排列成弧形,双面光疗时,上下各装20W灯管5~6支,灯管与皮肤距离为33~50cm。

(2) 遮光眼罩:用不透光的布或纸制成。

(3) 其他:长条尿布、尿布带、胶布等。

【实验准备】

(1) 护士准备:了解患儿诊断、日龄、体重、黄疸的范围和程度。胆红素检查结果、生命体征、精神反应等资料。估计光疗过程患儿常见的护理问题。操作前戴墨镜,洗手。

(2) 患者准备:患儿入箱前须进行皮肤清洁,禁忌在皮肤上涂粉或油类;剪短指甲、防止抓破皮肤;双眼佩戴遮光眼罩,避免光线损伤视网膜;脱去患儿衣裤,全身裸露,只用长条尿布遮盖会阴部,男婴注意保护阴囊。

【操作步骤】

(1) 光疗前准备:清洁光疗箱,特别注意清除灯管及反射板的灰尘。箱内湿化器水箱加水至2/3满,接通电源,检查线路及光管亮度。并使箱温升至患儿适中温度,相对湿度55%~65%。

(2) 入箱:将患儿裸体放入已预热好的光疗箱中,记录开始照射时间。

(3) 光疗应使患儿皮肤均匀受光,并尽量使身体广泛照射,禁止在箱上放置杂物以免遮挡光线。若使用单面光疗箱一般每2h更换体位1次,可以仰卧、侧卧、俯卧交替更换。俯卧照射时要有专人巡视,以免口鼻受压而影响呼吸。

(4) 监测体温和箱温变化光疗时应每2~4h测体温1次或根据病情、体温情况随时测量,使体温保持在36~37℃为宜,根据体温调节箱温。光疗最好在空调病室中进行。冬天要特别注意保暖,夏天则要防止过热,若光疗时体温上升超过38.5℃时,要暂停光疗,经处理体温恢复正常后再继续治疗。

(5) 保证水分及营养供给:光疗过程中,应按医嘱静脉输液,按需喂奶,因光疗时患儿不显性失水比正常小儿高2~3倍,故应在奶间喂水,观察出入量。

(6) 严密观察病情:光疗前后及期间要监测血清胆红素变化,以判断疗效。光疗过程要观察患儿精神反应及生命体征;注意黄疸的部位、程度及其变化;大小便颜色与性状;皮肤有无发红、干燥、皮疹;有无呼吸暂停、烦躁、嗜睡、发热、腹胀、呕吐、惊厥等;注意吸吮能力、哭声变化。若有异常须及时与医师联系,以便检查原因,及时进行处理。

(7) 保持灯管及反射板清洁,并定时更换灯管,如有灰尘会影响照射效果,每天应清洁灯箱及反射板,灯管使用300h后其灯光能量输出减弱20%,900h后减弱35%,因此灯管使用 1000h 必须更换。

(8) 出箱:一般采用光照 12 ~ 24h 才能使血清胆红素下降,光疗总时间按医嘱执行,一般情况下,血清胆红素<171μmol/L(10mg/dl)时可停止光疗。出箱时给患儿穿好衣服,除去眼罩,抱回病床,并做好各项记录。

(9) 光疗箱的维护与保养:光疗结束后,关好电源,拔出电源插座,将湿化器水箱内水倒尽,做好整机的清洗、消毒工作,有机玻璃制品忌用乙醇擦洗。光疗箱应放置在干净,温度、湿度变化较小,无阳光直射的场所。

【评价】

(1) 物品准备迅速、齐全、有序、合理。

(2) 光疗箱清洁,性能良好,温湿度符合要求。

(3) 患者准备符合要求。

(4) 操作者了解病情、掌握光疗的目的、不良反应,能准确估计和处理患儿在光疗中常见的护理问题。

(5) 操作熟练、敏捷、准确、安全,能掌握相关理论。

实验指导七　温箱使用法

【实验目的】

新生儿体温调节功能差,尤其未成熟儿,体温中枢发育不完善,不能维持体温的稳定,容易随环境温度而变化,低温会造成缺氧、酸中毒、低血糖、硬肿、高胆红素血症、生长迟缓等一系列不良后果。温箱使用是以科学的方法,创造一个温度和湿度相适宜的环境,使患儿体温保持稳定,用以提高未成熟儿的成活率。

【实验准备】

1. 物品准备:温箱,应检查其性能完好,保证安全,使用前做好清洁消毒工作。

2. 护士准备:了解患儿的孕周、出生体重、日龄、生命体征及一般情况,有无并发症等。估计常见的护理问题,操作前洗手。

3. 患者准备:患者穿单衣,裹尿布。

【操作步骤】

1. 入箱前准备　温箱的温度、湿度应根据早产儿的体重及出生日龄而定。使用前应将温箱预热,然后根据表中早产儿体重及出生日龄调节适中温度后入箱,若为新生儿硬肿症、体温低于 33℃及受冷时间较长,腋温低于肛温时,则必须遵循逐渐复温原则。并应加蒸馏水于湿化器水箱中以达到所需的相对湿度。

(1) 患儿可穿单衣,裹尿布。

(2) 一切护理操作应尽量在箱内进行,如喂奶、换尿布、清洁皮肤、观察病情及检查等操作可从边门或袖孔伸入进行,尽量少打开箱门,以免箱内温度波动,若确因需要暂出温箱治疗检查,也应注意在保暖措施下进行,避免患儿受凉。

(3) 定时测量体温,根据体温调节箱温,并做好记录,在患儿体温未升至正常之前应每小时监测 1 次,升至正常后可每 4 小时测 1 次,注意保持体温在 36 ~ 37℃之间,并维持相对湿度。

（4）保持温箱的清洁

1）温箱使用期间应每天用消毒液将温箱内外擦拭,然后用清水再擦拭一遍,若遇奶迹、葡萄糖液等沾污应随时将污迹擦去,每周更换温箱 1 次以便清洁。消毒、并用紫外线照射。要定期细菌培养,以检查清洁消毒的质量。如培养出致病菌应将温箱搬出病房彻底消毒,防止交叉感染。

2）湿化器水箱用水每天更换 1 次,以免细菌滋生。机箱下面的空气净化垫应每月清洗 1 次,若已破损则须更换。

3）患儿出箱后,温箱应进行终末清洁消毒处理。

2. 出温箱条件

（1）体重达 2000g 左右或以上,体温正常者。

（2）在不加热的温箱内,室温维持在 24 ~26℃时,患儿能保持正常体温者。

（3）患儿在温箱中生活了 1 个月以上,体重虽不到 2000g,但一般情况良好者。

（4）使用温箱注意事项

1）使用温箱应随时观察使用效果,如温箱发出报警信号,应及时查找原因,妥善处理。

2）温箱不宜放置在阳光直射、有对流风及取暖设备附近,以免影响箱内温度的控制。

3）要掌握温箱性能,严格执行操作规程,并要定期检查有无故障、失灵现象,如有漏电应立即拔除电源进行检修,保证绝对安全使用。

4）严禁骤然提高温箱温度,以免患儿体温突然上升造成不良后果。

【评价】

（1）物品准备齐全,患者准备符合要求。

（2）了解病情,准确估计和处理常见护理问题。

（3）温箱清洁,性能良好,温湿度符合要求。

（4）熟练掌握患儿入温箱后的护理及使用温箱的注意事项。

实验指导八　口服给药法

【实验目的】

药物经口服后,被胃肠道吸收、利用,减少患儿的痛苦,达到治疗目的。

【实验准备】

（1）护士准备:洗手、带口罩。

（2）用物准备:根据医嘱准备药物(必要时将片剂分成 1/2、1/3 等,或者碾成粉末)、治疗盘、服药卡、温水、小勺、小毛巾。必要时准备糖水、奶瓶。

【操作步骤】

（1）将患儿抱起或抬高其头部,垫小毛巾于颈部。用小勺盛药,从患儿嘴角将药徐徐喂入,再喂温水。患儿不合作时,可用小勺轻压舌头一侧,或者轻压一侧鼻孔,直至患儿吞服。

（2）给油类药物时,可直接滴于患儿口中,然后再喂少许糖水。

（3）对婴儿,可用奶瓶喂药;对幼儿,可将药片捣碎加糖水调匀喂服;对较大患儿应教会服药方法,鼓励其自己服药。

(4) 清理用物。

实验指导九　测量体温、脉搏、呼吸

【实验目的】

(1) 通过观察体温、脉搏、呼吸,了解生命体征的变化和疾病的转归情况。

(2) 协助医生诊断,为治疗、护理提供依据。

【实验准备】

(1) 护士准备:评估患儿一般情况,选择合适的测量方法。洗手。

(2) 用物准备:治疗盘包含以下物品,已消毒的体温计(玻璃式水银式体温计将水银甩至35℃以下)、纱布、有秒针的手表、笔、体温记录单、液状石蜡或肥皂水。

【操作步骤】

1. 体温测量法

(1) 口温测量法:选择口表,将水银球端斜放于舌下热窝处,嘱患儿紧闭口腔3min,取出看读数,做好记录。适用于学龄小儿。

(2) 腋温测量法:解开衣服,擦干腋下,将腋表水银球端斜放于腋下,帮助患儿曲臂过胸夹紧,测量7~10min。取出看读数,做好记录。

(3) 肛温测量法:先用液状石蜡或肥皂水润滑肛表水银球端,插入患儿肛门3~4cm,手握肛表测3min,取出看读数,做好记录。适合婴幼儿、意识清楚患儿,腹泻、肛周损伤患儿禁忌。

条件许可时,可选择电子体温计,具有使用方便(30s左右即可)、准确、迅速、安全等优点。探头外罩一次性护套,防止交叉感染。还可选择与监护仪配套的热敏电子体温计,其优点是非常精确(误差<0.10℃),最低可测26.0℃,口、腋、肛温能直接从监护仪上显示温度数值。

2. 脉搏测量法　将病员置放于舒适体位,手臂放松,护士用示指、中指、环指指端按放在桡动脉上表面,婴幼儿可测量颞动脉(太阳穴处),以清楚地触摸到动脉搏动为准。一般半分钟所测得脉率乘于2,即为每分钟脉搏数。脉搏异常者应测量1min;脉搏细速时,可用听诊器数1min心率;受疾病影响脉搏和心率不一致(脉搏短绌)时,应两人同时测量脉搏和心率1min;活动后休息30min再测。记录结果。

3. 呼吸测量法　测量脉搏结束后,护士仍保留测脉搏状,观察患儿胸腹起伏次数。一般半分钟所测得数值乘于2,即为每分钟呼吸次数。呼吸搏异常者应测量1min;危重患儿呼吸微弱时,可用少许棉花置于患儿鼻孔处,观察1min。记录结果。

(康菊珍　王志凡)

第六篇　急救护理学实验指导

实验指导一　常用危重症监护技术

实验一　体温监测

【实验目的】

(1) 测量记录患者的体温。

(2) 监测体温变化,分析热型及伴随症状。

【操作前准备】

(1) 洗手,检查体温计是否完好,将水银柱甩至35℃以下。

(2) 询问、了解患者身体状况,向患者解释测量体温的目的,取得患者的配合。

(3) 评估患者适宜的测量方法。

(4) 告知患者测量口温前15～30min勿进食过冷、过热食物,测口温时闭口用鼻呼吸,勿用牙咬体温计。

【实验步骤】

(1) 根据患者病情、年龄因素选择测量方法。

(2) 测腋温时擦干腋下的汗液,将体温计水银端放于患者腋窝深处并贴近皮肤,防止脱落,测量5～10min后取出。

(3) 测口温时将水银端斜放于患者舌下,闭口3min后取出。

(4) 测肛温时先在肛表前端涂润滑剂,将肛温计的水银端轻插入肛门3～4cm,3min后取出。用消毒纱布擦拭体温计。

(5) 读取体温数,消毒体温计。

(6) 将体温数记录在患者体温单上,将异常体温报告医生。

【小结】

正常人体有体温调节功能,可保持体温在一个相对恒定水平。正常成人体温随测量部位不同而异,口腔舌下温度为36.3～37.2℃,腋窝温度为36～37℃,直肠温度为36.5～37.5℃,昼夜波动一般不超过1℃。各种原因致使机体的体温调节中枢功能紊乱以及物理作用的影响,均可以造成体温高于或低于正常范围。医务人员应根据病因予以正确的诊断和相应的处理。

实验二　脉搏测量

【实验目的】

(1) 测量患者的脉搏,判断有无异常情况。

(2) 测量脉搏变化,间接了解心脏情况。

【操作前准备】

(1) 洗手、着装整洁,戴帽子、口罩。

(2) 向患者讲解测量脉搏的目的,取得患者的配合。

【方法和过程】

(1) 协助患者采取舒适的姿势,手臂轻松置于床上。

(2) 以示指、中指、环指的指端按压桡动脉,力度适中,以能感觉到脉搏搏动为宜。

(3) 一般患者测量 30s,脉搏异常的患者测量 1min,核实后,报告医师。

(4) 脉搏短绌的患者,需按要求测量,其中一名护士测脉搏,另一名护士听心率,同时测量 1min。

【小结】

正常人的脉搏与心率是一致的,成人安静时脉搏 60 ~ 100 次/分,儿童平均为 90 次/分,婴幼儿可达 120 ~ 140 次/分,老年人脉搏较慢 . 平均为 55 ~60 次/分。脉搏快慢受年龄、性别、运动、情绪、药物及各种病理情况影响,脉搏短绌的患者,脉率少于心率。

实验三　呼吸运动监测

【实验目的】

(1) 观察呼吸频率和节律。

(2) 监测呼吸变化。

【操作前准备】

洗手、着装整洁,戴口罩、帽子、时钟。

【方法和过程】

(1) 观察患者的胸腹部,一起一伏为一次呼吸,测量 30s。因呼吸的速率会受到意识的影响,测量时不必告诉患者。

(2) 危重患者不易观察时,用少许棉絮置于患者鼻孔前,观察棉花吹动情况,计数 1min。

(3) 注意观察呼吸节律,呼吸不规则患者测量 1min。

【小结】

呼吸频率是呼吸功能最简单的基本的监测项目,可以通过目测,也可通过仪器测定。正常成人呼吸频率为 10 ~ 18 次/分,新生儿为 40 次/分,呼吸频率的增快或减慢,均提示可能发生呼吸功能障碍。危重患者常伴有呼吸节律改变。

实验四　血 压 监 测

【实验目的】

1. 测量、记录患者的血压,判断有无异常情况。
2. 监测血压变化,间接了解循环系统功能状况。

【操作前准备】

1. 洗手、着装整洁。

2. 无创血压监测：血压计、听诊器或多功能心电监护仪。

3. 有创血压监测：①动脉导管；②带开关的动脉测压管；③压力换能器；④管道冲洗装置；⑤电子监护仪。

【方法和过程】

（1）普通血压计测血压：①检查血压计，协助患者采取舒适体位，保持血压计零点、上臂与心脏同一水平；②驱尽袖带内空气，平整地缠于患者上臂中部，松紧以能放入一指为宜，下缘距肘窝 2～3cm；③听诊器置于肱动脉位置；④按照要求测量血压，正确判断收缩压与舒张压；⑤测量完毕，排尽袖带余气，关闭血压计；⑥记录血压数值；⑦长时间观察血压患者，做到“四定”，即定时间、定部位、定体位、定血压计。

（2）自动化无创动脉压监测，见多功能心电监护仪。

（3）创伤性血压监测：按无菌操作技术，将动脉导管置入动脉内，连接好电子监护仪，测压前先将换能器与大气排通，归零，通过压力监测系统直接进行动脉内压力的监测，直接显示收缩压、舒张压和平均动脉压，反映每一心动周期的血压变化情况。

【小结】

动脉血压能够反映心室后负荷、心肌耗氧及周围血管阻力，影响血压因素主要有心排血量、循环血容量，周围血管阻力、血管壁的弹性和血液黏滞度 5 个方面。虽然血压能反映循环功能，但不是唯一指标，因为组织灌注取决于血压和周围血管阻力两个因素。若血管收缩，阻力增加，血压虽高，而组织血流却减少，故判断循环功能不能单纯追求较高的血压，应结合多项指标综合分析。

实验五　多参数(心电)监护仪监测技术

【实验目的】

（1）监测患者的心率、心律变化。

（2）监测患者的血压变化。

（3）监测血氧饱和度，了解机体缺氧状况。

【操作前的准备】

（1）患者准备用肥皂和水彻底清洁皮肤，除去皮屑，必要时，去除电极放置处的体毛。

（2）监护仪器准备，确定监护仪电源接通，测试功能正常运转，检查导联，传感器导线是否正常。

（3）将脉搏血氧饱和度传感器及导线与多参数监护连接。

（4）尺寸合适的血压监护袖带。

【方法和过程】

（1）检查监护仪功能及导线连接是否正常。

（2）将心电监测电极板连接至监测仪导联线上，按照监测仪标识要求贴于患者胸部正确位置，避开伤口，必要时应当避开除颤部位（图 6-1-1）。

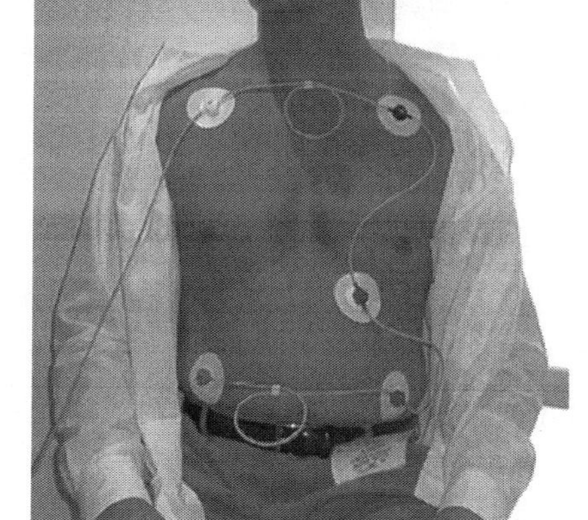

图 6-1-1　心电监护仪电极连接

(3) 放置尺寸合适的血压监护袖带。

(4) 将脉搏血氧饱和度传感器放于患者手指、足趾或耳廓处,使其光源透过局部组织,保证接触良好。

(5) 设定报警范围应根据患者的具体情况设定报警上下限,常规设置心率在自身心率上下的 20% ~30% ,收缩压报警范围 12 ~21. 3kPa(90 ~160mmHg);平均压报警范围 8 ~14. 7kPa(60 ~110mmHg);呼吸报警范围 8 ~30 次,氧饱和度报警范围 90% ~100% 。

【小结】

ICU 病房应配有多功能床边监护仪,能监测多项指标,能及时了解危重患者病情变化情况,以便及时采取相应措施救治患者。

实验六 肺动脉压监测

【实验目的】

(1) 测定肺小动脉压(PAWP)。

(2) 监测肺小动脉变化,间接了解左心功能。

【适应证】

(1) 急性呼吸窘迫综合征(ARDS)并发左心衰竭时,最佳的诊断方法是测定 PAWP。低血容量休克应用扩容治疗时,测定 PAWP 估计前负荷,指导合理治疗。施行各类大手术的高危患者,监测 PAWP,可预防和减少循环衰竭的发病率和死亡率。

(2) 循环功能不稳定患者,应用正性肌力增加心肌收缩力药物和扩血管药等,通过 PAWP 测定,可用以指导治疗并观察治疗效果。

(3) 区分心源性肺水肿。通过监测血浆胶体渗透压(COP)和 PAWP,并计算其差值(COP-PAWP),对心源性肺水肿发生做出判断,PAWP 与肺毛细血管静水压基本一致,升高的原因为左心衰竭或输液过量。正常时(COP-PAWP)为 10 ~18mmHg,低于 8mmHg 时一般认为是肺水肿的先兆指标,4 ~8mmHg 提示肺水肿发生的可能性明显增加,低于 4mmHg 时不可避免将发生肺水肿,左心衰竭时(COP-PAWP〉可呈负值。

【禁忌证】

(1) 凝血机制障碍、脓胸、气胸患者禁忌行中心静脉穿刺。

(2) 锁骨下静脉、颈静脉血栓形成不宜行相应静脉穿刺。

(3) 穿刺部位有感染等禁忌穿刺。

(4) 患者兴奋、躁动、极为不合作者。

【操作前的准备】

(1) 用物准备:根据临床需要选用适用规格的 Swam-Gans 漂浮导管(常用的是四腔管,成人用 F7,小儿用 F5,不透 X 线)、中心静脉穿刺导管针、导引钢丝、静脉扩张器、导管鞘、三通开关、旁路输液管、充气用注射器、压力换能器、心电图机、压力监护仪。1% 普鲁卡因、宽胶布、普鲁卡因注射盘、无菌手套、静脉输液装置等。

(2) 环境准备:环境清洁、安静、温度适宜、无对流风。

(3) 患者准备:核对、询问了解患者身体状况,解释消除患者的紧张和恐惧。做好普鲁卡因过敏试验。评估患者局部皮肤组织及血管情况,出凝血状况。

(4) 由医师负责与患者或其家属签署知情同意书。

(5) 严格遵守无菌操作原则,操作人员置管前,置管过程中及导管护理过程中,按照无菌术做好准备和操作。

【操作过程与护理配合】

(1) 充分做好准备,保证严格的无菌操作环境。

(2) 通常选择右侧颈内静脉为穿刺血管。

(3) 建立无菌区,消毒穿刺点皮肤,穿无菌手术衣,更换手套,铺无菌巾,扩大无菌区。

(4) 当静脉穿刺成功后,将特制的导引钢丝从导管鞘送入脉内,然后经导引钢丝送入扩张器及外鞘管,拔除导引钢丝及扩张器留置外鞘管在血管内。然后经外鞘管将漂浮导管插入到静脉内。漂浮导管插入 15 ~ 20cm,即可进入右心房,示波器上显示 RAP 波形,此时将气囊部分充气以便于导管向前推进,导管通过三尖瓣口进入到右心室后,压力突然升高。出现典型和平方根形 RVP 波型,此时气囊完全充气。气囊充气 1.2 ~ 1.5ml 后既可以减少导管尖对右心室壁的刺激,减少心律失常的发生,又使导管容易向肺动脉推进,当导管进入到肺动脉时,舒张压较前显著升高,有重搏切迹,当导管嵌入肺动脉分支时,出现 PAWP 波。

(5) 插管成功后,清理穿刺点,固定导管覆盖无菌敷料,确定导管通畅后连接到压力监护仪上。

(6) 通过 X 线摄片确定导管尖端的位置。

【并发症】

(1) 心律失常:当漂浮导管进入到右心室时,由于导管顶端裸露部分触及心内膜,可以引起发生心律失常。为防止或减少心律失常的发生,当导管进入到右心房时,宜将气囊充气。覆盖导管尖端,插入中遇到阻力时,不可用力插入。若心律失常频繁发生可暂停操作,可静脉注射利多卡因。

(2) 气囊破裂:导管重复多次使用,气囊弹性消失,易发生气囊破裂,多见于肺动脉高压的患者。

(3) 血栓形成和栓塞:导管周围的血栓形成可堵塞插入导管的静脉,出现上肢水肿、颈部疼痛和静脉扩张。应注意定期肝素盐水冲洗,有栓塞史和高凝状态患者需用抗凝治疗。

(4) 肺栓塞:导管尖端栓子脱落可导致肺动脉栓塞,为减少此并发症的发生,充气量不可大于 1.5ml。

(5) 导管扭曲、打结或损伤心内结构和导管折断。

(6) 肺出血和肺动脉破裂:肺动脉高压患者,气囊不要过度充气,测量 PAWP 的时间应尽量缩短。

(7) 感染:可发生在穿刺点或切口处,也可引起细菌性内膜炎。所以,操作过程中必须严格遵守无菌规则,并加强护理。定期更换敷料。

【操作后护理】

(1) 导管留置的管理:①导管输液滴速的维持,应在 80 滴/分左右,如出现导管脱出、移动、折叠或凝血,可明显滴速减慢;如有新近阻塞,可用 1ml 生理盐水冲管,如无效或阻塞时间较长,应拔除导管。②导管留置期间,每日用2~3ml肝素(10~100U/ml)生理盐水冲洗管道。③每隔2~3日,更换1次穿刺点的敷料,如发现局部红肿、导管位置的变化、皮下渗液或缝针松动等情况,应立即处理。

(2)按无菌操作术置管成功后,测压前将标尺或压力换能器的零点置于腋中线第4肋间右心房水平。

(3)确保导管和测压管系统内无凝血、空气,导管无扭曲等。

(4)测压时确保导管畅通无阻,记录测压数值,并报告医生。

【注意事项】

(1)导管顶端应位于右心房同一水平的肺动脉第一分支时,PAWP才能准确反映左心房压力(LAP)。

(2)漂浮导管前端最佳嵌入部位,应在肺动脉较大分支。当气囊充气后监测仪上即显示PAWP的波形和压力值,而放气后屏幕上又显示PA波形和肺动脉收缩压(PASP)、PADP、PAP值。

(3)呼吸对PAWP有影响,用机械通气或自主呼吸时,均应在呼气末测PAWP。

(4)用温度稀释法测心排出量时,注射液的温度与受试者体温的温差应大于10℃,通常用0~4℃冰盐水,一般每次2ml,连续3次,取平均值。

【小结】

肺动脉压监测可以直接测定患者的肺动脉压力,正常5~15mmHg,间接反映左心功能,通过监测血浆胶体渗透压(COP)和PAWP,并计算COP-PAWP的差值,可区分心源性肺水肿,正常(COP-PAWP)为10~18mmHg,低于4mmHg时不可避免发生肺水肿,左心衰竭时(COP-PAWP)可呈负值。①临床上PAWP监测评估左右心室功能,正常情况下,PAWP较LAP高1~2mmHg,如肺与二尖瓣无病变时,PAWP=LVEDP。所以PAWP可反映左心室前负荷和右心室右负荷。②为扩补液,应用强心药物,血管活性药物提供指导依据,判断疗效和预后。③指导选择PEEP。

实验七　肾浓缩-稀释功能测定

【实验目的】

(1)监测昼夜尿比重、昼夜尿量。

(2)监测肾小管重吸收功能。

【操作前的准备】

比重计、尿容器、尿量器。

【方法和过程】

(1)在试验24h内患者应保持日常的饮食卫生习惯。

(2)晨8时排尿,自晨8时至晚8时,每2h留尿一次,共6次(为昼尿量);自晚8时至次日晨8时的尿量为夜尿量。

(3)分别测定尿量和尿比重。

【小结】

肾浓缩和稀释尿液的功能主要在远曲小管和集合管实现,因而浓缩稀释试验是测定远曲小管功能的敏感指标。

正常昼尿量与夜间尿量之比为(3～4)：1. 夜间12小时尿量应少于750ml,最高的一次尿比重应在1.020以上,最高尿比重与最低尿比重之差应大于0.009。

夜尿量超过750ml常为肾功能不全的早期表现;昼间各份尿量接近,最高比重低于1.018,表示肾浓缩的功能不全;当肾功能损害严重时,尿比重固定在1.010左右(等张尿)。

实验指导二　心肺复苏术

【实验目的】

遇以下情况:心脏病突发、溺水、窒息或其他意外事件造成之意识昏迷并有呼吸及心跳停止,以徒手操作来恢复患者的自主循环、自主呼吸和意识,抢救发生突然、意外死亡的患者。目的在于尽快挽救脑细胞在缺氧状态下坏死(4分钟以上开始造成脑损伤,10分钟以上即造成脑部不可逆之伤害),因此施救时机越快越好。心肺复苏模拟人是掌握心肺复苏术的理想用具。

【操作前准备】

心肺复苏模拟人、诊箱及抢救药品如肾上腺素等、硬木板、AED、消毒纱布、生理盐水或导电膏。

【操作过程与护理配合】

(1) 操作者看天看地判断周围环境是否安全,吩咐助手采取相应的现场保护措施,消除危险(图6-2-1)。将病人(复苏模拟人)置仰卧位,双臂于躯干两侧,在其身下垫硬木板。(图6-2-2)

(2) 迅速检查有无反应,通过呼喊、触摸颈动脉或股动脉以判定是否心脏停搏,并通过一听、二看、三感觉判定有无自主呼吸(图6-2-3、图6-2-4)。

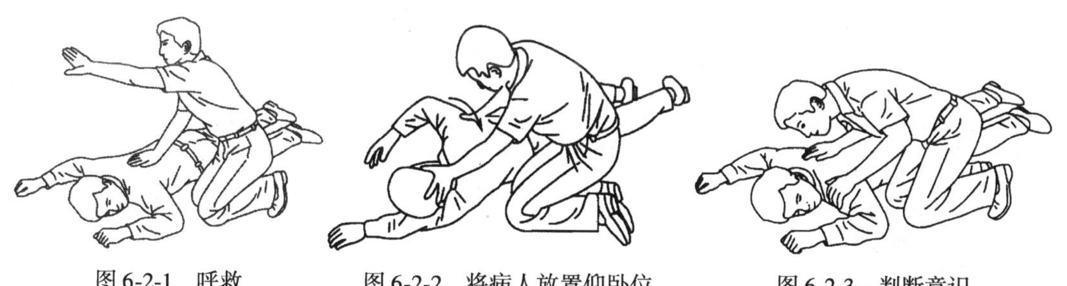

图6-2-1　呼救　　图6-2-2　将病人放置仰卧位　　图6-2-3　判断意识

(3) 解开上衣、暴露胸部,立即开始胸外按压,第一轮胸外按压期间,边做边逐一下达5个口头医嘱。(①球囊面罩接通氧气;②检查清理口腔;③开放气道,保持通畅;④固定氧气面罩;⑤球囊通气两次)

1) 按压部位:胸骨上2/3与下1/3交界处,或切迹上方两横指(图6-2-5)。

2) 按压手势:术者以左手掌根部置于按压部位,右手掌交叉重叠于此掌背上,十指相互交扣;翘起伸直的五个指头,不得接触到患者胸壁皮肤(图6-2-6)。

3) 按压姿势:轻松美观,以髋关节作为支点、挺直腰部;双肩位于双手正上方,手臂应垂直地往下压、不得倾斜,双臂绷直不得弯曲(图6-2-7);身体无摇晃,始终观察患者面色。

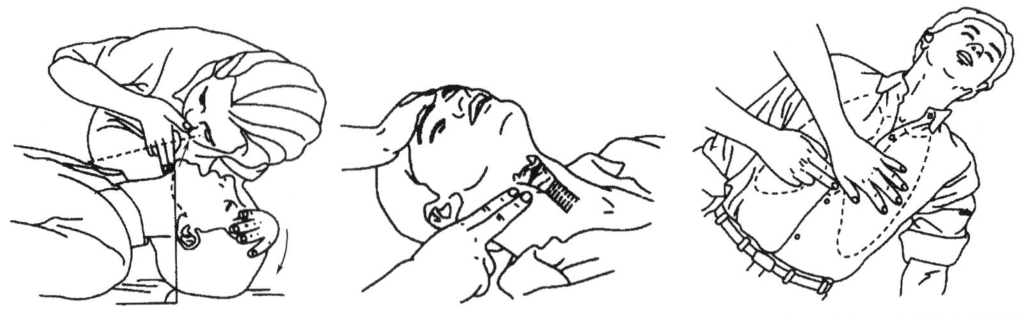

图 6-2-4 判断病人有无呼吸　　图 6-2-5 触摸颈动脉搏动　　图 6-2-6 快速测定正确的按压部位图

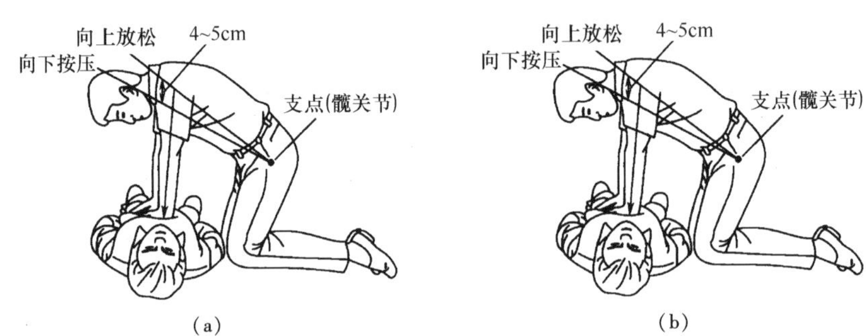

图 6-2-7 抢救者按压手势

(a) 抢救者肩膀部垂直向下按压(正确姿势);(b) 按压时肘部弯曲(错误姿势)

4) 用力方式:利用自身重量做按压,用力均匀、平稳并且有规律,不得进行冲击式按压,数数掌握按压节奏;放松应充分,但掌根部不能离开胸壁,做到放松不离位。

5) 按压频率:成人 100 ~ 120 次/min。

6) 按压深度:成人 5 ~ 5. 5cm。

7) 按压和放松的时间:按压和放松所需时间相等。无论是单人复苏还是双人复苏,按压与呼吸的比例成人都是 30:2,儿童双人按压时为 15:2。按压期间应密切观察病人是否有大动脉搏动,并观察口唇、皮肤和瞳孔变化。如用以电脑控制的心肺复苏模拟人,则边操作、边注意语音提示和屏幕显示,以判断操作正确与否。

(4) 开放气道:挖出口中的异物、义齿及呕吐物,然后以仰头抬颈法(图 6-2-8),或仰面举颏法(图 6-2-9),或托双下颌法(图 6-2-10)使头后仰,打开气道。

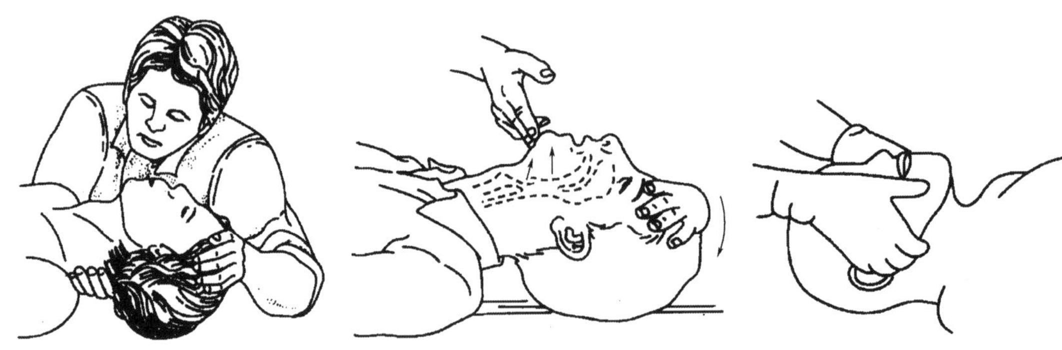

图 6-2-8 仰头抬颈法　　图 6-2-9 仰面举颏法　　图 6-2-10 托双下颌法

(5) 实施口对口人工呼吸用按于前额的手的拇指与示指捏闭病人的鼻孔,不使其漏气。术者深吸一口气,双唇紧贴病人口部,然后用力吹气,使胸廓扩张。(为预防感染,吹气前可在口唇上放一块消毒纱布)。吹气毕,术者稍抬头部并侧转换气,同时松开捏鼻的手,让病人胸廓依其弹性而回缩。

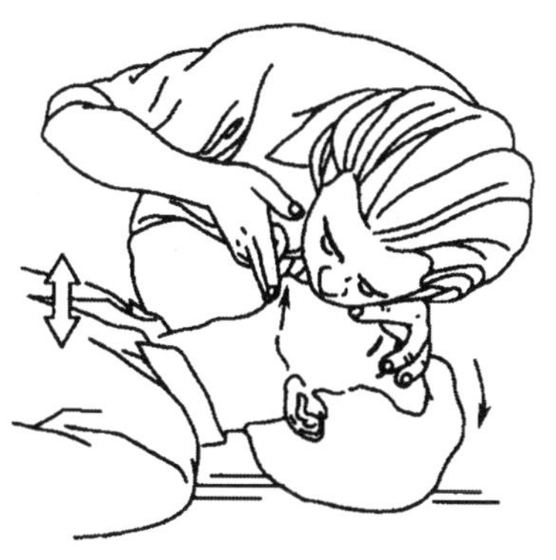

图 6-2-11 口对口人工呼吸

(6) 上述步骤反复进行。每次吹气量为 700 ~ 1000ml,吹气频率为 10 ~ 12 次/min。

(7) 护士应在复苏的过程中建立静脉通道。

(8) 如有条件,同时进行心脏电击除颤。

1) 继续胸外按压,尽量减少中断按压的时间,同时下达口头医嘱:"打开 AED,粘贴电极片";助手遵医嘱执行操作,首先打开 AED 电源开关,然后用棉垫擦拭患者右上胸和左下胸皮肤,粘贴电极片位置正确(主电极片位于右锁骨下胸骨右缘,次电极片位于左下胸乳头连线下、中心点平腋前线)(图 6-2-12)。要求两张电极片紧贴皮肤、无翘起,与皮肤之间无可见缝隙,位置牢固、粘贴平整;导联线插头插入 AED 面板上。

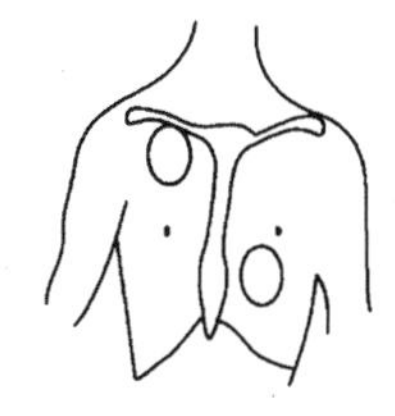

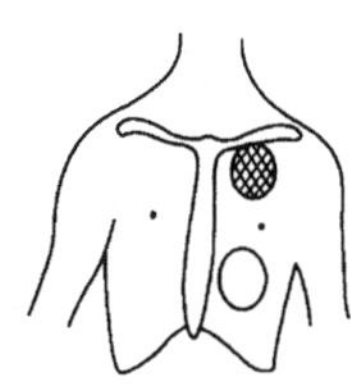

图 6-2-12 除颤电极板安放位置

2) 遵从 AED 语音提示,暂停胸外按压,避免干扰,AED 自动捕捉并分析心电图,确定为可电击心律。AED 自动充电,此时大声喊叫提醒:"请大家都离开!",并用目光巡视四周,确认无任何人与病人身体接触。

3) 当 AED 充电完成、发出声光报警,迅速按下放电键并报告:"除颤完毕",不允许提前或延迟按压放电键。

4) 在除颤放电后,立即实施胸外按压,开始给予除颤后的五个轮回 CPR;并且口头吩咐助手"关机"。助手负责移除电极片、整理 AED,接着进行气道管理。

(9) 继续除颤之后比例为 30:2 的五轮 CPR 周期。

(10) 检查患者的自主呼吸和循环征象是否恢复(数数计时、用 8 ~ 10s 时间完成,要求动作规范)。

【操作后护理】

上面为基础生命支持中的 C、A、B 三步骤,尚有进一步生命支持和延续(持续)生命支持阶段。故应加强护理,采取进一步处理措施,密切观察病情变化。

五、注 意 事 项

(1) 判断要迅速、操作要果断,一旦有心脏骤停和呼吸停止,立即开始复苏。

(2) 操作要正确,胸外心脏按压要平稳、规律,力量均匀、适度。

(3) 操作开始后要呼叫"120",操作过程中要镇静而不慌乱,并尽量明确原因。

(4) 如是两人以上复苏,要密切合作,体现出团队精神。

(5) 电击除颤时,嘱他人离开病人床边;注意电极应分隔开,其间的导电膏和生理盐水不能沿胸壁外流而交融;观察除颤的效果及局部皮肤有无烧伤等并发症,并作好抢救的准备。

实验指导三 呼吸道异物梗阻的护理

一、概 述

【定义】

呼吸道异物梗阻指异物不慎被吸入喉、气管、支气管所产生的一系列呼吸道症状,多发生于小儿和老年人。病情程度取决于异物性质和气道阻塞的程度,重者可造成窒息,甚至死亡。

【病因】

(1) 儿童含物玩耍或进食时运动、受惊、欢笑或哭闹,不慎造成误吸;幼儿磨牙未萌出,咀嚼功能不完善,喉保护功能欠健全导致误吸;患有哮喘、肺炎等呼吸道疾病的小儿,进食时因咳喘后紧接反射性深吸气而造成异物吸入。

(2) 老年人咽反射迟钝。

(3) 全麻或昏迷患者吞咽功能不全,咳嗽反射减弱。

(4) 医源性异物,如口腔、咽喉部手术时,脱落的牙齿,切落的组织、折断的医疗器械、鼻腔异物后滑等。

(5) 异物由气管切开患者的气管套管处落入而导致误吸。

【临床表现】

喉、气管异物最常见的临床表现是急性吸气性呼吸困难、咳嗽和喉喘鸣。异物进入支气管后以咳嗽为主,并可听到哮鸣音,当发生阻塞性肺炎时出现发热、白细胞计数增多等感染表现。听诊可闻及一侧呼吸音降低甚至消失,胸部X线平片可出现一侧肺不张或阻塞性肺气肿。

吸入不同种类异物可出现不同症状。植物性异物(如花生米、豆类)对黏膜刺激较大,常出现高热、咳嗽、咳脓痰等急性支气管炎症状;金属异物对局部刺激较小,若不发生阻塞,可存留于支气管中数月且无症状。

【呼吸道异物梗阻的判断】

如果发生呼吸道异物梗阻,可通过患者的表情、面色、咳嗽、呼吸音、胸部呼吸运动和全身反应等表现出来。

(1) 部分气道阻塞表现

1) 痛苦表情:常常用手抓捏自己的颈部、喉部,表现出窒息的痛苦表情。

2) 尚有较好的通气者,多有剧烈、有力的咳嗽,有典型的喘鸣音。阻塞严重致气体交换不足时,表现为呼吸困难、明显气急、咳嗽无力,或有鸡鸣、犬吠样的喘鸣音。

3) 口唇和面色可能发生发绀或苍白。

(2) 完全气道阻塞表现

1) 突然不能说话和咳嗽;有挣扎的呼吸动作,但无呼吸声。

2) 面色立即发绀、灰白、苍白等。

3) 神志很快丧失,出现昏迷,随即出现心搏骤停。

二、急救与护理

【实验目的】

清除呼吸道异物,保持呼吸道通畅。

【操作前准备】

(1) 评估患者

1) 了解患者的病情、意识状态及呼吸,评估有无活动义齿及胸腹部损伤等情况。

2) 了解患者异物吸入病史,准确判断呼吸道异物梗阻发生的部位。呼吸急促、呛咳或有明显呼吸困难者,异物多位于上呼吸道;呼吸相对平稳、呛咳不明显者,异物多位于下呼吸道。

（2）患者准备：调整患者体位，以满足急救需要。

（3）用物准备：手电筒。

【操作步骤】

（1）简单询问病史。

（2）初步确定患者的病情。

（3）估计阻塞的种类。

（4）采取急救措施。

【急救措施】

1. 自救法

（1）咳嗽法：患者尚能发音、说话、有呼吸和咳嗽时，应鼓励患者尽力呼吸和自行咳嗽，重复进行，直至异物排出。

（2）腹部手拳冲击法：患者一手握拳，拇指侧置于胸廓下和脐上的腹部，另一手紧握该拳，用力向内、向上做快速连续冲击，重复进行，直至异物排出。

（3）上腹部倾压椅背法：患者将上腹部迅速倾压于椅背、桌子边缘、扶手栏杆等，快速向前冲击，重复进行，直至异物排出。

2. 手拳冲击法　又称 Heimlich 手法

（1）腹部冲击法

1）意识清楚的患者：使患者呈站立或坐位，抢救者站于患者身后，双手臂环绕患者腰部，一手握拳将拇指一侧放在患者胸廓下和脐上的腹部，另一手握住拳头，快速向内、向上冲击患者的腹部，重复进行，直至异物排出(图 6-3-1)。

2）意识不清楚的患者：患者取仰卧位，抢救者面对患者，骑跨在患者的髋部，双膝跪地，上身前倾，一手掌根放在患者胸廓下和脐上的腹部，另一手放在此手背上，快速向上、向下冲击患者的腹部，重复进行，直至异物排出(图 6-3-1)。

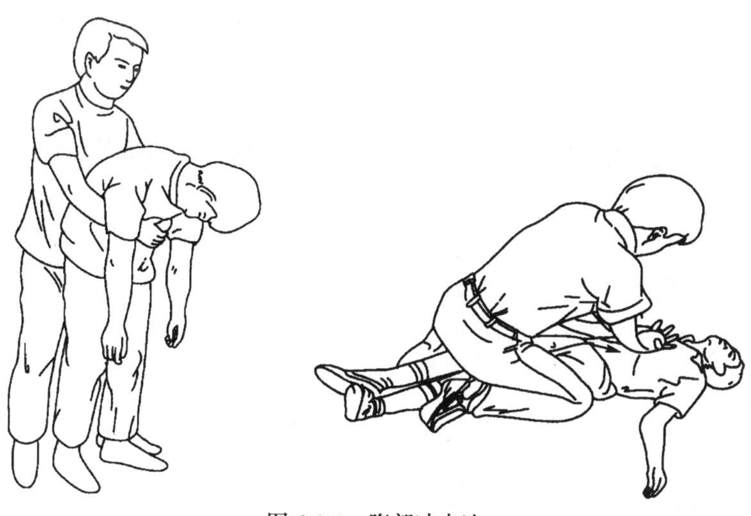

图 6-3-1　腹部冲击法

（2）胸部冲击法

1）意识清楚的患者：使患者呈站立或坐位，抢救者站于患者身后，双臂经患者腋下环抱其胸部，一手握拳拇指侧顶住患者胸骨中下部，另一手握住拳头，快速向下冲击，重复进行，直至异物排出。

2）意识不清楚的患者：患者取仰卧位，屈膝，开放气道。急救者跪于患者一侧，相当于患者的肩脚水平，一手掌根置于患者胸骨中下1/3处，另一手放在此手背上，快速向下冲击，重复进行，直至异物排出。

3. 手指清除法 患者取侧卧位或平卧头偏向一侧，抢救者一手握住患者的舌和下颌，使患者开口并上提下颌，另一手示指沿患者口角内插入，用钩取动作抠出异物。

4. 背部叩击法 协助患者取头低背高体位，急救者用掌根在患者两肩胛区的脊柱中线处用力叩击。

5. 婴幼儿气道异物的急救

（1）腹部冲击法：抢救者取坐位，小儿面向前坐于其腿上，抢救者用两手的中指和示指放在患儿胸廓下和脐上的腹部，快速向上冲击，重复进行，直至异物排出。

（2）背部叩击法：将患儿骑跨并俯卧于急救者的胳膊上，头低于躯干手握住其下颌固定头部，并将其胳膊放在急救者的大腿上，然后用另一手的掌根部在患儿两肩脚区的脊柱中线处用力叩击。

（3）胸部手指叩击法：患儿取仰卧位，抱持于急救者手臂弯中，头略低于躯干。急救者用两手指在患儿两乳头连线与胸骨中线交界点下一横指处叩击。

（4）以上方法清除异物无效且呼吸困难严重者，立即行环甲膜穿刺或气管切开术。

（5）协助患者取舒适体位。

（6）观察病情。

（7）洗手、记录。

【注意事项】

（1）在抢救过程中，要密切观察患者的意识、面色、瞳孔等变化，如患者的意识由清楚转为昏迷、面色发绀进行性加重、颈动脉搏动消失、呼吸停止，应立即停止排除异物，迅速进行心肺复苏。

（2）开放气道时的操作应准确、果断、轻柔，以免对患者造成新的损伤或延误病情。

（3）及时寻求他人帮助，积极配合抢救。

实验指导四　人工气道的建立

人工气道是指将导管经鼻腔或口腔插入呼吸道或直接在气管上置入导管而建立的气体通道，它是解除呼吸道梗阻、保证呼吸道通畅和进行辅助通气的有效途径，也是危重患者抢救的重要手段。常用的人工气道包括气管插管、气管切开、环甲膜穿刺或环甲膜切开术。

简易的人工气道还有口咽通气管及鼻咽通气管，适用于机械性因素如舌后坠、呕吐物、血凝块或异物等引起的上呼吸道部分梗阻。

一、气管插管术

气管插管术是将气管插管导管经口或鼻通过声门插入气管内的技术，它是建立人工气道的可靠路径，能为气道通畅、通气供氧、气道吸引、防止误吸以及气管内给药等提供最佳条件。气管插管术是急救工作中常用的重要抢救技术，对抢救患者生命、降低病死率起到至关重要的作用。

【实验目的】

(1) 保持呼吸道通畅。

(2) 清除气道分泌物或异物，增加肺泡有效通气量。

(3) 减少气道阻力及无效腔，提高呼吸道气体交换效率。

(4) 便于应用机械通气或加压给氧。

(5) 有利于气道雾化湿化及气道内给药。

【适应证】

气管内插管原则上是在病情紧急且插管保留时间较短的情况下使用，其适应证包括以下几种。

(1) 呼吸衰竭、呼吸肌麻痹、呼吸抑制及自主呼吸骤停，需紧急建立人工气道进行机械通气者。

(2) 各种原因导致的呼吸道梗阻。

(3) 咳嗽反射减弱，不能有效清除气道分泌物或胃内容物反流有误吸可能者。

(4) 手术麻醉需要。

【禁忌证】

(1) 喉头水肿、喉头黏膜下血肿、急性喉炎、插管创伤引起的严重出血等。

(2) 颈椎骨折、脱位。

(3) 咽喉部烧灼伤、肿瘤或异物存留者。

(4) 下呼吸道分泌物潴留所致呼吸困难。

(5) 主动脉瘤压迫气管或侵犯气管壁。

【操作前准备】

1. 评估患者

(1) 了解患者病情、意识状态、呼吸道情况、口鼻腔情况。

(2) 了解患者有无颈椎损伤。

(3) 对清醒患者解释操作目的，取得患者合作；对意识丧失的患者，向家属介绍病情及气管插管操作的目的，取得家属的理解与配合，并签署知情同意书。

2. 患者准备　患者仰卧，肩部适当抬高头尽量后仰，使口、咽和喉三条轴线尽量呈一致走向(图 6-4-1)。

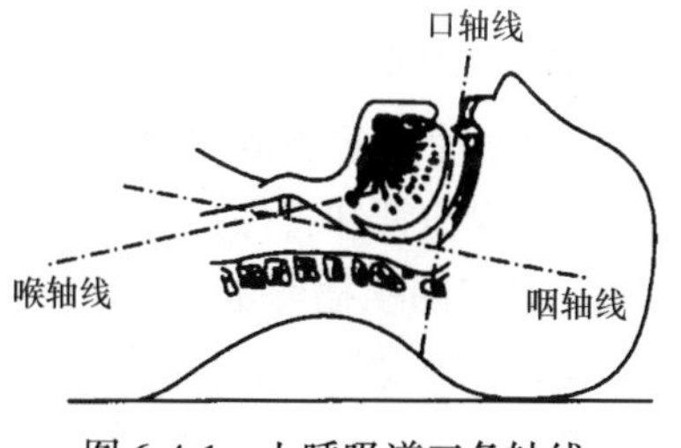

图 6-4-1　上呼吸道三条轴线

3. 护士准备

(1) 衣帽整洁，洗手，戴口罩。

(2) 了解上呼吸道解剖及掌握开放气道的方法。

4. 用物准备

(1) 咽喉镜：用于窥视咽喉区、显露声门和明视插管使用。镜片有直、弯两种类型。使用弯喉镜片时将其置入会厌上方的会厌谷，上提喉镜，间接挑起会厌，暴露声门。弯喉镜片对咽喉组织刺激小、操作方便、易于暴露声门和便于气管内插管。但在婴幼儿、会厌长而大或过于短而宽的成人，使用直喉镜片可以直接挑起会厌而暴露声门。

(2) 气管导管和管芯：目前常用聚氯乙烯塑料导管，有各种型号导管供不同年龄的患者选用。一般选用带套囊的导管，因套囊充气后能有效防止漏气和防止口咽分泌物流入下呼吸道以及胃内容物反流入气管内。气管导管的气囊分低容量高压力气囊、高容量低压力气囊和海绵气囊，以高容量低压力气囊为佳，因其不易影响局部气管黏膜的血液循环而常被选用。施行气管插管前除了准备预计使用的导管外，还要准备相近型号的大、小导管各 1 支，以便临时换用。可在导管内插入具有一定弹性和韧性的软细铜条制作的管芯，可使软质气管导管弯曲成所期望的弧度，从而引导气管导管顺利地置入气管。鼻插管时正确使用插管钳或导管钩可提高插管成功率（表 6-4-1）。

表 6-4-1 不同年龄气管导管的选择

年龄	导管内径（ID，mm）*	F 编号*	导管插入部分到口唇的距离（cm）*
早产儿	2.5～3.0	10～12	10
足月儿	3.0～3.5	12～14	11
1～6 个月	3.5～4.0	16	11
6～12 个月	4.0	18	12
2 岁	4.5	20	13
4 岁	5.0	22	14
6 岁	5.5	24	15～16
8 岁	6.0	26	16～17
10 岁	6.5	28	17～18
12 岁	7.0	30	18～20
14 岁以上	7.5～10	30～42	20～26

* 导管内径（ID）；导管外周径（F 编号），F+ID×4；如为经鼻插管者，插管的距离增加 2～3cm，气管导管内径减小 0.5～1mm

(3) 其他设备：表面麻醉喷雾器、插管钳、吸引装置、牙垫、固定胶布或气管插管固定器、消毒液状石蜡、套囊充气注射器、听诊器、面罩、简易呼吸器、吸痰、吸氧用品及抢救车等。

【操作步骤】

根据插管途径不同可分为经口腔插管和经鼻腔插管，根据插管时是否用喉镜暴露声门可分为明视插管和盲探插管。

1. 经口明视插管术

(1) 解释，携用物至患者旁，核对患者。

(2) 选择合适的气管导管并准备相邻规格的导管各 1 根，检查导管并进行导管套囊充气、放气试验，在导管前端涂上润滑剂备用。

(3) 安装喉镜片，检查发光是否足够明亮和稳定。

(4) 将管芯插入气管导管，使其前端据导管开口 0.5～1cm，并固定尾部。

(5) 准备好吸引设备和吸引管，以及呼吸支持如面罩、简易呼吸器、呼吸机以及供氧设备等。

(6) 移开床头柜，操作者站于患者头侧。

(7) 使患者去枕仰卧，开放气道，用带密封面罩的简易呼吸器，加压吸氧 2 分钟。

(8) 操作者以右手拇指、示指和中指，提起下颌，强迫患者张口。

(9) 左手持喉镜，沿口角右侧置入口腔（图 6-4-2），将舌体推向左侧，使喉镜片移至正中位置。此时可见悬雍垂，慢慢推进喉镜使其顶端抵达舌根，稍上提喉镜可见会厌(图6-4-3，图6-4-4)。

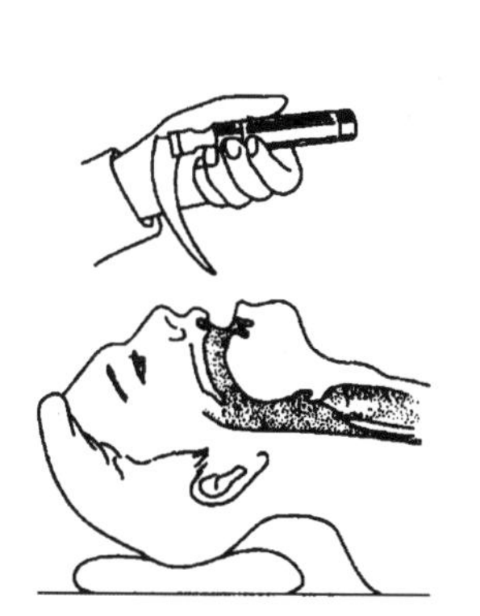

图6-4-2　从右口角插入喉镜片

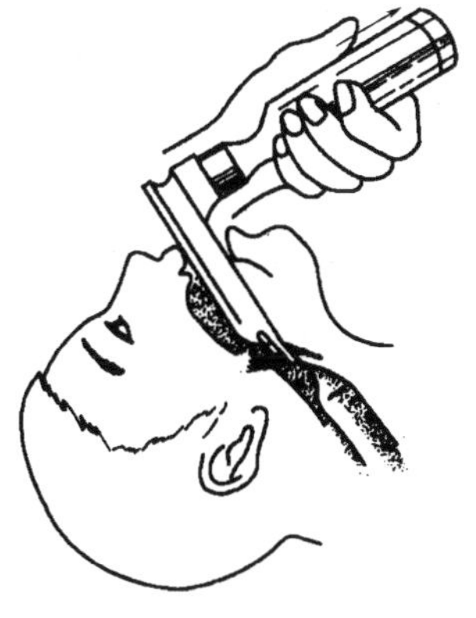

图6-4-3　直喉镜片置入位置

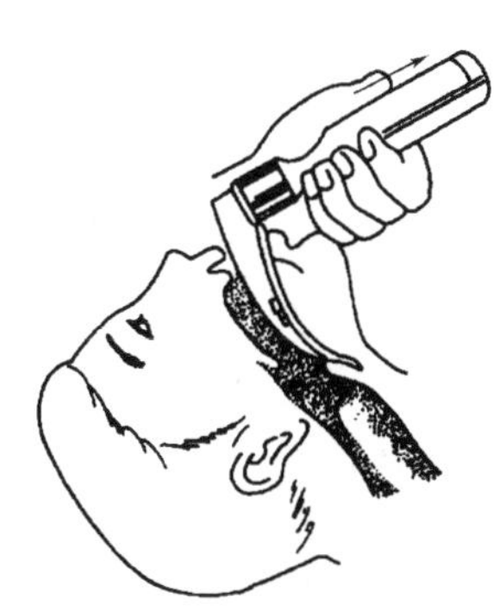

图6-4-4　弯喉镜片置入位置

(10) 对神志清楚、反应强烈者用1%丁卡因或2%利多卡因经麻醉喷雾器对喉及气管黏膜进行表面麻醉。

(11) 暴露声门(图6-4-5)。

(12) 右手持气管导管，斜口端对准声门裂，沿镜片凹槽送入，在明视下通过声门插入气管，看到充气套囊通过声带，拔除管芯，再将导管插入1～2cm，放入牙垫，退出喉镜(图6-4-6)。

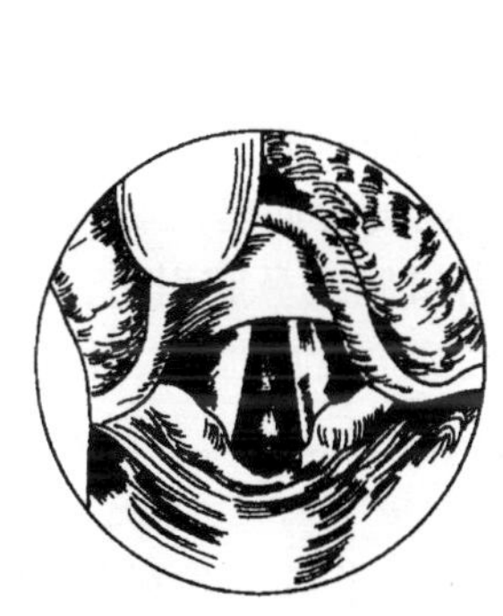

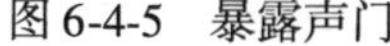

图6-4-5　暴露声门

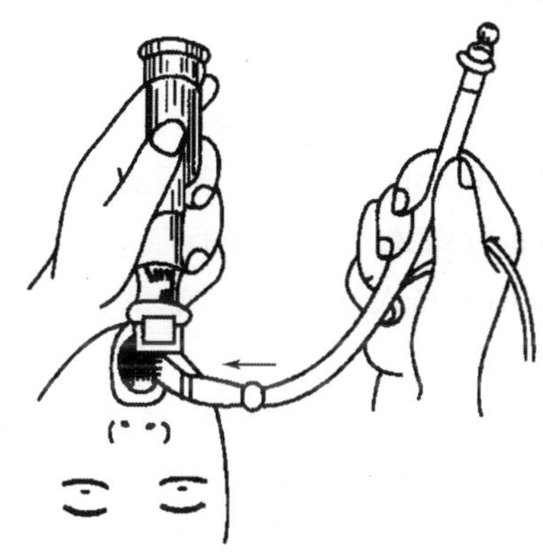

图6-4-6　气管插管时持管与插管方法

(13) 插管成功后立即向气囊内充气5～10ml。

(14) 确定导管是否在气管内。

(15) 用胶布固定气管导管或用气管插管固定器固定，连接简易呼吸器或呼吸机给予呼吸支持。

(16) 协助患者取舒适体位。

(17) 观察病情。

(18) 整理用物。

(19) 洗手、记录。

2. 经鼻盲探气管插管术　在经口插管有困难时应首先考虑经鼻插管。经鼻气管插管较经口插管难度大、耗时多且损伤大，并可能会将鼻腔细菌带入下呼吸道致肺部感染，但经鼻插管患者易于耐受,插管维持时间长,适用于需长期呼吸支持的患者。

禁忌证或相对禁忌证主要包括呼吸停止;严重鼻或颌面骨折;凝血功能障碍;鼻或鼻咽部梗阻,如鼻中隔偏曲、息肉、囊肿、脓肿、水肿、过敏性鼻炎、异物、血肿等;颅底骨折。

(1) 解释,携用物至患者旁,核对患者。

(2) 选择合适的鼻孔,必要时鼻腔内滴 4% 利多卡因或 1% 新福林混合液。

(3) 选择合适的气管导管。

(4) 清醒患者用喷雾器将表面麻醉药于患者吸气时向两侧鼻孔喷入,每隔 1 ~ 2 分钟 1 次,共 3 ~ 4 次,约 1ml。

(5) 用棉签浸滑润剂,润滑试探鼻腔,尽可能清除鼻垢。润滑导管,可向插管侧鼻孔滴入少量液状石蜡。

(6) 患者仰卧,头尽量后仰,右手持导管与面部呈垂直方向插入鼻孔,出鼻后孔后,需依靠导管内呼吸气流声音的强弱或有无来判断导管口与声门之间的距离,导管口越正对声门,声音越响。

(7) 用左手托住患者枕部,调整头颈方向角度,当感到气流最强烈时,迅速在吸气相推入导管。

(8) 如果导管阻力减退后呼吸气流声中断,为导管误入食管,可能为头部前屈过度所致,应将头向后稍仰,退出导管少许,使导管尖上翘以对准声门,继续插入。

(9) 如果一侧鼻腔插管失败,可改由另一侧鼻腔插入。

(10) 检查确认导管位置并固定。

3. 经鼻明视气管插管术 患者体位与经口插管相同,将气管导管与面部呈垂直方向插入鼻孔,沿下鼻道经鼻底部,出鼻后孔至咽喉腔。插入导管深度相当于鼻翼至耳垂长度时,使用喉镜暴露声门,右手继续将导管深入,使其进入声门。可用插管钳协助送管。成功后导管可直接用胶布固定在患者的鼻面部。其他步骤基本同经口插管。

4. 逆行气管插管术 所谓逆行气管插管是相对常规气管插管而言,指先行环甲膜穿刺,将导丝经环甲膜送入气管,通过喉部,到达口咽部,由口腔或鼻腔引出,再将气管导管沿导丝插入气管。清醒、麻醉患者均可实施。根据逆行气管插管的原理,可选用不同材质的替代品做导丝。适应证:由于上呼吸道解剖因素或病理条件下,无法看到声带甚至会厌,无法完成经口或经鼻气管插管者。

禁忌证:①甲状腺肿大,如甲亢或甲状腺癌。②无法张口。③穿刺点肿瘤或感染。④凝血功能障碍。⑤患者不合作又无法控制。此法体位要求低,一次成功率高,插管过程中缺氧时间短。

5. 纤维支气管镜引导气管插管术 纤支镜在人工气道建立及管理上有很多不可替代的优越性。具体为:①检查气道,明确引起气道急症的原因;②放置双腔支气管导管,用于分侧肺通气;③肺泡灌洗并做病原学检查;④用于气道插管困难者;⑤成功率高,损伤小,安全性高。它的缺点也很突出:①价格较贵;②需要专门维护、保养;③携带不便;④操作需专门培训。

【常见并发症】

(1) 机械性损伤如黏膜出血、牙齿松动或脱落、喉头水肿、声带损伤、杓状软骨脱位、气管黏膜缺血坏死、气管-食管瘘等。

(2) 误吸插管刺激引起反射性呕吐和胃内容物反流。插管过程中用示指和拇指按压环状软骨可以避免胃内容物反流和误吸。

（3）缺氧一般情况插管操作应在 30 ~ 45s 内完成，时间不宜过长，以免造成缺氧。

（4）插管位置不当由于操作不当使导管插入食管。

（5）气道部分或完全性梗阻由于导管太细、管腔内分泌物聚集、气囊充气过度、导管口斜面与气管壁紧贴等引起。

（6）插管过深进入一侧支气管，导致单侧肺通气，引起低氧血症。

【注意事项】

（1）对呼吸困难或呼吸停止者，插管前应先行人工呼吸、吸氧等，以免因插管费时而增加患者缺氧时间。

（2）插管前检查插管用具是否备齐，根据年龄、性别、体型选择合适的气管导管。检查喉镜光源是否完好、气囊有无漏气。

（3）经口气管插管应将喉镜着力点始终放在喉镜片的顶端，并采用上提喉镜的手法，严禁将上门齿作为支点，否则极易损伤门齿。声门显露困难时，可请助手按压喉结部位，有助于声门显露，或利用导管管芯将导管弯成“L”形，用导管前端挑起会厌，施行盲探插管。必要时，可施行经鼻腔插管或纤维支气管镜引导插管。

（4）插管动作要轻柔、迅速、准确，勿使缺氧时间过长，以免引起反射性心搏、呼吸骤停。

（5）导管插入气管后，先放入牙垫，再取出喉镜，防止导管被咬变形、损坏而影响通气。检查两肺呼吸音是否均匀对称，防止误入一侧支气管，导致对侧肺不张。然后固定导管，防止滑脱，并同时吸引气管内分泌物，以检查导管是否通畅，有无扭曲。吸痰时注意无菌操作，每次吸痰时间不应大于 15s。必要时，予吸氧 2 ~ 3min 再吸引，以免加重缺氧。

（6）注意气囊的充气与放气。气管导管套囊内充气要适度，注入套囊内的气量以控制在呼吸时不漏气的最小气量为宜，一般为 3 ~ 5ml，其内压一般不高于 $25cmH_2O$。长时间留置时，需每 4 ~ 6h 放气 5 ~ 10min。

（7）导管插入气管深度为鼻尖至耳垂外加 4 ~ 5cm（小儿 2 ~ 3cm），太浅易脱出。

（8）导管留置时间一般经口插管不宜超过 72h，经鼻插管可维持 3 ~ 5 天，病情不见改善，可考虑行气管切开术。

（9）注意气道的湿化，防止气管内分泌物稠厚结痂，影响呼吸道通畅。

（10）拔管后应注意观察患者的神志、生命体征、血氧饱和度、呼吸节律的变化，必要时监测血气分析。

二、气管切开术

气管切开术是切开气管颈段前壁置入气管套管，从而解除窒息，保持呼吸道通畅的急救手术。紧急气管切开术多用于喉梗阻、昏迷、脑水肿等各种原因引起的呼吸道阻塞而导致的窒息，或经气管内插管无效的患者。

【实验目的】

（1）防止或迅速解除呼吸道梗阻或取出不能经喉取出的较大的气管内异物。

（2）减少呼吸道解剖无效腔，增加有效通气量。

（3）便于清除下呼吸道分泌物，改善肺泡通气。

（4）使某些手术能顺利进行和减少术后并发症。

(5) 便于应用机械通气或加压给氧以及气管内给药。

【适应证】

(1) 上呼吸道阻塞所致呼吸困难者,如喉部炎症、肿瘤、外伤、异物等引起的喉阻塞,呼吸困难不能很快解除时;喉邻近组织的病变,使咽腔、喉腔变窄发生呼吸困难者,应行气管切开术。

(2) 各种原因引起的下呼吸道阻塞所致呼吸困难者,如重度颅脑损伤、呼吸道烧伤、严重胸部外伤、颅脑肿瘤、昏迷、神经系统病变等。

(3) 预防性气管切开对于某些口腔、鼻咽、颌面、咽、喉部大手术,为便于麻醉和防止血液流入下呼吸道,可行气管切开。

(4) 需较长时间进行呼吸机辅助呼吸者。

【禁忌证】

无绝对禁忌证,严重出血性疾病或气管切开部位以下占位性病变引起的呼吸道梗阻者慎用。

【操作前准备】

1. 评估患者

(1) 了解患者病情、意识状态、呼吸道梗阻情况。

(2) 对清醒患者解释操作目的,取得患者合作;意识丧失的患者,向家属介绍病情及气管切开的目的及可能出现的并发症,取得家属的理解与配合,签署知情同意书。

2. 患者准备 一般取仰卧位,肩下垫一小枕,头后仰,使气管前突并尽量暴露颈段气管,头颈部保持中立位。呼吸困难不能仰卧的患者亦可采取坐位或半坐位,头稍向后仰。

3. 护士准备 衣帽整洁,洗手,戴口罩。

4. 物品准备

(1) 气管切开包:内有皮钳2把,刀柄2个,尖刀片和圆刃刀片各1片,气管拉钩2个,有齿镊1把,无齿镊1把,蚊式钳8把,手术剪2把(尖头、弯头各1把),持针钳1把,三角缝针2根,洞巾1块,小敷布3块,缝线2卷,纱布8块。

(2) 大小合适的气管套管1套,如需呼吸机辅助呼吸,应备带气囊的气管导管。

(3) 消毒用品、无菌手套、5ml注射器1支、局麻药、生理盐水、吸痰和吸氧用物、额镜、照明。

【操作步骤】

(1) 解释:携用物至患者旁,核对患者姓名、床号。

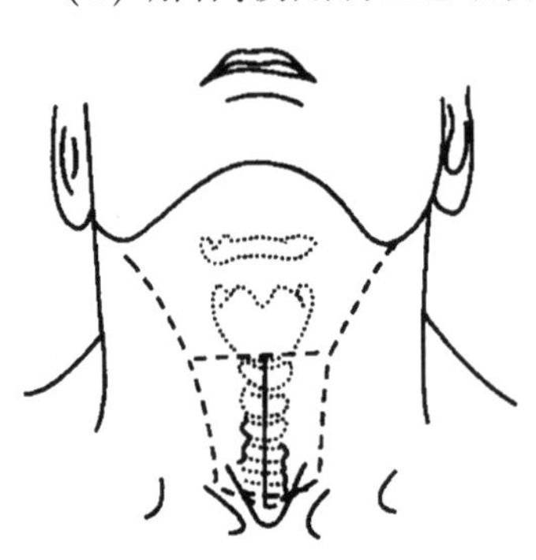

图6-4-7 气管切开部位

(2) 协助:患者摆好体位,固定头颈部。

(3) 消毒铺巾:颈部皮肤常规消毒,操作者戴无菌手套,铺巾,检查气管套管及气囊。

(4) 局部麻醉:用2%利多卡因行颈部正中浸润麻醉。

(5) 切口:在环状软骨下缘至胸骨上窝1横指处,沿颈前正中纵行切开皮肤及皮下组织(图6-4-7)。

(6) 分离气管前组织:沿颈前正中线用血管钳做钝性分离,并用小拉钩以相等的力量将带状肌拉向两侧,同时不断用手指探查环状软骨及气管。

(7) 切开气管:确定气管后,用尖刀自下向上挑开3~4

气管环。

(8) 插入气管:套管撑开气管切口,插入气管套管,快速拔除导管芯,插入内套管。

(9) 固定气管套管:将套管的带子于颈后系结固定。如皮肤切口较长,在切口上方缝合1~2针,用剪开的纱布夹于套管两侧,覆盖伤口。气管套囊必要时充气。

(10) 协助患者取舒适体位。

(11) 观察病情。

(12) 整理用物。

(13) 洗手、记录。

【常见并发症及处理】

(1) 皮下气肿:是术后最常见的并发症,与术中软组织分离过多、气管切口过大或皮肤切口缝合过紧有关。轻者仅限于颈部,重者可达头面、胸腹甚至腹股沟。大多数于数日后可自行吸收,不需做特殊处理。

(2) 气胸:在暴露气管时,向下分离过多、过深,损伤胸膜后,可引起气胸。在儿童右侧胸膜顶位置较高,更易误伤胸膜,并发气胸。亦有因喉阻塞严重,胸内负压过高,剧烈咳嗽时可使肺泡破裂,形成自发性气胸,则应行胸腔穿刺或行胸腔闭式引流排出积气。

(3) 纵隔气肿:手术中过多分离气管前筋膜,气体沿气管前筋膜进入纵隔,形成纵隔气肿。对纵隔积气较多者,可于胸骨上方沿气管前壁向下分离,使空气向上逸出,严重者可行胸腔闭式引流术。

(4) 出血:多因损伤颈部动脉、静脉,术后止血不彻底,或结扎血管的线头脱落,引起出血。术后少量出血,可在伤口内放置明胶海绵,或于气管套管周围填入止血纱条,压迫止血。若出血过多,应检查伤口,重新结扎出血点。

(5) 呼吸骤停:长期阻塞性呼吸困难的患者,呼吸中枢靠高浓度二氧化碳的刺激来维持呼吸。当气管切开后,突然吸入大量的新鲜空气,血氧增加,二氧化碳突然减少。呼吸中枢没有足够的二氧化碳刺激,因而呼吸表浅以致骤停。遇有气管切开出现呼吸骤停时,可给予二氧化碳混合气体吸入,人工呼吸,注射呼吸兴奋剂等处理。

(6) 肺部感染及肺不张:由于吸入气体失去了上呼吸道的净化作用和加温湿化作用,以及患者的咳嗽反射减弱等因素,可引起肺部感染。分泌物滞留阻塞下呼吸道可引起肺不张。气管切开后,要随时吸出呼吸道的分泌物。

(7) 气管-食管瘘:常发生于术后2~10周,由于手术中损伤气管后壁及食管前壁或损伤气管后壁感染后形成瘘管;气管套管位置不合适压迫气管后壁引起溃疡和感染。应用呼吸机正压呼吸的患者,气管套管套囊充气后长时间压迫气管后壁,发生溃疡糜烂形成气管-食管瘘。轻者可更换短的气管套管,行鼻饲,减少对伤口刺激,加强营养,可自愈。重者需手术缝合及肌肉修补术。

(8) 拔管困难:多因切开气管部位过高,损伤环状软骨,或气管腔内有肉芽增生,造成气管瘘狭窄;原发疾病未治愈或气管套管型号偏大,也可致拔管困难。应行喉侧位X线摄片,直接喉镜、气管镜检查,根据不同原因,妥善处理后,才能拔管。

【注意事项】

(1) 手术中患者头部应始终保持正中后仰位,防止损伤颈前血管和甲状腺,引起较大出血。

（2）气管切开位置宜在第3～4两个软骨环，如太高，易伤及环状软骨和第1软骨环，会引起喉部狭窄；如太低，易使套管脱出或顶住隆凸，致黏膜损伤出血，或造成纵隔气肿，甚至伤及胸内大血管。小儿右侧胸膜顶较高，注意防止损伤。切开气管时刀尖向上，用力不可过猛，以防穿透气管后壁形成气管-食管瘘。

（3）气管套管要固定牢固，其松紧度以恰能插入一指为宜。要随时检查套管绳结的松紧度，特别是有皮下气肿的患者，以免过松套管脱出或过紧患者不适。

（4）床旁要备有气管切开包、急救药品等以防意外。

（5）造成气管切开的原发病治愈后，可试行拔管。经过完全堵管24～48h以上，患者呼吸及排痰功能良好，即可拔管。

（6）拔管后用蝶形胶布将切口两侧皮肤向中线拉拢并固定，一般不需缝合，2～3天后可自愈。拔管后48h应注意患者的呼吸，同时应在床旁备气管切开包和合适的套管，以备急用。

【术后护理】

（1）气道湿化病室内湿度保持在60%～70%，气管套管口覆盖2～4层湿纱布，室内经常洒水，或应用蒸汽加湿；可直接向气道内间断滴注生理盐水或蒸馏水，一般每次滴入3～5ml湿化液，也可用微量输液泵持续滴入湿化液。每日的湿化液总量根据病情和痰液黏稠度调整，以吸出分泌物稀薄、痰液易吸出为原则。

（2）定时吸痰，保持气道通畅气管切开的患者，咳嗽排痰困难，应随时清除气道中的痰液，吸痰时要严格遵守无菌操作原则。如患者突然发生呼吸困难、发绀、烦躁不安，应立即将套管气囊一起取出检查。金属套管的内管应每6～8h取出清洗和消毒一次，带气囊的套管气囊每3～4h放气1次，3～5min后再充气。

（3）妥善固定套管。套管固定带太松，套管易松动，咳嗽剧烈时易滑出；太紧则由于颈部血肿压迫颈部血管和气管，而引起窒息和脑缺血。

（4）局部伤口护理。皮肤于套管之间的无菌纱布4～6h更换1次，观察有无红肿、异味分泌物，保持局部清洁干燥。气管切开术后，口腔黏膜及牙龈易发生感染和溃疡，应加强口腔护理。

（5）加强观察。观察切口处及气管内出血情况，颈、肩及胸部有无皮下气肿；观察有无痰痂或血痂阻塞内套管而引起呼吸困难、发绀；观察生命体征。备齐急救药品和物品，以备急需。

· 知识拓展：经皮穿刺气管切开术

经皮穿刺气管切开术具有操作方便简单，创伤小，并发症少，术后瘢痕不明显等优点，逐渐被临床医师所采用。

【适应证】

同气管切开术。

【禁忌证】

同气管切开术。

【操作前准备】

同气管切开术。另备经皮气管切开套件（内有切皮刀、穿刺针J型导丝、扩张器、扩张钳、气管套管等）。

【操作步骤】

（1）携用物至患者旁，核对。

(2) 患者取仰卧位,肩下垫一小枕,充分暴露颈部并使气管位于正中位置。

(3) 常规消毒铺巾,用2%利多卡因做穿刺点周围浸润麻醉,用手术刀片在穿刺点做1.5～2cm横切口,并行钝性分离(图6-4-8)。

(4) 套管针连接注射器,在切口正中穿刺,当有突破感后回抽注射器,有气体吸出,证实套管针已进入气管。

(5) 退出套管针针芯和注射器,从套管鞘内插入导引钢丝约10cm(图6-4-9)。

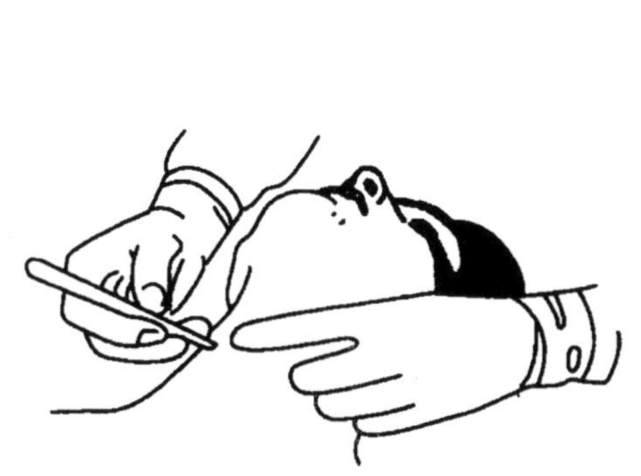

图6-4-8　在气管正中第1～2或第2～3软骨环做一横切口

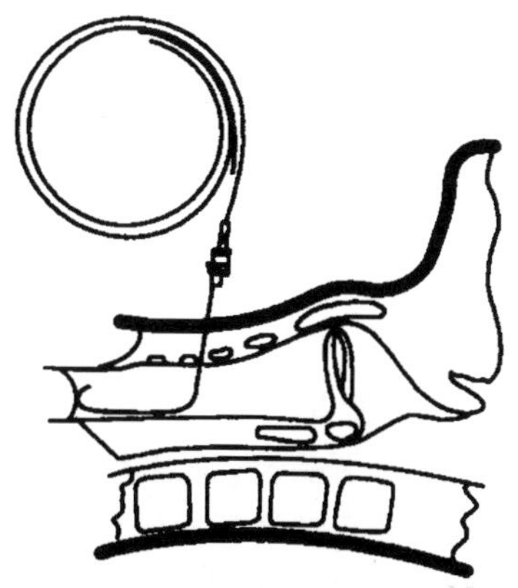

图6-4-9　经穿刺针套管鞘置入导丝

(6)沿导引钢丝置入扩张器,扩张皮下组织及气管壁。

(7) 退出扩张器,将扩张钳顺导引钢丝放入,继续扩张。

(8) 取出扩张钳,沿导引钢丝插入气管导管,拔气管内芯并退出导引钢丝(图6-4-10)。

(9) 给气囊注气,固定气管导管。

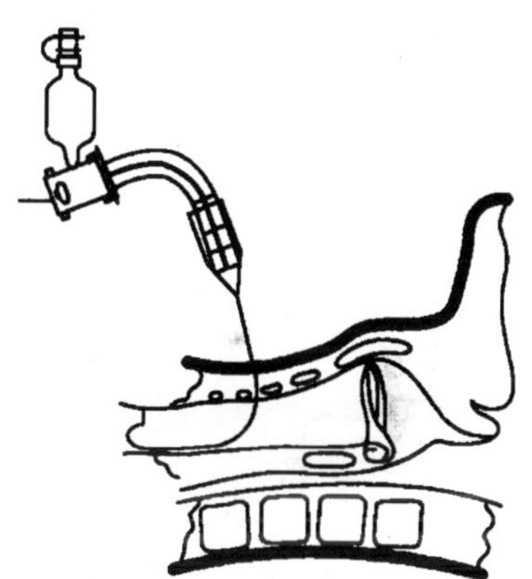

图6-4-10　沿导引钢丝置入气管导管

【注意事项】

(1) 皮肤切口不宜过大,也不宜过小。在整个操作过程中患者应保持气管在中央位置。

(2) 经套管针置入导丝后,要检查口腔有无导丝,导丝方向一定向下伸入气管内。

(3) 扩张钳伸入后尖端朝向气管远端方向,两手均匀用力扩开,不可使用暴力,钳子的扩张方向与气管纵轴垂直。

(4) 沿导丝置入气管导管时,一手向下用力,另一手要抓住导丝稍向上牵拉。

三、环甲膜穿刺、切开术

环甲膜穿刺或切开造口通气是上呼吸道梗阻时开放气道的急救措施之一,可为正规气管切开造口术赢得宝贵时间。此措施常能达到起死回生的效果,是医护人员必须掌握的急救技术。

·环甲膜穿刺术

环甲膜穿刺是一种紧急的气道开放方法,主要用于现场急救。

【实验目的】

(1) 缓解上呼吸道梗阻,迅速建立人工气道。

(2) 在其他给药通道未建立前,通过气管给予抢救药物。

(3) 行喉、气管内检查或治疗前通过环甲膜穿刺注射表面麻醉剂或治疗药物。

【适应证】

(1) 各种原因所致上呼吸道完全或不完全阻塞。

(2) 牙关紧闭经鼻气管插管失败。

(3) 气管内给药。

(4) 导引支气管留置给药管。

【禁忌证】

有出血倾向者禁用。

【操作前准备】

(1) 评估患者

1) 了解患者病情、意识状态、呼吸道梗阻情况。

2) 对清醒患者解释操作目的,取得患者合作;意识丧失患者,向家属介绍病情及环甲膜穿刺的目的及可能出现的并发症,取得家属的理解与配合,签署知情同意书。

(2) 患者准备:一般取仰卧位,头尽量后仰。

(3) 用物准备:环甲膜穿刺针或16号粗针头,无菌注射器,所需的治疗药物,吸引器,氧气,消毒用物。

【操作步骤】

(1) 携用物至患者旁,核对确认患者。

(2) 局部皮肤消毒。

(3) 患者仰卧,头尽量后仰。

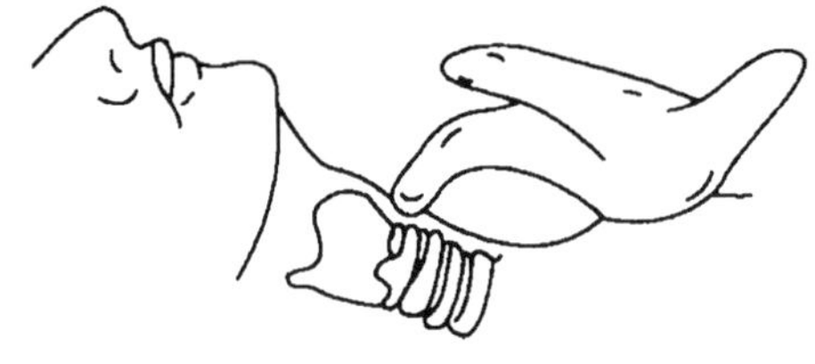

图 6-4-11 环甲膜体表位置

(4) 操作者用左手示指和拇指固定环甲膜处的皮肤(图 6-4-11)。

(5) 操作者右手用16号针头垂直刺入环甲膜。

(6) 判断环甲膜穿刺是否成功。

(7) 有条件时经环甲膜穿刺放入套管针,将针取出,外套管留置于气管内,外套管显露于皮肤外的一端,连接供氧装置,其呼出气体经喉从自然气道排出,当上呼吸道完全阻塞难以排气时,需再插一根粗针头进入气管排气。

【注意事项】

(1) 穿刺时进针不要过深,避免损伤喉后壁黏膜。

(2) 环甲膜穿刺是非确定性气管开放技术,一旦复苏成功应立即改为气管切开术或尽早进行消除病因的处理。

(3) 若穿刺部位皮肤出血较多,应注意止血,以免血液反流入气管内。

· 环甲膜切开术

环甲膜切开造口术由于比气管切开造口术快,操作相对容易、安全,对纵隔干扰小,对体位要求相对低,在急诊和 ICU 经常使用。

【目的】

同环甲膜穿刺术。

【适应证】

(1) 呼吸困难伴不稳定颈椎骨折或脱位的患者,用常规气管切开可能加重病情者。

(2) 突发呼吸困难或窒息,无气管切开器械或短时间无法完成气管切开。

(3) 上呼吸道完全梗阻,无法施行气管内插管的成年患者。

(4) 心脏直视手术需做胸骨正中切开者。

【禁忌证】

(1) 喉部损伤、感染或肿瘤。

(2) 气管内插管时间过长者。

(3) 凝血功能障碍。

(4) 10 岁以下小儿慎用。

【操作前准备】

(1) 评估患者

1) 了解患者病情、意识状态、呼吸道梗阻情况。

2) 对清醒患者解释操作目的,取得患者合作;意识丧失患者,向家属介绍病情及环甲膜切开的目的及可能出现的并发症,取得家属的理解与配合,签署知情同意书。

(2) 患者准备:取仰卧位,头后仰,喉头充分向前凸出。

(3) 用物准备:有条件时,可备气管切开全套用物,无条件时用无菌小刀、止血钳、橡胶管代替。

【操作步骤】

(1)~(5) 同环甲膜穿刺术。

(6) 操作者戴无菌手套,铺无菌巾,右手用小刀在甲状软骨和环状软骨间做一长 2~3cm 的横行皮肤切口(图 6-4-12)。

(7) 在接近环状软骨处切开环甲膜 1~1.5cm,并迅速将刀背旋转 90°,或用血管钳撑开切口。

(8) 插入气管套管或橡胶管或塑料管,建立人工气道,并妥善固定。

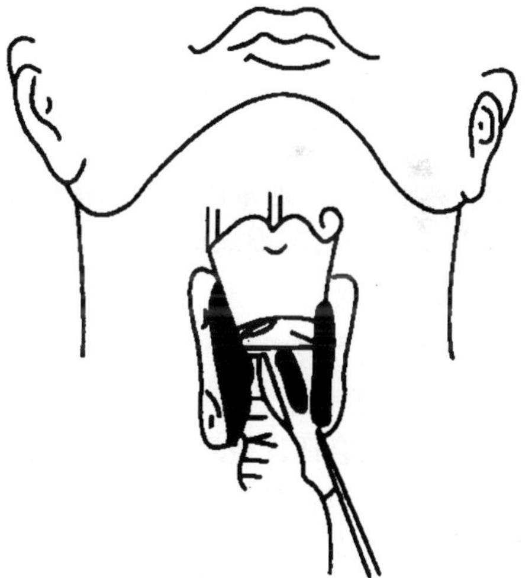

图 6-4-12 环甲膜切开

【注意事项】

(1) 操作中切忌损伤环状软骨,以免造成喉狭窄、发音困难等严重并发症。

(2) 环甲膜切开置管术只是应急手术,带管时间不得超过 48 小时,以免因发生感染或形成瘢痕组织而造成喉狭窄。患者呼吸困难缓解,危急情况好转后,仍应做常规气管切开术。

四、咽插管

咽插管包括口咽通气管和鼻咽通气管,即将所选择适宜的口咽或鼻咽通气管经口腔或鼻腔插入咽腔而建立人工气道,可解除因咽腔软组织的松弛、塌陷和相互贴近而导致的上呼吸道通气不畅。

【实验目的】

对于气道阻塞的患者,临床常借助于放置口咽或鼻咽通气管,使舌根前移,以解除呼吸道梗阻,保持上呼吸道通畅,并有助于患者咽部积痰的吸引。

【适应证】

(1) 完全性或部分上呼吸道梗阻且意识不清的患者。

(2) 癫痫发作、痉挛性抽搐及昏迷患者。

(3) 院外呼吸心搏骤停患者,无气管插管条件,可利用口咽通气管进行口对口人工呼吸。

(4) 全麻气管内插管患者拔管后的气道管理。

【禁忌证】

(1) 口咽通气管的禁忌证:张口困难、口腔创伤、下颌骨骨折、上下中切牙松动、口腔手术及口腔感染等。

(2) 鼻咽通气管的禁忌证:双侧鼻甲过度肥大、慢性阻塞性鼻炎、双侧鼻息肉、鼻咽纤维血管瘤、颅底骨折致脑脊液鼻漏、后鼻孔闭锁、凝血功能异常等。

【操作前准备】

(1) 评估患者

1) 了解患者病情、意识状态、呼吸道梗阻情况。

2) 对清醒患者解释操作目的,取得患者合作;意识丧失患者,向家属介绍病情及放置口咽通气管的目的,取得家属的理解与配合。

(2) 患者准备:取仰卧位或侧卧位。

(3) 护士准备:衣帽整洁,洗手,戴口罩。

(4) 用物准备:口咽通气管有橡胶、塑料或金属制品,有不同规格供成人、儿童、婴幼儿使用。鼻咽通气管通常用柔软的橡胶或塑料制成,也可以用质地柔软、粗细适宜的短气管导管代替。胶布,消毒液状石蜡,纱布。

【操作步骤】

步骤要点与说明

1. 口咽通气管

(1) 选择合适规格的口咽通气管,用液状石蜡润滑。

(2) 强迫患者张口。将口咽通气管的凸面沿患者舌面插入口腔,当导管插入全长的1/2时,将导管旋转180°,并向前推进至合适位置(图6-4-13至图6-4-16)。

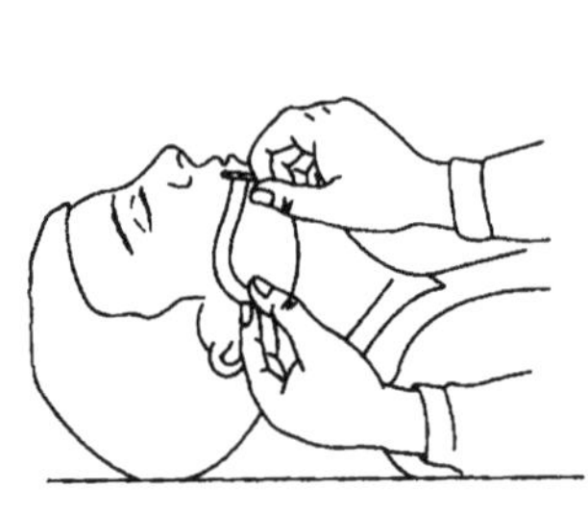

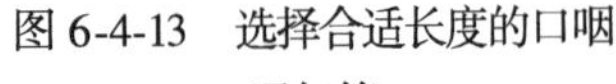
图6-4-13 选择合适长度的口咽通气管

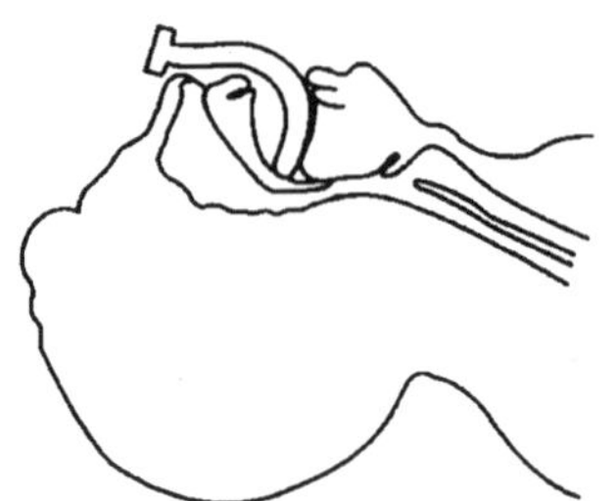

图6-4-14 将口咽通气管插入

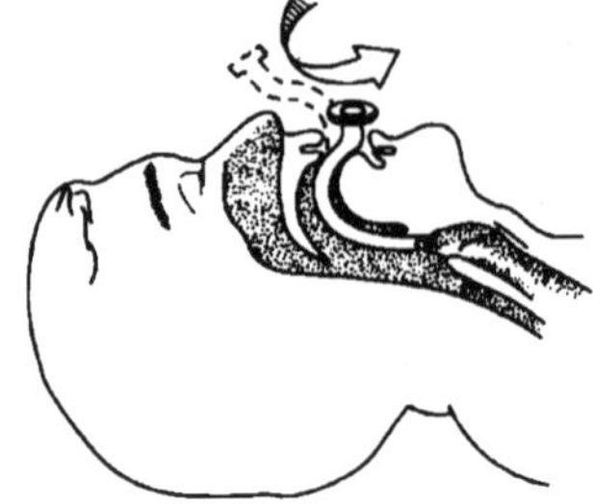

图6-4-15 将口咽通气管插入口腔内

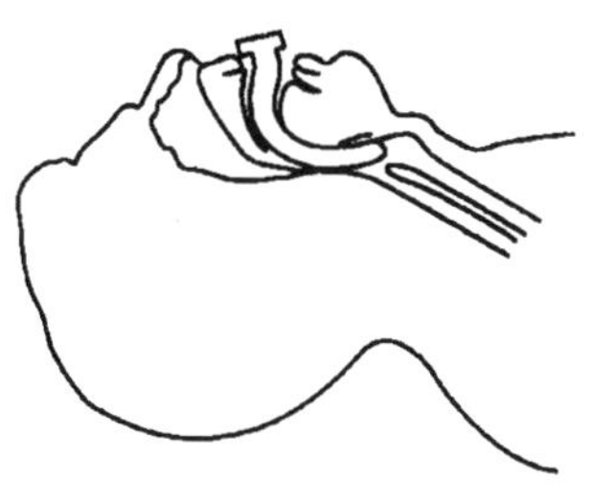
图 6-4-16　口咽通气管插入的正确位置

（3）插入导管的另一种方法是用压舌板下压舌体将导管沿其上方顺势滑行入咽腔。

（4）用胶布妥善固定。

2. 鼻咽通气管

（1）选择合适规格的鼻咽通气管，用液体石蜡润滑。

（2）取与腾板平行的方向插入，直至感到越过鼻咽腔的转角处，再向前推进致气流最畅处。

（3）用胶布妥善固定。

【注意事项】

（1）插管动作要轻柔，注意导管的选择和充分润滑，否则易造成牙、舌以及鼻黏膜的损伤和出血。

（2）口咽通气管的长度应合适，位置要恰当。若置入位置不当，可能将舌推向后方将会厌压至声门口而加重气道阻塞。

（3）不要将两唇夹于导管与门齿之间，以免损伤出血。

实验指导五　呼吸机的应用

呼吸机又称机械通气机或人工通气机。机械通气是指借助呼吸机产生呼吸或辅助肺进行呼吸。机械通气时，呼吸机产生正压，在吸气过程中，胸腔内压从 $-5cmH_2O$ 增至 $+3cmH_2O$，气体被正压压入肺泡；呼气时气体随胸廓和肺的被动回缩而排出体外。呼吸机正是在人工装置的辅助和控制下，使肺间歇性地膨胀和回缩，以维持或改善肺泡的通气，减轻或纠正缺氧与二氧化碳潴留，达到维持呼吸功能的作用。

一、呼吸机工作原理

【基本构造】

呼吸机是由气源、吸气控制开关、加温加湿装置、呼气控制开关和控制系统组成。

【分类及工作原理】

（1）定容型呼吸机：呼吸机将预定的潮气量压入患者气道促使肺泡扩张。机体则靠胸廓和肺的弹性回缩力产生呼气。其潮气量可以预先调定，不论肺的病变如何，潮气量是相对稳定的。

（2）定压型呼吸机：呼吸机将气体送入患者的气道，使肺泡扩张产生气体，当气道内压力达到预定的压力时停止送气。呼气也是靠胸廓及肺的弹性回缩力将肺内的气体排出体外，操作人员预先调定的不是潮气量，而是气道内的压力。

（3）定时型呼吸机：呼吸机将气体送入患者的气道，当达到预定的时间时，停止送气。患者开始呼气，呼气时患者体内仍有低压气流通过。呼气时间、吸入氧浓度、呼气频率及吸/呼比值均可调节，同步性能好。

二、呼吸机的通气模式

1. 间歇正压通气　间歇正压通气（IPPV）也称为机械控制通气（CMV）。呼吸机在吸气相产生正压，将气体压入肺内；随吸气动作进行，压力上升至一定水平或吸入容量达到一定水平，呼吸机即停止供气，呼气阀打开，患者的胸廓回弹或肺被动性萎陷，产生呼气。呼吸机如此周而复始地工作，就产生了 IPPV。主要用于无自主呼吸的患者。

2. 持续气道正压 持续气道正压(CPAP)是指在患者有自主呼吸的条件下，整个呼吸周期内，均人为地施以一定程度的气道内正压(高于大气压)。主要用于有自主呼吸的患者。

3. 间歇指令通气和同步间歇指令通气 间歇指令通气(IMV)自主呼吸的频率和潮气量由患者自己控制，间隔一定的时明(可调)给予 IPPV。由于 IMV 与自主呼吸不同步，可出现人机对抗，故 IMV 已不常应用。

同步间歇指令通气(SIMV)自主呼吸的频率和潮气量由患者控制，间隔一定的时间(可调)行同步 IPPV。若在等待触发时期(称同步触发窗)内无自主呼吸，在触发窗结束时呼吸机自行给予 IPPV，避免人机对抗的产生。

IMV/SIMV 主要用于脱机前的训练和过渡。也可用于一般的常规通气。

4. 呼气末正压 吸气时由患者触发或呼吸机产生，呼气末借助于安装在吸气端的限制气流活瓣等装置，使气道压力高于大气压，呼气末正压(PEEP)能使肺泡在呼气未仍然保持膨胀，减少小气道闭合，增加功能残气量，改善氧合。主要用于 ARDS 患者。

5. 指令每分钟通气(MMV) 可根据患者需要，预设好一定水平的分钟通气量，如单位时间内自主呼吸的通气量已达到或超过预设的分钟通气量水平，呼吸机则不做指令通气，而只提供一个持续的正压，供患者自主呼吸时用；如单位时间内自主呼吸的通气量低于预设的分钟通气量水平，呼吸机就会通过增加指令通气方式，增加分钟通气量，使其达到预设的分钟通气量水平。

6. 压力支持通气 压力支持通气(PSV)是一种辅助通气方式，在有自主呼吸的前提下，每次吸气都接受一定水平的压力支持，以辅助和增强患者的吸气能力，增加患者的吸气深度和吸入气量。适用于自主呼吸能力不足，但神经调节无明显异常的患者。

7. 容量支持通气(VSV) 呼吸机的每次供气均由患者的自主呼吸触发，当患者的实际潮气量(TV)低于或高于设置的 TV 或分钟通气量(MV)时，呼吸机可以通过自动反馈信息，使 TV 和 MV 增加或降低，以达到实际通气量不变或恒定的目的。采用 VSV 时，呼吸频率和吸/呼时比(I∶E)均由患者自己调节。

适用于自主呼吸能力存在，但不健全；脱机前的准备。采用该模式，可以进一步减少呼吸机撤离的盲目性，增加脱机的安全系数。

8. 压力调节容量控制(PRVC) 在确保预先设置的 TV 等参数的基础上，呼吸机能够自动叶血测定胸廓/肺顺应性和容量/压力关系，并据此反馈调节下次通气时的吸气压力水平，使气道压力尽可能降低，以减少机械通气的气压伤。既可以用于控制性呼吸的患者，也可以用于辅助性呼吸的患者。

9. 双向或双水平正压通气(BiPAP) 可以根据临床的需要调节两个时相的压力水平和时间。P_1 相当于吸气压力，P_2 只相当于呼气压力；T_1 相当于吸气时间，T_2 相当于呼气时间。用途较广，在自主呼吸和控制呼吸时均可使用。一般情况下，根据不同临床需要，可灵活调节出多种通气方式。

三、呼吸机的使用

【目的】

(1) 维持适当的通气量，使肺泡通气量满足机体需要。

（2）改善换气功能,维持有效的气体交换。

（3）减少呼吸肌的做功。

（4）预防性机械通气,用于开胸术后或败血症、休克、严重创伤情况下预防呼吸衰竭的治疗。

【适应证】

任何原因引起的缺氧与二氧化碳潴留,均是应用呼吸机的适应证。

（1）心肺脑复苏(各种原因所致):有条件的情况下,机械通气是心肺脑复苏中必不可少的措施之一。

（2）胸、肺部疾病:如 ARDS、严重肺炎、慢性Ⅱ型呼吸衰竭伴肺性脑病、胸肺部大手术后的呼吸支持等。

（3）神经-肌肉系统疾病:如脑卒中、脑外伤、高位截瘫、多发性神经根炎、重症肌无力、电解质紊乱所致的呼吸肌麻痹(低血钾)等。

（4）中毒所致的呼吸抑制:若患者出现了呼吸抑制,并造成了缺氧和(或)二氧化碳潴留,均应考虑及时应用机械通气。

（5）胸部外伤:包括肺挫伤、开放性或闭合性血气胸、多根多处肋骨骨折所致的连枷胸等,如果患者出现用一般方法无法纠正的低氧血症,均可应用呼吸机。

（6）循环系统疾病:如急性肺水肿、心脏大手术后(体外循环)的常规机械通气支持等。

【禁忌证】

一般来说,呼吸机治疗没有绝对的禁忌证,任何情况下,对危重患者的抢救和治疗,均强调权衡利弊。下述只是相对禁忌证。

（1）严重肺大疱和未经引流的气胸。

（2）大咯血气道未通畅前。

（3）低血容量性休克患者血容量未补足以前。但当低血容量休克已造成呼吸功能障碍,低氧血症已危及患者生命时,应及时使用机械通气,同时尽快补充血容量。

（4）心肌梗死。当心肌梗死伴有严重的低氧血症时,应使用呼吸机治疗。

（5）支气管胸膜瘘。

（6）肺组织无功能。

【操作前准备】

（1）评估患者

1)评估患者:了解患者意识、年龄、病情、体重、治疗情况;呼吸状况(频率、节律、深浅度)、呼吸道是否通畅;血气分析;心理状态及配合程度。

2)向患者及家属解释呼吸机应用的目的、方法、注意事项及配合要点。

（2）患者准备

1）患者及家属了解呼吸机应用的目的、意义、注意事项及配合的要点。

2）建立人工气道,保持呼吸道通畅。

（3）护士准备:衣帽整洁,修剪指甲,洗手,戴口罩。

（4）用物准备:呼吸机及其管路、模拟肺、蒸馏水、电源、氧源、气源。

【操作步骤】

（1）核对携用物至患者床旁,核对患者床号、姓名。

(2) 确定是否有机械通气的指征。

(3) 判断是否有机械通气的相对禁忌证,进行必要的处理。

(4) 建立人工气道。

(5) 连接好呼吸机主机、管路、氧源、气源后开机,并连接模拟肺。

(6) 设置呼吸机的通气模式。

(7) 调节好呼吸机参数。

(8) 设置报警界限和气道压安全阀。

(9) 调节温化、湿化器。

(10) 模拟肺与呼吸机连接,试行通气,确认呼吸机工作状态正常后,将呼吸机与患者的人工气道连接。

(11) 观察。

(12) 洗手、记录。

【注意事项】

(1) 保持湿化罐内的蒸馏水在所需刻度处。

(2) 储水罐底处于朝下方向,及时倾倒储水罐内的水,避免水反流入机器内或患者气道内。

(3) 吸入气的温度保持在34~36℃,不宜>40℃,否则有可能发生呼吸道烧伤。温度过低,则失去温、湿化作用。

(4) 每日更换呼吸机管道。

(5) 调节呼吸机机臂时,应先取下呼吸机管道,调节好后再安装,以防在调节过程中将气管内导管拔出。

四、呼吸机治疗期间的护理

1. 病情观察 呼吸机治疗的患者,需专人护理,密切观察治疗反应和病情变化,并做详细记录。严密观察生命体征、神经精神症状和体征等,重点观察呼吸情况,包括呼吸频率、胸廓起伏幅度、呼吸肌的运动、有无呼吸困难、自主呼吸与机械通气的协调等,定时监测血气分析。综合患者的临床表现和通气指标,判断呼吸机通气的效果(表6-5-1)。

表 6-5-1 机械通气效果的观察项目

	通气良好	通气不良
神志	稳定且逐渐好转	逐渐恶化
末梢循环	甲床红润,循环良好	有发绀现象,或面部过度潮红
血压、脉搏	稳定	波动明显
胸廓起伏	起伏平稳	不明显或呼吸困难
血气分析	正常	$PaCO_2\uparrow$、$PaO_2\downarrow$、pH↓
经皮血氧饱和度(SpO_2)	正常	降低
潮气量和分钟通气量	正常	降低
人机协调	协调	不协调或出现对抗

2. 人工气道护理 严格执行无菌操作,及时清除呼吸道分泌物,吸痰管一用一换,吸痰

时先吸气管内后吸口鼻腔。为避免气囊对气管黏膜长时间的压迫，每间隔4～6h，将气囊气体放掉5～10min，气囊放气前应充分清除口腔和鼻咽部的分泌物，以防口腔和鼻咽部残留的分泌物误吸入气道。做好呼吸道湿化，防止分泌物粘连、形成痰栓或痰痂，保持气道通畅，可通过呼吸机的加温湿化装置、直接滴注等方法进行气道湿化；湿化液滴入量以能使呼吸道分泌物顺利被咳出、吸出或排出为原则。气管切开的纱布一般每日至少更换一次，分泌物多或局部有出血或渗血时，应及时清洁伤口和更换敷料。每日对环境和空气进行消毒，对患者采取适当的隔离措施，治疗和护理中所需的医疗器械应严格进行消毒。

3. 心理护理　向患者说明呼吸机治疗的目的、意义、方法、配合要点，消除患者的恐惧心理，争取患者积极配合治疗。询问患者的感受，可用手势、点头或摇头、睁眼或闭眼等方法进行交流，也可做一些卡片和患者交流，增加视觉信息传递。经常和患者握手、说话，操作轻柔，增加患者的安全感。鼓励有书写能力的患者把自己的感受和要求写出来，供医务人员治疗、护理时参考。为避免长期应用呼吸机而产生依赖，应指导患者加强自主呼吸的锻炼，争取早日脱机。

4. 生活护理　协助患者定时翻身、拍背、按摩受压部位。昏迷患者应注意防治眼球干燥、污染或角膜溃疡，用凡士林纱布覆盖眼部，经常清洁眼内分泌物。加强口腔护理，预防口腔炎及呼吸机相关性肺炎。做好尿道护理，预防尿路感染。

5. 及时处理呼吸机与自主呼吸不协调（呼吸机对抗）　呼吸机与自主呼吸不协调时，可导致分钟通气量/潮气量下降、呼吸做功增加、循环负担增加和低氧血症加重，甚至可导致休克和窒息。

（1）表现：患者自主呼气而呼吸机送气，造成气道压升高，超出气道压报警上限时引起高压声光报警；呼吸机送气时发生自主吸气使气道压降低，低于气道压报警下限，也可引起低压声光报警。呼吸气 CO_2 监测，CO_2 波形可出现“箭毒”样切迹，严重呼吸不协调时出现冰山样改变。潮气量很不稳定，忽大忽小。清醒患者可出现躁动，不耐受。

（2）常见原因：应用呼吸机的早期，患者不能很好合作；气管插管过深，进入一侧支气管。治疗过程中病情发生变化，如患者需氧量增加或 CO_2 产生过多，或肺顺应性降低、气道阻力增加使呼吸做功增大，或体位改变等，均可造成呼吸机对抗。患者以外的原因：呼吸机同步性能；同步功能的触发灵敏度调节不当或失灵；气道或呼吸机管道漏气所致的通气不足。

（3）处理：①分析和明确引起呼吸机对抗的原因。②针对原因进行处理。③呼吸机对抗的原因无法明确或原因已明确，但短时间内无法去除或肯定无法去除，可采用药物处理，如镇静、镇痛药和肌肉松弛剂。

6. 呼吸机常见报警原因与处理

呼吸机常见报警原因与处理见表6-5-2。

表6-5-2　呼吸机常见报警原因与处理

报警项目	常见原因	处理方法
气道压上限	①呼吸道分泌物增加。②气管导管、通气回路曲折。③呼吸机对抗。④肺顺应性降低。⑤气道压上限报警设置过低	及时吸痰；调整导管位置；药物对症处理；调整报警上限
气道压下限	①通气回路脱接。②气管导管套囊破裂或充气不足。③气道压下限报警设置过高	连接好脱接管道；套囊适量充气或更换导管；调整报警下限

续表

报警项目	常见原因	处理方法
TV 或 MV 高限	①自主呼吸增强。②报警限值调节不当	适当降低机械通气量;调整报警限
TV 或 MV 低限	①气道漏气。②机械辅助通气不足。③自主呼吸减弱	对因处理;增加机械通气量或兴奋呼吸
吸入氧浓度过高或过低	①气源故障(压缩泵或氧气)。②调节 FiO_2 不当	对因处理
气道温度过高	①湿化器内液体过少。②体温过高。③湿化器温度设置过高	加适当蒸馏水;对症对因处理
呼吸暂停	自主呼吸停止或触发灵敏度调节不当	对因处理
电源报警	外接电源故障或蓄电池电力不足	对因处理
气源报警	压缩空气和氧气压力不对称(压缩泵不工作或氧气压力下降)	对因处理

7. 机械通气常见并发症及处理

(1) 气压伤

1) 原因:吸气峰压过高或潮气量过大,PEEP 过大,使平均气道压升高;吸气时间过长;吸气流速过快,气体分布不均,导致部分肺泡过度膨胀,甚至破裂;各种原因引起的剧烈咳嗽和咳痰;未发现的肺大疱;导管留置时间过长,引起气管黏膜压迫和坏死,甚至气管环穿孔;气管切开的患者,气道密闭不佳和皮肤缝合过紧;使用呼吸机的患者,心肺复苏时做心内注射和胸外按压。

2) 防治措施:限制通气压力,对有诱发气胸原发病存在的患者慎用 PEEP 和 PSV;必要时镇咳;发生气胸应立即行胸腔闭式引流。

(2) 通气过度

1) 原因:①患者本身因素,如缺氧、疼痛、代谢性酸中毒等,引起患者主动性加快呼吸频率或增加潮气量造成过度通气。②机械通气参数设置不合理,所设置的 TV 或 MV 过高,呼吸频率过快,I/E 不妥当。

2) 防治措施:分析患者产生通气过度的原因,并尽可能去除这些影响因素。若估计引起通气过度的因素已经去除,动脉血气分析仍提示通气过度,应考虑调整机械通气的参数。先将患者的呼吸频率降至正常水平(16 ~20 次/分),对呼吸频率正常的患者,可酌情将呼吸频率降至正常低水平;其次可酌情将原先设置的 TV 或 MV 降低,可根据 PaO_2 水平分次调整;最后可适当缩短呼气时间,必要时可以应用反比呼吸,即吸气时间大于呼气时间。3 种参数调整的先后,可按上述顺序进行,特殊情况下,也可酌情重新排列调整顺序。

(3) 通气不足

1) 原因:分泌物排出不畅或气道阻塞导致 CO_2 排出受阻;管道漏气、脱机;TV 过低或 I/E 设置不妥;明显的呼吸机对抗,影响通气效果。

2) 防治措施:分析患者产生通气不足的原因,并尽可能去除这些影响因素。若引起通气不足的因素已经去除,动脉血气分析仍提示通气不足所致的 CO_2 滞留,可适当调整呼吸机的参数。主要调整 I/E,使患者在不增加呼吸做功的前提下,促进 CO_2 排出。I/E 最长可达 1 : (2.5 ~3)。

(4) 呼吸机相关性肺炎(VAP)

1) 原因:人工气道的建立,使上呼吸道自然防护能力下降;医源性交叉感染和分泌物引流不畅；大剂量广谱抗生素和激素的应用，引起菌群失调，造成多种细菌的混合感染和细菌与真菌的二重感染。

2）防治措施：加强呼吸道的管理，严格无菌操作；保持气道的良好湿化，及时排吸气管内分泌物；分泌物定期做细菌培养，有针对性应用抗生素。

（5）主呼吸道阻塞：是指各种原因造成的、包括人工气道在内的呼吸道阻塞或梗阻。

1）原因：①大量分泌物突然涌出，来不及全部吸除或未被及时发现和吸引；由于感染、湿化和吸引不够、咳嗽无力等因素，造成分泌物在人工气道的管腔内沉积，形成痰栓或痰痂，将管腔完全或大部分堵塞。②导管和套管滑脱。③导管扭曲或压扁。④气囊滑脱或脱垂。⑤皮下气肿。⑥误吸。

2）防治措施：及时翻身、拍背、气道湿化，充分吸痰；及时更换导管和套管；皮下气肿造成上呼吸道梗阻时，进行排气和减压。

（6）肺不张

1）原因：分泌物引流不畅造成分泌物或痰栓的堵塞；气管插管过深，导管进入单侧支气管；氧中毒引起吸收性肺不张。

2）防治措施：及时翻身、拍背、气道湿化，充分吸痰，对肺不张的肺区，加强体位引流；纠正过深导管，FiO_2 限制在 50% 以下；使用叹息通气。

（7）氧中毒

1）原因：长期高浓度吸氧，一般指 $FiO_2>60\%$，时间>48h。

2）预防措施：尽量避免 $FiO_2>60\%$，即使由于病情需要，也要控制高浓度吸氧的时间。

（8）低血压

1）原因：患者心血管功能减退、血容量不足、机械通气压力水平过高。

2）防治措施：采用确保有效通气的最低气道压；降低平均胸内压（缩短吸气时间、减少呼气阻力、吸：呼比>1：2、减少无效腔）；补充血容量；必要时可适当使用血管活性药物。

（9）胃肠充气膨胀

1）原因：经面罩进行人工呼吸时，可能有一部分气体进入胃内；气管-食管瘘；气管导管套囊充气不足，加压气体从气囊逸出至口咽部，引起吞咽反射亢进，将气体咽入胃内。

2）防治措施：对因处理，可进行胃肠减压。

（10）气管损伤

1）原因：由于充气的气囊和导管或套管的直接压迫所造成。

2）防治措施：尽可能应用低压或等压气囊；气囊定时放气；定时调整患者头颈部体位。

五、呼吸机的撤离

1. 条件　导致患者呼吸衰竭的原发病因已去除，患者能自主摄入一定的热量，营养状态和肌力良好；患者自主呼吸能力强，咳嗽有力，能自主排痰；暂时断开呼吸机时，患者无明显的呼吸困难，无氧和二氧化潴留表现，血压、心率稳定；降低机械通气量，患者能自主代偿；吸入 $FiO_2<40\%$，$PaO_2 \geqslant 60mmHg$，$PaCO_2 \leqslant 50mmHg$；血气分析正常。

2. 根据不同病情选用适当的撤机方法

（1）直接撤离：适用于原先肺功能良好，因某种急性疾病或突发因素造成呼吸衰竭，需应用机械通气治疗的患者；术后短时间呼吸机辅助呼吸的患者。方法：逐步降低 PSV 和

PEEP 水平，至完全去除；同时逐步降低 FiO_2 至<40% 为宜；降低 PSV、PEEP 和 FiO_2 至前述水平后，患者氧合仍保持较好水平（PaO_2≥60mmHg、SaO_2>90%），可考虑撤除呼吸机。

（2）分次或间断撤离：适用于原有慢性肺功能不全、因某种原发病对肺功能损害严重或并发肺部感染等的患者，撤离呼吸机的标准基本达到，但十分勉强，可以采用分次或间断撤离呼吸机的方法。

1）准备：做好患者的思想工作，解除患者的心理负担和顾虑；加强营养支持和肺功能的锻炼（腹式呼吸）等。

2）改变通气模式：对脱机困难或没有足够把握的患者，采用一定的通气模式作为撤离呼吸机的过渡措施是十分必要的。

A. SIMV：可以通过逐渐降低 SIMV 的呼吸次数至 5 次/分时，如果患者能较好地维持通气和氧合时，可考虑脱机。

B. PSV：开始可逐渐增加 PSV 的压力支持水平，以利于肺、胸廓的充分膨胀，做被动性的肺功能锻炼；以后逐渐降低 PSV 的压力支持水平，直至完全撤除后。患者仍能维持较好的呼吸时，可试行脱机。

C. SIMV+PSV：有呼吸衰竭的患者，可先采用 PSV 的通气功能，增加肺的膨胀度；然后逐渐降低 PSV 压力的同时，应用 SIMV 的通气模式；待 PSV 全部撤除后，再逐渐降低 SIMV 的通气支持次数，直至 5 次/分时，如果自主呼吸可以达到满意的氧合状况，可考虑脱机。

D. MMV：既可以保障患者合适通气水平的通气模式，也可以用于脱机前的过渡。但要注意患者的自主呼吸频率，有时自主呼吸频率增快，通气量不变，但实际肺泡有效通气量却明显下降。因此，自主呼吸频率趋于增快的患者，不适合应用 MMV 模式。

E. CPAP：可以单独应用，也可与 SIMV+PSV 合用。方法与 PSV 基本相同，压力逐渐降低，自主呼吸频率也要兼顾，过快时应寻找原因，并及时更换通气模式。

（3）间断脱机方法：是指将脱机的时间分开，先每日分次脱机几小时；以后逐渐增加每日脱机的次数或延长每次脱机的时间；最后可改成逐日或白天脱机、夜间上机等，直至完全停用。有的患者即使应用特殊的通气模式或功能，仍无法脱机时可采用间断脱机的方法。

（4）撤机困难的原因及处理：对脱机困难的患者，需要长时间的观察、摸索和调试。大部分患者最终可获得成功；部分患者需要长期的机械通气维持。

1）原因：原发病因未解除；呼吸肌疲劳和衰弱；肺部感染未控制；心理障碍。

2）处理：积极治疗原发病；采取合适的通气模式锻炼肺功能；控制肺部感染；加强营养支持治疗；做好患者的思想工作，争取患者的配合；有可能产生呼吸机依赖的患者，尽可能避免长时间使用呼吸机。

3. 停机后监护 密切观察患者的病情变化，一旦出现以下情况，应考虑再次使用机械辅助通气；患者烦躁不安、发绀、呼吸明显增快，出现三凹征、鼻翼翕动等呼吸困难表现；PaO_2≤60mmHg，$PaCO_2$≥50mmHg；大汗淋漓，心率增快或减慢，血压下降或突然出现心律失常等。

加强气道护理，促进呼吸道分泌物的排出，保持呼吸道通畅，预防肺部感染。

六、呼吸机的保养与消毒

1. 呼吸机的清洁与消毒

（1）气源过滤网：在呼吸机使用过程中，一般每 24～72h 清洁 1 次，或按呼吸机说明书要求进行操作。

（2）呼吸机内部气路

1）传感器过滤器：按呼吸机说明书要求及时或定期更换。

2）管路部分：先用清水冲去管路内壁、外壁污物，然后将管路浸入所规定的消毒液中，取出后再用清水冲洗管路内、外的消毒液，晾干后可再次使用。

（3）呼吸机外部气路

1）管道部处：先用清水将管壁内污物清除，然后可选择药物浸泡消毒法，如84消毒液、2%戊二醛溶液等，消毒完毕，需用蒸馏水冲洗干净，晾干备用；气体熏蒸消毒法，如甲醛熏蒸消毒法、环氧乙烷气体消毒法。

2）加温湿化器：湿化器的清洗和消毒与上述管道部分相同；湿化器的电器加温部分和温控传感器探头的金属用清洁的软湿擦布轻轻擦净，不能用消毒液浸泡，以免影响加热功能和降低其感温的准确性。

3）过遮器：一般有两种，一次性或重复使用，具体要求应按呼吸机说明书进行操作。

4）机身与台面：以软布及时去除表面的污物与尘埃。必要时用消毒液，如含氯消毒液浸泡过的软布擦洗。

2. 呼吸机的保养　呼吸机的保养有利于延长使用寿命、保证呼吸机功能完好，以利于抢救。

（1）专人保管呼吸机，保证各种管道消毒后备用，仪器外部保持清洁。

（2）按照呼吸机说明书的要求定期更换易损件、调试或校正有关参数。

（3）呼吸机的维护与管理要做到防热、防潮、防震和防腐蚀。呼吸机的表面、导线和需要经常消毒的部件，绝对避免接触强酸、强碱性液体。备用状态要用机罩保护，呼吸机的放置场所应清洁、整齐、通风良好。

（4）定期通电试验：综合检查呼吸机功能。

实验指导六　动脉、静脉穿刺置管术

一、静脉穿刺置管术

· 外周静脉穿刺置管术

【目的】

减少患者的痛苦，保持静脉通畅，以利于抢救。

【操作前准备】

（1）评估患者并解释

1）评估患者：①病情及治疗情况。②穿刺部位皮肤及血管状况。③意识状态，肢体活动情况，对静脉穿刺置管术的了解、认识及合作程度。

2）向患者解释静脉穿刺置管术的目的、方法、注意事项及配合要求等。

（2）患者准备：患者了解静脉穿刺置管术的目的、方法、注意事项及配合要求。

（3）护士准备：衣帽整洁，洗手，戴口罩。

（4）用物准备：静脉留置针（成人输液20～22G，成人输血18～20G，儿童输液、输血22～24G）、肝素帽或正压接头、无菌透明敷贴，余同静脉输液。

【操作步骤】

1. 开放式留置针静脉穿刺置管术

(1) 携用物至患者旁,核对。

(2) 打开静脉留置针及肝素帽或正压接头外包装。

(3) 选择穿刺部位铺治疗巾,将小垫枕置于穿刺肢体下,在穿刺点上方 10～15cm 处扎止血带。

(4) 消毒皮肤按常规消毒穿刺部位的皮肤,消毒范围为 8cm×10cm,待干,备胶布。

(5) 再次核对。

(6) 静脉穿刺。

1) 取下针套,旋转松动外套管(转动针芯)。

2) 进针:嘱患者握拳,左手绷紧皮肤,右手拇指与示指握住套管针针尾,以 15°～30°角直刺静脉,缓慢进针,见回血后压低角度顺静脉走行再继续进针 0.2cm。

3) 外送套管。

方法一:左手固定针芯,以针芯为支撑,右手将外套管缓慢送入静脉。

方法二:将针尖部退至导管内,借助针芯导管与针芯一起送入静脉。

(7) 松止血带,嘱患者松拳,以左手环指按压导管尖端前段静脉,撤针芯,连接肝素帽或正压接头。

(8) 固定用无菌透明敷贴对留置针作密闭式固定,并注明置管日期和时间。

(9) 消毒肝素帽或正压接头,并与输液器连接。

(10) 调节输液滴速。

(11) 再次查对。

(12) 协助患者取舒适体位。

(13) 整理用物。

(14) 洗手,记录。

2. 整体密闭式留置针静脉穿刺置管术

(1) 携用物至患者床旁,核对确认患者。

(2) 打开静脉留置针及肝素帽或正压接头外包装。

(3) 手持外包装将肝素帽或正压接头对接在留置针的侧管上。

(4) 将输液器连接于肝素帽或正压接头上。

(5) 排气打开输液调节器,将套管针内的气体排于弯盘中,关闭调节器,将留置针放回留置针盒内。

(6) 选择穿刺部位,铺治疗巾,将小垫枕置于穿刺肢体下,在穿刺点上方 10～15cm 处扎止血带。

(7) 消毒皮肤,按常规消毒穿刺部位的皮肤,消毒范围为 8cm×10cm,待干,备胶布及透明胶布。

(8) 再次核对。

(9) 静脉穿刺。

1) 取下针套,旋转松动外套管(转动针芯)。

2) 右手拇指与示指夹住留置针翼,再次排气于弯盘中。

3) 进针,嘱患者握拳,左手绷紧皮肤,右手持针翼,以 15°～30°角直刺静脉,缓慢进针,见回血后压低角度顺静脉走行再继续进针 0.2cm。

4）外送套管,左手持 Y 接口,右手后撤针芯约 0.5cm,持针座将针芯与外套管一起送入静脉内。

5）撤针芯,左手固定两翼,右手迅速将针芯抽出,避免将外套管带出。

（10）松止血带,嘱患者松拳,打开输液调节器。

（11）固定用无菌透明敷贴对留置针作密闭式固定,并注明置管日期和时间。

（12）调节输液滴速。

（13）再次查对。

（14）协助患者取舒适体位。

（15）整理用物。

（16）洗手,记录。

·中心静脉置管术

【目的】

（1）提供短期、中期静脉输液及治疗。

（2）抢救休克、周围循环衰竭的重危患者时,快速输血、输液、给药和监测中心静脉压。

【适应证】

（1）需长期静脉输液,但外周浅静脉条件差,不易穿刺成功者。

（2）静脉内高营养治疗。

（3）长期化疗、频繁留取血标本者。

（4）需快速或加压静脉补液、输血、给药和监测中心静脉压者,如休克、周围循环衰竭的危重患者。

【禁忌证】

（1）局部感染。

（2）凝血机制严重障碍。

（3）上腔静脉综合征。

【操作前准备】

（1）评估患者

1）评估患者:①病情、意识状态及治疗情况。②心理状态及配合程度。③穿刺部位的皮肤及血管状况。④签知情同意书。

2）向患者解释静脉穿刺置管术的目的、方法、注意事项及配合要求等。

（2）患者准备:患者了解静脉穿刺置管术的目的、方法、注意事项及配合要点。

（3）护士准备:衣帽整洁,洗手,戴口罩。

（4）环境准备:操作间保持清洁,操作前用消毒机进行空气消毒。

（5）用物准备:治疗盘,深静脉穿刺包,中心静脉导管,穿刺套管针,透明敷贴,生理盐水 250ml,5ml 注射器及针头,2% 利多卡因,必要时备扩张管、缝合针、缝线。

【操作步骤】

1. 颈内静脉穿刺置管术 图 6-6-1 至图 6-6-11。

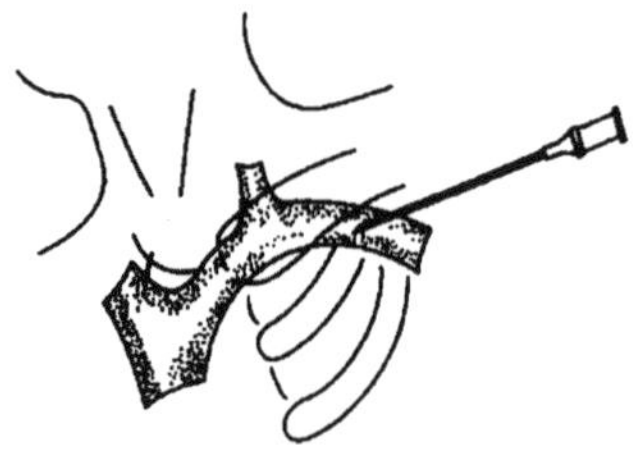
图 6-6-1　无鞘导管锁骨下静脉插管(经锁骨下途径穿刺)

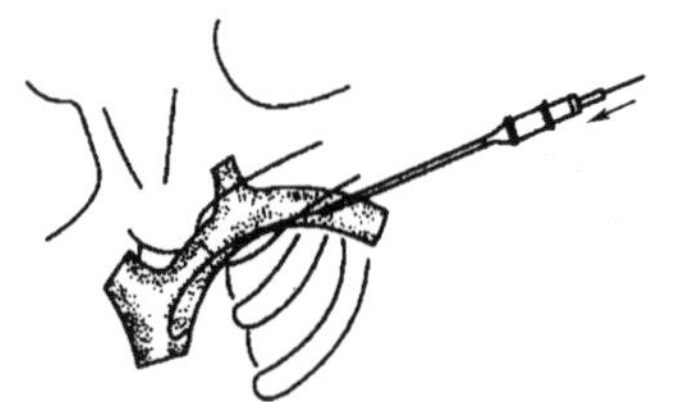
图 6-6-2　无鞘导管锁骨下静脉插管(将金属引导丝插入针头内)

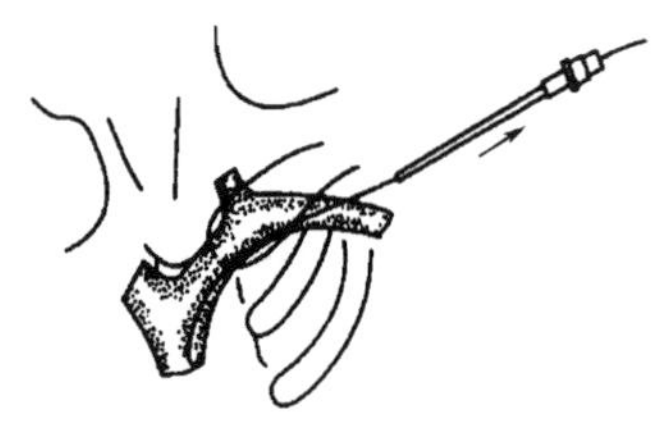
图 6-6-3　无鞘导管锁骨下静脉插管(退出穿刺针头)

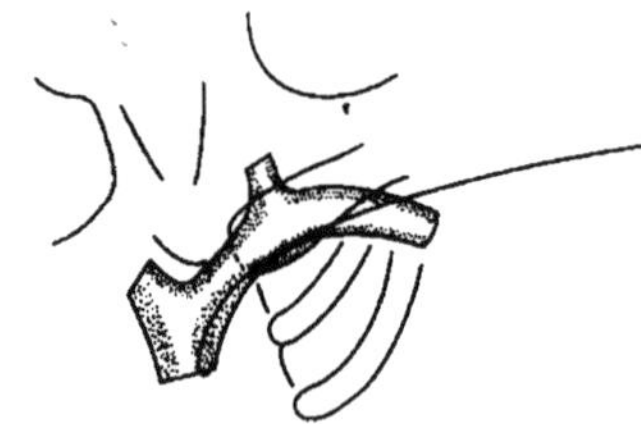
图 6-6-4　无鞘导管锁骨下静脉插管(将金属导丝留在血管内)

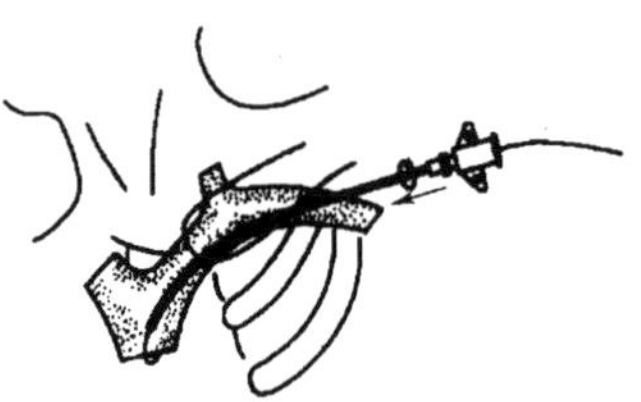
图 6-6-5　无鞘导管锁骨下静脉插管

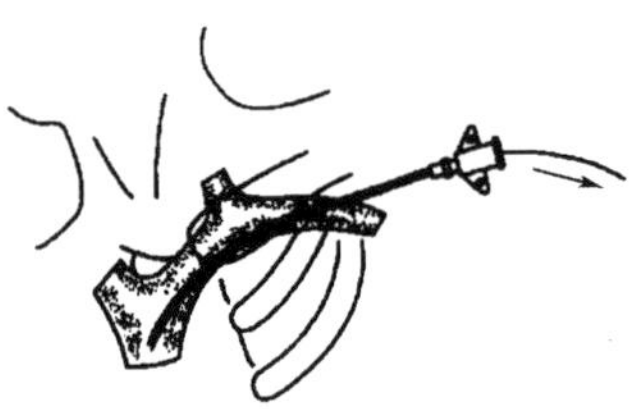
图 6-6-6　无鞘导管锁骨下静脉插管(退出引导丝)

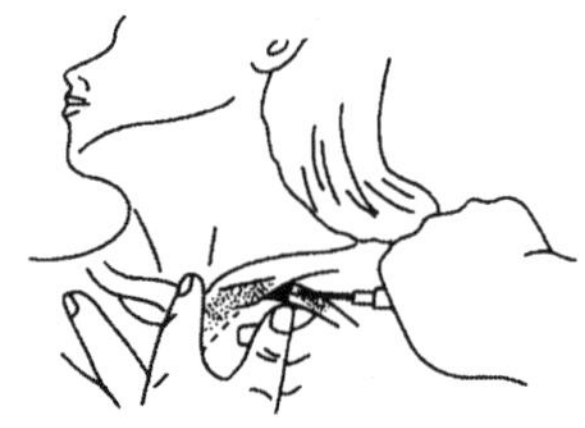
图 6-6-7　有鞘导管锁骨下静脉插管

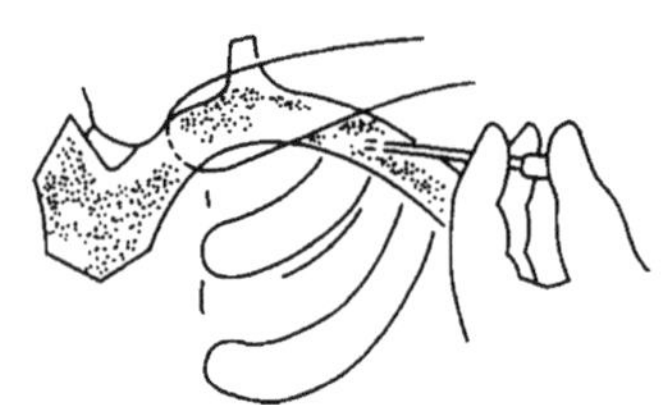
图 6-6-8　有鞘导管锁骨下静脉插管(退出穿刺针,堵住导管鞘外口)

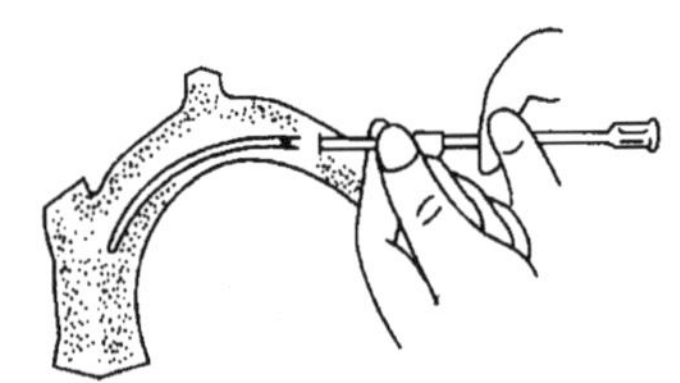
图 6-6-9　有鞘导管锁骨下静脉插管(经导管鞘插入中心静脉导管)

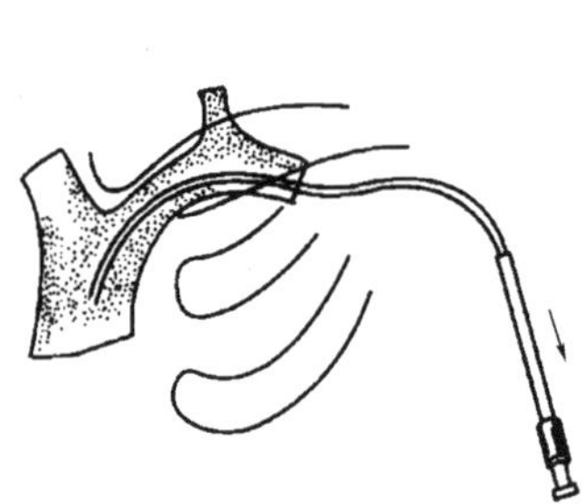
图 6-6-10　有鞘导管锁骨下静脉插管(退出导管鞘)

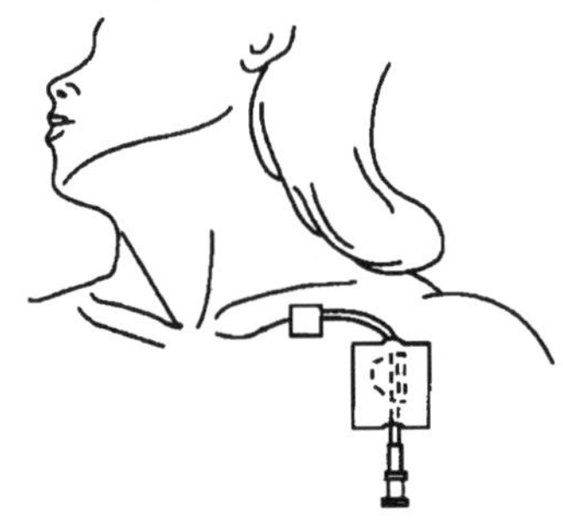
图 6-6-11　有鞘导管锁骨下静脉插管

(1) 携用物至患者床旁,核对确认患者。

(2) 协助患者取仰卧位,头低 20° ~ 30°或肩下垫一薄枕,头转向对侧。

(3) 穿刺点定位。

方法一:穿刺点为胸锁乳突肌的锁骨头、胸骨头和锁骨三者所构成三角区的顶端处(距锁骨上缘 2 ~ 3 横指)进针,针与皮肤呈 30°角,针尖指向胸锁关节。

方法二:穿刺点为胸锁乳突肌外侧缘的中点或稍上方,针与皮肤呈 30° ~ 50°角,针尖指向锁骨中内1/3交界处或同侧乳头。

方法三:穿刺点为胸锁乳突肌外缘中下1/3交界处进针,针身水平位,从胸锁乳突肌深部向胸骨柄上窝方向穿刺。

(4) 消毒皮肤,戴手套,铺无菌巾。

(5) 检查中心静脉导管是否完好,用生理盐水冲洗,排气备用。

(6) 用2%利多卡因局部浸润麻醉。

(7) 用注射器抽吸3ml生理盐水,连接穿刺针,按上述进针方向及角度穿刺,然后边缓慢进针边抽吸,至有落空感并抽出暗红色血液,表明进入颈内静脉。

(8) 左手固定穿刺针,右手取导引钢丝自穿刺针插入,退出穿刺针,使用扩张管扩张皮肤,在导引钢丝引导下插入中心静脉导管,抽出导引钢丝,抽回血通畅后,连接肝素帽或正压接头及液体。

(9) 缝合固定,透明敷贴覆盖,注明穿刺日期及时间。

(10) 调节输液滴速。

(11) 协助患者取舒适体位。

(12) 整理用物。

(13) 洗手,记录。

2. 锁骨下静脉穿刺置管术

(1) 携用物至患者床旁,核对确认患者。

(2) 协助患者取头低肩高位,头转向穿刺对侧。

(3) 穿刺点定位

1) 经锁骨上穿刺:取胸锁乳突肌锁骨头外侧缘、锁骨上方约1cm为穿刺点,针身与矢状面及锁骨各成45°角,在冠状面呈水平或向前略偏15°角,指向胸锁关节进针。

2) 经锁骨下穿刺:①取锁骨中、内1/3交界处,锁骨下方约1cm为穿刺点,向同侧胸锁关节后上缘进针,如未刺入静脉,可退针至皮下,针尖改指向甲状软骨下缘进针。②也可取锁骨中点、锁骨下方1cm为穿刺点,针身与胸壁成15°~30°角,针尖指向颈静脉切迹进针。

(4) 消毒皮肤,戴手套,铺无菌巾,严格无菌操作,避免感染。

(5) 检查中心静脉导管是否完好,用生理盐水冲洗,排气备用。

(6) 用2%利多卡因局部浸润麻醉。

(7) 用注射器抽吸3ml生理盐水,连接穿刺针,按上述进针方向及角度穿刺,然后边缓慢进针边抽吸,至有落空感并抽出暗红色血液,表明进入锁骨下静脉。

(8) 左手固定穿刺针,右手取导引钢丝自穿刺针插入,退出穿刺针,使用扩张管扩张皮肤,在导引钢丝引导下插入中心静脉导管,抽出导引钢丝,抽回血通畅后,连接肝素帽(或正压接头)及液体。

(9) 缝合固定,透明敷贴覆盖,注明穿刺日期及时间。

(10) 调节输液滴速。

(11) 协助患者取舒适体位。

(12) 整理用物。

(13) 洗手、记录。

3. 股静脉穿刺置管术

(1) 携用物至患者床旁,核对确认患者。

(2) 协助患者取仰卧位,穿刺侧的大腿放平,稍外旋、外展。

(3) 穿刺点定位,在腹股沟韧带中内1/3交界外下方两指(约3cm)处,股动脉搏动点内侧约1cm处为穿刺点。

(4) 消毒皮肤,待干,戴手套,铺无菌巾。

(5) 检查中心静脉导管是否完好,用生理盐水冲洗,排气备用。

(6) 术者站于穿刺侧,以左手示指扪股动脉后,向内移1cm左右,以示指、中指分开压迫股静脉,右手持穿刺针,在穿刺点与皮肤呈45°~60°角斜刺或垂直穿刺,边进针边抽吸,抽得大量静脉回血后,其余操作同上。

· 经外周插管的中心静脉导管(PICC)技术

【目的】

(1) 为患者提供中长期静脉输液及治疗。

(2) 静脉输注高渗性、有刺激性的药物。

【适应证】

(1) 需要长期静脉输液的患者。

(2) 接受化学治疗的患者。

(3) 胃肠外营养。

(4) 对外周静脉有刺激性的药物。

(5) 肘部静脉条件好,但缺乏外周静脉通路的患者。

(6) 家庭病床的患者。

(7) 早产儿。

【禁忌证】

(1) 肘部静脉血管条件差。

(2) 穿刺部位有感染或损伤。

(3) 乳腺癌手术后患侧手臂静脉。

(4) 不能配合的患者。

【操作前准备】

(1) 评估患者

1) 评估患者:①病情、意识状态及治疗情况。②心理状态及配合程度。③穿刺部位的皮肤、血管状况,肢体活动能力。

2) 向患者解释PICC技术的目的、方法、注意事项及配合要求等。

(2) 患者准备:①患者了解PICC技术的目的、方法、注意事项及配合要求。②协助患者将选择好的上肢清洁干净。

(3) 护士准备:衣帽整洁,洗手,戴口罩。

(4) 环境准备:操作间保持清洁,操作前用消毒机进行空气消毒。

(5) 用物准备:输液盘,深静脉穿刺包1个,一次性手术衣1件,无菌手套2副,外周插入中心导管(PICC)1套,无菌治疗巾,10ml注射器1支,20ml注射器2支,透明敷贴,卷尺,压脉带,肝素帽或正压接头,100ml生理盐水1袋,肝素盐水(生理盐水250ml+肝素12 500U)适量。

【操作步骤】

（1）携用物至患者床旁，核对。

（2）协助患者取平卧位，穿刺侧手臂外展90°角。

（3）选择合适的静脉，在穿刺部位上方扎压脉带，选择最佳穿刺血管，松开压脉带静脉。

（4）测量置管所需的长度，有两种方法：1）上腔静脉测量法，从预穿刺点沿静脉走向测至右胸锁关节处再向下测至第3肋间。2）锁骨下静脉测量法，从预穿刺点沿静脉走向测至右胸骨切迹，再减去2cm。

（5）穿无菌手术衣，戴口罩，打开无菌包，戴手套，铺治疗巾于患者穿刺侧手臂下。

（6）消毒，以穿刺点为中心，环形消毒皮肤，范围是穿刺点上下10cm，两侧到臂缘。

（7）更换手套，铺无菌孔巾及第2块治疗巾。

（8）抽吸生理盐水，预冲导管以润滑导丝。

（9）撤出导丝至比预计长度短0.5～1cm处，按预计导管长度剪去多余部分导管。

（10）拨开导管护套10cm左右。

（11）助手扎压脉带，将保护套从穿刺针上去掉，活动套管。

（12）实施静脉穿刺，以15°～30°角进针，一旦有回血，即放低穿刺角度，推入导入针0.3～0.6cm。

（13）助手松开止血带，从导引套管内取出穿刺针，手指固定导引套管以避免移位（图6-6-12）。

（14）用镊子夹住导管尖端，将导管逐渐送入静脉（图6-6-13）。

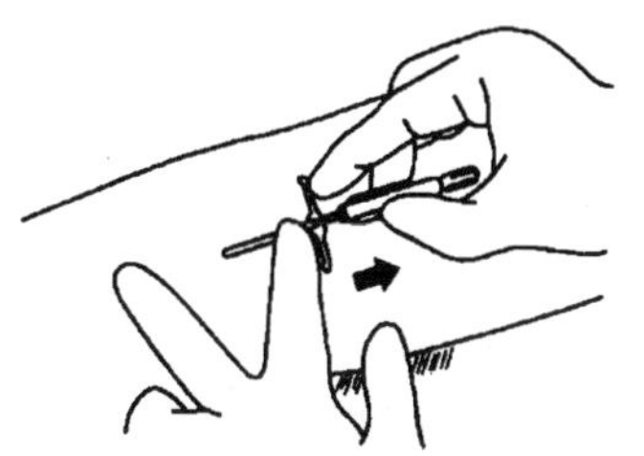
图6-6-12　穿刺成功退出针芯

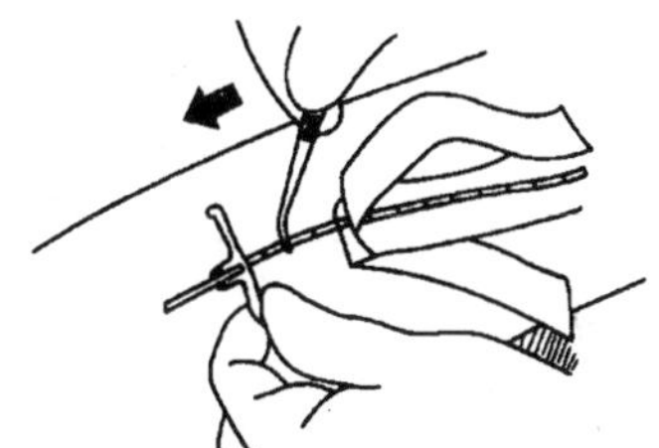
图6-6-13　送入导管

（15）置入导管10～15cm之后，退出穿刺针外套管，指压套管端静脉以稳定导管（图6-6-14）。

（16）劈开外套管，并从置入的导管上剥下（图6-6-15）。

（17）导管进入右肩处时，嘱患者头部转向穿刺侧，下颏抵住右肩。

（18）将导管置入预计深度，一手固定导管，一手取出导丝（图6-6-16）。

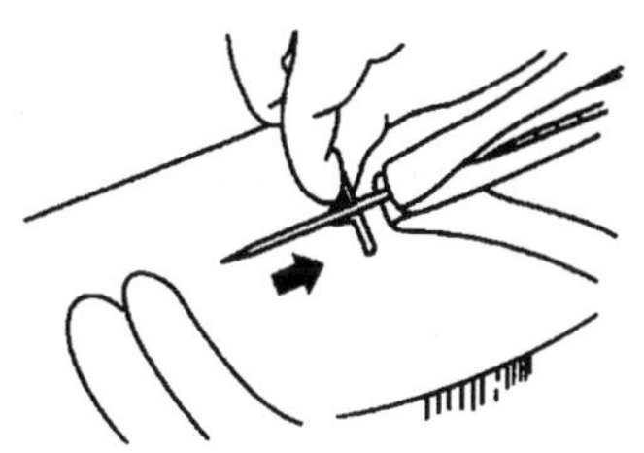
图6-6-14　退出穿刺针外套管

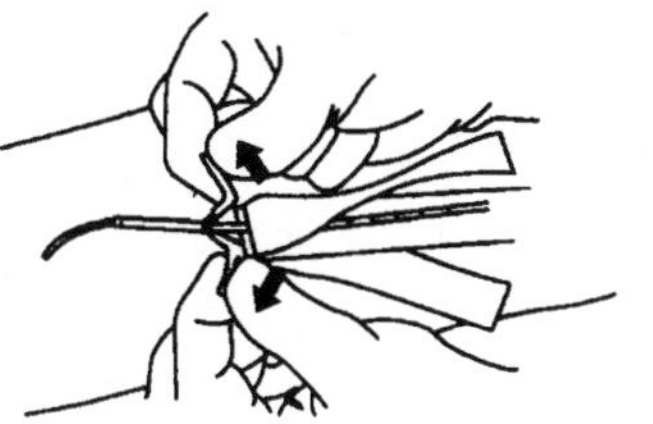
图6-6-15　撕掉外套管

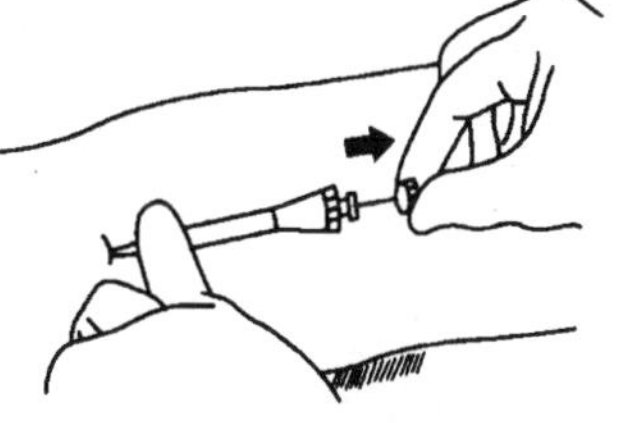
图6-6-16　拔出导丝

（19）抽回血，注入生理盐水，确定通畅后，连接肝素帽或正压接头，用肝素盐水正压封管。

（20）用乙醇消毒穿刺点周围皮肤。

（21）固定导管，在穿刺点上方放一小块纱布，覆盖透明敷贴在导管及穿刺部位，加压粘贴,注明穿刺日期及时间。

(22) 通过X线摄片确定导管尖端位置。

(23) 协助患者取舒适体位。

(24) 整理用物。

(25) 洗手、记录。

二、动脉穿刺置管术

【目的】

(1) 为患者提供短期动脉输液及治疗。

(2) 进行持续动脉压监测。

(3) 进行频繁动脉采血。

(4) 进行某些特殊检查。

【适应证】

(1) 重度休克需经动脉注射高渗葡萄糖溶液及输血等,以提高冠状动脉灌注量及增加有效血量。

(2) 施行某些特殊检查,如选择性动脉造影及左心室造影等。

(3) 危重及大手术后需进行有创血压监测者。

(4) 施行某些治疗,如经动脉注射抗癌药物行区域性化疗。

(5) 需动脉采血检验,如血气分析、血氨及乳酸盐浓度监测。

【禁忌证】

(1) 有出血倾向或抗凝治疗期间,血液呈高凝状态。

(2) 局部感染。

(3) 侧支循环差者。

【操作前准备】

(1) 评估患者

1) 评估患者:①病情及治疗情况。②穿刺部位皮肤及血管状况。③意识状态,股体活动情况,对动脉穿刺置管术的了解、认识及合作程度。

2) 向患者解释动脉穿刺置管术的目的斗方法、注意事项及配合要求等。

(2) 患者准备:患者了解动脉穿刺置管术的目的、方法、注意事项及配合要求。

(3) 护士准备:衣帽整洁,洗手,戴口罩。

(4) 用物准备:输液盘、无菌注射器及针头、肝素注射液。动脉穿刺插管包(内含弯盘1个、洞巾1块、纱布4块、2ml注射器1支、动脉穿刺套管针1根),另备三通开关及相关导管、无菌手套、2%利多卡因溶液、动脉压监测仪、500ml生理盐水等。

【操作步骤】

(1) 携用物至患者床旁,核对。

(2) 协助患者取舒适体位。

(3) 选择穿刺部位。

(4) 固定手和前臂,腕下放一小垫子,背屈抬高60°。

（5）常规消毒皮肤，术者戴无菌手套，铺无菌孔巾。

（6）用肝素冲洗注射器或动脉插管套针。

（7）用2%利多卡因局部浸润麻醉。

（8）于动脉搏动最明显处，用左手两指上下固定欲穿刺的动脉。

（9）右手持注射器或动脉插管套针，以15°～30°角朝近心方向斜刺向动脉搏动点，如针尖部感觉搏动感，表示已触及动脉，再快速推入少许以刺入动脉，见鲜红色动脉血回流后退出针芯少许，将外套管继续推进，并根据需要接上动脉压监测仪或动脉加压输血装置等。

（10）固定，用无菌透明敷贴固定套管针，注明穿刺日期及时间。

（11）用肝素盐水冲管。

（12）协助患者取舒适体位。

（13）整理用物。

（14）洗手、记录。

三、动脉、静脉穿刺置管术后的护理

1. 静脉穿刺置管术的护理

（1）穿刺局部必须严格消毒，不得选择有感染的部位穿刺；避免反复多次穿刺，以免形成血肿。

（2）密切观察患者生命体征及局部情况的变化，及时发现早期静脉炎的征象，如有异常情况，立即拔除导管并做相应处理。

（3）保持穿刺点无菌，置管后第一个24h应更换敷料1次，观察局部出血情况，以后酌情每3～5天更换透明敷贴一次，换药时应沿导管方向由下向上揭去透明敷贴；每周更换肝素帽1次。

（4）外周静脉穿刺置管封管时，注意将软管内充满肝素液，防止堵管或血栓性静脉炎；留置针保留时间不宜超过1周。

（5）中心静脉穿刺置管时，用10～100U/ml肝素稀释液正压封管，每12小时1次，每次2～5ml；封管时，不要抽回血；用10ml以上注射器抽吸生理盐水10～20ml以脉冲方式进行冲管后正压封管，治疗间歇期每周对导管进行冲洗。

（6）妥善固定导管，每日观察置管长度，及时更换已失去黏性的透明敷贴，防止导管脱出。

（7）中心静脉穿刺置管术的常见并发症及处理

1）血气胸：由于操作者对解剖部位不熟、操作不仔细、患者躁动、进针过长所致，发生后应行抽气或胸腔闭式引流，必要时摄胸片。

2）气栓：由于空气进入静脉所致。置管时应嘱患者屏气，脱开注射器时拇指加纱布压住针尾，因导管置入上腔静脉，故常为负压，输液时应加强巡视，及时更换液体，保持管道密闭性；更换肝素帽或正压接头时应先夹住导管；拔管时迅速用无菌敷料压迫穿刺处，并嘱能合作的患者屏气。拔管后24小时内用无菌敷料覆盖。

3）血栓：多见于长期置管、高营养疗法、血压高凝状态。封管时应按上述要求严格进行；每次输液前先抽回血，再用无菌生理盐水冲洗导管，如无回血且冲洗有阻力时，切记不能用注射器用力推注，以免将凝固的血栓推入血管，造成栓塞。

4）感染：疑有导管源性感染时，应做导管前端培养和血培养。

5）误伤神经、动脉、胸导管，可出现动静脉瘘、乳糜胸。应停止输液，拔除导管，通知医生进行相应处理。

2. 动脉穿刺置管术的护理

（1）桡动脉侧支循环试验阳性者，避免行桡动脉穿刺置管。

（2）严格遵守无菌操作，避免感染。

（3）穿刺点应选择动脉搏动最明显处。

（4）置管时间一般不宜超过4天，以预防导管源性感染。

（5）留置的导管用肝素液持续冲洗（加压输注速度为3ml/h，肝素液浓度为2U/ml），保证导管通畅，避免局部血栓形成和远端栓塞。发现血块时应抽出，不能强行注入。

（6）妥善固定导管，防止移位或脱出。

实验指导七　外伤止血、包扎、固定、搬运

一、止　　血

出血是创伤中的常见并发症，大血管及心脏损伤出血可在短时间内导致死量亡，中等量出血可因急性失血导致休克或加重休克。若能及时、准确地判断出血部位并进行合理有效的止血，往往可以挽救患者的生命。外伤止血是指创伤后，为防止出血过多、休克而引起生命危险的紧急处理方法。根据出血部位的不同采用相应的止血方法。例如，体腔内出血需行外科手术探查止血；现场急救止血主要适用于外出血。

1. 出血分类

（1）根据出血性质分类

1）动脉出血：血液为鲜红色，呈喷射状，出血速度快，在短时间内可大量出血。

2）静脉出血：血液为暗红色，呈涌泉状，出血速度慢，危险性相对比动脉出血小。

3）毛细血管出血：血液为鲜红色，出血呈水珠状或片状渗出，找不到出血点，危险性相对较小。

4）实质脏器破裂出血：如肝、脾、肾等破裂，其出血情况与大血管出血相似，出血量大。

（2）根据出血部位分类

1）内出血：血液从血管或心脏内流出至组织间隙或体腔内者，称内出血。

2）外出血：血液流向体表者，称外出血。

2. 出血的临床表现　出血的临床表现见表6-7-1。

表6-7-1　出血的临床表现

成人失血量（ml）	占全身血量的百分比（%）	主要症状
≤400	≤10	可有轻度头昏、交感神经兴奋症状，也可无任何反应
400～800	10～20	出现轻度失血性休克的表现，患者神志清楚，伴有痛苦表情，口渴，皮肤开始苍白，皮温正常或发凉，收缩压正常或稍升高，舒张压升高，脉压缩小
800～1600	20～40	出现中度失血性休克的表现，患者神志尚清楚，表情淡漠，明显口渴、皮肤苍白、发冷，脉搏100～200次/分，收缩压为70～90mmHg，脉压小，表浅静脉塌陷，毛细血管充盈迟缓，尿少
>1600	>40	出现重度失血性休克的表现，患者意识模糊，甚至昏迷，非常口渴，皮肤显著苍白，四肢厥冷，肢端青紫，脉搏细速而弱或摸不清，收缩压<70mmHg或测不到，毛细血管充盈非常迟缓，表浅静脉塌陷，尿少或无尿

本实验主要讲述创伤所致的外出血的急救止血。

【目的】

防止创伤后出血过多、休克而引起生命危险。

【操作前准备】

（1）评估患者

1）评估患者：病情、意识状态，出血部位、性质及合作程度。

2）向患者解释止血的意义、方法、注意事项及配合要点。

（2）患者准备：理解目的、配合操作；深呼吸、放松。

（3）护士准备：思维敏捷；决策果断；动作迅速、准确；用最简单有效的方法进行止血。

（4）用物准备：无菌纱布、纱布垫、绷带（若现场缺乏这些材料，可以用干净的手帕、毛巾、衣物、布袋、三角巾等代替）；充气止血带、橡皮止血带或卡式止血带（也可以用较宽的布带代替）；止血钳。

【操作步骤】

（1）携用物至患者旁。

（2）协助患者取适当体位。

（3）检查伤口，迅速判断出血性质。

（4）选择止血方法。

（5）协助患者取舒适体位。

（6）观察病情。

（7）整理用物。

（8）洗手，记录出血部位、量、性质及应用止血带的时间。

【止血方法选择】

1. 指压止血法　指压止血法是用手指、手掌或拳头压迫伤口近心端动脉经过骨骼表面的部位，阻断血液流通，达到临时止血的目的（图 6-7-1 至图 6-7-4）。

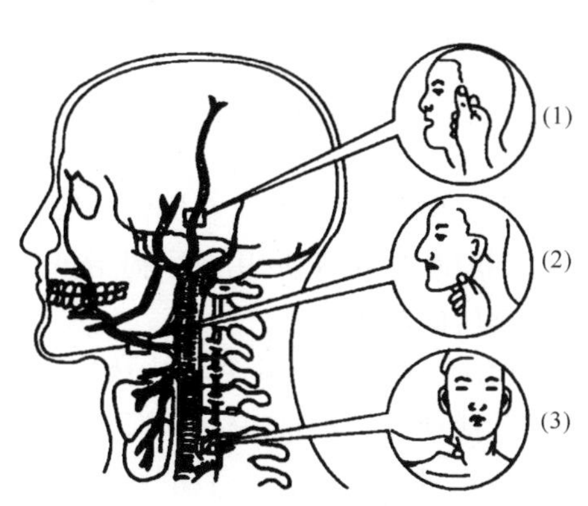

图 6-7-1　头颈部出血常用指压部位

（1）颞浅动脉指压部位；（2）面动脉指压部位；（3）颈总动脉指压部位

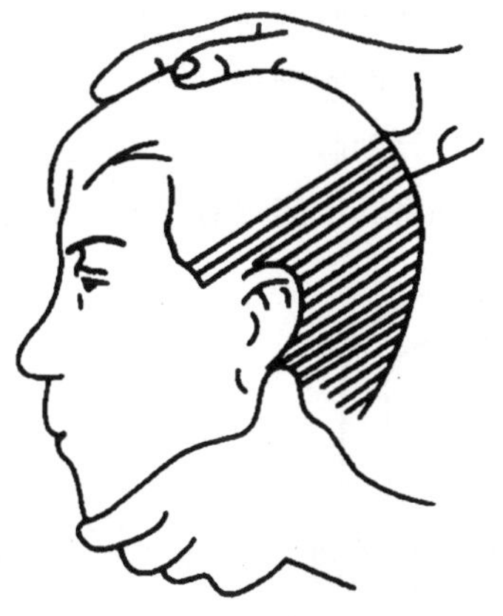

图 6-7-2　枕动脉指压部位

（1）颞浅动脉压迫法：在伤侧外耳屏前上方额弓根部摸到颞浅动脉搏动，用拇指或示指将其压向下颌关节面。

(2) 面动脉压迫法:在双侧咬肌前缘绕下颌骨下缘处摸到面动脉搏动,用拇指或示指将其压向下颌骨。

(3) 颈总动脉压迫法:在同侧胸锁乳突肌前缘与气管的环状软骨之间的沟内摸到颈总动脉搏动,用拇指将其压向第 6 颈椎的颈动脉结节。

(4) 枕动脉压迫法:在同侧耳后乳突下稍后方摸到枕动脉搏动,用拇指或示指将其压向乳突(图 6-7-2)。

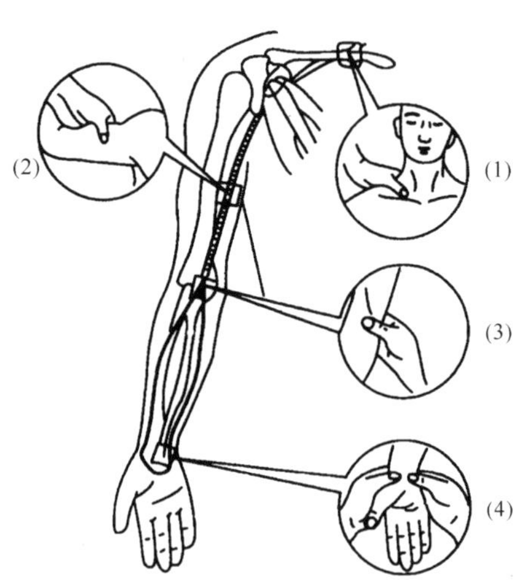

图 6-7-3 上肢出血常用指压部位

(1)锁骨下动脉指压部位;(2)腋动脉指压部位;(3)肱动脉指压部位;(4)尺动脉、桡动脉指压部位

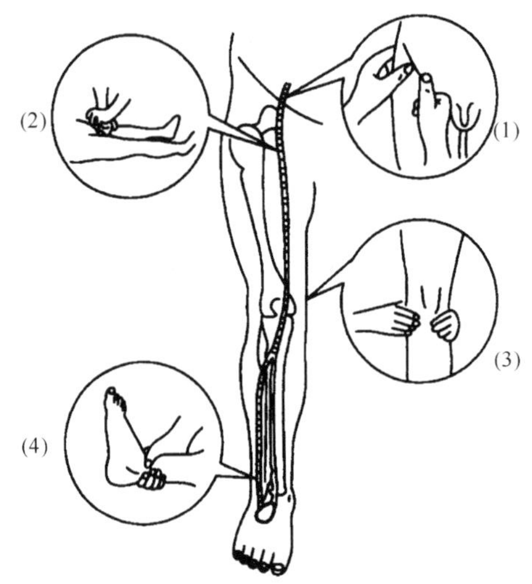

图 6-7-4 下肢出血常用指压部位

(1)、(2)股动脉指压部位;(3)腘动脉指压部位;(4)足背动脉、胫后动脉指压部位

(5) 锁骨下动脉压迫法:在同侧锁骨中点上方的锁骨上窝处摸到锁骨下动脉搏动,用示指将其压向后下方的第 1 肋。

(6) 腋动脉压迫法:上肢外展 90°,在同侧腋窝中摸到腋动脉搏动,用拇指将其压向肱骨。

(7) 肱动脉压迫法:在同侧肱二头肌内侧沟中部摸到肱动脉搏动,用拇指或其他四指指腹将其压向肱骨干。

(8) 尺动脉、桡动脉压迫法:在同侧手腕横纹稍上处摸到尺动脉、桡动脉搏动,用两手拇指分别将其压向尺骨、桡骨面。

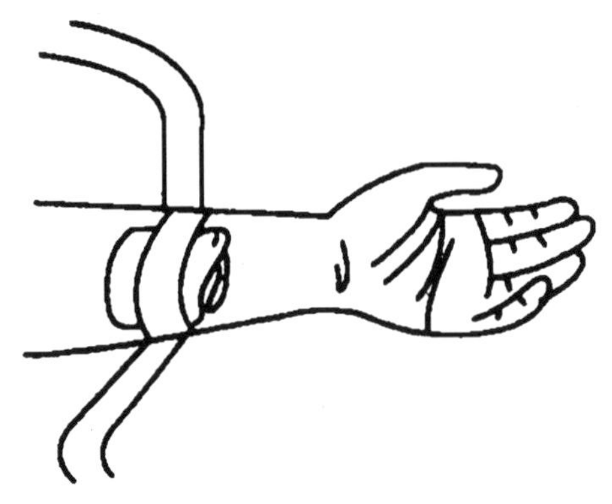

图 6-7-5 加压包扎法

(9) 股动脉压迫法:在同侧腹股沟韧带稍下方摸到股动脉的搏动,用双手拇指重叠或拳头用力将其压向耻骨下支。

(10) 腘动脉压迫法:在同侧腘窝中部摸到腘动脉搏动,用拇指将其压向股骨。

(11) 足背动脉、胫后动脉压迫法:在同侧足背中近脚腕处摸到足背动脉和跟骨与内踝之间的胫后动脉搏动,分别将其压向趾骨和跟骨。

2. 加压包扎法 用无菌敷料覆盖伤口,再用绷带、三角巾或布带加压包扎(图 6-7-5)。

3. 填塞止血法　用无菌敷料填塞伤口，再用绷带、三角巾等包扎。

4. 屈曲肢体加垫止血法　在肘窝或腘窝部放置一绷带卷，然后强屈关节，并用绷带、三角巾等缚紧固定(图 6-7-6)。

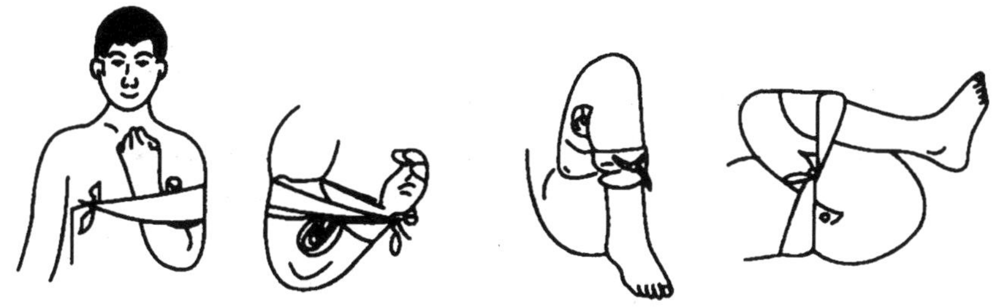

图 6-7-6　屈曲肢体加垫止血法

5. 止血带止血法

(1) 橡皮止血带止血法：以左手的拇指、示指、中指持止血带的头端，将长的尾端绕肢体一圈后压住头端，再绕肢体一圈，然后用左手示指、中指夹住尾端将其从止血带下拉过，由另一缘牵出，使之成为一个活结(图 6-7-7)。

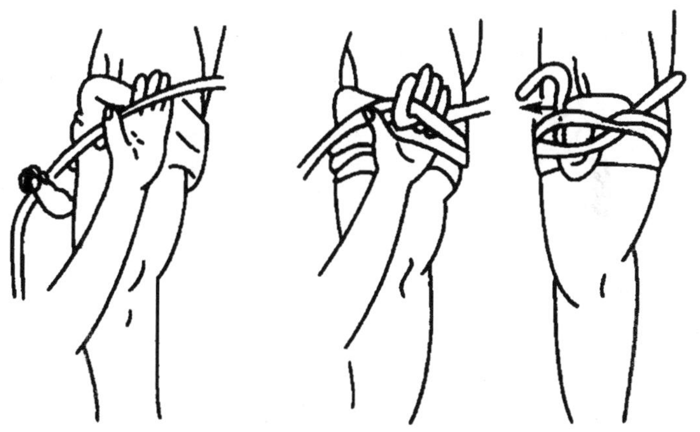

图 6-7-7　橡皮止血带止血法

(2) 卡式止血带止血法：将涤纶松紧带绕肢体一圈，然后把插入式自动锁卡插进活动锁紧开关内，一只手按住活动锁紧开关，另一只手紧拉涤纶松紧带，直到不出血为止(图 6-7-8)。

(3) 气压止血带止血法：将充气止血带缚扎在伤口近心端肢体上后充气(图 6-7-9)。

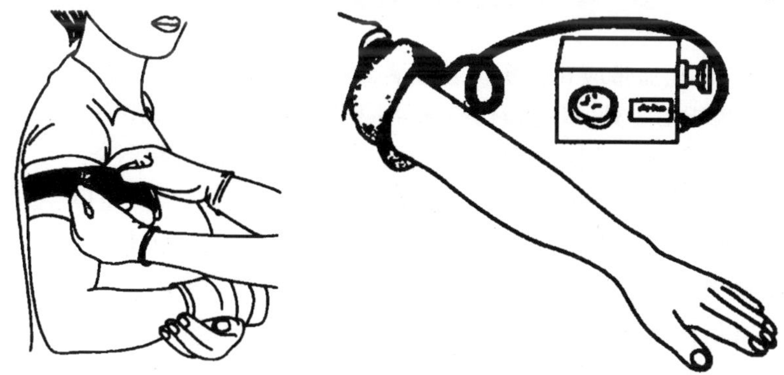

图 6-7-8　卡式止血带止血法　　图 6-7-9　气压止血带止血法

(4) 勒紧止血法：在伤口上部用绷带、带状布料或三角巾折叠成带状，勒紧伤肢并扎两道(图 6-7-10)勒紧止血。

(5) 绞紧止血法：将三角巾叠成带状，平整地绕伤股一圈，两端向前拉紧打活结，并在一头留出一小套，以小木棒、笔杆、筷子等做绞棒，插在带圈内，提起绞棒绞紧，再将木棒一头插入活结小套内，并拉紧小套固定(图 6-7-11)。

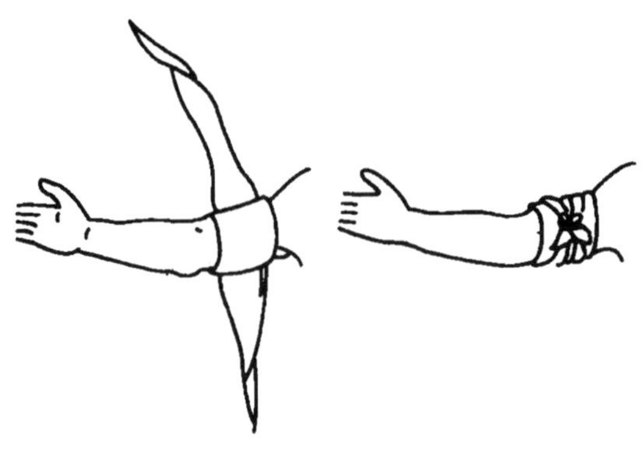

图 6-7-10　勒紧止血法

6. **钳夹法**　在直视下用止血钳直接钳夹出血点,同时妥善固定止血钳。

【注意事项】

(1) 有骨折或异物存在时,不宜行敷料加压包扎,以防加重病情。

(2) 采用指压止血法时,救护人员必须熟悉人体各部位出血的止血点。

(3) 预防止血带止血的并发症:止血带止血法是止血的应急措施,过紧会压迫损害神经或软组织,过松起不到止血作用,反而加重出血。过久(>5h)会引起肌肉坏死、厌氧菌感染,甚至危及生命。因而用于暂时不能用其他方法控制的出血,并注意以下事项:

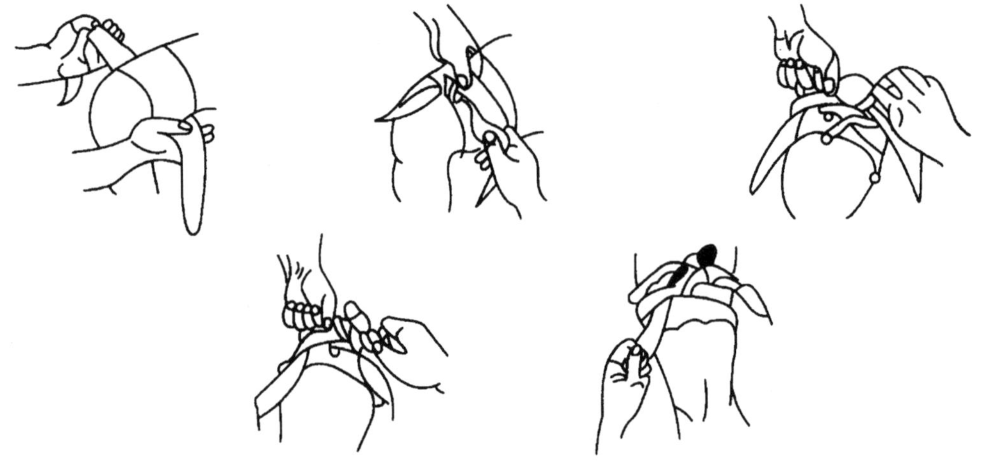

图 6-7-11　绞紧止血法

1) 部位要准确:止血带应扎在伤口近心端,尽量靠近伤口。上肢出血应扎在上臂上 1/3 处,不可扎在上臂中 1/3 处,以免损伤桡神经;下肢出血应扎在大腿中上 1/3 处;前臂和小腿不宜扎止血带,因有两根长骨,动脉行走于两骨之间,使血流阻断不全。

2) 衬垫要垫平:止血带不能直接扎在皮肤上,必须先用棉垫、三角巾、毛巾或衣服等平整地垫好,避免止血带勒伤皮肤。切忌用绳索或铁丝直接扎在皮肤上。

3) 松紧要适当:以出血停止、刚好使远端动脉搏动消失为度。

4) 时间不宜过长:扎止血带的时间一般不应超过 1h;若需延长结扎时间,应每隔 1h 放松 2 ~ 3min,放松期间可用手压迫出血点上部血管止血,然后在稍高的平面扎止血带,不可在同一平面反复缚扎。

5) 标记要明显:扎止血带的患者要在手腕或胸前衣服上做明显标记,注明扎止血带时间,以便后续救护人员继续处理。

6) 松止血带时,应缓慢松开,并观察是否还有出血,切忌突然完全松开。

二、包　扎

【目的】

保护伤口、减少污染，固定骨折、关节和敷料，压迫止血及减轻疼痛等作用。

【操作前准备】

（1）评估患者

1）评估患者：病情、伤口部位、性质、有无骨折及患者合作程度。

2）向患者解释包扎的目的、方法、注意事项及配合要点。

（2）患者准备：理解目的、配合操作；深呼吸、放松。

（3）护士准备：思维敏捷；决策果断；动作迅速、准确；用最简单有效的方法进行包扎。

（4）用物准备：绷带、三角巾（图 6-7-12）、四头带和多头带等。急救时若现场缺乏这些材料，可以用干净的手帕、毛巾、衣物等代替。

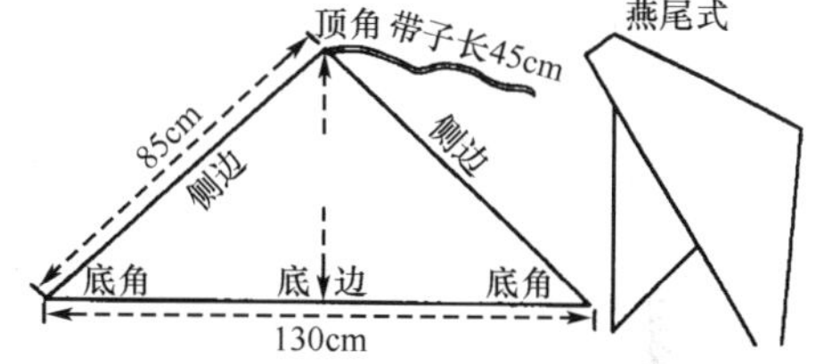

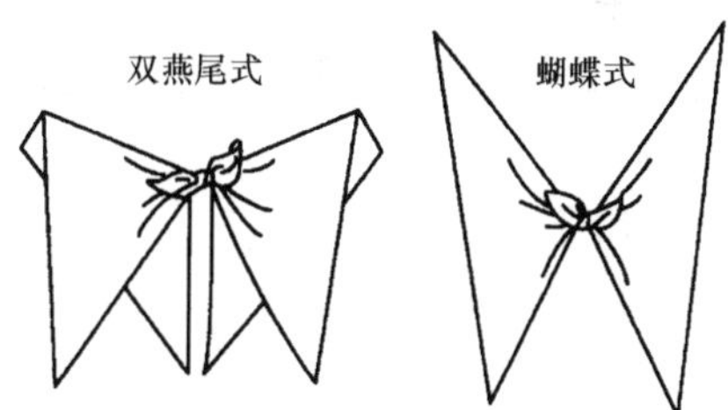

图 6-7-12　三角巾规格及各种用法

【操作步骤】

（1）携用物至患者旁。

（2）协助患者取适当体位。

（3）在伤口处覆盖消毒敷料。

（4）选择包扎方法。

（5）协助患者取舒适体位。

（6）观察病情。

（7）整理用物。

（8）洗手、记录。

【包扎方法选择】

使用三角巾时两底角打结时应为外科结，比较牢固，解开时将一侧边和底角拉直，即可迅速解开。

1. 三角巾包扎

（1）头面部伤的包扎

1）头顶部包扎法：三角巾底边反折，正中放于患者前额，顶角经头顶垂于枕后，将两底角经耳后压住顶角，在枕部交叉，再经耳后绕到前额打结固定。最后将顶角向上反折嵌入底边内（图 6-7-13）。

2）风帽式包扎法：在顶角、底边中点各打一结，将顶角结放在额前，底边结置于枕部，然后将两底边拉紧向外反折后，绕向前面将下颌部包住，最后绕到颈后在枕部打结（图 6-7-14）。

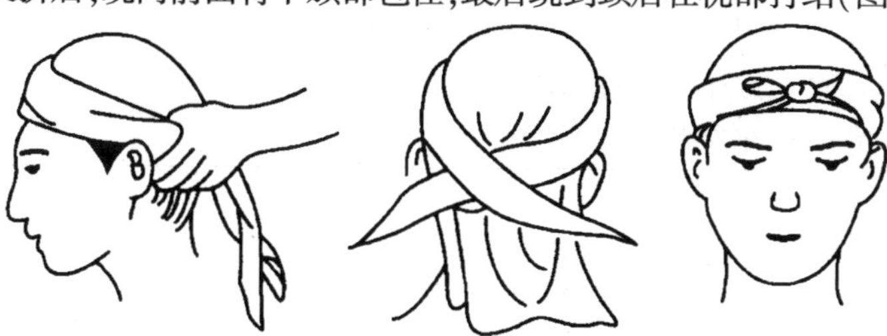

图 6-7-13　三角巾头顶包扎法

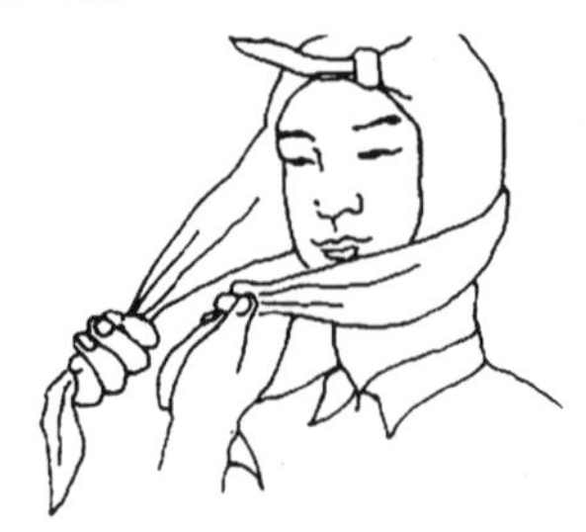
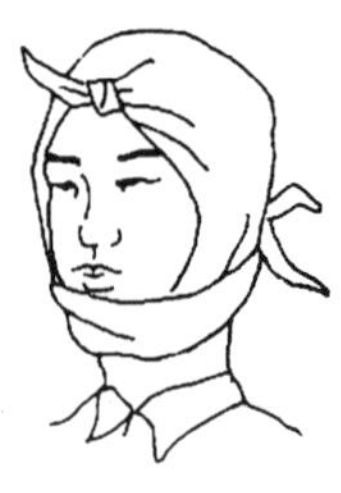
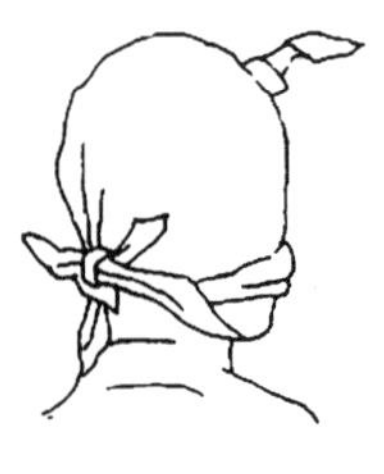

图 6-7-14 风帽式包扎法

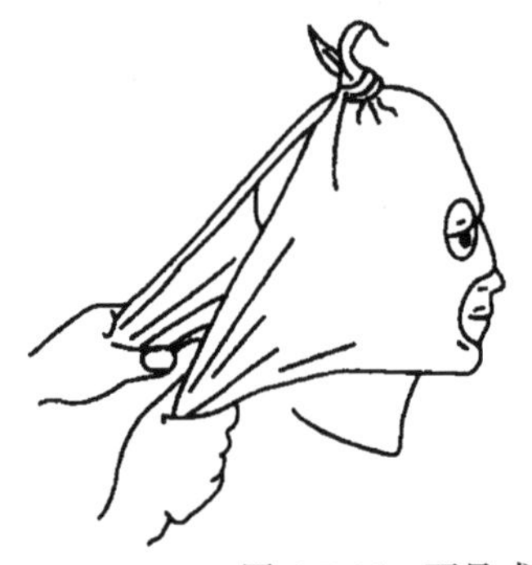
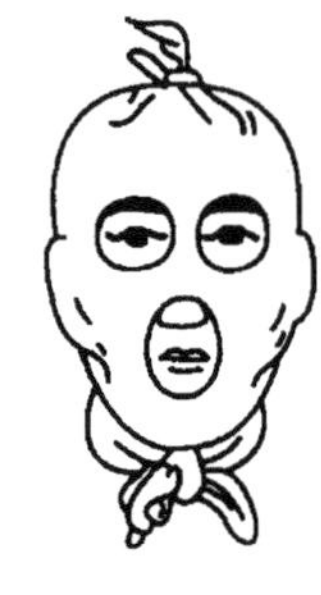

图 6-7-15 面具式包扎法

3）面具式包扎法：三角巾顶角打结套在颌面，罩住面部及头部，将底边两端拉紧至枕后交叉，再绕到前额打结。在眼、鼻和口部各剪一小口（图 6-7-15）。

4）额部包扎法：将三角巾折成 3、4 指宽的带状巾，将带状巾中段放在敷料处，然后环绕头部打结。

5）下颌部包扎法：三角巾折成 3、4 指宽的带状巾，于 1/3 处放于下颌处，长端经耳前向上拉到头顶部到对侧耳前与短的一端交叉，然后两端环绕头部后至对侧耳前打结（图 6-7-16）。

6）眼部包扎法

A. 单眼包扎法：三角巾叠成 4 指宽的带状巾，斜放在眼部，将下侧较长的一端经枕后绕到额前压住上侧较短的一端后，再环绕头部到健侧颞部，与翻下的另一端打结（图 6-7-17）。

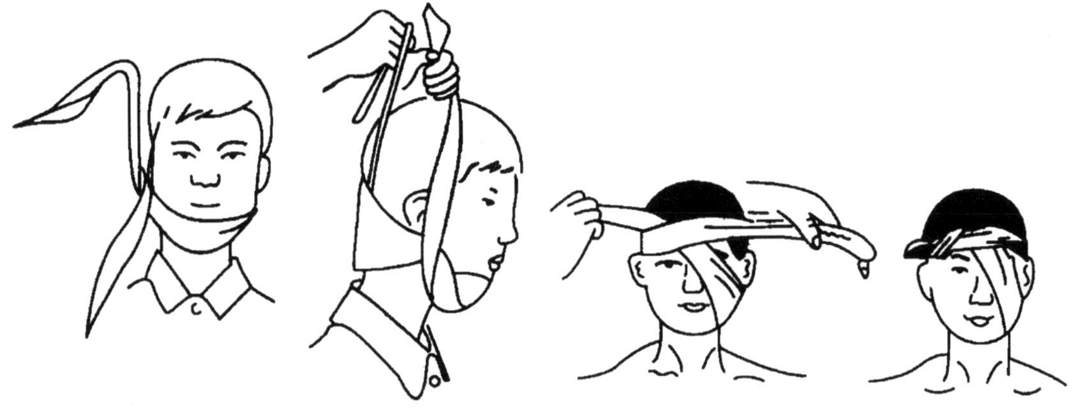

图 6-7-16 三角巾下颌部包扎法　　图 6-7-17 单眼包扎法

B. 双眼包扎法：三角巾叠成 4 指宽的带状巾，中央部先盖在一侧伤眼，下端从耳下绕枕后，经对侧耳上至肩间上方压住上端继续绕头部到对侧耳前，将上端反折斜向下，盖住另一伤眼，再绕耳下与另一端在对侧耳上打结。

（2）胸（背）部伤的包扎

1）展开式三角巾包扎法：将三角巾顶角越过伤侧肩部，垂在背部，使三角巾底边中央正位于伤部下侧，将底边两端围绕躯干在背后打结，再用顶角上的小带将顶角与底边连接在一起（图 6-7-18）。

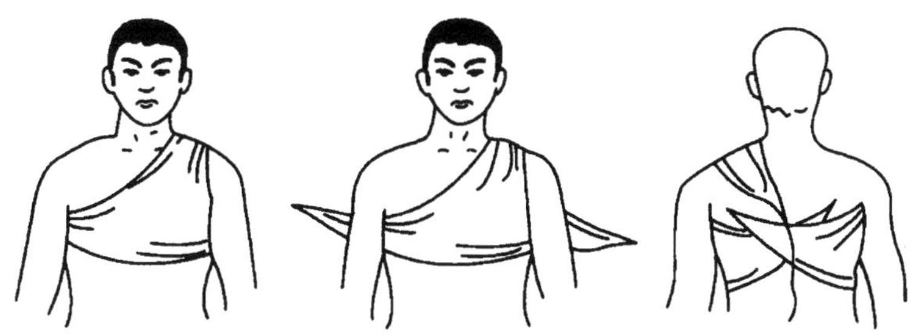

图 6-7-18 展开式三角巾胸部包扎法

2）燕尾巾包扎法：将三角巾折成鱼尾状，并在底部反折一道边，横放于胸部，两角向上，分放于两肩上并拉至颈后打结，再用顶角带子绕至对侧腋下打结（图 6-7-19）。

（3）腹部及臀部伤的包扎

1）一般包扎法：将三角巾顶角放在腹股沟下方，取一底角绕大腿一周与顶角打结。然后，将另一底角围绕腰部与底边打结。

2）双侧臀部包扎法：将两块三角巾顶角连接，形成蝴蝶巾，打结部放在腰腹部，底边的各一端在腹部打结，另一端则由大腿后方绕向前，与其底边打结（图 6-7-20）。

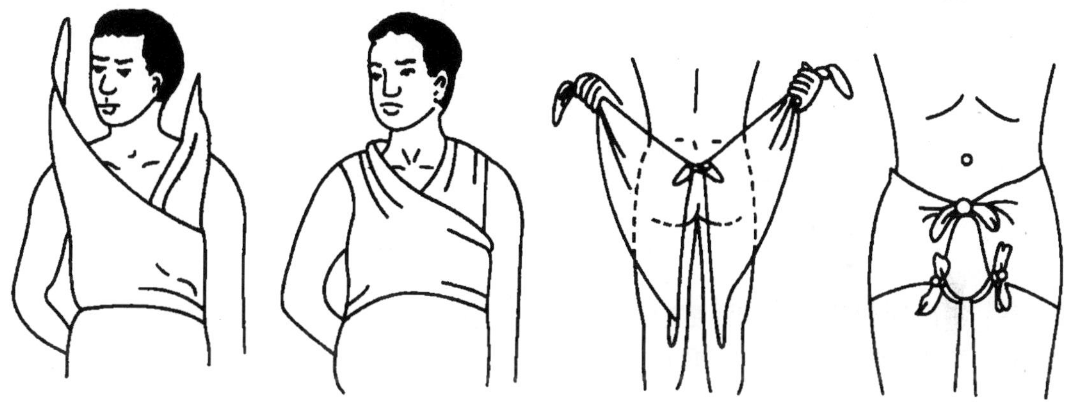

图 6-7-19 燕尾巾胸部包扎法

图 6-7-20 双侧臀部包扎法

（4）四肢伤的包扎

1）上肢悬吊包扎法：将三角巾底边的一端置于健侧肩部，屈曲伤侧肘 80°左右，将前臂放在三角巾上，然后将三角巾向上反折，使底边另一端到伤侧肩部，在颈后与另一端打结，将三角巾顶角折平固定。也可将三角巾叠成带巾，将伤股屈肘 80°左右用带巾悬吊，两端于颈后打结（图 6-7-21）。

2）上肢三角巾包扎法：将三角巾一底角打结后套在伤侧手上，另一底角沿手臂后侧拉到对侧肩上，顶角包裹伤肢适当固定，前臂屈到胸前，拉紧两底角打结（图 6-7-22）。

3）燕尾巾单肩包扎法：将三角巾折成燕尾巾，把夹角朝上放在伤侧肩上，燕尾底边包绕上臂上部打结，向后的燕尾角压住向前燕尾角，分别经背部和胸部拉向对侧腋下打结（图 6-7-23）。

4）燕尾巾双肩包扎法：将三角巾叠成燕尾巾，把夹角朝上对准后颈部、燕尾披在双肩上，两燕尾角分别经左肩、右肩拉到腋下与燕尾底角打结（图 6-7-24）。

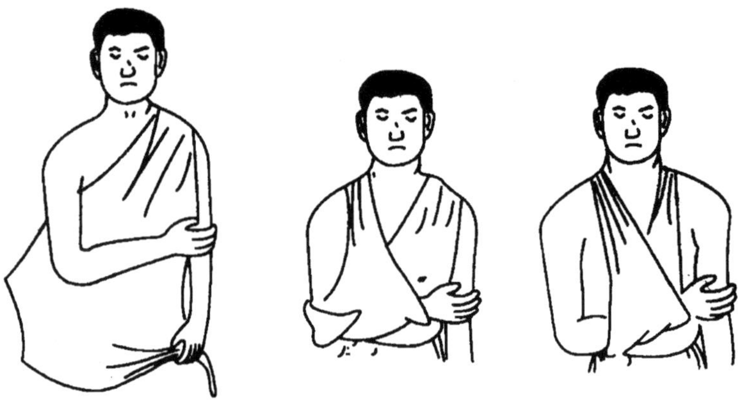

图 6-7-21　上肢悬吊包扎法

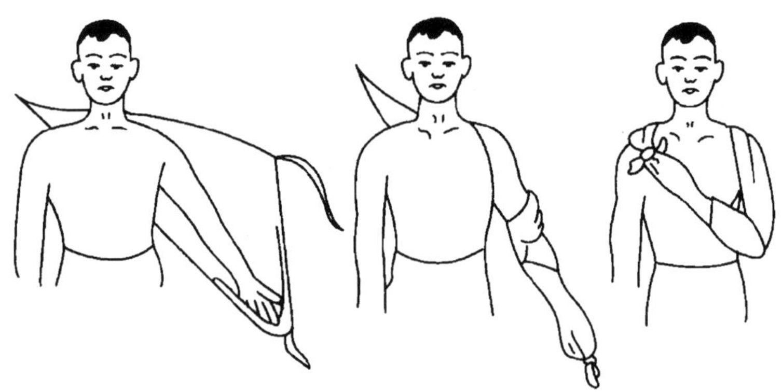

图 6-7-22　上肢三角巾包扎法

5）手（足）包扎法：将手（足）放在三角巾上，手指（或足趾）对准三角巾顶角，将顶角提起反折覆盖全手（足）背部，折叠手（足）两侧的三角巾使之符合手（足）的外形，然后将两底角绕腕（踝）部打结（图 6-7-25）。

6）足与小腿包扎法：把足放在三角巾的一端，足趾向着底边，提起顶角和较长的一底角包绕肢体后于膝下打结，再用短的底角包绕足部，于足踝处打结固定(图 6-7-26)。

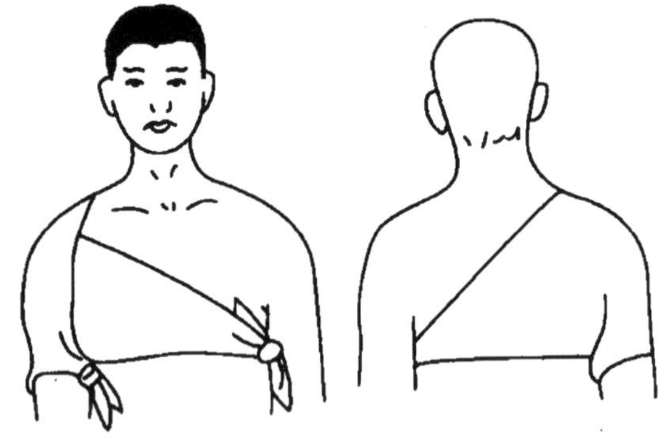

图 6-7-23　燕尾巾单肩包扎法

2. 绷带包扎（图 6-7-27）

（1）环形包扎法：将绷带做环形缠绕。

（2）蛇形包扎法：先将绷带以环形法缠绕数圈，然后以绷带宽度为间隔，斜行上缠，各周互不遮盖。

（3）螺旋形包扎法：先环形缠绕数圈，然后稍微倾斜螺旋向上缠绕，每周遮盖上一周的 1/3 ~ 1/2。

（4）螺旋反折包扎法：每圈缠绕时均将绷带向下反折，并遮盖上一周的 1/3 ~ 1/2。

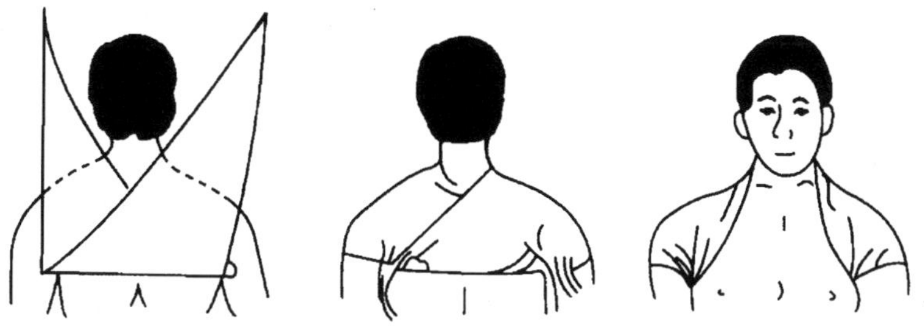

图 6-7-24　燕尾巾双肩包扎法

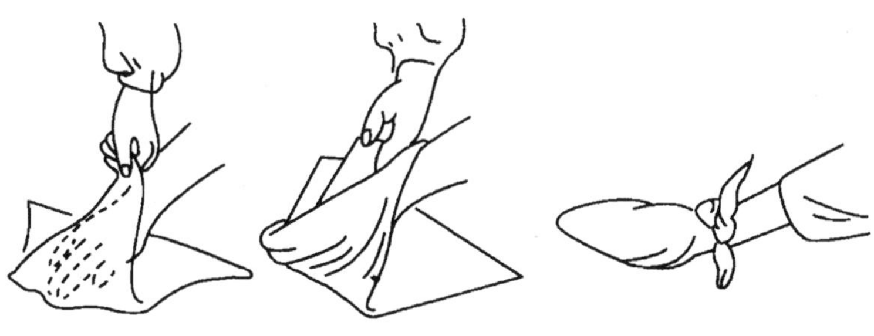

图 6-7-25　手(足)包扎法

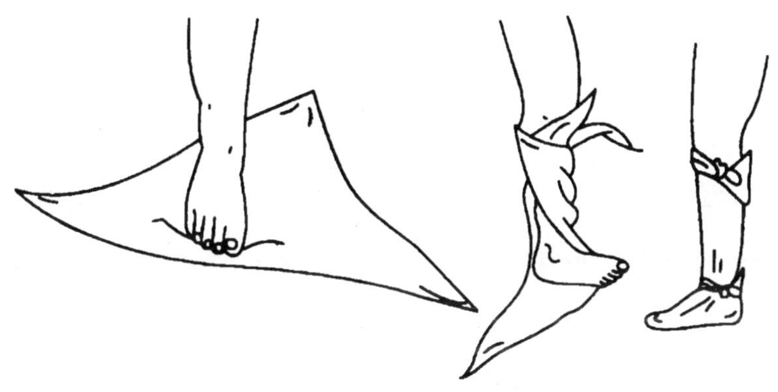

图 6-7-26　足与小腿包扎法

(5)“8”字形包扎法:在伤处上下,将绷带自下而上,再自上而下,重复做“8”字形旋转缠绕,每周遮盖上一周位,如肩、肘、筒、膝等的 1/3 ~ 1/2。

(6)回返式包扎法:先将绷带以环形法缠绕数圈,由助手在后部将绷带固定,反折绷带由后部经患处顶端或截肢残端处向前,由助手在前部将绷带固定,再反折向后,如此反复包扎,每一来回均覆盖前一次的 1/3 ~ 1/2,直到包住整个伤处顶端,最后将绷带再环绕数圈把反折处压住固定。

3. 特殊患者的包扎方法

(1)腹部内脏脱出包扎法:先用等渗盐水浸湿的大块无菌敷料或干净布料盖好,再用大小合适的碗罩住或用纱布卷做成略大于脱出物的环,围住脱出的内脏,然后用三角巾包扎固定(图 6-7-28)。

(2)异物插入体内的包扎法:先用大块敷料支撑异物,然后用绷带固定敷料(图 6-7-29)。

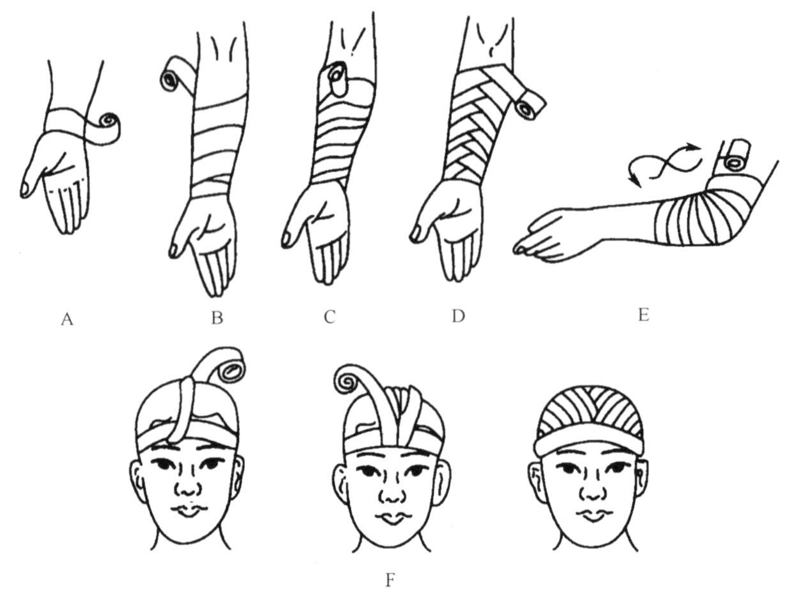

图 6-7-27　绷带包扎的基本方法

A. 环行包扎法；B. 蛇形包扎法；C. 螺旋形包扎法；D. 螺旋反折包扎法；E. "8"字形包扎法；F. 回返式包扎法（头部）

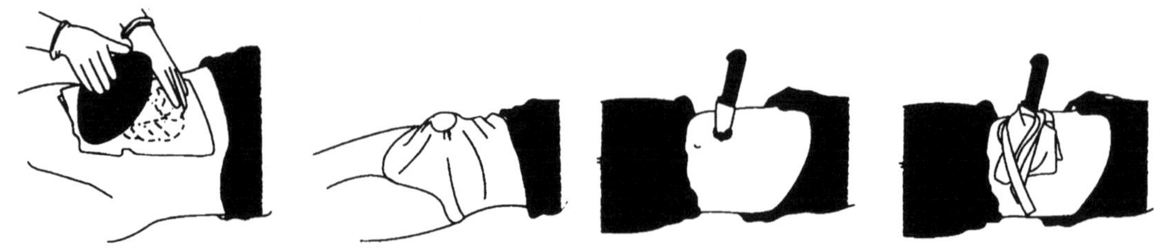

图 6-7-28　腹部内脏脱出包扎法　　图 6-7-29　异物插入体内的包扎法

（3）开放性气胸的包扎法：先用无菌敷料或清洁器制作不透气敷料和压迫物，在患者用力呼气末封盖伤口，并加压包扎。

【注意事项】

（1）包扎伤口前，先简单清创并盖上消毒纱布再包扎。

（2）包扎松紧适宜，过松容易使敷料脱落或移动，过紧会影响局部血液循环。

（3）包扎时保持患者体位舒适，皮肤皱褶处与骨隆突处要用棉垫或纱布作衬垫。需要抬高肢体时，应给予适当的扶托物，包扎后的肢体保持功能位置。

（4）应从远心端向近心端包扎，以促进静脉血液回流。包扎四肢时，应将指（趾）端外露，以便观察血液循环。

（5）用绷带包扎时，开始先环绕两圈，绕第一圈时绷带头折回一角，绕第二圈时将其压住。包扎完毕后再在同一平面环绕 2 ~ 3 圈，然后用胶布固定或将绷带末端剪开或撕开成两股打结，一般将结打在肢体外侧面，忌在伤口上、骨隆突处或易于受压的部位打结。

三、固　　定

【目的】

限制受伤部位的活动，减轻疼痛，防止再损伤，便于患者的搬运。

【应用范围】

四股骨折、脊柱损伤、骨盆骨折及四肢广泛软组织创伤在急救时的临时固定。

【操作前准备】

（1）评估患者并解释

1）评估患者：病情、骨折部位、性质及患者合作程度。

2）向患者解释固定的目的、方法、注意事项及配合要点。

（2）患者准备：理解目的、配合操作。

（3）护士准备：思维敏捷；决策果断；动作迅速、准确；用最简单有效的方法进行固定。

（4）用物准备：夹板（类型有木质、金属、充气性塑料夹板或树脂可塑性夹板），在紧急时应因地制宜，就地取材，可选用竹板、树枝、木棒、镐把、枪托等代替，纱布、绷带、三角巾或毛巾、衣服等。

【操作步骤】

（1）携用物至患者旁。

（2）快速判断病情。

（3）协助患者取适当体位。

（4）根据骨折的部位进行临时固定。

（5）协助患者取舒适体位。

（6）观察病情。

（7）整理用物。

【骨折临时固定法】

1. 锁骨骨折固定

（1）用敷料或毛巾垫于两腋前上方。

（2）将三角巾叠成带状，两端分别绕两肩呈“8”字形，拉紧三角巾的两头在背后打结，并尽量使两肩后张。也可用绷带在肩背做“8”字形固定，或在背部放“T”字形夹板，然后在两肩及腰部用绷带包扎固定（图 6-7-30）。

（3）用三角巾或宽布条把患侧手臂悬兜在胸前。

2. 肱骨骨折固定

（1）用长、短两块夹板，长夹板置于上臂外侧，短夹板置于内侧，然后用绷带或带状物在骨折部位上、下两端固定。

（2）将肘关节屈曲 90°，使前臂呈中立位，用三角巾将上肢悬吊固定于胸前（图 6-7-31）。

（3）若无夹板，可用两块三角巾，其一将上臂呈 90°悬吊于胸前，于颈后打结；其二叠成带状，环绕伤肢上臂包扎固定于胸侧。

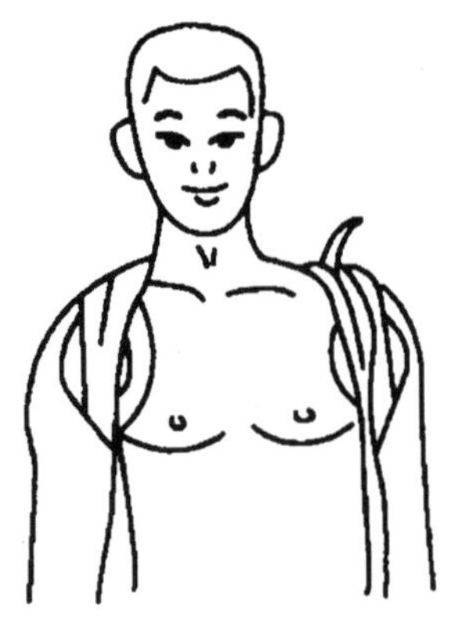

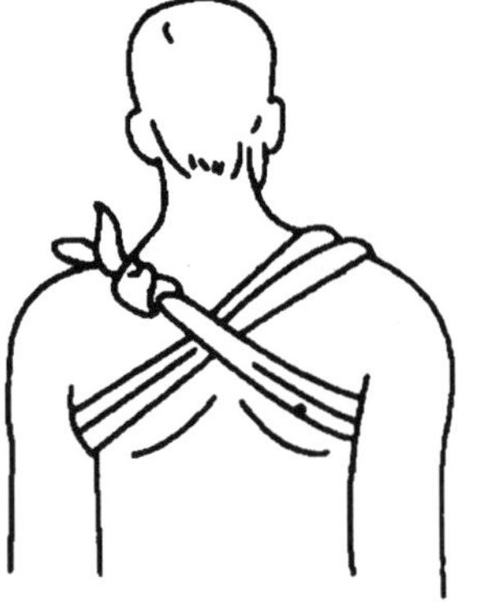

图 6-7-30 锁骨骨折固定

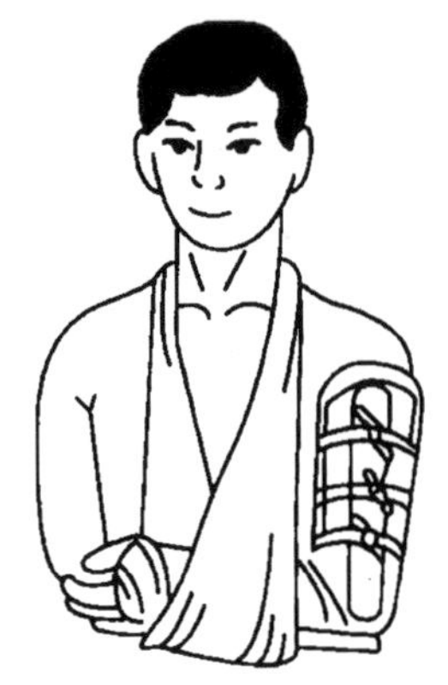

图 6-7-31 肱骨骨折夹板固定

3. 尺骨、桡骨骨折固定

(1) 协助患者屈肘 90°,拇指向上。

(2) 取两块夹板,分别置于前臂内侧、外侧,用绷带或带状三角巾在两端固定。

(3) 用三角巾或绷带将前臂悬吊于胸前。

4. 股骨骨折固定

(1) 用长夹板或其他代用品放在伤肢外侧,短夹板放在伤肢内侧跟到大腿根部。

(2) 关节与空隙部位加棉垫。

(3) 用绷带、带状三角巾或腰带等分段固定,足部用“8”字形绷带固定(图 6-7-32)。

(4) 如无夹板,可利用另一未受伤的下肢进行固定。

5. 胫骨、腓骨骨折固定

(1) 取长短相等的夹板两块,分别放在伤腿内侧、外侧。

(2) 关节与空隙部位加棉垫。

(3) 用绷带或带状三角巾分段固定(图 6-7-33)。

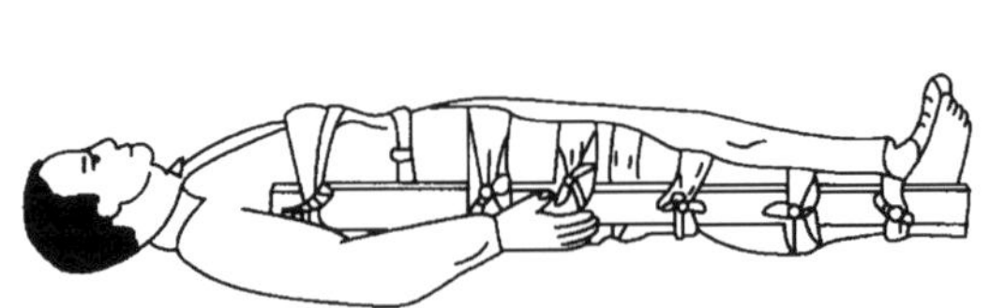

图 6-7-32 股骨骨折夹板固定

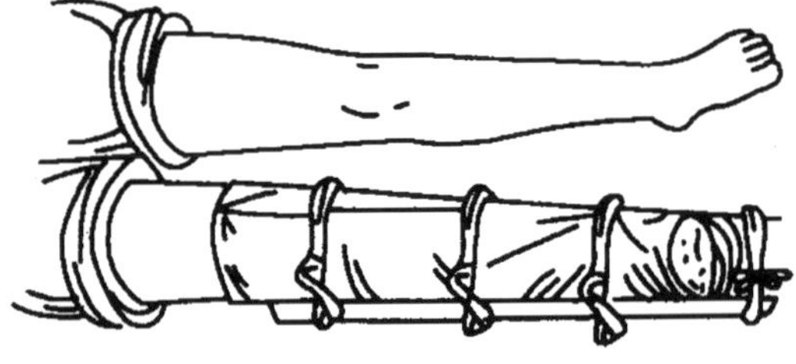

图 6-7-33 胫骨、腓骨骨折夹板固定

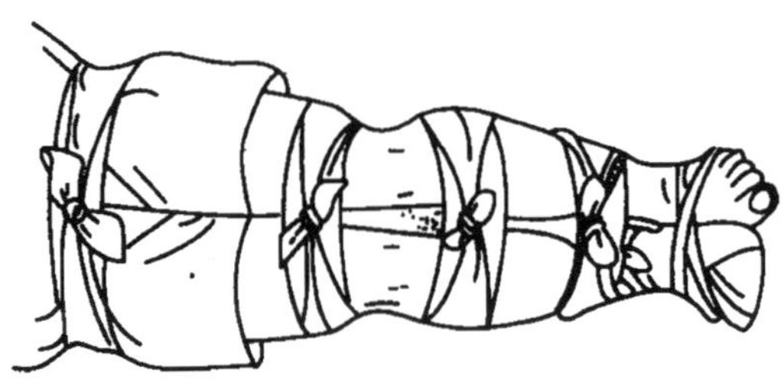

图 6-7-34 胫骨、腓骨骨折健肢固定法

(4) 若无夹板,可将伤员双下肢并紧,两脚对齐,将健侧肢体与伤肢分段用绷带固定在一起(图 6-7-34)。

6. 颈椎骨折的固定

(1) 颈椎骨折颈托外固定。

1) 使患者平卧于硬板上,头颈与躯干保持直线位置。

2) 在患者颈部前、后分别放置颈托半

托固定颈部。

3）用固定器固定头部。

4）用绷带或布带将肩、腰部、臀部、双下肢及足部固定于硬板上(图 6-7-35)。

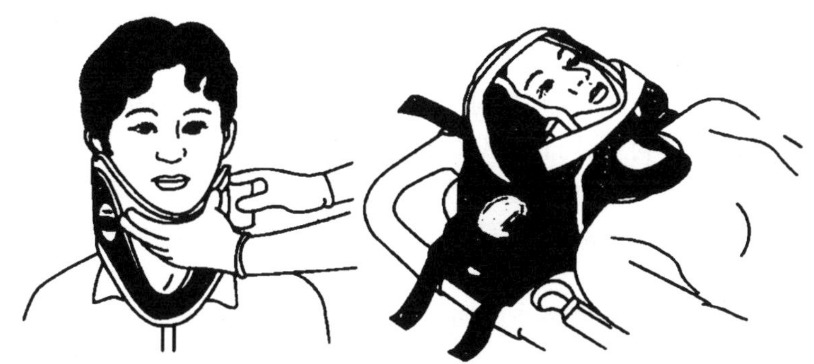

图 6-7-35　颈椎骨折颈托外固定

(2）颈椎骨折临时固定(无颈托时,图 6-7-36)。

1）使患者平卧于硬板上,头颈与躯干保持直线位置。

2）用沙袋、盐袋、棉布、衣物等将患者颈下、头两侧垫好。

3）用绷带或布带将额部、肩部、上胸、臀部、双下肢及足部固定于硬板上。

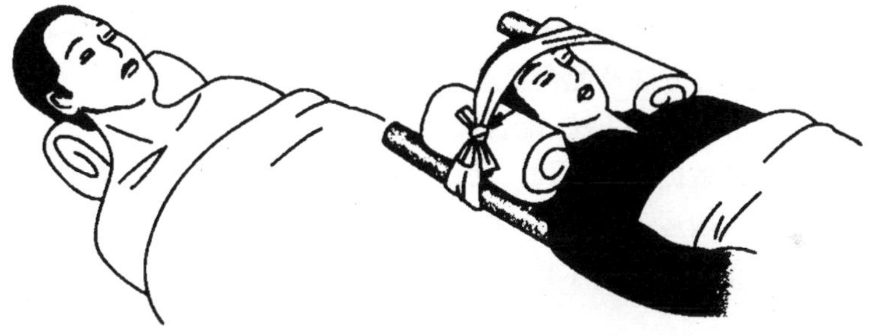

图 6-7-36　颈椎骨折临时固定(无颈托时)

7. 胸椎、腰椎骨折固定

1）使患者平卧于硬板上,在腰部垫软枕。

2）用绷带或布带将双肩、腰部、臀部、双下肢及足部固定于硬板上(图 6-7-37)。

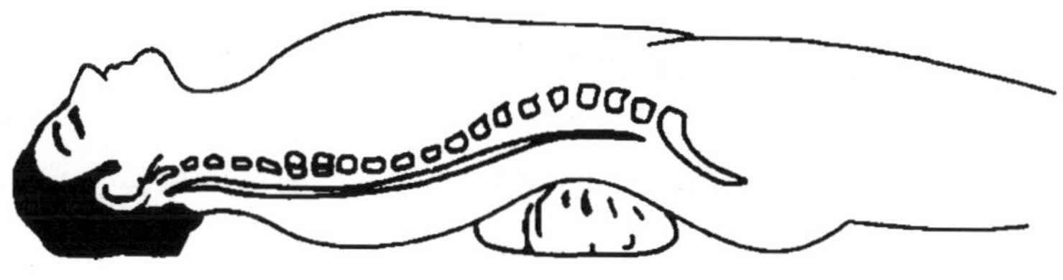

图 6-7-37　胸椎、腰椎骨折临时固定

【注意事项】

(1）开放性骨折外露的骨折断端,未经清创时不可直接还纳,以免造成感染。

(2）闭合性骨折,如有明显成角、扭曲等畸形或压迫血管、神经时,可沿肢体纵轴行手法牵引作初步性矫正后再固定;如骨折尖锐端顶于皮下或即将穿破皮肤时,可同样行手法牵引纠正成角或使骨折端回缩少许减轻张力,避免形成开放性骨折,并予以固定。

(3) 四肢夹板固定时,夹板长度与宽度要与骨折的肢体相适应,长度必须超过骨折上、下两个关节;固定时除骨折上、下两端外,还要固定上、下两个关节。

(4) 四肢骨折固定时,应先捆绑骨折处的上端,后捆绑骨折处的下端;如用绷带固定夹板时,应先从骨折下部缠起,以减少伤肢充血水肿。

(5) 夹板不可与皮肤直接接触,其间应用棉垫或其他软织物衬垫,尤其在夹板两端、骨隆突处及悬空部位应加厚衬垫,防止局部组织受压或固定不稳。

(6) 固定松紧应适度、牢固可靠。四肢骨折固定时,应将指(趾)端露出,以便观察末梢血液循环情况,如发现指(趾)端苍白、发冷、麻木、疼痛、水肿或青紫时,说明血液循环不良,应立即松开检查并重新固定。

(7) 固定后应避免不必要的搬动,不可强制伤员进行各种活动。

四、搬　　运

【目的】

及时、安全、迅速地将患者转移至安全地带,防止再次损伤。

【操作前准备】

(1) 评估患者

1) 评估患者:病情、意识状态及体重,患者损伤部位、固定情况和合作程度。

2) 向患者解释搬运的方法及配合要点。

(2) 患者准备:了解搬运的方法、配合操作。

(3) 护士准备:思维敏捷;决策果断;动作迅速、准确;用最简单有效的方法进行搬运。

(4) 用物准备:专用搬运工具(帆布担架、板式担架、铲式担架、四轮担架等)或临时制作的简单搬运工具(床单、被褥、竹木椅、木板等)。

【操作步骤】

(1) 携担架至患者旁。

(2) 评估伤情,对患者的伤口、骨折及脱位进行妥善的止血、包扎和固定。

(3) 搬运患者。

【搬运方法】

1. 担架搬运法

(1) 搬运时由 3 ~4 人组成一组,将患者移上担架。

(2) 使患者足前头后。

(3) 搬运者脚步行动要一致,平稳前进。向高处抬时,前面的搬运者要放低,后面的搬运者要抬高,使患者保持水平状态。向低处抬时,则相反。

2. 徒手搬运法

(1) 单人搬运法

1) 牵托法:将患者放在油布或雨衣上,把两个对角或双袖扎在一起固定伤员身体,用绳子牵拉着匍匐前进。

2) 扶持法:搬运者站在患者一侧,使患者靠近并用手臂揽住搬运者头颈,搬运者用外侧手牵患者手腕,另一手扶持患者腰背部,扶其行走。

3）抱持法：搬运者站于患者一侧，一手托其背部，一手托其大腿，将患者抱起。

4）背负法：搬运者站在患者前面，微弯背部，将患者背起。若患者卧于地上，搬运者可躺在患者一侧，一手抓紧患者双臂，另一手抱其腿，用力翻身，使其负于搬运者的背上，然后慢慢站起（图 6-7-38）。

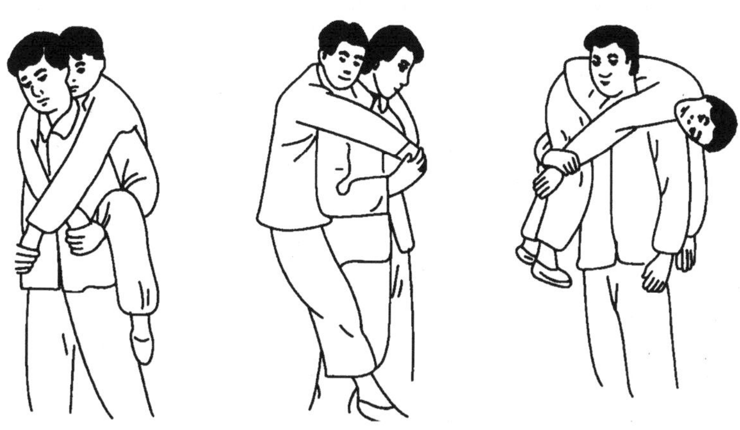

图 6-7-38　单人搬运法（背负法）

（2）双人搬运法

1）椅托式搬运法：一人以左膝、另一人以右膝脆地，各用一手伸入伤员的大腿下并互相紧握，另一手彼此交替支持患者的背部（图 6-7-39）。

2）拉车式搬运法：一名搬运者站在患者的头部，以两手插至其腋前，将患者抱在怀里，另一人抬起患者的腿部，跨在患者两腿之间，两人同方向步调一致抬起前行（图 6-7-40）。

3）平抬或平抱搬运法：两人并排将患者平抱，或者一前一后、一左一右将伤员平抬起。

（3）三人或多人搬运法：三人同在患者一侧，一人托头、肩部，一人托腰、臀部，一人托双下肢，同时用力将患者抱起，齐步一致向前。六人可面对面站立，将患者平抱进行搬运（图 6-7-41）。

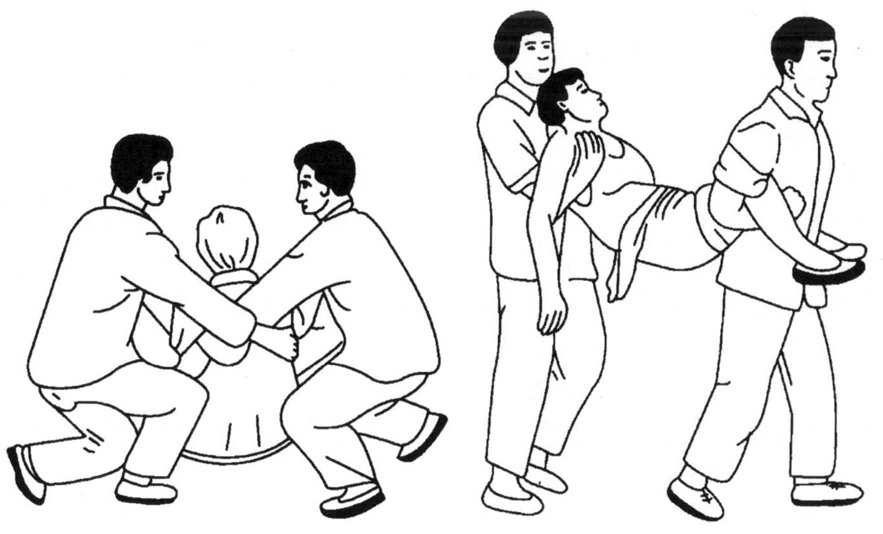

图 6-7-39　椅托式搬运法　　图 6-7-40　拉车式搬运法

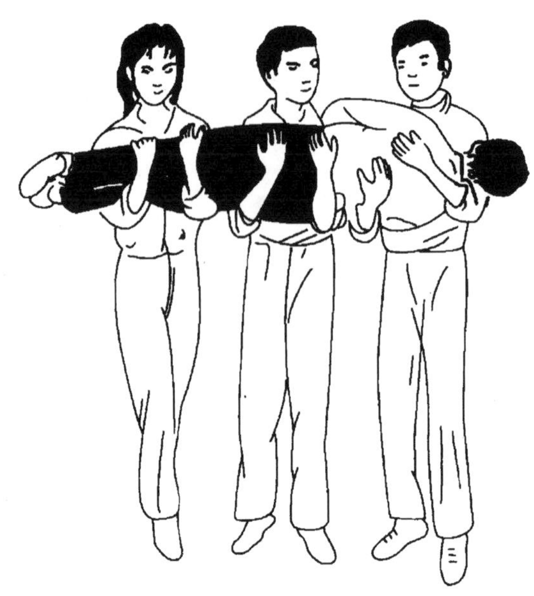

图 6-7-41 三人搬运法

3. 特殊患者的搬运方法

(1) 骨盆损伤患者的搬运方法：先将骨盆用外固定器固定或用三角巾、大块包扎材料进行环形包扎后，由数人将患者平托置于门板或硬质担架上，膝微屈，膝下加垫(图 6-7-42)。

(2) 脊柱、脊髓损伤患者的搬运方法

1) 颈椎损伤患者的搬运方法：由 3 ~ 4 人一起搬运，1 人负责头部的牵引固定，保持头、颈部与躯干成一直线，其余 3 人蹲于患者同一侧，2 人托躯干，1 人托下肢，同时用力，将患者移至硬质担架上(图 6-7-43)。

2) 胸椎、腰椎损伤患者的搬运方法：3 人同在患者一侧，1 人托头、肩部，1 人托腰部、臀部，1 人托双下肢，同时用力将患者移至硬质担架上。

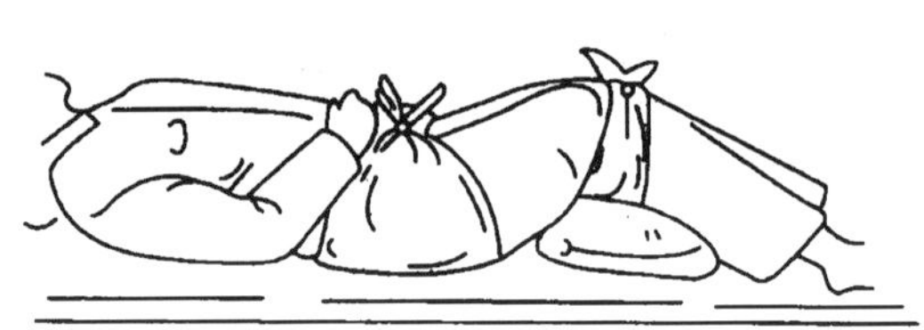

图 6-7-42 骨盆损伤患者搬运法

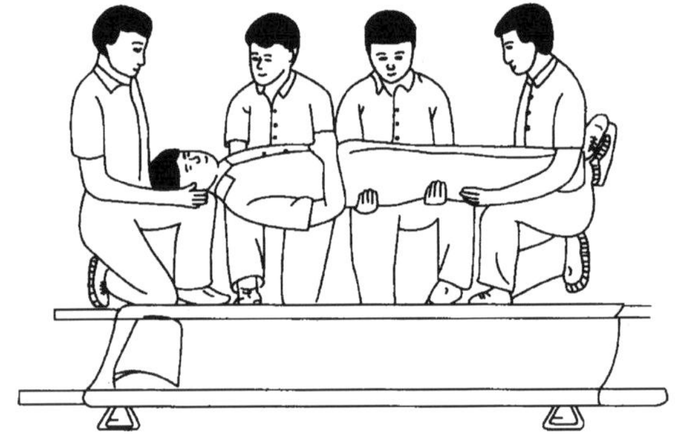

图 6-7-43 颈椎损伤患者搬运法

【注意事项】

(1) 搬运过程中，动作要轻稳、敏捷、协调一致，避免震动，确保患者安全、舒适。

(2) 搬运时患者的头向后，以便观察神志、面色、呼吸、出血等病情变化。

(3) 昏迷患者，使其侧卧或俯卧于担架上，头偏向一侧，以利于呼吸道分泌物的引流。

(4) 颅脑损伤的患者，使其取半卧位或侧卧位，保持呼吸道的通畅，保护好暴露的脑组织，并用衣物、枕头等将患者的头部垫好，以减轻震动。

(5) 颈椎、脊柱、脊髓损伤的患者，搬运工具最好选用硬板担架或木板，不要用软担架或毯子等软物。搬运时必须保持脊柱制动，切忌采用拉车式搬运，避免因骨折部位的异常活动而引起或加重脊髓损伤。

(6) 身体带有刺入物的患者，妥善固定好刺入物后才可搬运，搬运途中避免震动、挤压、碰撞，以防止刺入物脱出或继续深入；刺入物外露部分较长时，应有专人保护刺入物。

（7）尽量减少严重创伤患者的不必要的搬动，在骨盆骨折中，一次不必要的搬动可致胶体额外损失 800～2000ml，甚至更多。

实验指导八　抗休克裤的应用

抗休克裤是利用充气加压原理研制而成。它通过气囊内压上升对因失血性休克及其他原因引起的休克（心源性休克除外）的患者的腹部和双下肢施加均匀可测量和可控制的压力，从而稳定血流动力学状态，促使周围血管的阻力很快上升，使体内有限的血液实现最佳分配，增加心排出量，维持有效的中心静脉压，进而迅速改善心、脑、肺等重要器官的血液供给，并有固定骨折和止血的作用。用于院前和医院内急救患者时能有效延长甚至挽救患者的生命。

一、结构和原理

1. 结构　抗休克裤一般是由两层聚乙烯织物制成，囊内能耐受 100mmHg（13.3kPa）以上的压力，外包护套可换洗。气囊主要有两种类型：1.80 型，为单囊结构，腹部及双下肢为一相通气囊；2.81 型，腹部、双下股共有 3 个气囊。可根据需要充放气。我国自行设计研制的抗休克裤，是用绵丝绸刮胶布制成中空的气囊，外敷尼龙绸罩，结合部用张力尼龙搭扣对合而成。会阴部留有空隙，以利于排便、导尿及妇产科处理。裤上设有充气阀和气压表，用于充气、减压和监测囊内压。

2. 原理

（1）抗休克作用：抗休克裤充气后，使腹部和下肢的静脉池受压收缩，血管外周阻力增加，血液移至人体上半部，上肢血压迅速上升，心排出量增加，短时间内保障了心、脑、肺等重要生命器官的血液灌注。

（2）止血：抗休克裤充气后一般压力可达 20～40mmHg（2.67～5.33kPa），能有效地降低受压部位血管内外压力梯度，使血管直径及其撕裂面积缩小，减少出血量，从而达到止血作用。

（3）骨折固定：抗休克裤充气后，可人为地形成气性硬板，且紧贴肢体。因此，可作为临时夹板制动固定骨折部位，减轻疼痛，尤其适用于骨盆骨折或两侧下股骨折。而对早期多发性骨折伴失血性休克的伤员，可起到抗休克和固定骨折的双重作用。

二、抗休克裤的使用

【目的】

促进休克的恢复，腹部和下肢活动性出血的止血，骨盆及双下股骨折的临时固定及止痛。

【适应证】

（1）收缩压低于 80mmHg（10.64kPa）的低血容量性休克、过敏性休克、神经源性休克及感染性休克者。

（2）腹部以下血管损伤需直接加压止血者。

(3) 活动性腹腔出血需加压止血者。

(4) 胸或脑外科手术过程中防止低血压。

(5) 骨盆及双下肢骨折的临时固定者。

【禁忌证】

(1) 充血性心力衰竭、心源性休克。

(2) 患有慢性阻塞性肺疾病、张力性气胸、胸腔内损伤者。

(3) 脑水肿及脑癌。

(4) 横膈以上部位出血未能制止者。

(5) 腹部损伤伴内脏外露。

【操作前准备】

(1) 评估患者

1) 评估患者:病情、意识状态;出血部位、性质、有无骨折及部位、合作程度。

2) 向患者解释使用抗休克裤的意义、方法、注意事项及配合要点。

(2) 患者准备:了解抗休克裤的使用意义、方法、注意事项及配合要点。

(3) 护士准备:衣帽整洁、修剪指甲、洗手、戴口罩。

(4) 用物准备:抗休克裤(图 6-8-1)。

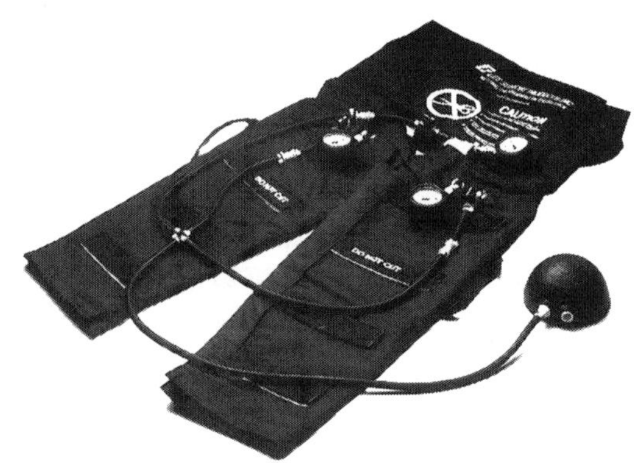

图 6-8-1 抗休克裤

【操作步骤】

(1) 携用物至患者旁,核对患者床号姓名。

(2) 协助患者平卧手臂外展。

(3) 展开休克裤,从患者的一侧垫入其身后将腹部片及双下肢片分别包裹腹部及双下肢,先下肢后腹部。腹囊上缘达到剑突水平,双下肢囊下缘可连踝部,然后将腹囊裹围其腹部。

(4) 接上充气泵,打开气囊上的阀门,开动充气泵,使抗体克裤气囊充气。

(5) 关闭阀门。

(6) 协助患者取舒适体位。

(7) 观察病情。

(8) 整理用物。

（9）洗手、记录。

【注意事项】

（1）严格掌握使用抗休克裤的适应证和禁忌证。

（2）充气前应观察和记录患者的生命体征、瞳孔及神志等。

（3）操作正确、熟练，在使用抗休克裤的过程密切监测患者的神志、瞳孔、生命体征的情况，根据患者的病情调节囊内压。及时补充血容量。

（4）较长时间使用时，应适当降低气压，并适量输入5%碳酸氢钠以防酸中毒。

（5）停止使用抗休克裤时，应保证1条静脉通路补充血容量，在血压监护下缓慢放气，先从腹囊放气，如血压下降>5mmHg（0.67kPa），则应停止放气，并加快输液速度，以稳定血压。

（6）使用抗休克裤时，应注意观察肢体远端的血液循环情况，以防相应部位缺血坏死。

（7）抗休克裤可保持充气状态2h，如果需维持更长时间，中途应交替减压和加压。

（陈旺盛　马卫红）

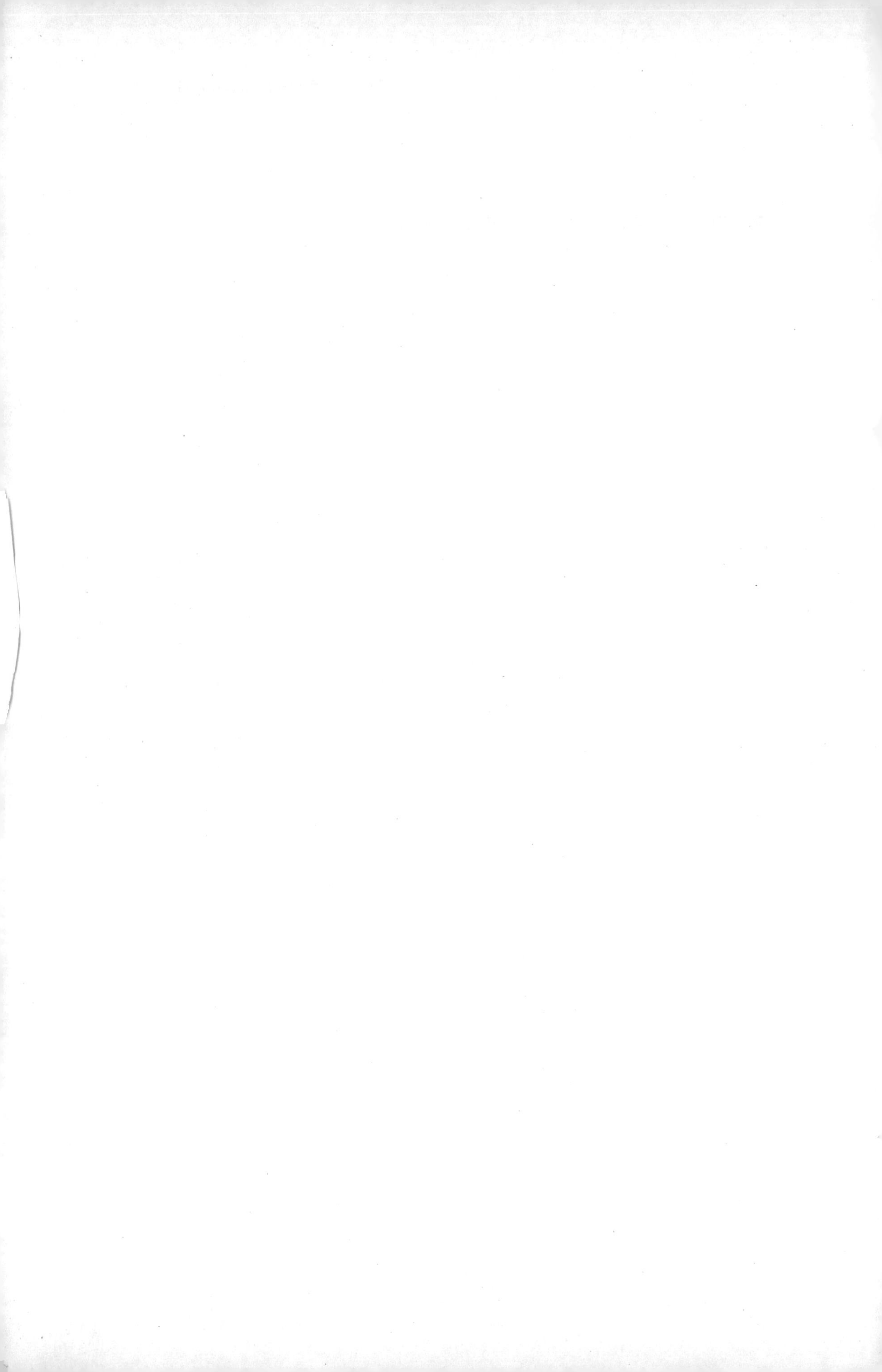